근골격계 통증을 위한

근막 도수치료 -이론편-

Fascial Manipulation **for Musculoskeletal Pain**

근골격계 통증을 위한

근막 도수치료

-이론편-

옮긴이 김 항 진 외

LUIGI STECCO

FASCIAL MANIPULATION

for Musculoskeletal Pain

Foreword by

JOHN V. BASMAJIAN, MD, DSC, LLD

Professor Emeritus in Medicine
McMaster University
Hamilton, Ontario, Canada

영 문 출 판 사

■ 역자 대표

김항진 DC, 모던 필라테스 협회 회장
Orthofit Bodywork 이사

■ 옮긴이

김일환 MD, DC, Dr 척척 척추의원 원장
Orthofit Bodywork 회장
임규돈 PT, DC, MPI/ Orthofit Bodywork 부회장
홍철민 PT, 연세닥터스외과/한의원 실장
김효철 원광디지털대학교 한방미용예술학과 교수
성기석 경희대학교 체육대학원 겸임교수
김명준 경동대학교 물리치료학과 교수
김성수 광주보건대학교 물리치료과 교수

FASCIAL MANIPULATION for Musculoskeletal Pain

by LUIGI STECCO

근골격계 통증을 위한

근막 도수치료 -이론편-

2014년 9월 24일 초판인쇄
2014년 9월 30일 초판발행

지은이 : LUIGI STECCO
옮긴이 : 김 항 진 외
발행인 : 박 병 조
발행처 : 도서출판 영문출판사
등 록 : 1987년 12월 21일 제2-419호
주 소 : 서울시 강남구 삼성동 69-1
전 화 : (02) 514-5590, 776-5590
팩 스 : (02) 756-8943
E-mail : yeongmunsa@empal.com
홈페이지 : www.ymsbook.net
정 가 : 45,000원
ISBN 978-89-7224-354-0 93510

※ 파본은 교환해 드립니다.

서문

나는 이탈리아어가 모국어가 아니라서 이탈리아어를 서투르게 구사함에도 불구하고, 수년 전 Luigi Stecco가 Piccin Nuova Libraria사의 도움으로 이탈리아의 걸작을 만들어냈다는 것을 바로 인식하게 되었다. 영어판으로의 번역은 필수적인 작업이며 반드시 번역되어야 한다고 주장하였다. 지금 나는 멋진 이 번역을 읽어보고 매우 만족하고 있다. 이 번역은 내가 존경하는 동료의 아이디어와 조언을 함께 갖추고 있다.

소수의 책만이 그 저자들, 또는 독자가 희망하는 내용을 달성한다. 이 책은 성공한 서적의 하나일 것이다. 그리고 바이오메카닉스, 정형외과, 재활의 분야에서 틀림없이 큰 공헌을 할 것이다. 이 책의 몇몇 주제는 이해를 돕는 사실을 보여주고 있다.

수십 년간 다양한 의학서적의 집필이나 편집에 관여해온 사람으로서 이 책은 도움이 되는 참된 작품이라 할 수 있다. 이 책은 많은 독자 층을 만들고 교재로서 활용될 것이다.

John V. Basmajian, MD, DSC, LLD
Professor Emeritus in Medicine
McMaster University
Hamilton, Ontario Canada

감사의 글

이 책의 실현을 위해 도와주신 모든 분들에게 감사드린다. Zaccaria Fumagalli와 공저자에 의한 "The photographic atlas of macroscopic human anatomy"(Piccin-Vallardi, Nuova Libraria 출판)에 있는 칼라사진의 사용을 허가해주신 Piccin 박사에게 특별히 감사드린다.

이탈리아어의 원본에서 근막의 조직학에 관한 풍부한 사진을 게재하였다. 과학적인 공헌을 해준 나의 딸, Carla Stecco의사에게 가장 감사하고 있다. 그녀는 현재 Pavoda대학에서 정형외과를 전문으로 종사하고 있다.

나는 나의 동료와 근막 도수치료를 사용하는 선생들에게 감사한다. 그리고 Julie Ann Day에게는 이 책의 번역에 관여하였을 뿐만 아니라, 자주 유익한 조언을 해주었기에 감사한다.

나는 이 책을 영어판으로 번역할 것을 시사한 J. V. Basmajian교수에게 감사의 뜻을 표명하고자 한다. 나아가서는 나의 이전의 모든 작품에 대한 격려의 말, 그리고 이 책에 서문을 맡아준 것에도 감사한다.

나는 독자 모두에게 감사하고자 한다. 그리고 런던의 St. Thomas 병원의 통증관리 고문인 Nicholas Padfield 의사가 " 이 책을 읽은 후 통증의 기원에서 근막의 시스템의 중요성을 이해하게 되었다" 라고 친절하게 적어주신 문장을 독자 여러분이 공유해주실 것을 바란다.

목차

제 III 부 근막나선

약어

***	Maximum intensity of the symptom	증상의 최대강도
+++	Maximum benefit obtainable	얻을 수 있는 가능한 최대 이익 또는 효과
1×m	Once a month the symptom aggravates	월 1회의 증상 악화
An	Ante, antemotion	앞쪽(배쪽), 앞쪽운동
An–la–	Motor scheme of ante–latero–···	"○○–앞쪽–가쪽"이라는 운동방식
An–ta	Antemotion talus, dorsiflexion	목말뼈–앞쪽, 등쪽굽힘
bi	Bilateral, both rihgt and left	양쪽, 좌우
BL	Bladder Meridian	방광 경혈
Ca	Carpus, wrist	손목뼈, 손목관절, 손목
cc	Centre of coordination of a mf unit	근막단위의 협동중심
Cl	Collum, cervical region	목, 목부분
Cont.	Continuous persistent pain	연속적 · 지속성 통증
Cp	Caput, face and cranium(head)	머리, 얼굴과 머리뼈
cp	Centre of perception of a mf unit	근막단위의 인지중심
Cu	Cubitus, elbow	팔꿈치, 팔꿉관절
CV	Conception Vessel Meridian	임맥
Cx	Coxa, thigh–hip	엉덩관절, 넙다리–엉덩이
d	Day, 1 or more days since trauma	외상에서부터 1일 이상의 날
Di	Digiti, Ⅱ°–Ⅲ°–Ⅳ°–Ⅴ°(hand)	손의 제2~5손가락
dist.	Distal, away from the centre of the body	신체의 중심에서부터 떨어져서, 몸쪽
Er	Extra, extrarotation, eversion	가쪽회전, 가쪽운동, 외번
Er–ta	Extrarotation talus, eversion, supination	목말뼈 가쪽회전, 외번, 뒤침
Fne	Free nerve ending	자유 신경종말
GB	Gallbladder Meridian	소양담경
Ge	Genu, knee	무릎, 무릎관절
Gto	Golgi tendon organ	골지힘줄기관(힘줄방추)
GV	Governor Vessel Meridian	독맥
HT	Heart Meridian	소음심경
Hu	Humerus, distal part of the shoulder	위팔, 어깨 먼쪽부분
Ir	Intra, intrarotation, inversion	안쪽회전, 안쪽회전운동, 내번
Ir–ta	Intrarotation talus, inversion, pronation	목말뼈 안쪽회전, 내번, 엎침
KI	Kidney Meridian	신장 경혈
lt	Left, limb or one side of the body	왼쪽, 신체의 오른쪽 절반 또는 오른쪽 팔다리
La	Latero, lateromotion, lateral flexion	가쪽, 가쪽운동, 옆굽힘
La–ta	Lateromotion talus, lateral deviation	목말뼈–가쪽, 가쪽위치

LI	Large Intestine Meridian	손의 양명대장경
Lower	Refers to the lower limb	다리에 연관성
LR	Liver Meridian	발의 궐음간경
Lu	Lumbi, lumbar	허리, 허리뼈
LU	Lung Meridian	손의 태음폐경
m	Month, period of time since pain onset	통증발생에서부터 몇 개월의 기간
Me	Medio, mediomotion, medial	안쪽, 안쪽운동, 모음
Me-ta	Mediomotion talus, medial deviation	목말뼈-안쪽, 안쪽위치
Mf	Myofascial unit, sequence, spiral	근막 : 단위, 배열, 나선
mn	Morning, morning pain and/or stiffness	아침, 아침의 통증 또는 뻣뻣함
nt	Night, period in 24hr. when pain is worst	밤, 통증이 최악일 때 야간도 포함하여 24시간 지속
P	posterior	뒤쪽
PaMo	Painful Movement	통증을 동반하는 운동
Par.	Paraesthesia, pins and needles	감각이상, 바늘에 찔린 듯한 통증
PC	Pericardium Meridian	손의 궐음심포경
Pes	Foot, tarus, metatarsus and toes	발, 발목뼈, 발허리뼈와 발가락
pm	Afternoon, time period when pain is worst	오후, 통증이 최악일 때 오후도 지속
Po	Pollicis, pollex, 1°finger	엄지발가각, 엄지손가락, 첫째손가락
Prev.	Pain(s) previous to present pain	이전의 통증이 현재로
Prox.	Proximal, nearer to the centre of the body	신체의 중심에 더 가깝게, 몸쪽
Pv	Pelvis, pelvic girdle	골반, 다리이음뼈
rt	Right, limb or one side of the body	오른쪽, 신체의 오른쪽 절반 또는 오른쪽 팔다리
Re	Retro, retromotion, backwards	뒤쪽(등쪽), 뒤쪽운동, 뒤로
Rel.	Relapse, pain which recurs	재발, 반복되는 통증
Re-La-	Motor scheme of retro-latero-···	"ㅇㅇ-뒤쪽-가쪽"이라는 운동방식
Re-ta	Retromotion talus, plantarflexion	목말뼈-뒤쪽, 바닥쪽굽힘
Sc	Scapula, proximal part of the shoulder	어깨뼈, 어깨 몸쪽부분
SI	Small Intestine Meridian	손의 태양소장경
SiPa	Site of pain as indicated by patient	환자에 의해서 나타내는 통증부위
SP	Spleen Meridian	발의 태음비경
ST	Stomach Meridian	발의 양명위경
Ta	Talus	목말뼈, 발목관절, 발목
TE	Triple energiser Meridian	손의 소양삼초경
Th	Thorax	가슴우리
TMM	Tendinomuscular Meridian	경락근
TP	Trigger Point	통증유발점
Upper	Refers to upper limb	팔에 연관성
y, 10y	Year, 10 years since pain began	햇수, 통증발생에서부터 10년

위에 적은 약어 리스트에서는 최초의 문자를 대문자로, 다음의 문자 이후를 소문자로 하고 있다. 그러나 모두를 대문자나 소문자로 적을 수도 있다. 경락의 영어 Meridians는 보통 대문자로 적는다. 열거할 수 있는 예에서부터 다양한 조합이 추론되므로 부분적인 근막단위의 각각이 모두 융합된 약어를 포함하고 있는 것은 아니다.

서론

근막 도수치료[1]는 처음에는 신경융합 도수치료 또는 "분절성 치료"로서 알려지고 있었다. 운동기관의 병리학으로서는 신체부분 중의 어떤 부분적인 기능장애라 생각되고 있었다.

수년 전부터는 근막 도수치료의 용어는 신체를 통일하는 요소로서 근막이라는 착상에 기초하고 있다.

근막은 스트레스(가소성) 하에 있을 때 그 점조성(consistency)을 수정하는 도수치료(순응성)를 받음으로써 그 탄성을 회복할 수 있는 유일한 조직이다.

이 책에서 근막은 단순히 한결같은 막으로서 나타내어 보이고 있지 않다. 근막의 역할에는 다음의 것이 있다.

- 근막단위 : 운동단위의 구성요소를 조정한다.
- 근막배열 : 일방향성의 근육연쇄 사이의 요소를 결합시킨다.
- 근막나선 : 지지띠(retinacula)에 의해서 관절의 요소를 연결한다.

이 근막들의 구조에 의해서 이전은 중추신경계에 기인한다고 생각되고 있었던 운동계의 많은 측면을 설명할 수 있다. 이 혁신적인 가설은 해부학과 생리학의 교과서로부터의 다수의 인용으로 지지되어 있다. 게다가 해부학자에 의해서 일반적으로 해설되는 것처럼 몇 가지의 근육군의 근막에의 부착은 운동계의 생리학의 관점으로부터도 여기서 분석된다.

이러한 선행연구를 실행하고 있는 교과서의 참조를 더 쉽게 하기 위하여 각 페이지의 각주 안에서 참고문헌의 보충과 그 간행연도, 저자의 이름을 게재하였다.

근막 도수치료는 해부학과 생리학의 풍부한 실용적 지식을 필요로 하는 도수치료이다. 문제의 원인을 이해하는 것에 의해서만 급속하고 동시에 효율적으로 그 문제를 해결할 수 있다(*지식이 있는 손만이 능력이 있다 [Manus sapiens potens est]*). 어떠한 기관의 건강도 그 구성요소 사이에 존재하는 균형에 의해서 결정된다. 조화된 균형이 잡힌 자세는 건강적인 근골격계를 형성한다.

근막 도수치료의 로고(아래 그림)에서는 바른 자세는 척주와 함께 머리와 어깨뼈 정렬에 의해서 표현되어 있다.

근막과 근육군은 우리의 신체를 수직으로 유지하기 위해 작용한다. 근막이 척주와 평행으로 배열하여 있을 뿐이라면 안정성은 좋지만, 운동은 명백히 방해된다. 예컨대, 근막 내의 콜라겐섬유(collagen fiber)가 S자 모양으로 배치되어 있는 복부근막의 나선모양 배열은 안정성을 상실하지 않고 운동도 고려한 배열로 되어있다.

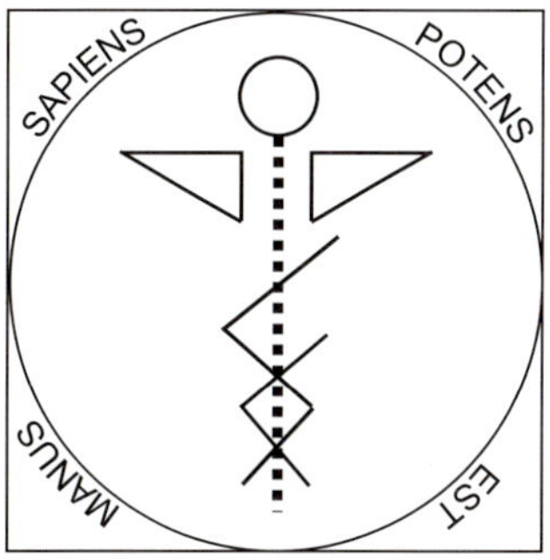

근막 도수치료의 로고 마크

1 도수적 치료(manipulative treatment) 또는 도수치료(manipulation)라는 미국 정골사(osteopath)에 의해서 사용되고 있는 용어는 골병증 도수적 치료(osteopathic manipulative treatment: OMT)로 알려져 있는 여러 가지 기술을 포함한다. 골병증 도수적 치료는 아래의 것을 포함한다:

- 밀치기 기법(thrust techniques)
- 관절가동술
- 연부조직기법, 근에너지기법, 근막치료, strain and counterstrain 등(Teyssandier MJ, 2000)

기본원리

실제의 기술을 학습하기 전에 근막 도수치료기술의 기초를 이루는 기본원리를 설명한다. 생체에서 모든 근육조직은 서로의 위를 자유로이 활주한다[2]. 근육조직 내의 근섬유는 모두가 동시에 수축하는 것이 아니라 연속성을 갖고 있다. 이러한 운동은 미끄러지는 구성요소가 방해되어 있지 않을 때에만 가능하다. 이 관점에 의한 해부학적 분석으로부터 근막은 모든 그 분기(branch)에서 활주를 허용하는 완충제로서 기능한다. 근막의 육안적인 구조와 현미경적 구조를 아래에 기술한다.

근막의 육안적인 구조

근막은 얕은 근막(superficial fascia), 깊은 근막(deep fascia), 근외막(epimysium)의 3개의 기본적인 구조로 형성된다.

1) 얕은 근막

얕은 근막은 그물코와 같은 콜라겐섬유(collagen fiber)와 대부분에 탄력섬유(elastic fiber)를 포함하는 피하 성긴 결합조직으로 구성된다. 얕은 근막은 발바닥, 손바닥, 얼굴에는 존재하지 않는다.

비뇨생식기 부분에서는 뒷부분에 비뇨생식기 격막의 가장자리에 부착하여 있는 회음(콜리스 근막)의 얕은 근막이 형성되어 있고 가쪽은 궁둥두덩가지에, 앞부분은 복벽 위로 이어진다. 얕은 근막은 손목관절과 발목관절에서는 지지띠로서 깊은 근막에 혼합되고 두피 위에서는 머리덮개널힘줄로 이어진다. 얕은 근막은 역학적으로도 열에 대해서도 완충제로서 작용하여 깊은 근막 위에서 피부의 활주를 쉽게 한다(그림 1). 이 활주운동에 의해서 깊은 근막에 발생하는 장력은 육안적으로는 알 수 없게 된다. 그물코조직의 범위 내에서 얕은 근막은 지방(피부밑지방층) 또는 근육조직(피부밑근육층)의 다발을 포함한다. 피부의 혈관과 신경도 얕은 근막 안에 포함된다. 그리고 그 내면은 깊은 근막과 연관성이 있다.

얕은 근막은 연구자에 따라서 피하조직 또는 피하층이라 다르게 불린다.

2) 깊은 근막

깊은 근막은 모든 근육군(그림 2, 3)을 덮는 결합막에 의해서 형성되어 있다. 지방이 없는 깊은 근막은 신경과 혈관을 위한 집(sheath)을 형성하고, 관절 주변에서는 인대모양의 형태를 형성하거나 또는 인대를 보강하기 위해 특수화하여 있다. 깊은 근막은 다양한 기관과 샘(gland)을 감싸서 치밀성의 딱딱한 덩어리로서 구조의 모두를 결속시키고 있다.

깊은 근막은 일부 연구자에 따라서는 깊은 곳에 있는 *근막(fascia profunda)* 또는 널힘줄(aponeurosis)이라 불리고 있다. 그러나 등허리근막(흉요근막)이 등허리널힘줄(흉요건막)과 같은 구조가 아니라는 것에 주목하면 실제로는 다른 것이라는 것을 알 수 있다. 실제로 "근막"이라는 용어는 힘줄이나 근육과 평행하여 위치하는 파도모양 콜라겐섬유를 가리킨다. "널힘줄"(또는 평탄한 힘줄)이라는 용어는 이들이 큰 근육군(또는 넓은등근)의 힘을 전도하기 때문에 근섬유와 직렬로 배치하는 신장성이 없는 콜라겐섬유를 가리킨다.

팔다리와 몸통의 몇 개의 영역에서는 깊은 근막은 깊은 층을 형성하기 위해 깊은 근막 자체가 2중으로 되어 있다. 목과 몸통에는 중간 층도 존재한다[3](5 페이지).

목의 깊은 근막의 얕은 층은 등세모근(승모근)과 목빗근(흉쇄유돌근)을 에워싸기 위해 2중으로 되어있다(그림

[2] 근막 표면의 특수한 내벽(.lining)이 미끄러지는 특성의 원인은 아니다. 근외막이 완전하다면 수술 후의 검체에서 근막과 근육 사이의 경계면 구조는 히알루론산 내벽의 유지를 포함하여 보존되어 있다. 그러나 근외막이 파괴되면 경계면 구조는 소실되었다(McCombe D. 2001).

[3] 등허리근막과 목근막은 편의상 3층(바깥 층, 중간 층, 내층)으로 나눌 수 있다. 목근막의 바깥 층은 완전한 중공 실린더를 형성한다. 이것은 등세모근과 목빗근에서 강력한 집(sheath)을 형성하기 때문에 둘로 갈린다(Ebner M. 1985).

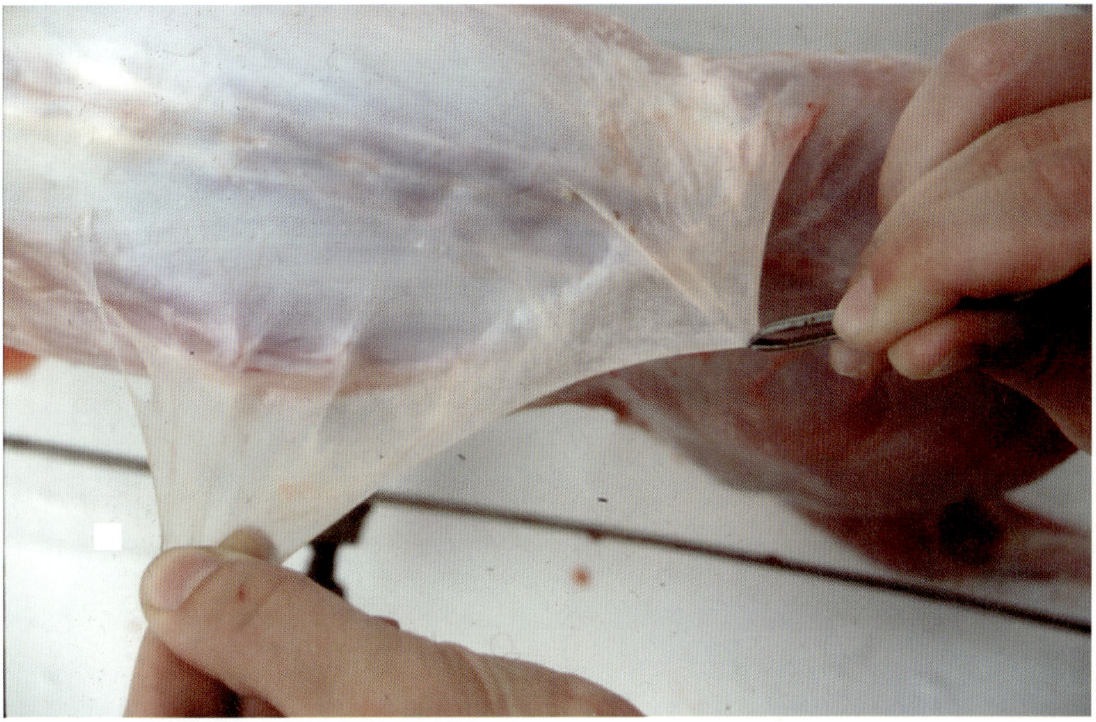

그림 1 토끼의 얕은 근막.

이 근막은 도살한 직후에만 이와 같이 신장할 수 있다. 왜냐하면 얕은 근막은 급속하게 건조하여 아래에 깔려있는 깊은 근막에 고착하기 때문이다. 토끼에서의 얕은 근막은 매우 탄력적이고 극히 약간의 지방조직밖에 포함하지 않는다. 따라서 동물의 모피는 단열성을 갖추고 있다.

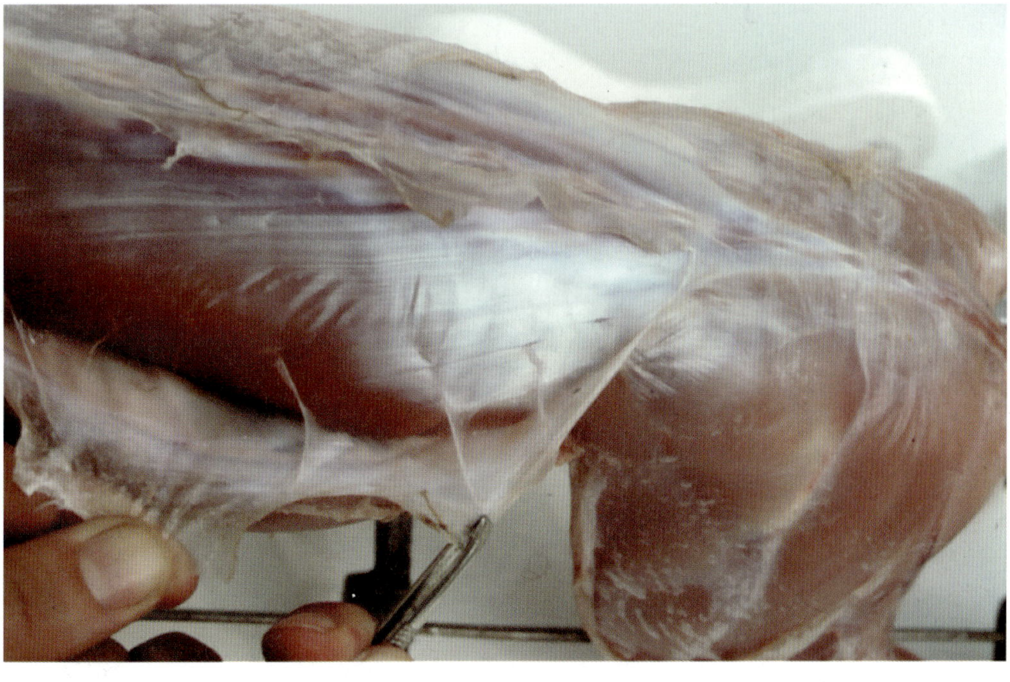

그림 2 왼쪽의 깊은 근막을 분리하면 나타나는 근외막에 에워싸인 척주세움근.

깊은 근막의 얕은 층은 넓은등근에 의해서 머리 쪽으로, 볼기근에 의해서 꼬리 쪽으로, 그리고 배빗근에 의해서 배쪽으로 장력이 가해져 있다.

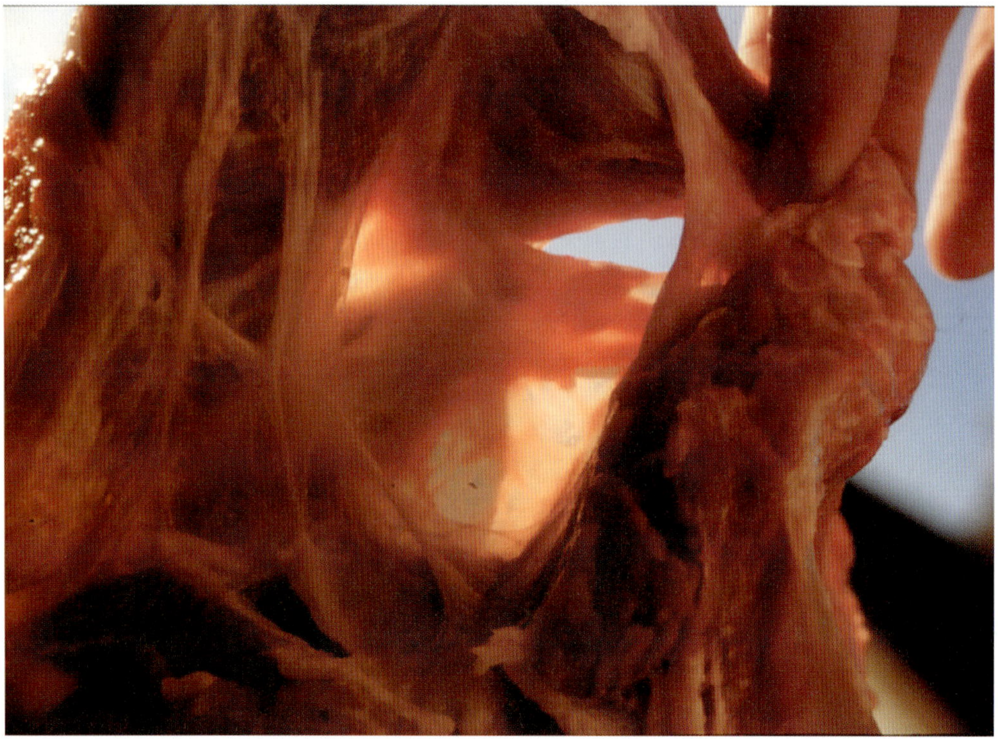

그림 3 **격벽과 깊은 근막의 띠 모양 확장을 강조하기 위하여 손으로 분리시킨 송아지의 장딴지의 근육.**
여기서는 장딴지의 근육군에 대해서 격벽과 깊은 근막의 띠 모양 확장을 강조하기 위하여 이것들을 손으로 나누고 있다. 이것들의 콜라겐섬유 띠는 전달 벨트(transmission belt)로서 작용한다. 그리고 이것은 요소를 싸거나 가두기보다는 오히려 배열과 나선에 의해서 연결한다. 도수치료에서는 우선 먼저 방해물을 확인하고 그 다음에 콜라겐섬유 띠 사이에서의 미끄럼을 회복한다.

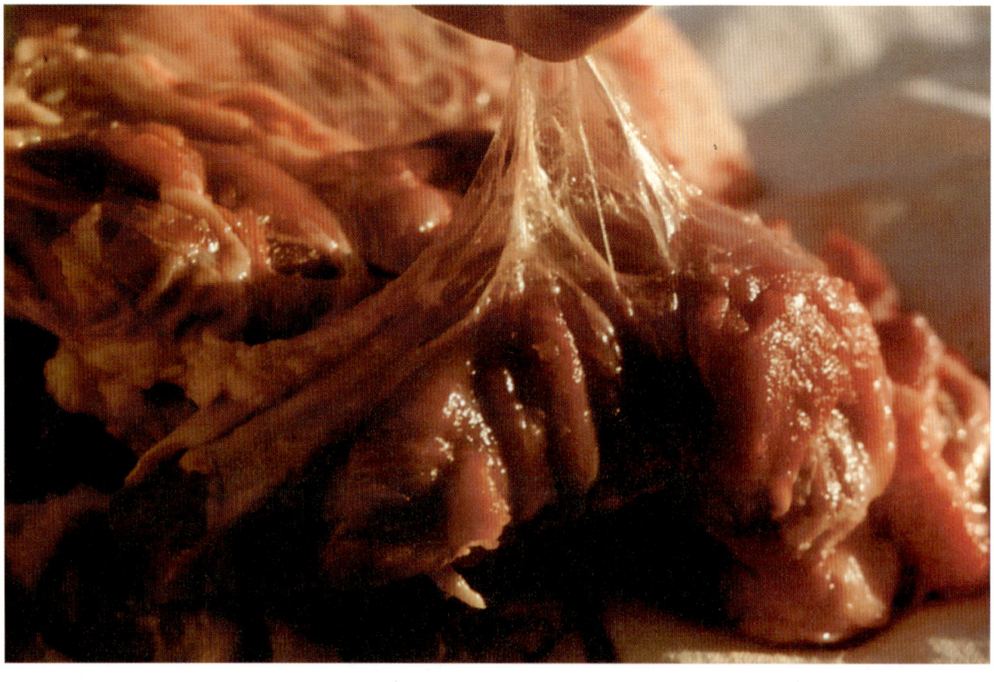

그림 4 **돼지에서부터 적출한 근육 검체의 근외막의 육안적인 구조.**
근육의 횡단면에서 근외막을 손으로 잡아당겼을 때에 발생하는 고랑이 보인다. 이것은 근막조직의 견인이 근섬유 속까지 미친다는 것을 보여주고 있다.

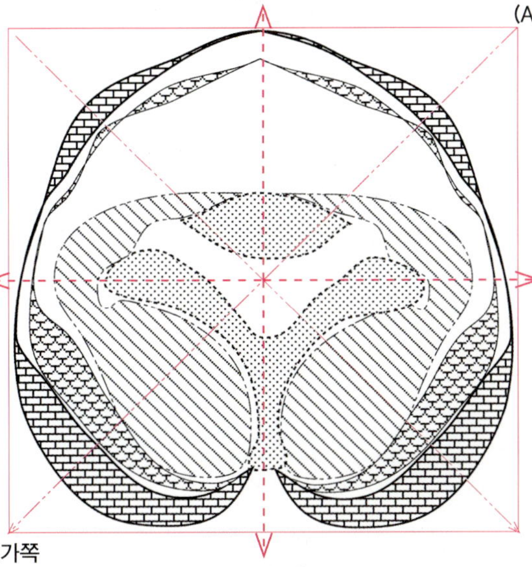

그림 5 목 근막의 3층을 나타내는 그림 7 모식도.
근막의 육안적인 구조가 어떻게 볼베어링 또는 완충효과를 미치는지를 알 수 있다.

7, 그림 5). 앞쪽에는 중간 층에 에워싸인 어깨목뿔근(견갑설골근), 뒤쪽에는 머리널판근(두판상근)이 있다. 앞쪽에서는 깊은 층은 척주앞근육(추전근)을 에워싸고 뒤쪽에서는 척주세움근을 에워싼다. 이러한 근막은 정확한 공간평면(앞뒤 = 시상면)에서, 또는 이동운동방식(예컨대, 앞쪽–가쪽, 뒤쪽–가쪽 = 이른바 대각선)을 사용해서 신장할 수 있다(그림 5).

등세모근의 깊은 층 섬유는 근주위막과 근내막에 의해서 명확히 에워싸여 있다. 이 결합조직의 집(sheath)은 하나하나의 근섬유를 독립적으로 수축시킨다. 실제로, 같은 근육 안에서 어떤 근섬유를 지배하는 운동단위는 다른 운동단위와 서로 약간 떨어져서 위치한다. 따라서 다른 섬유가 수축하여 있지 않은 상태에서도 수축하려고 하는 근섬유의 움직임을 근내막이 가능케 한다.

3) 근외막

근외막(epimysium)은 각각의 근육을 감싸는 근막이다. 그리고 근외막은 근주위막과 근내막에 연속하여 있다(그림 4). 이러한 근막구조는 근육을 몇개의 근육다발로 분할한다. 근육다발의 가쪽에는 지방세포와 많은 엘라스틴섬유를 포함하는 근주위막이 있고, 근육다발의 안쪽에는 거의 적은 엘라스틴섬유를 포함하지만, 지방세포를 포함하지 않는 근내막이 있다. 근외막은 힘줄바깥막(건상막)과 힘줄다발막(건주막)에 의해서 근육의 끝을

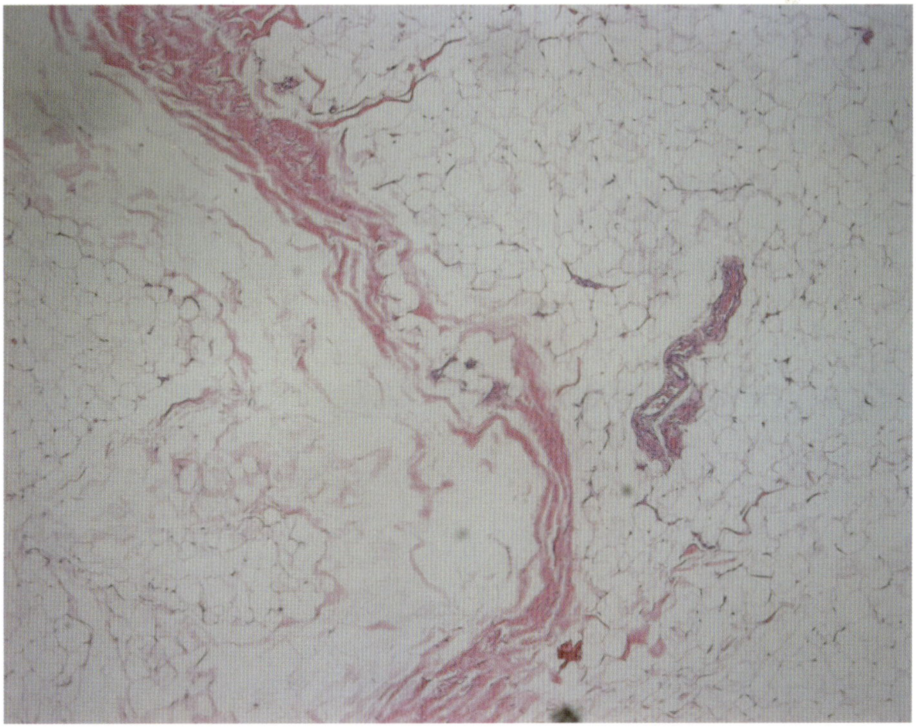

그림 6 얇은 근막(EE × 120)
성긴결합조직에 분포하는 다수의 지방세포를 확인할 수 있다. 중앙에서는 층판을 형성하는 콜라겐섬유가 서로 얽혀있는 것을 알 수 있다.

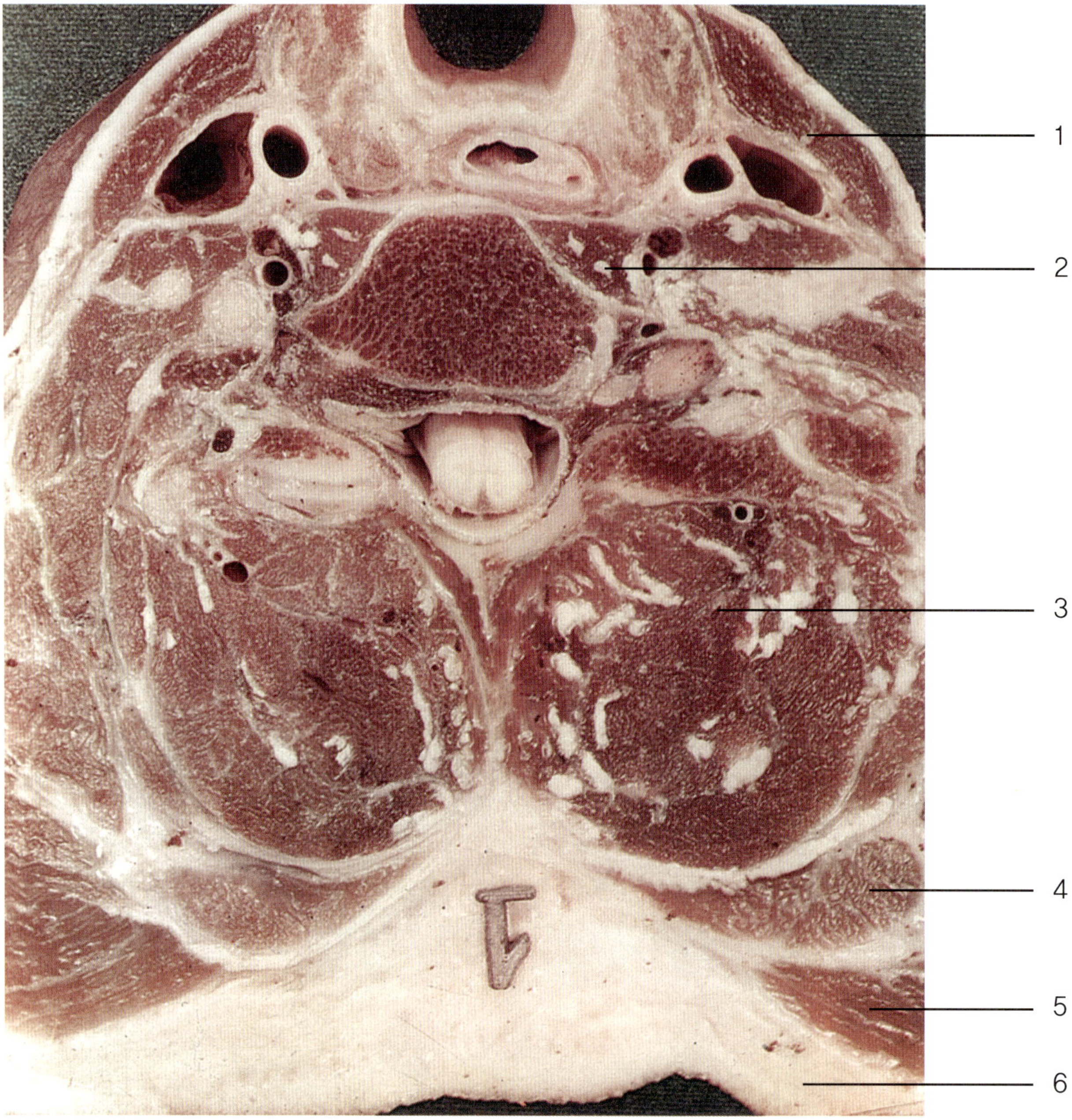

그림 7 C6 수준의 목의 수평단면(Francesco Vallardi : Fumagalli-colour photographic atlas of macroscopic human anatomy, Piccin Nuoba Libraria에서부터)

1. 깊은 목 근막의 얕은 층에 의해서 에워싸인 목빗근.
2. 목 근막의 깊은 층에 의해서 에워싸인 척주앞근육군.
3. 척주세움근군(반가시근, 뭇갈래근군)의 근막구획. 근섬유는 다양한 널힘줄 부착(백색 콜라겐섬유)에 연결되는 근주위막에 의해서 재분할된다. 근섬유는 다양한 널힘줄 부착(백색 콜라겐섬유)에 연결되는 근주위막에 의해서 구분된다.
4. 깊은 목 근막의 중간 층에 의해서 에워싸이는 널판근(판상근).
5. 깊은 목 근막의 2개의 얕은 층 안의 등세모근. 척주세움근의 섬유가 세로로 뻗어 목의 폄 운동에 관여하는 것에 반해서 등세모근의 근섬유는 수평으로 뻗어 목의 옆굽힘(측굴)에 관여한다.
6. 목 근막에서 지방결합조직의 2개의 층 사이에 섬유의 중간 층이 있다.

넘어서 연결된다. 근외막은 근방추와 골지힘줄기관의 사이에 있는 장력의 작용에 직접 관여하고 있다. 근외막은 근육사이 중격, 널힘줄막과 힘줄(근막의 배열과 나선으로 관계하는 긴장한 섬유)로서 깊은 근막과 결합한다.

근막의 현미경적 구조

3층의 근막의 다양한 구성요소를 분석하기 위해 확대해서 그림 8을 나타냈다.

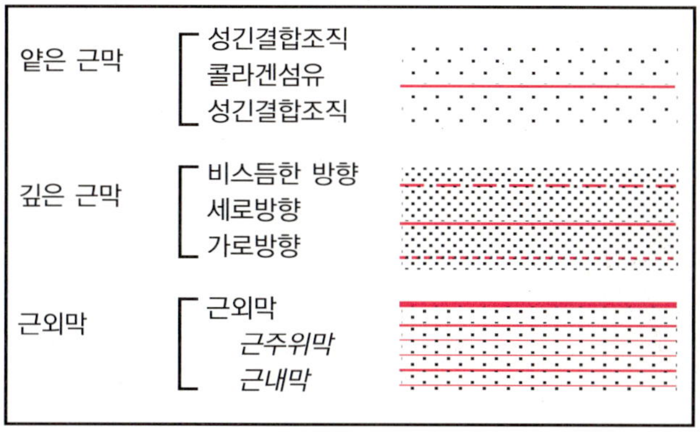

그림 8 근막의 3층.
얕은 근막은 성긴결합조직 안의 콜라겐섬유(적색의 선). 깊은 근막은 기질 안의 콜라겐섬유의 3개의 별개의 방향. 근외막은 근육조직 안의 아교섬유.

그림 8에 나타낸 조직도는 현미경 사진을 기초로 작성하여 있다.

원래 이것들의 조직학적 사진은 이탈리아의 Padova 대학의 해부병리학교실과 정형외상학 클리닉의 협력으로 얻어진 것이다.

진피의 아래에 있는 연부조직의 절단조각은 각 시체에서 정중선의 가까이를 절단하고 목 앞부분의 왼쪽에서부터 작성하였다. 준비된 절단조각 표본에서부터 근육조직을 주의 깊게 제거하여 다양한 근막구조를 분리하였다. 이 방법으로 목빗근의 얕은 근막, 깊은 근막(얕은 층)과 근외막의 표본을 끄집어냈다. 이러한 표본은 중성의 포르말린 10% 희석액으로 바로 고정하고 파라핀으로 에워싸서 절단조각을 작성하였다. 그 후 아래의 것을 실시하였다.

- 헤마톡실린-에오신
- 탄력섬유를 강조할 수 있는 Weigert의 푹신-레조르시놀(Fuchsine-resorcinol)
- 콜라겐섬유를 강조할 수 있는 Van Gieson
- S 100이라는 신경구조에 특유한 면역조직화학적 염색

이러한 방법으로 구조 및 신경분포의 다양성을 확인한다는 가능성도 포함하여 별개의 근막의 조직학적 평가를 실행하였다.

얕은 근막(그림 6)에서는 다수의 지방세포의 중간 층에 그물코와 같은 콜라겐섬유가 존재한다[4].

깊은 근막의 기질 안에는 탄력섬유와 파도치는 콜라겐섬유가 존재한다(그림 9). 이러한 섬유는 같은 근막 안에서 별개의 평면에서 그리고 3개의 별개의 방향으로 정렬하여 있다.

a) 가로방향(부분적인 근막단위의 견인에 따른다)
b) 세로방향(근막의 배열의 견인과 일치한다)
c) 비스듬한 방향(나선 형성) (그림 10).

신경은 깊은 근막을 통과할 때에 근막의 길이가 신장하는 것에 동반하여 신경이 견인되지 않도록 성긴결합조직(loose connective tissue)에 의해서 에워싸여 있다. 그러나 이 신경들이 신경성수용체(예컨대. 자유신경종말)에서 끝날 때는 이것들은 콜라겐섬유 내에 직접 들어간다(그림 11).

근외막은 깊은 근막의 아래에 위치한다. 그리고 어떤 영역에서는 근외막은 깊은 근막과의 사이를 자유로이 활주하지만, 다른 영역에서는 근외막은 깊은 근막 자체와 일체가 된다[5]. 근외막은 파도모양 콜라겐섬유와 탄력섬유에 의해서 형성되기 때문에 깊은 근막의 구조와 유사하다.[6](그림 12)

---

4 피하는 3층으로 나눌 수 있다. 얕은 층, 중간 층(얕은 근막), 그리고 깊은 층이다. 얕은 층에서는 탄력섬유다발은 성긴 섬유를 형성한다. 그 잔기둥(지지띠)은 피부에 대해서 다소 수직으로 되어있다. 깊은 층의 지지띠(retinaculae)는 대부분은 피부와 병렬이다. 얕은 층과 깊은 층 사이에서 지지띠는 진성의 층판근막(얕은근막)을 형성함으로써 밀도를 높인다. 특정의 영역에서는 얕은 층과 깊은 층은 분리하고 그 밖의 영역에서는 얕은 층과 깊은 층이 연결되어 있다(Fazzari, 1972).

5 근막집(Fascial sheaths). 많은 근육군의 부착부분이 근막의 깊은 표면에 있고 각 근육이 근막집에 의해서 덮여 있으므로 근막과 근육군은 함께 치료된다(Basmajian JV, 1993).

6 근육은 치밀결합조직(dense connective tissue)(근외막)에 의해서 덮인다. 결합조직 격벽(또는 근주위막)은 근외막에서부터 분리하여 근유다발마다로 분할한다. 미세한 결합조직 격벽은 하나의 근섬유를 에워싸기 때문에 근주위막과 분리한다(Monesi, 1997).

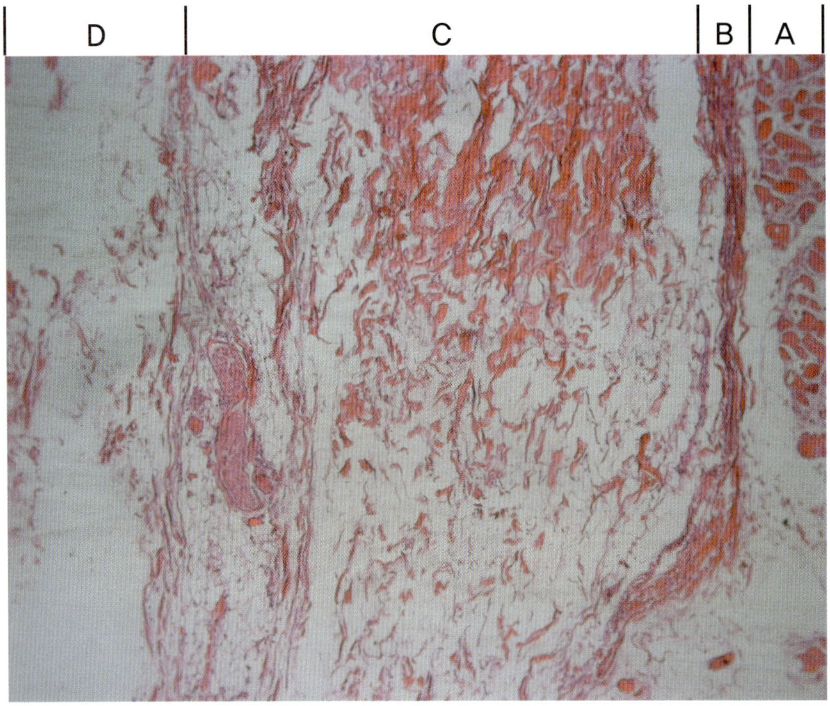

그림 9 깊은 근막 (EE × 120).
오른쪽에서부터 왼쪽으로 아래의 4개를 확인할 수 있다. A : 근육조직, B : 근외막, C : 콜라겐섬유에 의한 깊은 근막의 큰 층, D : 다수의 지방세포를 동반하는 얕은 근막의 작은 층.

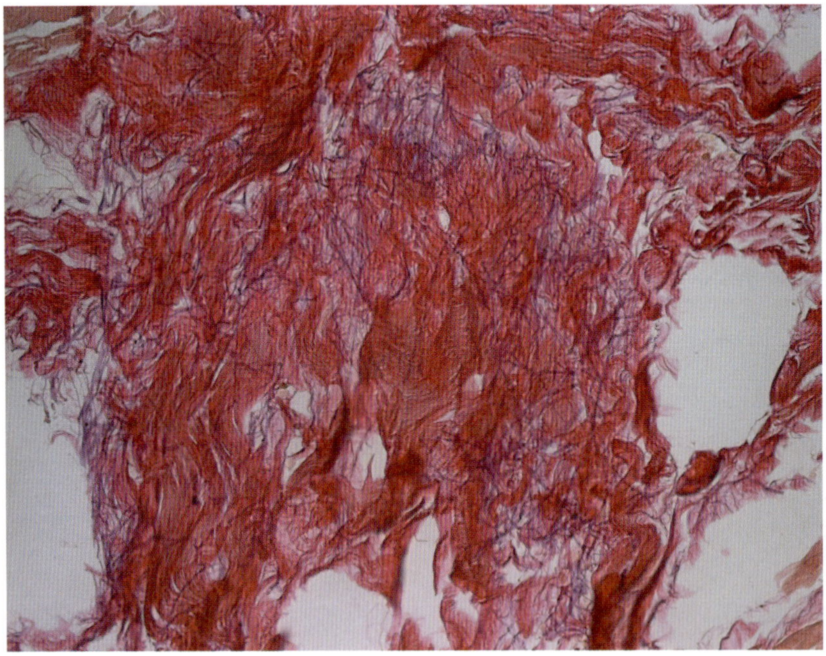

그림 10 콜라겐섬유의 배열을 강조한 깊은 근막(부분)의 확대사진
(Van Gieson과 Weigaert × 300).
탄력섬유가 흑색인 것에 반해서 콜라겐섬유는 붉은 벽돌색으로 염색되어 있다. 콜라겐섬유는 세로방향, 비스듬한 방향, 가로방향으로 다발로 되어 배열하여 있다. 이것들은 생리적 한계 안에서 신장할 수 있도록 다발의 모든 섬유가 파도모양으로 되어있다. 탄력섬유는 매우 미세하다.

2개의 근막사이의 차이는 특히 이것들의 두께이다. 근외막은 근내막과 근방추의 신장에 적응할 수 있도록 매우 세밀하여야 한다.

콜라겐섬유를 발생시키는 섬유모세포에 대해서도 조사하였다. 그림 13에서 깊은 근막의 한 다발의 콜라겐섬유의 복잡성이 강조되어 있다.

콜라겐섬유는 가역성 및 불가역적인 연결에 의해서 결합하는 콜라겐원섬유로부터 형성된다[7]. 각각의 원섬유

7 효소 소화 작용을 사용해서 프로테오글리칸 세사가 인대의 점탄성에 관여한다는 것이 판명되었다. 이것은 콜라겐원섬유의 가로방향의 가역적 연결을 제공한다(Yahia, 1988).

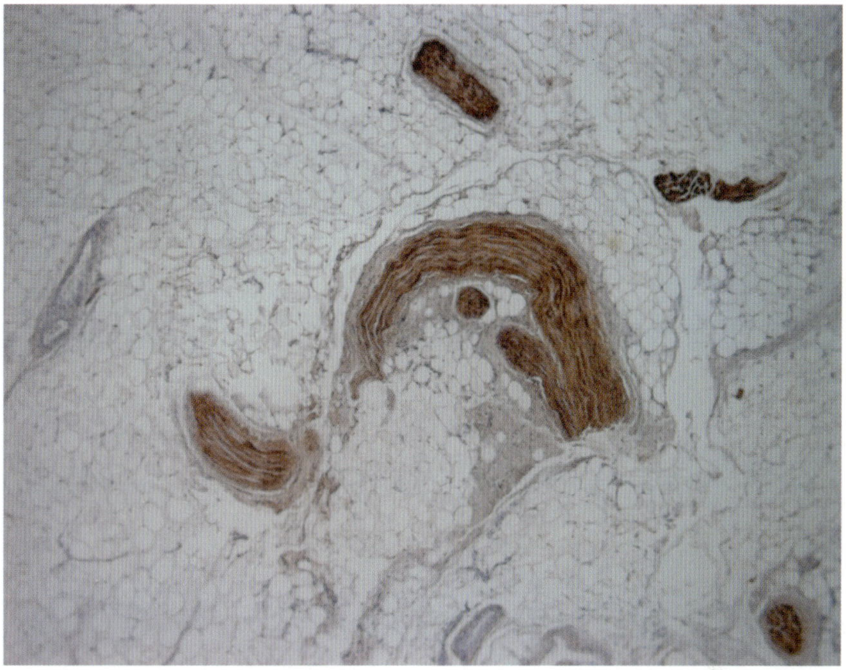

그림 11 근막 안의 신경 (S 100 × 120).

지방세포의 층에 에워싸인 축삭(axon)이 보인다. 그 밖의 3개의 신경원섬유는 보호되어 있지 않아 콜라겐섬유와의 접촉이 보다 가깝다.

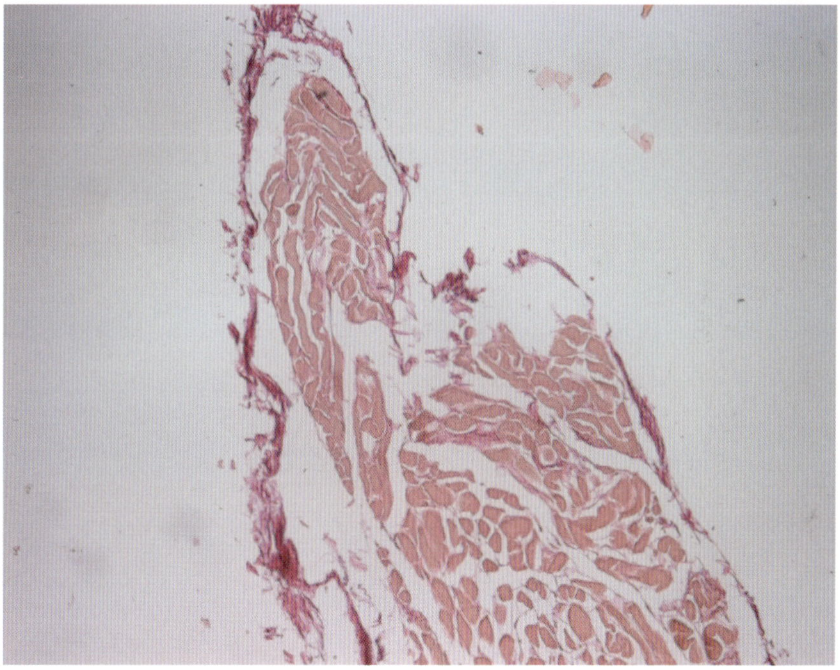

그림 12 근육은 근외막에 의해서 덮여 있다 (Van Gieson과 Weigert × 100).

근내막으로 에워싸인 근섬유는 옅은 적색으로 보인다. 근섬유군은 근주위막에 의해서 에워싸인다. 그리고 이것들은 차례차례 가장 외부의 층 또는 근외막과 연결된다. 이 근막 안에서 콜라겐섬유는 붉은 벽돌색, 탄력섬유는 흑색으로 나타냈다.

(fibril)는 분자사이의 교차결합(cross-links)에 의해서 결합되는 모아교질분자로부터 형성된다. 이 분자들은 섬유모세포로부터 생성된 후에 기질로 분비된다. 모아교질분자는 섬유모세포 안의 풋아교질로부터 형성된다. 풋아교질은 폴리펩티드 사슬(polypeptide chain)에서 몇 개의 아미노산에 의해서 형성된다.

도수치료는 이 현미경적 수준에서는 실행하지 않지만, 콜라겐섬유의 다발을 독립적으로 활주시키는 것 같은 방법은 깊은 근막의 기질의 유동성을 유지하는 것에 개입이 가능하다. 근섬유의 다양한 근육다발이 다른 타이밍으로 수축할 수 있도록 근외막과 근주위막의 유동성을 유지하는 것에 대해 또한 개입한다.

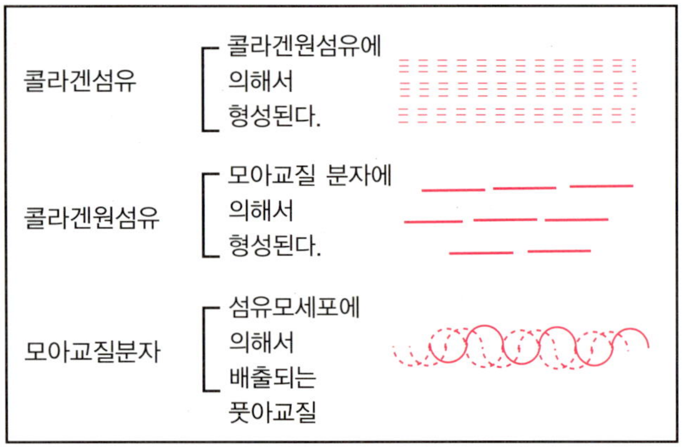

그림 13 한 다발의 콜라겐섬유에서 관찰되는 복잡성.

근막은 근골격계의 각 부분을 결합시키고 있는 조직이다. 이것은 인대[8], 관절주머니, 골막(periosteum) 외층으로 연결되어 있다. 이 구조들은 명칭과 조성(콜라겐 또는 탄력섬유의 백분율)이 다르지만, 이른바 연부조직을 형성한다.

따라서 *근막계(fascial system)*라는 용어는 전신을 통해서 서로 영향을 주는 섬유결합조직계를 가리키는 용어로서 더 정확하다. 근막 도수치료에서는 근막계의 상호작용이 근골격계의 전체적인 치료를 위한 기본원리를 제공한다.

---

8 종전에 인대는 일반적으로 단순한 역학적 구조로서 보아왔다. 그러나 인대에는 단순한 자유 신경종말과 피포성 기계수용기(encapsulated mechanoreceptor)가 있고 신경이 분포하여 있다는 것을 보여주는 많은 증거가 있다. 이 신경지배가 고유수용기의 정보를 제공한다고 생각된다. 그리고 관절주변의 근육의 협동성(관절의 안정성을 높여서 손상을 방지한다)에 최종적으로 관여하고 있다. 지각입력은 γ운동신경세포 출력에 영향을 주고 근방추로부터의 구심성 섬유발사에 영향을 미친다. (Jiang H. 1996).

제 I 부

근막단위
The Myofascial Unit

제 1 장
근막단위의 해부학

근막단위(myofascial unit: mf)는 특정 방향으로 신체 분절을 움직일 때의 한 그룹의 운동단위와 이것들의 힘 또는 방향에 관계하는 근막으로 구성된다. 근막단위는 운동단위에 이어지는 운동계의 구조적 기초이다.

근막단위와 운동단위의 기초적 요소의 신경구성은 신경-근막단위(neuro-myofascial unit: nmf)의 생리학과 함께 이 책의 후반에서 기술한다. 운동방향을 동시에 움직이게 하는 협동중심(centre of coordination: cc)과 관절운동을 지각하는 인지중심(centre of perception: cp)을 각각의 근막단위에서 볼 수 있다.

이것들의 협동중심과 인지중심은 첫째로 근방추와 서로 영향을 준다는 점에서, 둘째로 각 운동방향에 대한 정보를 다양한 관절수용기에 제공한다는 점에서 신경계의 말초정보에 작용한다.

근막단위의 구조

신체의 각 관절운동은 일방향성의 6개의 근막단위에 의해서 협동한다(그림 15). 아래의 구성요소가 각 근막단위에 존재한다.

- 이것들의 근막집에 부분적으로 미끄러져 들어가는 단관절 및 2관절근
- 근내막과 근주위막과 근외막을 거쳐 이들의 장력을 얇은 근막의 층으로 전달하는 깊은 층의 근섬유
- 대항근 근막단위의 근막에 부착하는 작용근 근막단위의 약간의 근섬유

이 구성요소들을 아래에 상세히 기술한다.

단관절근섬유 및 2관절근섬유

근육의 생리학은 이것들의 근막 연결을 고려함이 없이 각 근육의 외관만(예컨대, 위팔두갈래근은 두갈래를 갖고 위팔세갈래근은 세갈래를 갖는다는 것 같은)을 검토하는 것만으로는 이해할 수 없다.

예컨대, 위팔두갈래근은 어깨관절과 팔꿉관절의 굽힘에 작용하는 2관절근이다. 위팔근은 팔꿉관절의 굽힘에 작용하는 단관절근이다(그림 14). 위팔 뒷면에는 이와

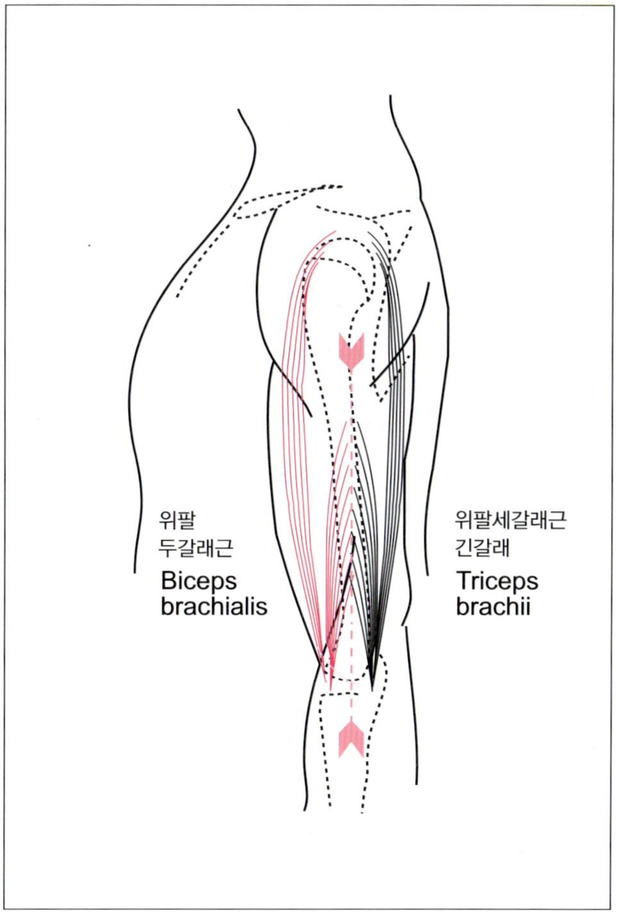

그림 14 단관절근섬유 및 2관절근섬유.

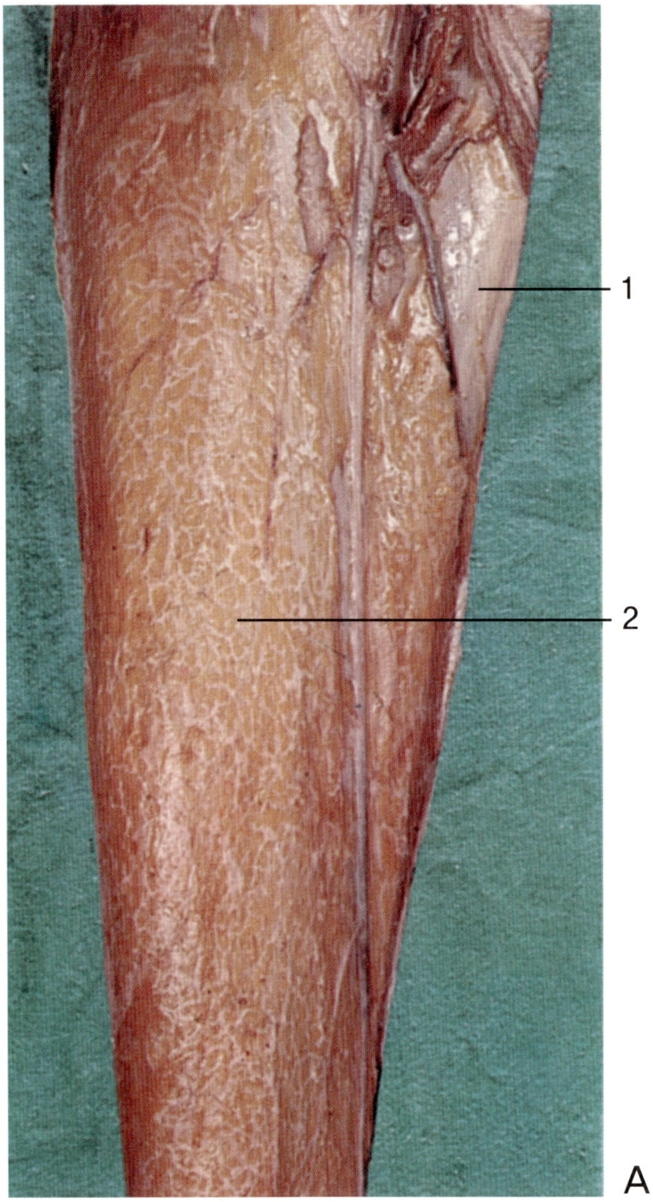

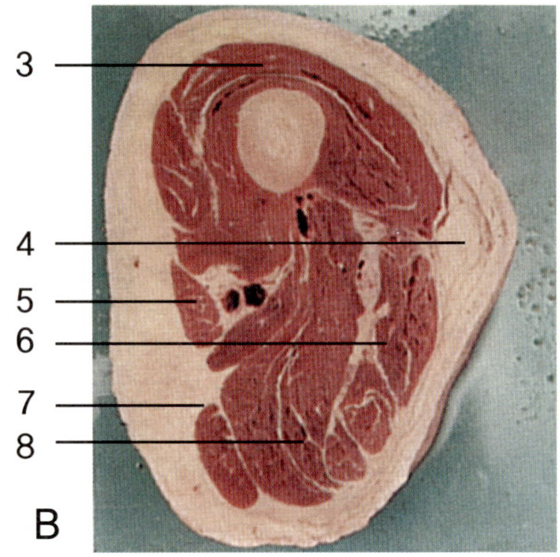

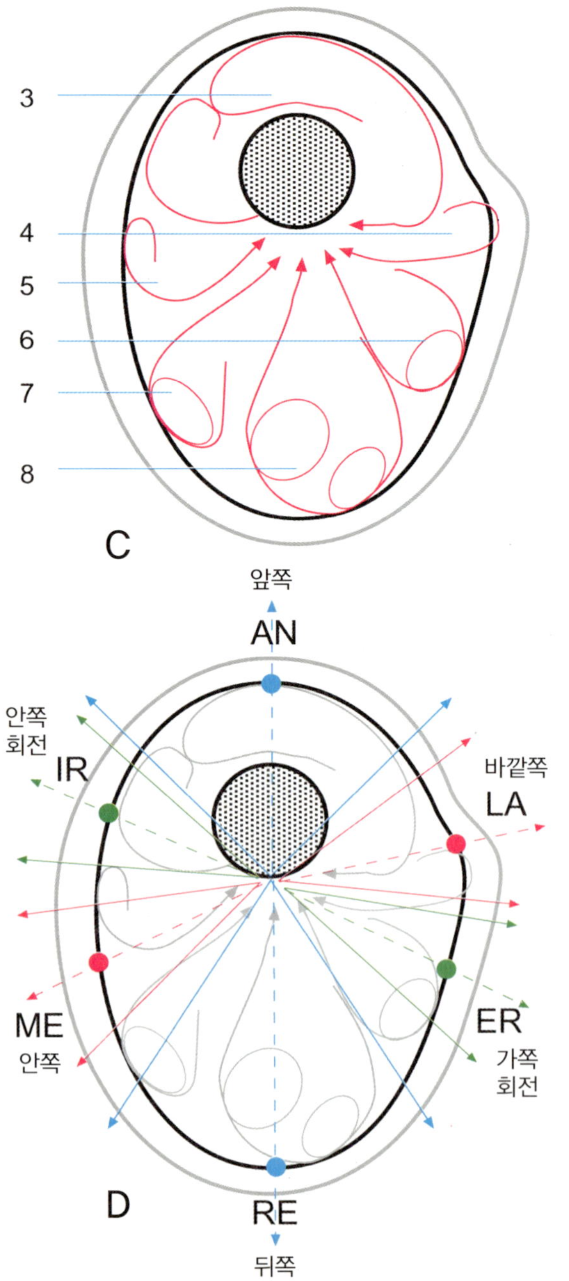

그림 15 **A : 넙다리 앞면의 피하층, B : 넙다리 수평단면** (Francesco Vallardi : Fumagalli-colour photographic atlas of macroscopic human anatomy. Piccin Nuova Libraria에서), **C-D : 넙다리의 근막구획의 모식도.**

A. 1) 넙다리근막 또는 깊은 근막, 2) 피하지방조직 또는 얕은 근막. 근막이 완전하다면 근육은 보이지 않는다. 또한 깊은 근막과 근외막 없이 운동생리학은 이해할 수 없다. B-C. 이 절단 조각 표본에서 많은 격벽과 근막구획이 어떻게 근막 내부의 층에서부터 발생하는지, 그리고 같은 운동방향으로 공동으로 작용하는 근육군을 어떻게 덮고 있는지를 확인할 수 있다. 3) 넙다리네갈래근의 근막구획, 4) 넙다리근막긴장근의 엉덩정강근막띠의 구획, 5) 넙다리빗근의 구획, 6) 넙다리두갈래근의 긴갈래와 짧은갈래, 7) 두덩정강근과 그 밖의 모음근의 구획, 8) 반힘줄모양근과 반막모양근의 구획, D. 이 그림에서 앞쪽운동, 뒤쪽운동, 가쪽운동, 안쪽운동, 안쪽회전운동, 가쪽회전운동 각각에서의 근막단위의 협동중심이 어떻게 2개의 벡터가 합성된 것을 따라서 배치되어 있는지가 명백해진다.

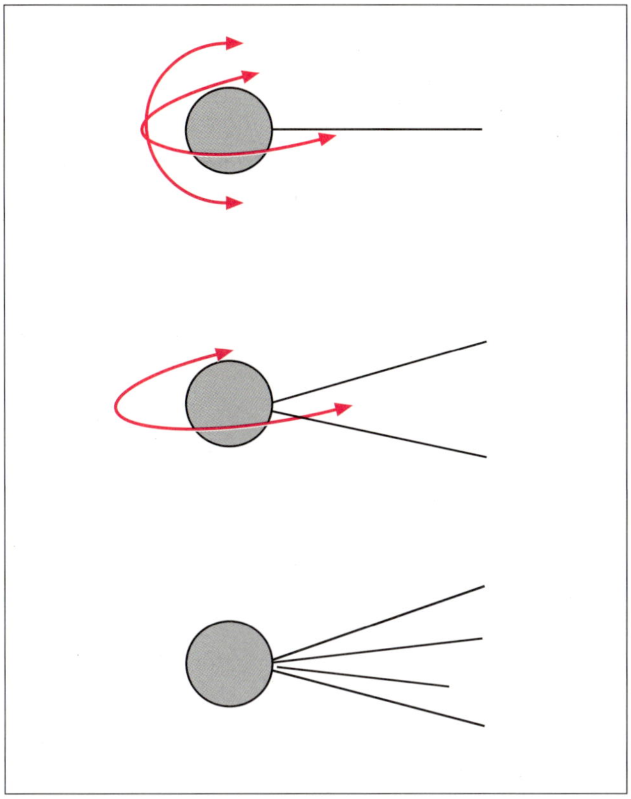

그림 16 더 많이 고정될수록 풍선은 진동이 적다.

유사한 구조가 있다. 위팔세갈래근 긴갈래는 2관절근이며 어깨관절과 팔꿉관절의 폄에 관여한다. 위팔세갈래근의 가쪽갈래와 안쪽갈래는 단관절근이고 팔꿉관절의 폄에 작용한다. 위팔세갈래근의 가쪽갈래와 안쪽갈래는 위팔근사이막의 반대쪽 즉, 대항근인 위팔근으로 들어간다.

이러한 종류의 해부학적 구조가 팔에서만 발견된다면 그 하나는 우연의 현상이었다고 가정할 수 있다. 그러나 해부학적 구조의 같은 유형은 실제로는 신체에 84개 유닛들(units)이 있는 근막단위의 모두에서 볼 수 있다.

다양한 신체분절의 운동은 짧은 벡터(단관절근섬유)와 긴 벡터(2관절근섬유)에 의해서 잘 조절되어 있다.

이러한 것을 더 잘 이해하기 위해 주행 중인 자동차의 뒤에 연결한 풍선의 예를 생각해보자. 풍선이 1개의 끈으로 묶여있는 경우는 풍선은 전체방향으로 움직인다. 2개의 끈으로 묶여있는 경우, 풍선은 2방향으로 진동한다. 그런데 4개의 끈으로 묶여있는 경우, 풍선은 전혀 진동하지 않는다(그림 16).

근막단위의 2개의 주요 벡터(vector) 사이에는 어떤 하나의 근섬유에 의해서 형성되는 더 작은 다른 벡터가 있고 이것들은 얼마간 떨어진 거리에 있다[9]. 이 벡터의 증가에 의해서 근막단위는 운동 중에 신체분절의 더 치밀한 조절을 시행하는 것을 가능케 한다. 이것들의 모든 벡터가 조화하여 이것들의 움직임을 동시에 발생시킬 수 있는 것은 근주위막과 근외막과 함께 근내막이 연속하여 있는 것에 기인한다.

근내막과 근주위막과 근외막

1개의 근섬유는 근내막이라 불리는 섬세한 결합조직에 박히고 이것들의 섬유는 다발로서 그룹화가 된다. 근섬유의 다발인 근육다발은 결합조직집인 근주위막에 의해서 에워싸인다[10]. 대부분의 근육은 치밀결합조직(근외막)에 의해서 에워싸이는 많은 근육다발이 모여 성립한다.

각 근육의 결합조직 성분은 콜라겐섬유와 탄력섬유를 포함하고 근섬유와 근방추를 고정하는 가동성 골격 또는 틀로서 작용한다. 이 결합조직은 힘줄과 연속하여 있고 그 기능은 근육활동의 힘을 유도하여 배분하는 것에 작용한다.

1개의 근섬유를 에워싸고 있는 근내막에서부터 근외막으로의 연속성은 깊은 층에서부터 보다 많은 얕은 층으로 근방추 수축의 전달(transmission)을 가능케 한다. 마찬가지로 이 근막의 연속성은 얕은 층에서부터 근방추로, 근막의 수동적인 신장의 전달을 가능케 한다. 아래와 같이 바꿔 말할 수도 있다.

---

9 하나의 운동신경세포는 근육 전체를 통해서 광범위하게 분포하는 많은 근섬유에 신경을 분포시킨다. 하나의 운동단위에 속하는 하나의 근섬유의 부위를 하나의 운동신경세포의 장시간에 걸친 자극으로 측정하였더니 특정의 운동신경세포에 연결되는 모든 근섬유가 수축한다. 따라서 운동단위는 틀에 박힌 순서로 동원된다고 단정할 수 있었다. 이것은 인간과 마찬가지로 동물의 실험에서 확인되고 반사와 수의수축의 양자 사이에서도 검증되었다(Kandel E. 1994).

10 널힘줄은 근골격계 기관의 사이질 결합조직의 일부이다. 깊은 층에서 널힘줄은 근육군을 서로 나누고 있는 격벽을 내려가서 뻗고 하나의 근육을 덮는 근주위막으로서 최종적으로 끝난다. 근육집은 근내막의 안쪽에서 긴밀하게 연결되어 있다. 각각의 근섬유를 근육집이 에워싼다(Chiarugi G. 1975).

수의근은 관절주머니의 바깥층과 같은 구조의 결합층판 안에 있다. 그리고 이것은 근육의 형상을 결정한다. 근육군은 대부분이 콜라겐섬유에 의해서 형성되는 결합조직, 이른바 근외막의 표면에서 활주한다(Wirhed R. 1992).

- 내부의 신장 : 사람이 능동적으로 팔을 펼 때, 실제의 행위가 일어나기 전에 근방추는 활성화된다. 근방추는 근내막과 근주위막에 들어간다. 따라서 근방추가 수축할 때 이들의 결합조직은 신장된다.
- 외부의 신장 : 사람이 뒤로부터 밀렸을 때 척주세움근의 근방추는 신장된다. 이것에 의해서 신장반사기전이 작동하여 척주세움근의 근육수축을 일으켜서[11] 넘어짐을 방지한다.

이 신장이 전신에는 미치지 않는 것이 중요하다. 실질적으로는 특정 협동중심에 의한 협동이 필요하다:

이 근막의 신장이 근막 협동중심의 특정한 점에 수렴하기 위해 아래의 요건이 필요하다:

- 근외막의 일부는 그 아래에 가로놓인 근섬유 위를 활주하는 것이 가능하다.
- 신장이 1점에서 수렴하도록 근막의 그 밖의 부분은 뼈에 고정된다.
- 근막의 그 밖의 부분은 하나의 근막단위의 장력이 다른 곳에 연속하지 않도록 절단분리하기 위해 뼈 위에 부착하여 있다.

예컨대, 테이블 위의 테이블보를 제거하는 것을 생각해본다:

- 테이블보가 테이블에 부착되어 있으면, 그것을 당겨도 어떠한 주름도 생기지 않는다.
- 테이블보가 4개의 각 모두에서 고정되어 있으면, 그것을 신장함으로써 주름은 적절한 장소로 수렴된다.
- 테이블보가 어떠한 점에서도 고정되어 있지 않은 경우, 그것은 완전히 떼어놓아진다.

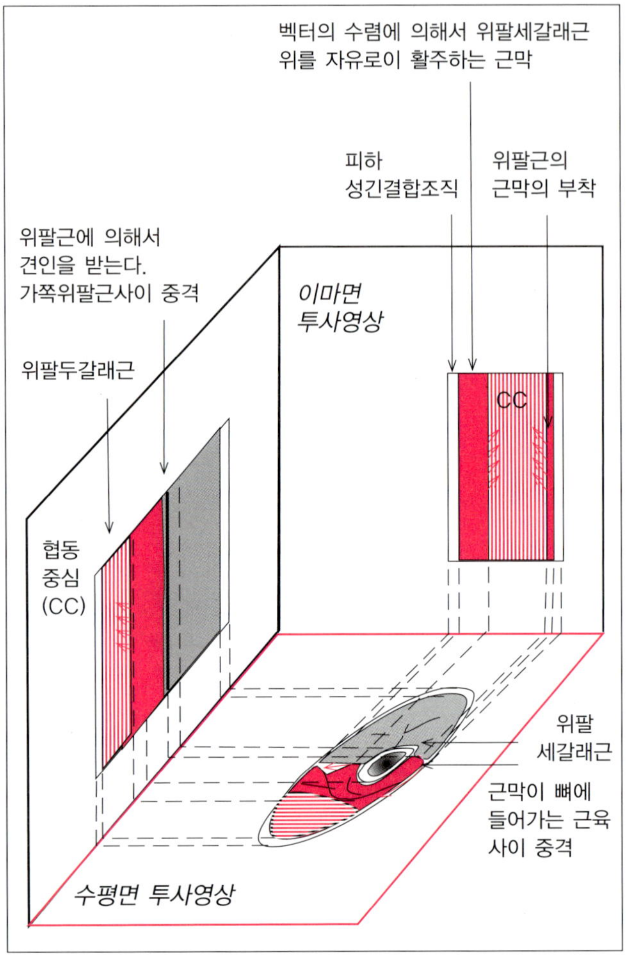

그림 17 위팔의 직각 투사영상도.

- 테이블보가 테이블 중앙의 저쪽에서 멈춰있다면 신장은 테이블보의 중앙에 전달될 것이다.

그림 17은 위팔의 앞부분 구획을 3면의 투사영상으로 나눠 근막의 해부와 뼈의 근막 부착을 설명하고 있다[12].

수평면 투사영상에서 볼 수 있는 것처럼 위팔의 앞부분 근막구획은 위팔두갈래근과 위팔근을 에워싼다. 2관절근인 위팔두갈래근이 근막구획의 안을 자유로이 활주하는 것에 반해서 위팔근은 근육사이 중격 위에 부분적으로 들어간다. 이 수평면에서 위팔두갈래근을 위팔근에서부터 분리하는 근막에 주목하는 것이 중요하다.

이 막은 표층의 2관절근섬유의 수축의 타이밍에 대해서 더 깊은 부분의 단관절근섬유 수축의 타이밍을 다른 것으로 할 가능성을 준다. 뒷부분 근막구획은 대항근인 위팔세갈래근(회색부분)을 포함한다. 위팔세갈래근

---

11 운동단위의 수축은 운동신경세포를 자극하는 피라미드로(추체로) 및 피라미드바깥길(추체외로)계에서부터의 임펄스에 기인할 뿐만 아니라, 신장반사기전으로부터의 γ원심성 임펄스를 거쳐서도 일어난다(Licht s. 1971).

12 위팔의 근외막 내면은 아래에 있는 근육 위에 가로놓이고 보다 작은 결합집(connective sheath)을 근육으로 뻗게 한다. 근육에 대한 이들의 확장에 더하여 근막의 내면은 안쪽 및 가쪽위팔근사이 중격으로서 알려진 2개의 강한 섬유성 중격을 만들고 위팔뼈 위로 들어간다. 이와 같이 위팔의 근막에 의해서 형성되는 원통모양 공간은 2개의 구획으로 나뉜다(Testut L. 1987).

가쪽갈래 및 안쪽갈래는 각각의 근육사이 중격의 뒷부분으로 들어간다.

이마면 투사영상에서 볼 수 있는 것처럼 가장 바깥층은 피하 성긴결합조직이다. 그리고 이것은 근육군의 긴장작용을 외관적으로 감추는 데에 도움이 된다(그림 15). 다음의 층은 근육사이 중격에 대한 위팔근의 부착을 나타낸다. 위팔근이 수축하였을 때의 장력의 벡터를 작은 화살표로 나타냈다. 근막은 안쪽 위팔근사이 중격으로 들어가는 섬유가 가쪽 위팔근사이 중격에 들어가는 섬유와 함께 협동함으로써 확실하게 근육활동을 동시에 일으킨다. 중간 층은 자유로이 위팔두갈래근을 활주하는 근막부분이다. 그리고 협동중심에의 벡터의 수렴을 가능케 한다.

시상면 투사영상에서 팔꿉관절의 굽힘근섬유로부터의 근막 벡터의 형성과 마찬가지로 근육사이 중격에 대한 위팔근의 부착이 강조된다. 반대방향의 중격 뒷부분에서는 위팔세갈래근의 가쪽갈래 및 안쪽갈래가 중격에 마찬가지로 부착한다.

근막단위의 용어

각 근막단위는 하나 또는 복수의 근육의 몇 가지의 운동단위로 구성된다. 근육 위에 가로놓여 있는 근막과 이에 대응하는 관절은 이 구조에 의해서 움직여진다. 이 그룹에 대해서 이제까지는 그 그룹에 관계하는 근육군을 사용해서 명확히 이름을 붙일 수 없었기 때문에 새로운 혁신적인 용어가 사용된다. *각 근막단위의 이름은 운동방향의 이니셜(initial)과 그 때에 움직이는 신체부분의 이니셜로 구성된다.* 예컨대, 발(foot=pes=pe)의 앞쪽으로의 운동(antemotion) 때의 근막단위는 발가락-앞쪽(an-pe)이라는 용어로 생략된다. 이 단위는 앞쪽으로의 운동을 시행하는 근육군, 앞쪽으로의 운동에 동반하는 관련된 근막과 발의 관절로 구성된다. 해부학에서는 이 운동은 일반적으로 발의 등쪽굽힘이라 정의된다. 그러나 등쪽굽힘과 마찬가지 운동방향이라도 무릎에서는 폄, 어깨에서는 굽힘이라 불린다. 이와 같이 신체부분의 운동을 정의하는 데에 사용되는 다수의 용어를 평범한 용어로 단순화하였다. 이 용어는 관절운동 그 자체에는 관계가 없고 3개의 면(이마면, 시상면, 수평면)에서의 신체부분의 운동방향에 관계한다(표 1).

표 1 운동방향에서 사용되는 신 · 구용어

팔의 운동	몸통의 운동	다리의 운동	근막 도수치료의 신용어
굽힘 폄	굽힘 폄	발목 등쪽굽힘 발목 바닥쪽굽힘	앞쪽운동 (Antemotion) 뒤쪽운동 (Retromotion)
모음 벌림	옆굽힘	발목 내반 발목 외반	안쪽운동 (Mediomotion) 가쪽운동 (Lateromotion)
노자관절 뒤침 노자관절 엎침	회전	엉덩관절 가쪽회전 엉덩관절 안쪽회전	가쪽회전운동 (Extrarotation) 안쪽회전운동 (Intrarotation)

표 2 운동의 공간평면과 방향

시상면		*이마면*		*수평면*	
앞쪽	AN	**안쪽**	ME	**안쪽 회전**	IR
뒤쪽	RE	**가쪽**	LA	**가쪽 회전**	ER

표 2를 보면, 약어가 신체부분의 운동방향이나 온갖 통증의 국재화에 관해서 사용할 수 있다는 것을 알 수 있다.

이 변경에는 근막 도수치료의 실천에 있어서 2개의 장점이 있다:

- 일방향성의 배열 사이의 연속을 곧 이해할 수 있게 된다.
- 치료가 필요한 통증부위가 근막단위의 부위로서 명료해진다. 예컨대, 발의 앞부분의 통증은 '발-앞쪽(an-pe)"으로 나타낼 수 있다.

시상면에서 모든 신체부분의 앞쪽으로의 운동을 *앞쪽(an)*이라 칭한다. 신체부분의 뒤쪽으로의 운동은 *뒤쪽(re)*이라 칭한다. 이마면에서 안쪽으로의 운동은 *안쪽(me)*이라 칭하고 가쪽으로의 운동은 *가쪽(la)*이라 칭한다. 수평면에서 신체부분의 앞쪽-안쪽으로의 운동의 조합은 *안쪽회전(ir)*이라 칭하고 뒤쪽-가쪽으로의 운동의

표 3 신체부분의 명칭

약어	*각 부위의 명칭 (라틴어)*	*상응하는 것*
SC	Scapula 어깨뼈	어깨 흉곽 및 빗장뼈의 관절. 등세모근, 앞톱니근, 마름근
HU	Humerus 위팔	어깨위팔관절, 어깨세모근, 위팔두갈래근, 가시위근
CU	Cubitus 팔꿈치	팔꿉관절, 위팔근막, 위팔두갈래근, 위팔세갈래근, 위팔노근
CA	Carpus 손목	손목관절(요골수근관절), 노쪽손목폄근과 자쪽손목폄근
DI PO	Digiti 손가락 Pollex 엄지손가락	손목뼈사이 및 손각락사이관절, 손의 뼈사이근
CP	Caput 머리	머리뼈와 턱관절, 눈의 근육, 관자근
CL	Collum 목	목뼈, 목의 근막, 목의 엉덩갈비근
TH	Thorax 가슴	등뼈, 복장갈비관절, 등의 엉덩관절근, 가슴근
LU	Lumbi 허리	허리뼈, 근막, 허리의 엉덩갈비근, 배곧은근
PV	Pelvis 골반	엉치엉덩관절, 두덩결합, 볼기근, 배빗근, 배곧은근
CX	Coxa 엉덩이	엉덩관절, 넙다리, 속폐쇄근, 두덩근, 궁둥구멍근
GE	Genu 무릎	무릎관절, 넙다리근막, 넙다리네갈래근, 넙다리두갈래근
TA	Talus 목말뼈	발목관절(목말종아리관절), 종아리근막, 장딴지근, 정강근
PE	Pes 발	발목뼈사이 및 발가락사이관절, 근막, 발의 뼈사이근

조합은 *가쪽회전(er)*이라 칭한다.

각 근막단위에 관계하는 신체분절/연결의 이니셜은 그 단위를 구성하는 해부학적 구조도 함유하고 있다. 국제적으로 사용되고 있는 라틴어 표기로부터 그 이니셜을 사용하고 있다(표 3). 이러한 이니셜에 의한 약어가 단독으로 사용될 때는 그 관절 또는 뼈를 의미한다. 그러나 운동방향과 관련될 때는 관절, 근육, 근막의 기능단위를 의미한다. 표 3의 세 번째 세로의 칸은 각 분절의 포괄적인 의미를 나타내고 있다. 이러한 이니셜을 운동방향과 연관시킴으로써 각 근막단위의 특이적인 구역이 더 정의된다.

예컨대, 팔꿈치-앞쪽(an-cu)이라 기술하면 팔꿉관절을 앞쪽으로 움직이는 위팔과 아래팔 모두를 언급하게 된다.

운동방향과 신체부분의 조합은 근막단위의 이름을 정의할 뿐만 아니라, 통증부위의 정확한 정의로도 된다. 그러므로 특이적인 기능장애에 관여하는 근막단위의 선택에도 도움이 된다. 앞면 및 뒷면의 근막단위를 나타내는 그림 18과 그림 19에서 적색으로 에워싼 원은 그 곁에 배치되는 이니셜에 따라서 특이적인 근막단위를 나타낸다. 예컨대, 발(pe)부분의 원은 발의 다양한 뼈와 관절, 내재근을 포함한다. 그리고 이 모두는 각각 독립하여 있다기 보다는 오히려 기능단위로서 움직인다. 발(pe)의 앞쪽운동 또는 뒤쪽운동에서는 발꿈치와 발 사이에는 상반되는 순응이 일어난다. 이들은 단독으로 개입하는 것이 아니라 그룹으로서 함께 움직이는 것과 마찬가지의 일이 발의 작은 근육군에서도 일어난다. 발의 앞쪽운동 또는 뒤쪽운동에서 짧은폄근군 또는 짧은굽힘근군은 각각 하나의 기능단위로서 함께 작용한다.

손과 발의 각 근육군은 더 큰 근육덩이의 운동단위의 각 그룹과 마찬가지로 특정 협동중심에 의해서 협동하고 조화를 이룬 모든 운동수행을 시행한다. 신체의 앞면에 있는 각 원은 앞쪽(an), 안쪽(me), 안쪽회전(ir)의 근막단위의 협동중심을 포함한다. 신체 뒷면에 있는 각 원은 뒤쪽(re), 가쪽(la), 가쪽회전(er)의 근막단위의 협동중심을 포함한다.

목말뼈(ta) 주위의 원은 근막단위를 나타내고 발목관절(거퇴관절), 안쪽복사와 가쪽복사, 3개의 공간평면에서 목말뼈를 움직이는 근육군의 모두로 구성된다. 무릎(ge)을 움직이는 근막단위는 넙다리의 몸쪽 1/3에서부터 종아리의 몸쪽 1/3에 이른다. 이것들은 장딴지근의 두 갈래를 포함하고 무릎관절의 뒤쪽운동에 관여한다. 엉덩이(cx)의 근막단위는 앞면의 샅고랑인대(서혜인대)에 이르고 넙다리의 몸쪽 1/3을 포함한다.

골반(pv)의 근막단위는 앞면에서는 배꼽의 아래에서부터 두덩뼈(치골)에 이르고 뒷면에서는 엉덩허리인대(장요인대)에서부터 비뇨생식기 격막에 이른다.

허리(lu)의 근막단위는 아래가슴우리문(흉곽하구, thoracic outlet)에서부터 배꼽으로, 그리고 제1허리뼈에

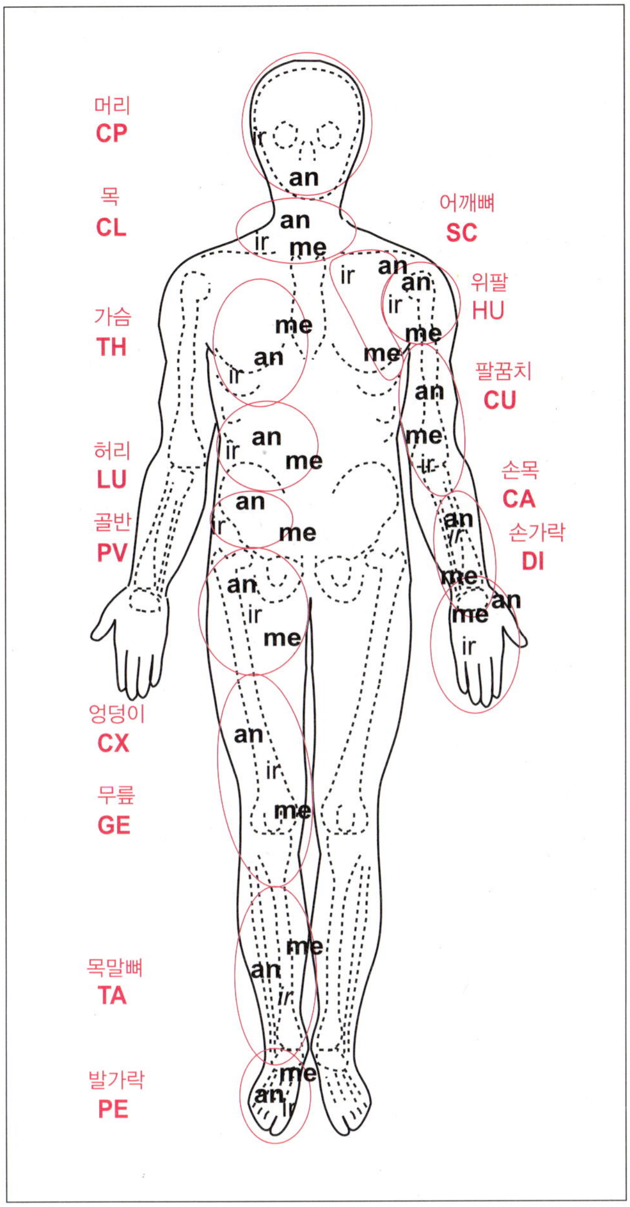

그림 18 신체 앞면의 근막단위.

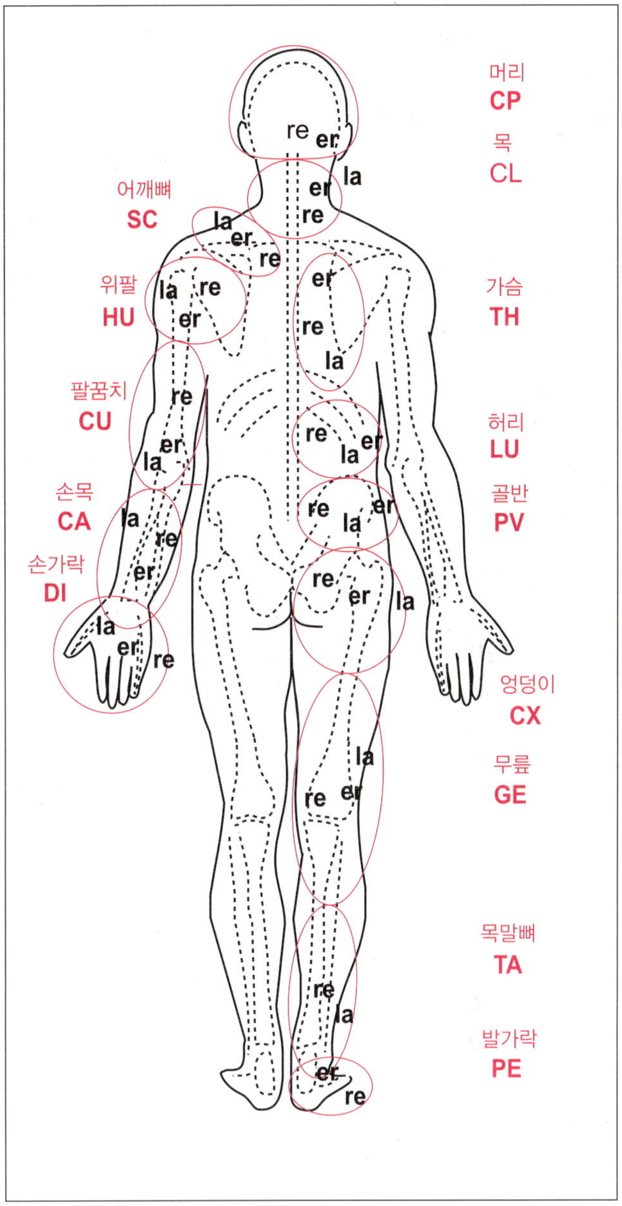

그림 19 신체 뒷면의 근막단위.

서부터 제5허리뼈에 이른다.

가슴우리(th)는 어깨뼈와 위팔뼈를 움직이는 근육군을 제외하고 가슴우리와 등뼈로 구성된다.

목(cl)의 근막단위는 대응하는 수의근과 함께 제7목뼈에서부터 뒷면에서는 뒤통수영역, 앞면에서는 턱까지 이른다.

어깨뼈(sc)의 근막단위 주위의 뒷면의 원은 근육군(등세모근, 어깨올림근, 마름근)과 함께 어깨뼈의 안쪽모서리를 에워싸고 팔이음뼈(상지대)를 뒤쪽(re), 위쪽(la), 가쪽회전(er) 방향으로 움직인다. 앞면의 원은 근육군(큰가슴근, 작은가슴근, 빗장밑근)과 함께 빗장뼈를 에워싸고 팔이음뼈를 앞쪽(an), 아래쪽(me), 안쪽회전(ir)방향으로 움직인다.

위팔(hu)의 근막단위는 어깨위팔관절과 3개의 공간평면에서 이 신체부분을 움직이는 어깨뼈, 가슴우리, 위팔몸쪽 1/3의 근육으로 구성된다.

팔꿈치(cu) 주변의 원은 앞면에서 위팔두갈래근, 뒷면에서 위팔세갈래근의 각각 대부분이 에워싼다. 이에 더해서 팔꿉관절이 가쪽과 안쪽으로 운동할 때에 팔꿉관절을 고정해두는 아래팔의 근육군도 포함된다.

손목(ca)의 근막단위는 손목관절과 이 관절에 작용하는 아래팔의 근육군도 포함한다.

손의 근막단위는 손가락(di)과 엄지손가락(po)을 포함한다. 손가락(제2~제5)과 엄지손가락으로 나누는 것은 제2~제5손가락에 대한 엄지손가락의 독립된 운동이 있기 때문이다. 손가락은 반사적으로 함께 움직이기도 하지만 우리들은 개개의 손가락을 수의로 움직이는 것이 가능하다. 안쪽운동(또는 모음)은 제2~제5손가락의 바닥쪽뼈사이근(장측골간근)에 의해서 일어난다. 이 근육들은 깊은 층의 손바닥근막에 의해서 결합하여 있다. 가쪽운동(또는 벌림)은 같은 손가락의 등쪽뼈사이근(배측골간근)에 의해서 결합하여 있다. 이것들의 근막의 양쪽 모두 이것들의 2개의 운동방향을 위한 협동중심을 갖는다.

근막단위 : 작용근과 대항근

운동을 일으키는 것이 요구되어 그 힘들 제공하기 위해 수축하는 근육의 그룹은 작용근(agonist)이라 한다. 작용근의 움직임에 대항하는 근육은 대항근(antagonist)이라 불린다.

그 해부학적인 배열은 근막단위 사이에서 더 명확히 발견된다. 어떤 면의 특정 방향으로 신체부분을 움직이는 어떤 근막단위는 같은 면에서 반대방향으로 그 부분을 움직이기 위한 대응하는 근막단위를 가진다.

작용근의 근막단위가 수축하면 대항근 근막단위는 그 중간위치 또는 출발자세로 신체부분을 되돌기 위해서는 능동적인 개입을 시행해야 한다. 근막단위의 생리학의 연구를 통해서 근막이 어떻게 상반억제(reciprocal inhibition)에 관여하고 있는지를 보여주고 있다. 첫 번째로 작용근과 대항근의 모든 근막단위 사이의 근막연결이 해부학적 관점에서 검증된다.

돛단배의 돛대를 넙다리뼈와 비교함으로써 아래의 유사점이 떠오른다(그림 20).

- 시상면에서 돛대는 선미(stern)와 선수(bow)로부터의 밧줄(cordage)에 의해서 수직위치로 유지된다. 같은 면에서 넙다리는 넓은근과 넙다리두갈래근짧은갈래에 의해서 수직위치로 유지된다.

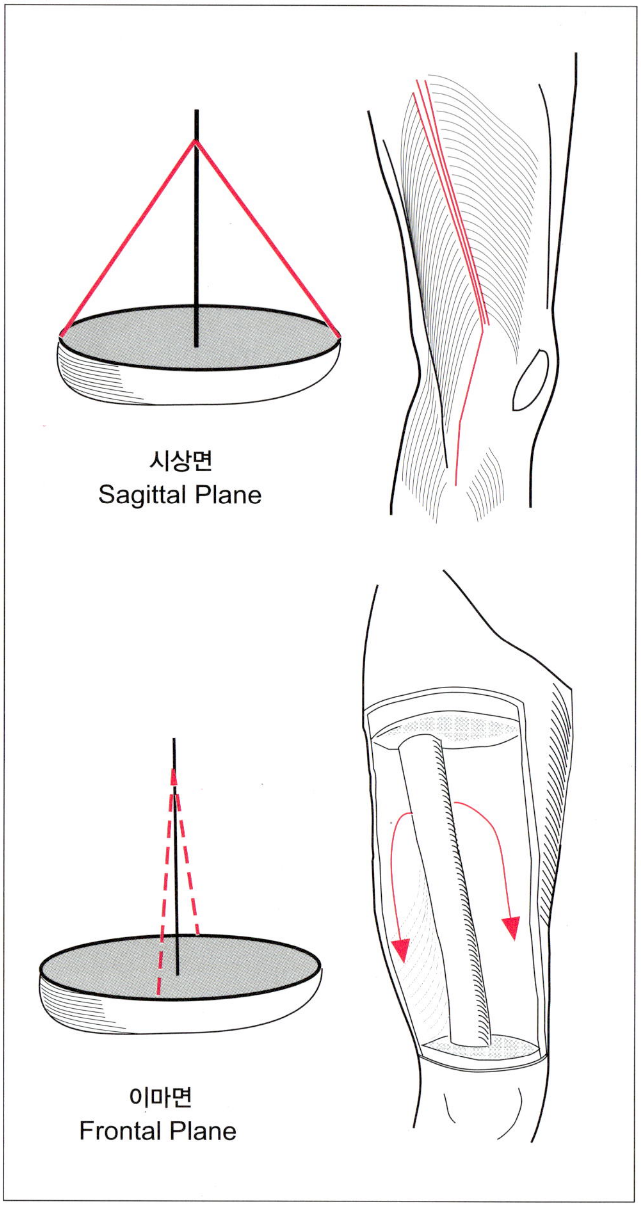

그림 20 넙다리의 근막과 돛단배의 삭구(rigging).

- 이마면에서 돛대는 옆쪽의 밧줄, 즉 가쪽넙다리근육 사이 중격과 안쪽넙다리근육 사이 중격에 의해서 수직위치로 유지된다.

근육사이 중격과 근외막집은 2개의 근막단위의 근섬유의 조절에서 직접적인 역할을 수행할 것이다. 돛단배의 돛대는 하나의 위치에서 움직이지 않지만, 넙다리는 공간을 움직인다. 작용근의 근막단위는 앞쪽, 뒤쪽, 옆쪽으로 운동하고 있는 동안에 활성화된다. 그리고 대항근의 근막단위는 신체부분의 경사각도에 상응하여 적응한

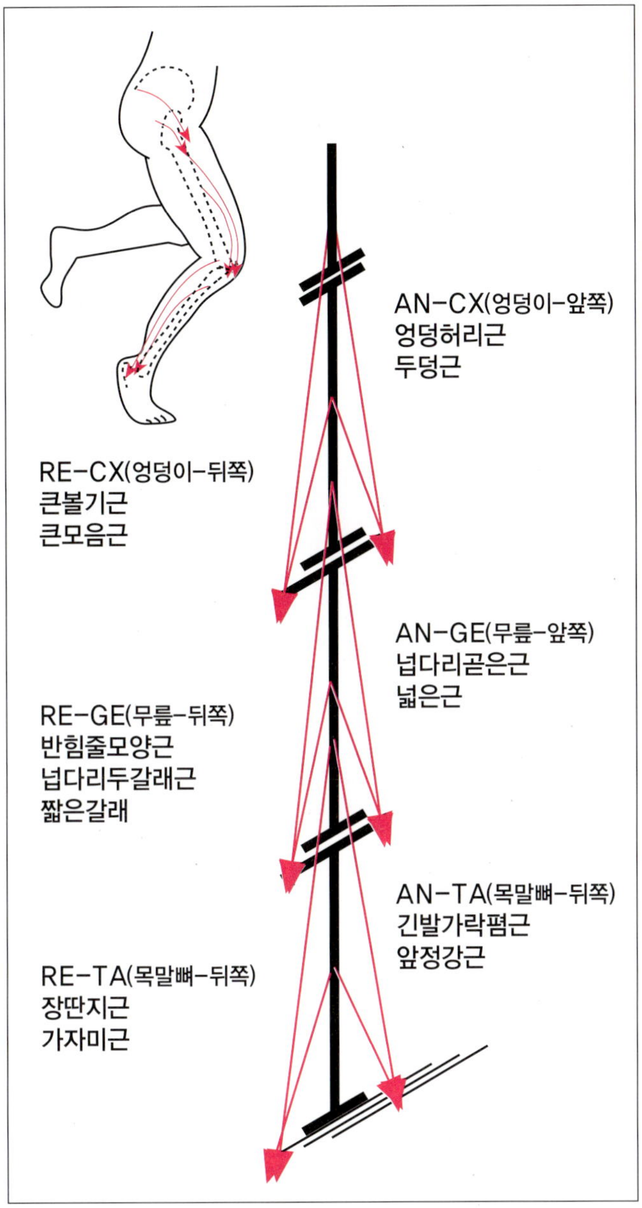

그림 21 시상면에서 안정시키는 수직으로 배치된 분절.

다(상반억제).

인체의 다른 면에서는 하나의 신체부위만을 수직으로 유지하는 것이 아니라, 그 자세를 유지하기 위해 많은 뼈의 조합이 관여한다. 그림 21에 있는 것처럼 온갖 근막단위의 관절근섬유의 필요성이 명백해진다. 단관절 근섬유가 신체분절을 안정시키는 것에 반해서 2관절 근섬유는 하위분절에 관해서 상위분절의 위치를 조정한다.

하나의 근섬유만으로도 중추신경계 단독으로도, 이 종류의 조정을 협동시킬 수는 없다. 근막의 길이는 일정하지 않다. 그리고 중추신경계에 관한 한, 조절에 필요한 변수는 너무나도 많다. 근막의 길이는 일정하지만 관절 가동범위에는 적응 가능하다. 그러므로 이 종류의 협동과 조절에 걸맞은 정말로 유일한 구조이다.

제 2 장

근막단위의 진화

제1장에서는 각 관절이 어떻게 6개의 근막단위(앞쪽, 뒤쪽, 안쪽, 가쪽, 안쪽회전, 가쪽회전)에 의해서 조절되는가와 그 운동의 면에 대해서 설명하였다. 제2장에서는 근골격 구조가 어떻게 진화하여왔는가를 검토한다.

3면에서의 운동의 진화

이마면에서의 진화론에 따르면, 수중환경(aquatic environment)에서의 최적의 움직임으로서 옆굽힘(측굴)이 처음으로 획득된 운동이다[13].

강장동물(폴립, 해파리)은 그것들의 근상피세포를 수축시킴으로써 물속을 움직인다. 그리고 전신의 모음 · 벌림운동에 의해서 물을 여과하여 영양분을 포획한다.

이 동물들의 신체부분은 모두 동일하고[14], 운동방향에는 특정의 반향이 없다(그림 22).

환형동물(annelid)의 신체는 앞뒤가 있고, 또한 그 동일한 모든 체절(metamere)을 조절하는 뇌신경절을 갖고 있다. 환형동물의 신체의 수축은 모음 · 벌림운동을 일으키고 그 운동은 머리가 달라붙은 것 같은 움직임의 궤도를 따라간다.

편형동물(platyhelminth)과 후생동물(metazoan)[절지동물(arthropod)]은 좌우 대칭으로 되어있고, 근육계는

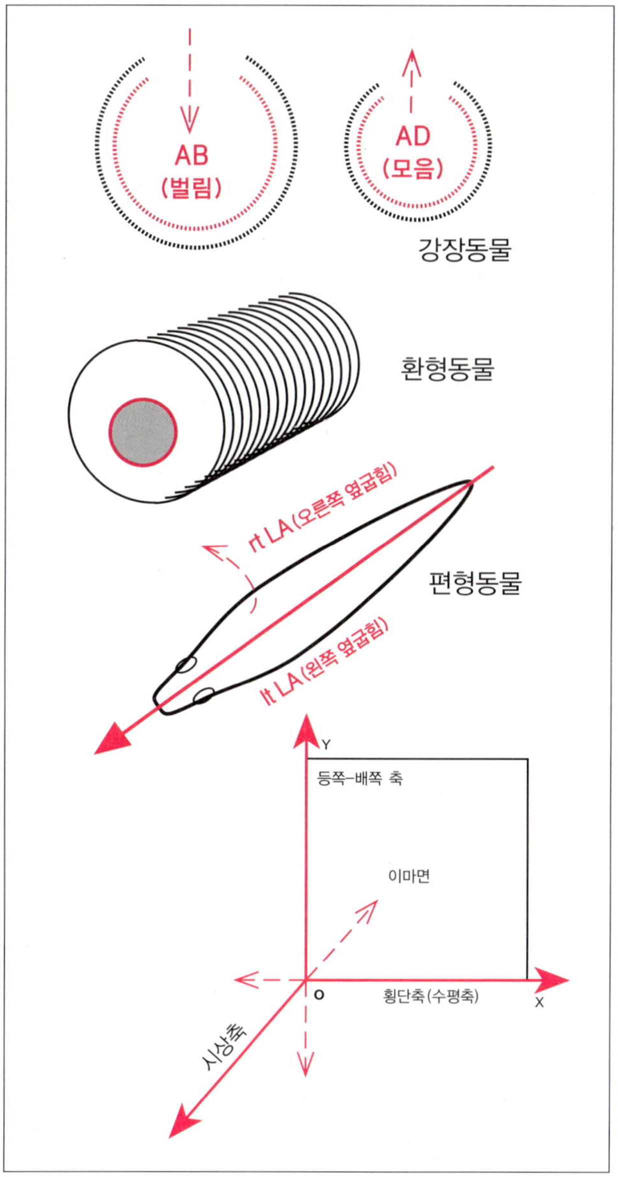

그림 22 시장축을 따라서 운동하는 환형동물과 편형동물.

중배엽 유래이다. 이러한 동물은 신체의 좌우대칭을 이용하여 번갈아 수축함으로써 이동한다. 이것들은 시상축

---

13 근육분절(myotome)에서 최초의 수의근섬유는 척삭에 평행으로 위치하고 있으며 이것들이 수축하면 같은 쪽으로 옆굽힘을 시킨다. 양쪽에서 번갈아 수축하면 파도치는 운동이 일어난다. 이것은 태아가 최초로 시행하는 운동의 유형이다(Chiarugi G. 1975).

14 강장동물은 외배엽과 내배엽의 2개의 층의 세포로 구성되어 있고 간충 겔(mesoglea)이라 불리는 젤라틴 층에 의해서 나뉜다. 강장동물에는 신경계가 인지되지만 중추신경계 조절의 징후는 없다. 해부되는 영역에 관계없이 항상 같은 특성을 유지한다. 이 종류의 신체구조는 방사대칭이라 불리고 있다. 물속에서 이러한 동물은 고착성이거나 진동성이다(Stefanelli A. 1968).

을 따라가는 앞뒤방향에서 이마면상의 옆굽힘운동을 시행한다. 두삭동물아문(cephalochordata)과 원구류(cyclostome)[16] 또는 다묵장 어류(petromyzons)는 척삭 또는 지지 장치나 결합 장치를 갖추고 있는 원시적 척삭동물이다.

원시적 척삭동물의 주요 운동은 옆굽힘 운동이며 이러한 운동은 아래의 사실로부터 지지를 받는다:

- 척삭은 근육에 일관성이 있는 특정의 힘을 제공하고 근력을 높일 수 있다.
- 좌우의 2개의 근육덩이는 세로의 중격(septum)에 의해서 각각 나뉘어 있다.

이 중격의 연장으로서 등지느러미(dorsal fin)의 형성은 숨겨진 안정성을 더해준다. 근육덩이의 능동운동에 의해서 세로의 중격은 좌우로 신장된다(그림 23).

두삭동물아문은 가쪽 운동을 위한 2개의 근막단위를 갖추고 있고 그것은 서로 대항근이다. 근육사이 중격은 신체의 양쪽에서 대립하는 힘을 발휘하기 위한 전달물질로서 작용한다. 근절의 사이에 있는 근막 근절 중격[17]은 한쪽의 근섬유의 동시 발생한 수축을 통합하는 요소이다. 두삭동물아문의 신체의 한쪽의 근육군의 모두는 가쪽 운동의 근막단위로서 작용한다. 그러나 그 운동은 1개의 벡터에 의해서만 발생하기 때문에 결과적으로 운동은 부정확하다.

약간의 척추동물(연골어류인 상어류)에서의 가로 중격의 형성은 한쪽의 근육덩이를 2개로 나누고 가쪽운동의 정밀도를 향상시키고 있다[18]. 이것은 2개의 벡터로 합성된 것이 운동의 보다 양호한 조절을 시행하는 방법의 예이다(그림 24, 25). 같은 원칙이 신체(단관절 근섬유와 2관절 근섬유)의 각 근막단위의 힘의 조합으로서 찾아볼 수 있다.

머리의 앞쪽운동에 관여하는 근육군이 배쪽 근육계로 구성되는 것에 반해서 머리의 뒤쪽운동에 관여하는 근육군은 2개의 등쪽 근육덩이에서부터 발달하였다. 단계적으로 시상면상의 운동이 몸통 전체에 미침에 따라 가쪽 중격이 2엽으로 나뉘었다. 한쪽은 뒤쪽운동에 관여하는 축위(등쪽) 근육과 연결되고 다른 쪽은 앞쪽운동에 관여하는 축아래(배쪽) 근육으로 구성된다. 측위(등쪽) 근육은 등허리근막 구획에 의해서 축아래(배쪽) 근육은 배의 근막구획에 의해서 감싸였다[19].

수평면상의 운동의 진화에 대한 연구는 운동방식을 다루는 별도의 단원에서 검토한다.

여기서는 대항근의 조직에 관한 근육사이 중격의 중요성을 분석한다.

강장동물이나 붉은 멍게 또는 양초선홍치(red bait)에서는 운동은 신체의 세포의 모두가 덩어리모양의 단일 수축을 일으킨다. 그리고 잇달아서 즉각 이완하여 중력의 영향 하에서 출발자세로 되돌아갈 수 있다. 이 운동 전략이 느려도 운동을 가속하기 위해 신체에는 2개의 대항근

15 특정의 운동방향만을 발생시키는 동물은 머리에서 꼬리까지 좌우대칭의 구조를 하고 있고, 동일한 좌우 절반으로 나눌 수 있다. 편형동물의 신체는 3층(외배엽, 내배엽, 중배엽)으로 구성된다. 근육은 중배엽 유래이다(Stefanelli A. 1968).

16 원구류[무악류(agnatha)]에는 수평면에서 신체를 체절로 나누는 구조로서 등쪽 시상 안쪽 중격이 있고, 이것은 꼬리에서 배쪽 시상안쪽 중격과 결부되어 있어 신체를 왼쪽 절반과 오른쪽 절반으로 나눈다. 이와 같이 근막 중격 사이에 나타나는 근절(myomere)은 배에서부터 등까지 연속적인 것처럼 보인다. 칠성장어(lamprey)에는 2개의 반고리뼈관(semicircular canal)이 있다(Stefanelli A. 1968).

17 분절성(metamerism)은 순차적 분절(sequential segments)의 형성으로 구성되고 신체 양쪽의 근절은 척추뼈의 수에 대응한다. 각 근절의 근섬유는 앞뒤방향으로 바르게 배열된다. 몇 개는 골격에 연결된다. 근절 중격이라 불리는 결합조직의 강한 층판은 인접한 근절 사이에 들어간다. 대부분의 근육조직은 이들의 중격으로 들어가서 내부로 밀어제치고, 진행하여 척주에 접속한다. 갈비뼈는 경골어류(teleostei)의 근육사이의 뼈로서 발생하는 것과 마찬가지로 중격의 범위 내에서 발생하고 부가적인 지지를 제공한다(Romer P. 1996).

18 악구충속(gnathostoma)에서 수평 또는 이마중격은 근절을 등쪽의 횡체절(epimere)과 배쪽의 배쪽가쪽근육분절(hypomere)로 나눈다. 횡체절은 등쪽 또는 축위부분 근육군(epaxial muscles)을 발생시키고, 배쪽가쪽근육분절은 배쪽 또는 축아래부분 근육군(hypaxial muscles)을 발생시킨다. 축위부분(등쪽) 근육군에는 척수신경 등쪽가지가, 축아래부분(배쪽) 근육군에는 척수신경 배쪽가지가 신경을 분포한다(Stefanelli A. 1968).

19 축위부분(등쪽) 근육군의 기능은 척주를 따라서 똑바로 되거나 넓어지거나 함으로써 신체의 옆굽힘에 작용한다. 축위부분(등쪽) 근육군은 척추사이근육(추간근), 가장긴근(최장근), 가시근(극근), 엉덩갈비근(장늑근)의 네 그룹으로 나뉜다. 축위부분(등쪽) 근육군은 아가미위근(epibranchial muscles)으로서 머리뼈에 이어진다. 축아래부분(배쪽) 근육군은 아가미아래근(hypobranchial muscles)로 아래턱뼈에 이어진다(Kent GC. 1997).

분절 독립의 진화

원구류(칠성장어)에는 아래턱뼈
일한 체절이 연속적으로 배열하여
동작용을 일으키는 것을 방해하고
운동을 성취하기 위해 신체는 느
아래턱뼈는 나머지의 신체운동에
분절이 되었다[21]. 그 근육은 처음
발달하였다. 포유류에서의 깨물근
골어류(상어, 가오리 등)에서는
부터 발생하였다(표 4). 아래턱뼈
를 벌림으로써 발견된다)은 포유
살로 변형하였다.

상어의 아래턱뼈는 시상면에서
처럼 닫힐 뿐이다. 게다가 먹이를

표 4 분절의 근육의 형성

분절	*연골어류(상어*
아래턱뼈	
첫째인두굽이	아래턱뼈의 모
	아래턱뼈사이근
목 부분	
둘째인두굽이 (목뿔뼈)	올림근
	목의 조임근
셋째, 넷째 인두굽이	인두수축근
	인두올림근
체성근육	축위
근육분절	축아래
팔이음뼈	
인두근	초기의 등세모
체성근육	축위
	축아래

21 모든 척추동물에서의 최초의 근
뼈를 움직이는 활모양의 것이다. 이
인두굽이(인두궁)에서 가장 강한 근
육은 깨물근(교근), 관자근(측두근),
(Kent GC, 1997).

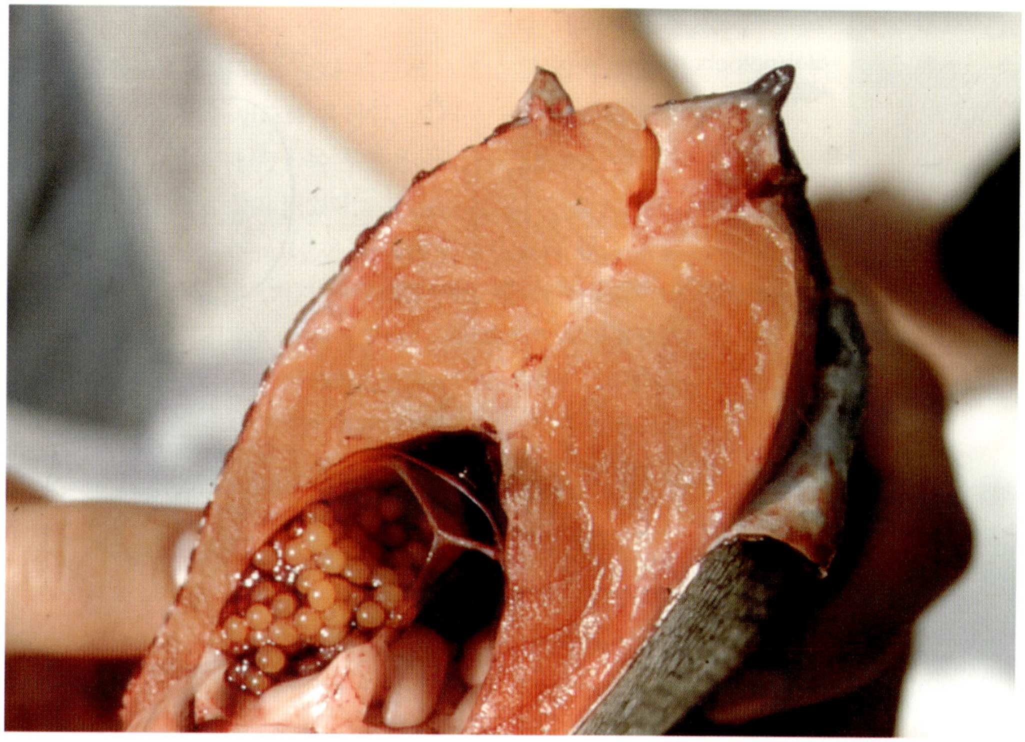

그림 23 송어의 횡단면에서 척추뼈에서부터 등지느러미에 이르는 세로 중격의 관찰
이 중격은 근육덩이를 2개의 대칭물로서 절반으로 나누고 있다. 이 중격에는 탄성구조의 근섬유가 부착하여 있고 한쪽의 근육수축은 반대쪽의 대항근섬유에 수축의 전달을 허용한다.

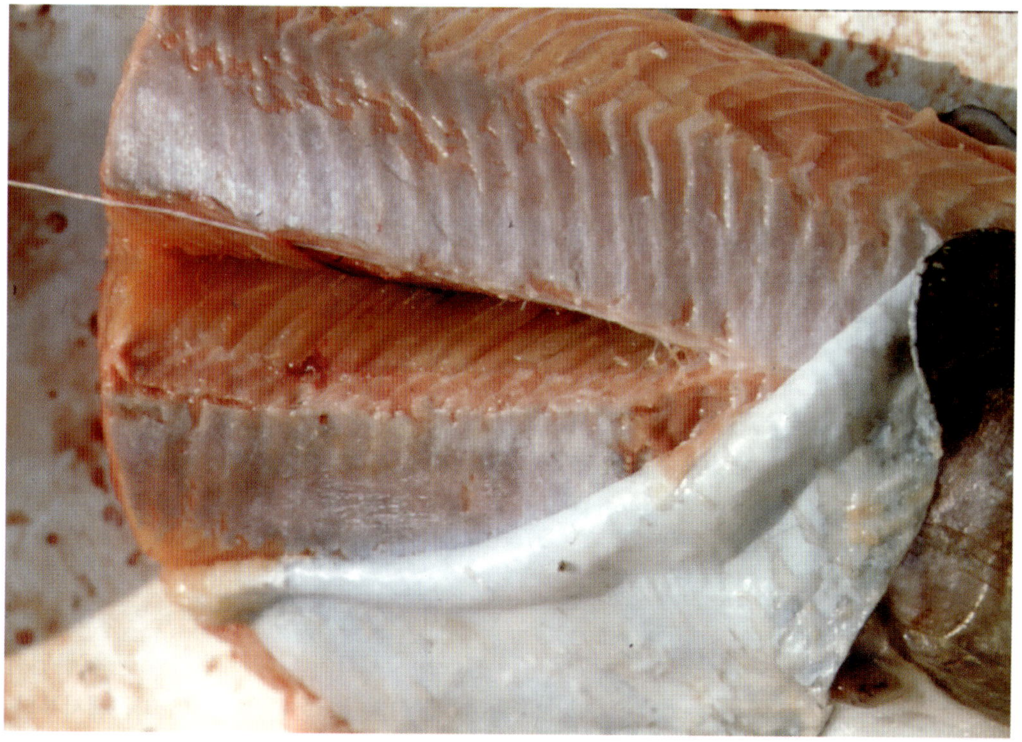

그림 24 송어의 옆쪽으로부터의 외관: 근절 사이에 들어가 머리쪽 방향으로 경사진 근절 중격, 등쪽 근육계(축위)를 배쪽(축아래)에서부터 분리하는 가로 중격, 근섬유에 부착하는 얇은 근막층을 관찰할 수 있다.

이상의 이유에 따라 6개의 근막단위(단관절근섬유 및 2관절근섬유 그리고 근방추에 의해서 구성된다)가 절마다 형성되었다.

진화의 과정은 아래와 같이 진행되었다:

- 먼저 체절은 긴장선(lines of tension)에 의해서 길어졌다.
- 그 다음에 근절 중격 또는 체절 중격은 부분적으로는 근방추를 구성하기 위해 일방향성의 근섬유와 연결되고 또한 부분적으로는 근외막을 구성하기 위해 모든 근육덩이를 에워쌌다[25].

경골어류(bony fish)에서의 이 과정의 관찰로부터[26], 몸통의 옆굽힘이 근절을 자극하여 머리–꼬리 방향으로 뻗어간 것을 알게 되었다[27]. 그리고 이것은 견인과 평행하여 정렬 배치하기 위해 순차적으로 근절 중격–근막을 유발하였다.

이런 이유로 이러한 섬유는 길어지고 이것들은 많은 분절과 연결되었다. 결과적으로 근절 중격–근막(이것은 이미 체절이 아니다)은 근주위막을 구성하기 위해 근섬유 사이로 연장되었다(그림 27A, B).

깊은 층의 근육군은 하나의 척추뼈와 다음의 척추뼈 사이에 평행인 섬유를 유지하였다. 이것은 최초의 체절 단계와 어느 정도 유사하였다. 그러나 표층 근육군은 다양한 분절 사이에 연결을 형성하였다. 인간에게서 깊은 층의 척추옆 근육군은 체절에 상당하고, 표층의 엉덩갈비근이나 가장긴근은 체절을 넘어서 뻗고 있다[28](그림 27C). 척추뼈와 갈비뼈는 근절 중격에 유래하고 이것들은 직렬로 체절 근섬유를 위한 기준점으로서 남아있다. 다분절에 속하는 근섬유에는 이들의 판단기준으로서 평행으로 배치된 근방추를 갖고 있다.

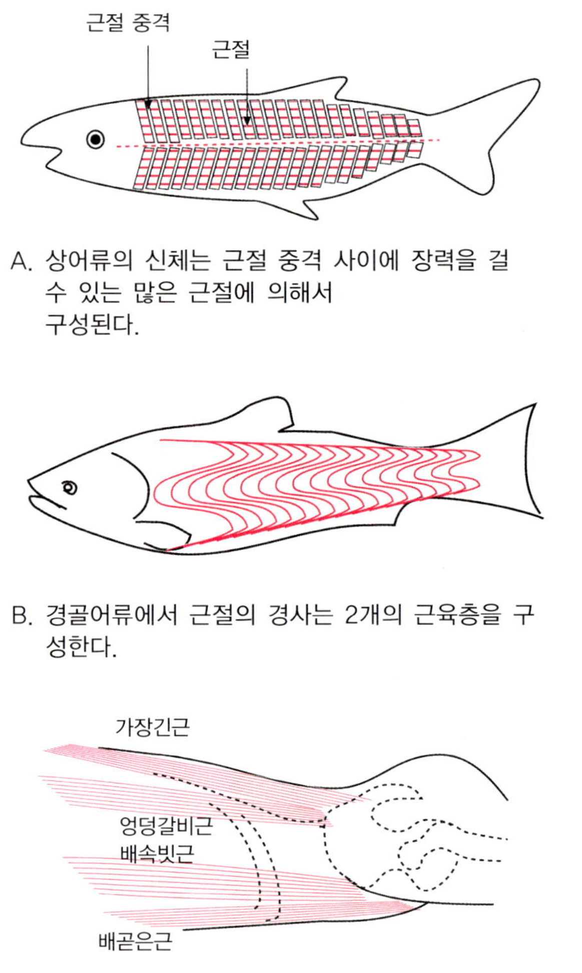

A. 상어류의 신체는 근절 중격 사이에 장력을 걸 수 있는 많은 근절에 의해서 구성된다.

B. 경골어류에서 근절의 경사는 2개의 근육층을 구성한다.

C. 인간에서의 큰 몸통근육 안에서는 근절 중격은 근방추로 변화하여 근섬유와 평행으로 배치되었다.

그림 27 근절 중격에서부터 세로근육까지.

25 특히, 등 부분의 근막은 근절 중격으로 구성되어간다. 중간엽 중격(mesenchymal septa)이 근육분절 사이에 배치되어 있다(Chiarugi G. 1975).

26 경골어류에서 근절은 근절 중격에 이것들의 삽입이 가능해지는 표면을 증가시키는 경향이 있다. 표면은 원뿔형으로 되어있어 근절의 수축은 2개의 인접한 척주에만이 아니라, 조금 떨어진 척주에게도 작용한다. 근절의 거꾸로 향한(뒤로 향한) 경사는 몸통 근육의 깊은 층과 얕은 층 사이를 구별한다. 이 경계는 몸통의 배속빗근과 배바깥빗근을 구성한다. 양막류(amniota)의 몸통의 가로중격은 별개의 포인트에서 소실되고, 근절은 세로근육을 구성하기 위해 융합한다(Stefanelli A. 1968).

27 특히 축아래의 속갈비사이근(내늑간근)은 제1파(first wave)로서 선구적 근섬유 즉, 가쪽 근육분절에서 파생한 근육이 체절(somite)의 안쪽 영역에서 발생하는 섬유의 기본적인 성분을 포함한다는 것을 처음으로 보여주었다. 이에 더해서 우리는 선구적 근섬유 사이에 차츰 삽입되어가는 근섬유를 제2파(second wave)로서 근육안의 근육분절의 성장과 진화를 통해서 등쪽안쪽(dorsomedial)에서부터 배쪽가쪽(ventrolateral) 범위로 근육분절의 확대가 항상적으로 시행되어 왔다는 것을 보여주었다(Cinnamon Y. 1999).

28 대다수의 근육군은 하나의 근육의 범위 내에서 몇 개의 근육분절의 융합에서부터 시작된다. 하나의 근육분절에 유래하는 의미로서의 단일분절과는 대조적으로 이 근육들은 다분절이라 생각된다(Chiarugi G. 1975).

신경지배[29]도 근육계의 변경과 동시에 바뀌었다. 즉 표층의 긴 근섬유에는 많은 근방추가 있는 것에 반해서 깊은 층의 척추뼈사이 근섬유는 거의 근방추를 갖고 있지 않다[30]. 칠성장어에서는 근절에만 신경분포가 있고 근절 중격에는 신경분포가 없다. 그러나 포유류에서는 근방추 및 근섬유에 신경이 분포되어 있다[31]. 연골어류의 근육에는 근방추가 없다[32]. 왜냐하면, 각 근섬유가 그것이 들어가는 근절 중격-근막에서부터 피드백을 받기 때문이다. 근육이 단계적으로 세로로 길어졌기 때문에 상이한 섬유가 근육 내에서 근절 중격의 일부를 끌어당기게 되었다. 그리고 이것은 근방추로 서서히 변화하는 운명이 되었다[33].

인간에서 직접 근막에 들어가는 근육군(예컨대, 표정근으로서의 얼굴근육)이 근방추를 갖지 않는다는 사실로부터 근방추가 근막으로부터의 피드백의 대용이라고 추론할 수 있다[34].

근섬유는 정확한 길이가 없는 수축요소이다. 최초에는 이것은 근절 중격에 연결되어 있었으나 진화의 과정에서 현재는 근방추의 콜라겐 구조에 연결되어 있다.

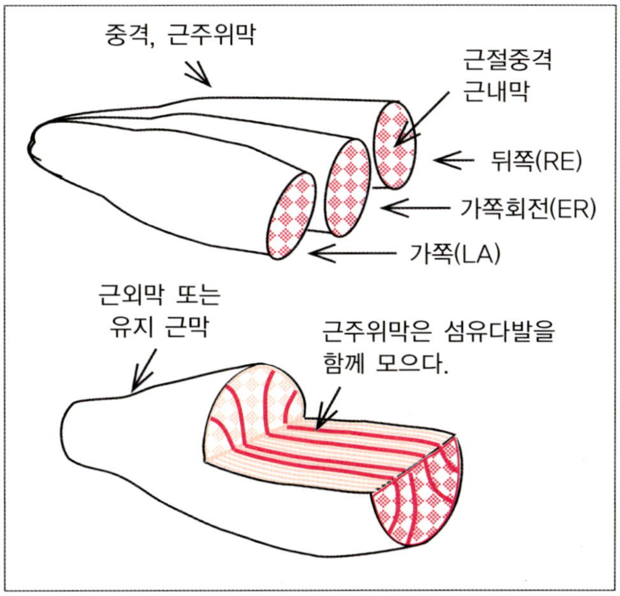

그림 28 근내막, 근주위막 및 근외막.

근육 내의 근방추의 위치는 아래의 목적에 적합하다:

- 운동행위를 실현하기 위하여 일방향성의 섬유를 유도한다.
- 어떤 면에서 신체부분을 움직이기 위해 일방향성의 섬유의 연속된 수축을 확실하게 한다.

근방추는 일방향성의 근섬유와 원시근막(primordial fascia)의 관련부분 사이의 연결이다.

신체의 모든 근육은 가쪽 또는 안쪽운동, 뒤쪽과 앞쪽운동, 안쪽회전과 가쪽회전의 운동을 활성화하는 근섬유를 포함한다(그림 28). 그러나 근육군의 형성으로 이들의 섬유는 처음에 특이적인 근육사이 중격에 의해서 분리되었다. 그리고 이러한 중격은 근주위막을 형성하기 위해 함입(invagination)의 과정을 거쳤다.

---

29 이용할 수 있는 증거로 지형학적으로 조직화된 운동근육기둥(motor column)이 조기의 척추동물에 존재하지 않았다는 것이다. 운동기둥/근육분절 지도는 유양막류의 척추동물을 기원으로 하거나 이것과 관련하여 그 바로 전에 일어난 것처럼 보인다(Fetcho JR. 1987).

30 근육영역에 관한 근방추의 분절 분포의 비교로서는 안쪽근육기둥(반가시근, 뭇갈래근, 회전근)이 최저의 근방추 밀도를 갖는 것에 반해서 가쪽근육기둥(엉덩갈비근)이 모든 수준의 중간근육기둥보다 비교적 높은 밀도를 가진다(Anonoo-Kuofi A. 1982).

31 칠성장어에서 근육분절의 측면은 평탄화가 된 세포의 층에 의해서 덮이고 그 밖의 면은 바깥 판에 의해서 덮인다. 그리고 바깥 판은 근육분절 내에서 인접한 세포사이의 세포 간극에는 도달하지 않는다. 많은 가느다란 축삭이 근육분절의 각 근육층판 안쪽 끝 중앙의 함몰부분에서 발견되었다. 그리고 신경근육이음부(neuromuscular junction)는 여기서 형성되었다. 신경종말은 근절 중격의 끝 또는 근육층판의 가쪽 가장자리에서는 발견되지 않았다(Nakao T. 1976).

32 근방추의 구조는 척주를 가진 종별 사이에서 다르지만, 척추동물의 많은 그룹에서 근방추는 근육의 신장을 검출하기 위한 특수한 감각기관이다. 그리고 Barker는 양서류가 근방추를 소유하는 가장 원시적 척추동물이라 주장하였다(Maeda N. 1983).

33 근방추는 근육의 특징이다. 파충류에서는 근방추는 하나의 근섬유 주변에서 고리를 형성한 나선모양의 확대를 나타내어 보인다. 포유류에서는 근방추는 결합조직집 안에서 에워싸인 근섬유의 소집단으로 구성된다. 각 섬유는 나선고리 또는 넓어져서 꽃이 핀 것 같은 상태로 에워싸여 있다. 근방추는 팔다리의 근육에서는 몸통근육보다 매우 많다. 이것들은 고유수용경로에 연결된다(Stefanelli A. 1968).

34 해부학적으로는 근방추는 인간의 근육의 거의 모두에 있는 특별한 근섬유로 구성된다. 이것들은 목뿔아래근육(설골하근)군과 표정근 안에는 존재하지 않는다(Pirola V. 1996).

근주위막은 근외막과 깊은 근막과 연속적이다[35]. 이 연속은 단일의 근섬유가 하나의 구조와 하나의 협동중심에 연결하는 것을 의미한다. 그리고 이러한 것은 특정의 작업을 최종적으로 함께 유도하게 된다. 일방향성의 근섬유의 각 그룹에 대응한 협동중심은 근외막상의 특정 포인트에서 발견할 수 있다.

운동단위는 다수의 근방추를 갖고 있고 이것은 많은 근육에 분포하고 있다. 중추신경계가 단독으로 이 활동을 동시 발생시킬 가능성은 없다. 이 활동을 협동시키기 위해서는 말초의 매개중심이 필요하다. 신경 임펄스는 근섬유의 "양단 간의(all or nothing)" 수축을 일으킨다. 예컨대, 상어는 잭나이프 모양으로 그 입을 벌리거나 다물지만, 어떤 특정의 중간영역에서 턱관절의 각도를 멈출 수 없다. 근방추의 존재에 의해서만 연속된 근섬유의 활성화에 더하여 모든 관절주위의 온갖 각도에서의 운동정지가 가능해진다.

근방추와 골지힘줄기관에 의해서 신체의 일부가 어떤 면에서 운동할 때에는 일방향성의 섬유가 연속하여 개입한다.

모든 관절은 각 면에서 다양한 각도로 움직일 수 있다(그림 29). 마치 이것들이 일련의 가변저항기인 것처럼 각 근막단위의 근섬유는 각 운동을 하는 동안에 연속해서 움직인다. 실제로 해부의 관찰에서 온갖 근육의 형성이 어떻게 가변저항기와 유사한지를 명백히 해주고 있다.

큰가슴근, 넓은등근, 큰볼기근, 어깨세모근 등 모든 근육군은 관절가동범위의 정도에 따라서 연속하여 움직이는 일련의 섬유[36]에 의해서 형성되어 있다.

죽은 지 얼마안되는 토끼의 시체의 넓은등근을 조사하였더니[37] 다른 층위에서 독립하여 활주하는 많은 근섬유층의 존재를 보여주었다.

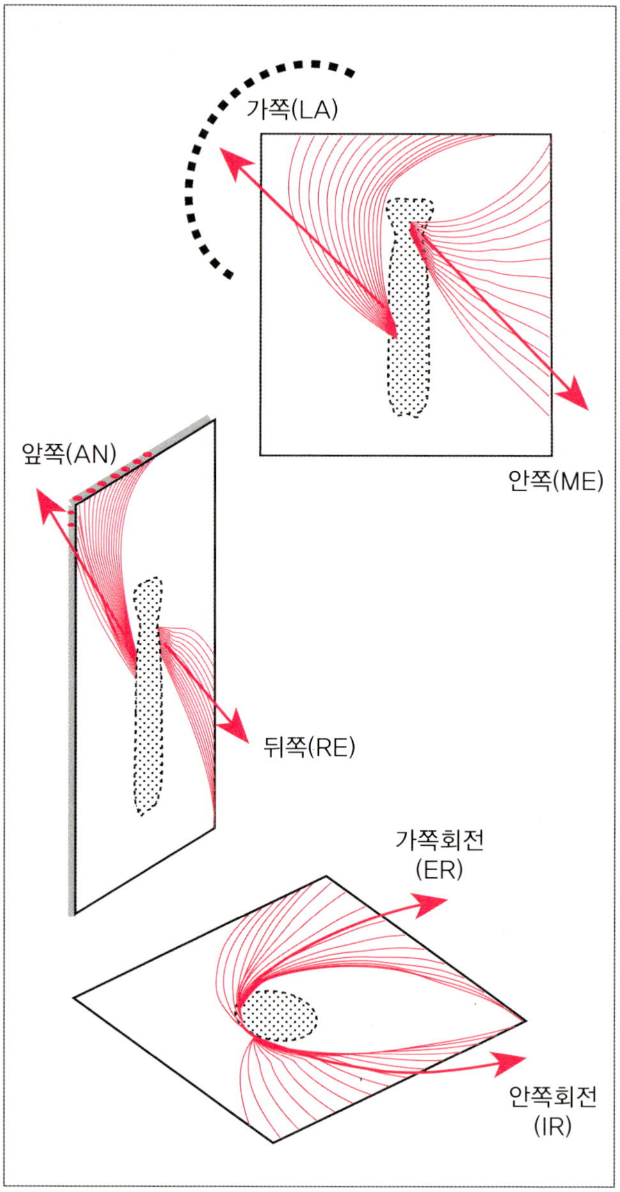

그림 29 각 근막단위에서 섬유는 연속해서 활동할 수 있다.

35 온갖 근육에 백색의 속근섬유와 적색의 지근섬유와 같이 다른 섬유의 기능과 신경지배가 있다. 따라서 이들의 모두는 동시에 운동행위에 개입할 수 없다. 근주위막이 일방향성의 활성섬유를 연결하는 것에 반해서 근내막은 불활성섬유에 대해서 활성섬유가 활주하는 것을 허용한다. 어떤 근육의 결합조직 성분에는 콜라겐섬유 및 탄성섬유를 포함한다. 이들은 근섬유와 섬유다발을 고정하는 가동성 골격으로서 작용한다. 이 결합조직은 힘줄과 근육의 닿는곳(insertions)과 연속적이다. 그 기능은 움직일 때의 근육의 힘을 적절한 방법으로 뼈까지 전달하여 파급시킨다(Wheater P. 1994).

36 단섬유가 서로 독립하여 수축할 수 있을 때 근육은 기능적 단위를 보여주지 않는다.

37 다섯 마리 토끼의 시체의 넓은등근을 검사하였다. 최초의 토끼의 피부는 결합조직의 다양한 층을 연구하기 위해 도살 후 바로 적출하였다. 근막층 사이의 활주와 분리를 관찰하기 위해서는 조직이 여전히 따뜻해야만 한다.(Stecco L, 1997).

힘줄 수준에서는 관절가동범위에 따라서 섬유가 다른 모멘트로 움직인다. 중추신경계는 다양한 섬유에 임펄스를 보낸다. 그러나 팔다리의 자세변화에 관해서 먼쪽 섬유의 활동을 감소시켜서 몸쪽 섬유의 활동을 증가시킨다는 것을 결정할 수는 없다[38]. 중추신경계는 필요로 하는 힘의 변동에 관해서 다양한 섬유의 활동을 조정하기 위해 현저하게 작용한다. 신장에 대한 고감도 탄성구조(예컨대, 근막)만이 다양한 근방추와 대응하는 근섬유를 증가 또는 억제할 수 있다.

말초의 이 조절기전이 정확히 기능하는 방법은 생리학을 다루고 있는 다음 단원에서 설명한다.

---

38 대뇌겉질은 그 명령의 결과로서 일어난 사실을 인지하지 못한다. 겉질에 있어서 유감스럽게도 그 명령은 환경(조건을 바꾸는 배경)의 개입을 받는다. 그리고 이 최종결과는 이들의 조건에 따라서 필연적으로 수정된다. 이 명령이 보내진 다음에 변화하는 상황을 고려하였다 해도 명령을 수정할 방법이 없다(Turvey M. 1992).

제 3 장
근막단위의 생리학

운동의 체계에서는 근섬유가 수축만이 가능한 것에 반해서 뇌는 말초운동 프로그래밍만이 가능하다. 특이적인 신경 임펄스에 의한 근막단위의 자극은 어떤 특정 신체 부분을 운동시키기 위해 필수적이다. 근섬유는 근섬유 연관 범위 내에서만 운동이 일어나지만, 근육의 형상 및 방향을 결정하는 것은 근막이다. 근막의 협동중심의 조화가 변화하면 근섬유의 "좌표계"가 변화하여 결과로서 다른 운동이 일어나게 된다.

협동중심과 인지중심

수천 년의 경험으로 인체에는 자극함으로써 주위의 영역보다도 과민한 통증이 발생하는 부위(통증유발점)가 있다는 것을 보여주어 왔다. 적절한 치료를 받음으로써 통증유발점에는 유익한 작용이 생기게 된다. 통증유발점은 다양한 학파나 관습에 의해서 다른 이름이 붙여졌으나 이것들의 위치는 아무튼 같다.

어째서 통증유발점은 모든 인간에서 동일한 부위에 있는 것일까? 통증유발점이 각 학파 또는 관습으로서 어느 조직에 발견되는지를 이해함으로써 통증유발점을 다양한 조직(예컨대, 근육, 성긴결합조직, 뼈막(골막), 인대, 혈관, 신경 등)에 분배하는 데에 도움이 된다.

그러나 스트레스 하에 있을 때, 근막만이 그 조화(일관성)를 수정하는 유일한 조직이다. 근막은 가소성만이 아니라 순응성이 있고 도수교정(manipulation)에 의해서 그 조화가 변화한다. 이러한 것을 전제로 하면, 통증유발점을 분배하는 조직으로서 이상적인 부위는 근막이 된다. 근막을 선택하는 것이 바르다고 한다면 근막단위의 생리학이 이 가설을 확실한 것으로 한다.

근막단위에서 근력을 유도하는 협동중심(centre of coordination: cc)과 운동이 관절에 일어나고 있는 것을 인지하게 되는 인지중심(centre of perception: cp)이 있다. 근막단위의 잡아당기는 힘의 협동성은 근막의 연속성에 의해서 결정된다.

실제로 표층의 점에 대한 근육의 깊은 층으로부터의 힘의 전달은 근주위막과 근외막과 함께 근내막의 연속성에 기인한다.

근방추가 근내막에서 발휘하는 모든 견인은 근외막에서 동시에 수렴한다(그림 30A). 가장 단순한 근막단위(예컨대, 위팔세갈래근에 의해서 일어나는 팔꿈치의 완전 폄)에서 견인은 이 같은 근육을 따라서 중간점에 수렴한다. 그리고 다수의 다른 근육군의 운동단위에 의해서 형성되어 있는 것 같은 복잡한 근막단위에서 조차 힘이 수렴하는 점은 통일된다. 하나의 점 또는 협동중심에 이 수렴이 일어날 수 있도록 근막은 자유로이 하나의 근육다발 위를 활주하는 것이 가능해야 한다[39]. 또한 근막이 박리됨이 없이 신장할 수 있도록 뼈에 몇 개의 고정점을 가질 필요가 있다. 물고기에서 근막 근절중격은 옆굽힘운동을 달성하기 위해 하나의 근절의 작용을 통일한다. 인간에서는 각 근막단위의 협동중심이 특정의 운동에 대한 하나의 운동단위의 작용을 통일한다. 협동중심은 자유 신경종말의 구심성 신경을 통해서라기보다는 오히려 근방추의 견인에 적응하는 그 능력에 의해서 이들의 근섬유를 협동시킨다[40]. 근방추는 근내막에 삽입되어 있어 언제라도 γ임펄스가 이것들을 수축시키고(그림 30B)

39 근막의 내면은 근막을 근육에서부터 분리하는 성긴 활주조직에 의해서 덮인다. 근외막의 층은 그 조직 밑에 있다. 근막은 근육사이 중격에 의해서 뼈에도 고정된다. 그리고 이것들의 깊은 층의 부착이 근막섬유의 방향에 대해서 현저한 영향을 갖는다. 이것들의 콜라겐섬유의 방향은 세로이거나, 가로 또는 비스듬하다 근막은 운동기관의 필수성분이다(Lang J. 1991).

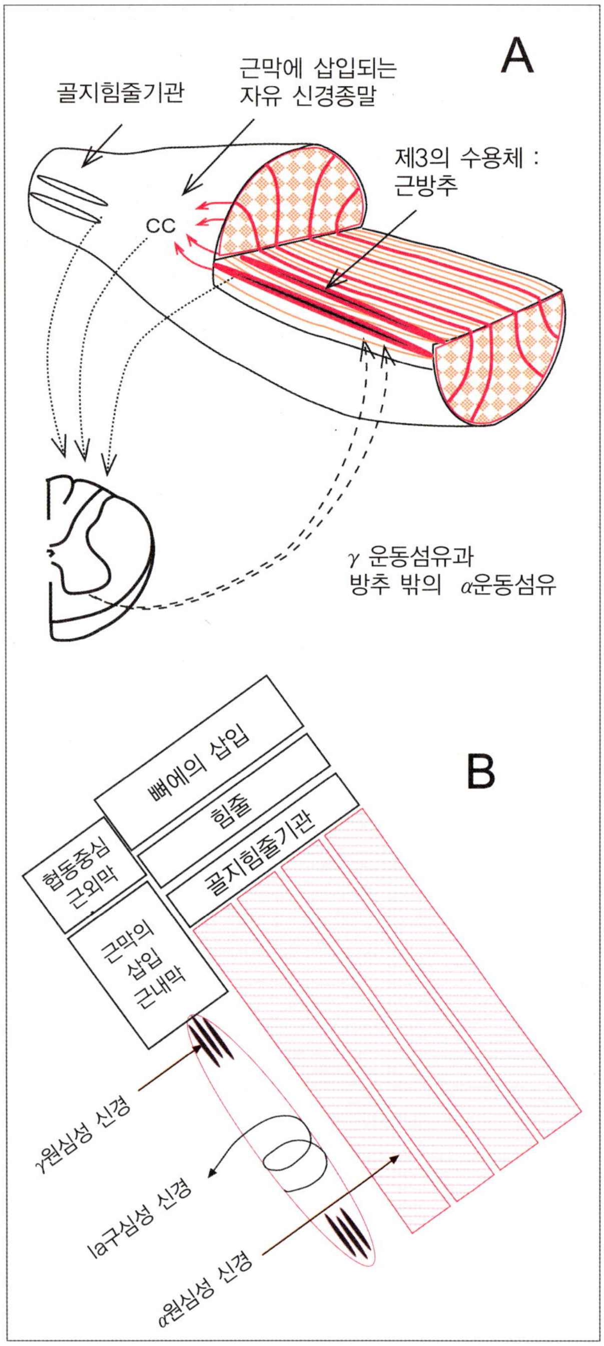

그림 30 근막의 근방추의 견인과 협동중심이 형성.

이것들은 모든 근막의 틀(framework)을 신장한다[41, 42]. 이 신장(stretch)은 무작위가 아니라 근막의 내인성 탄성 때문에 신장에 적응하는 정확한 점 또는 협동중심 쪽으로 수렴한다. 근방추가 수축하면 그 부분은 단축하지만 중심부분은 확대되어 나선형 종말이 활성화된다[43]. 나선형 종말에서부터 시작되는 Ia섬유와 Ib섬유의 구심성 신경은 척수에 임펄스를 전달한다. 이것들의 구심성 신경이 척수에 도달하면, α섬유를 거쳐 흥분 또는 억제에 작용한다. 보통은 이 신경근육의 근막활동은 인지가 불가능하다. 그러나 이것이 바르게 기능하지 않을 때 결과적으로 일어나는 관절의 통증을 알아차리게 된다. 협동중심의 고밀도화가 일어나면 근방추의 신장은 바르게 적응할 수 없게 될 것이다. 이것은 Ia구심성 섬유의 모두 즉, 모든 필요한 α섬유가 활성화되는 것은 아니라는 것을 의미한다. 그러므로 관절에는 일그러진 견인이 일어나 근막단위 안의 몇 개의 근섬유가 수축하게 된다.

근막단위의 인지중심은 관절이다[44]. 이것은 수의근에 연결되어 일반의 신경지배를 이것들과 공유한다[45]. 인지중심은 힘줄, 인대, 관절주머니의 관절 성분 모두의 구심성 신경의 합계이기도 하다. 근막은 연부조직 성분의 모두에 연결되어 있고, 이러한 것은 이것들의 구심성 신경에 방향적인 의미부여를 한다고 해석된다. 근막이 관절주머니보다도 오히려 운동감각에 대해서 책임이 있다는 확신은[46] 관절치환술에서부터 축적된 경험에 의해서 시사된다.

근막의 구조는 자유 신경종말을 정확히 자극하도록 되어있다. 그리고 대뇌겉질로 프로그램이 된 운동의 정확한 구심성 신경의 전달을 확실하게 시행한다. 이 피드백이 없이는 운동과 구심성 신경사이가 무질서하게 된다. 예컨대, 위팔, 팔꿈치, 손목-앞쪽의 근막단위는 근육사이 중격의 앞에 있다. 그리고 이것들의 팔의 굽힘근을 에

40 근방추는 콜라겐 집(collagen sheath)에 의해서 에워싸이는 4~10의 수의근섬유로 구성된다. 근내막과 콜라겐 집에 삽입하는 γ운동신경세포는 섬유의 수축을 유발하는 임펄스를 발생한다(Mazzocchi G. 1996).

41 γ회로는 수의근 수축에 있어서 반드시 필요하다. 왜냐하면 이것은 최적의 근육긴장을 유지하고 효과적인 위상성 수축(phasic contraction)을 가능케 하기 때문이다. 모든 수의운동은 그것에 관계되는 수의근의 긴장의 약간의 증가 후에 일어난다는 것이 증명되었다(Mazzocchi G. 1996).

42 각 근방추는 신장을 제한하는 근막의 범위 내에 에워싸여 있음으로써 신경근육 기능에 관여하고 있다(Warren IH, 1998).

43 방추속근섬유(intrafusal muscle fibers)는 근섬유를 에워싸는 결합조직에 삽입된다. 이것들이 γ운동신경세포에 의해서 자극될 때에 이들은 단축한다. 그리고 근육이 수축함에 따라 이것들은 길이를 방추밖근섬유(extrafusal muscle fibers)의 길이에 맞춘다(Baldissera F. 1996).

워싸고 있는 근막 구획은 위관절융기와 붓돌기(경상돌기)에서 고정되어 있다. 이것들의 고정점 때문에 근막배열을 따라서 박혀 있는 신경종말은 굽힘 때에만 능동적으로 신장된다[47].

관절주머니나 인대에 있는 수용기와 근막은 마찬가지로 전신에 걸처 있다. 그러나 이것들은 특정 운동방향으로 면밀하게 연결되는 구조의 범위 내에 위치하기 때문에 이것들이 전달하는 구심성 신경은 특정 운동방향(예컨대, 굽힘, 벌림, 폄 등)에 관한 정보를 전달한다[48]. 대뇌겉질은 이들의 수용기에서부터 신경 임펄스의 같은 유형을 항상 받지만, 근막이 없으면 그 유형을 해석하는 것은 불가능하다.

관절(인지중심)을 에워싸고 있는 연부조직이 생리학적 선에 의해서 신장하지 않는 경우, 이것들의 조직 내에 있는 수용기는 통증이라는 기능장애를 알린다. 따라서 어떤 치료적인 중재(therapeutic intervention)는 기능장애의 단순한 결과로서 통증부위나 인지중심에 대해서 초점을 맞추는 것은 아니다. 더 정확히 말하면, 초점은 근섬유의 비협동적인 활동의 결과 일어나는 협동중심의 고밀도화에 맞춰야 한다. 고밀도화는 근막의 많은 부분에서 일어날 수 있으나, 협동중심이 복잡해지는 경우에만 근막단위의 비협동적인 활동이 일어난다. 고밀도화는 협동중심에서 자주 형성된다. 왜냐하면 그곳이 가장 긴장을 받는 근막의 부분이기 때문이다.

협동중심과 연관통증

연관통증은 다양한 연구자에 의해서[49, 50, 51] 신체의 정확한 부위(점)를 압박할 때에 일어나는 쑤시는 통증(shooting pain)이라 설명하고 있다. 근막 도수치료에서 이것들의 점은 협동중심이라 생각되고 있다. 정상적인 상태에서는 협동중심은 과민하지 않고 자극을 받아도 연관통증을 일으키지 않게 한다. 이것들이 위치하는 근막이 밀도를 높일 때, 통각과민(hyperalgesia) 또는 이질통증(allodynia)과 같이 약간의 자극에서 조차 감수성이 높아진다[52].

---

44 근막과 신경지배의 관계로부터 근육군이 아래의 신경근육 근막의 단위를 형성하였다는 것을 나타내어 보이고저 한다. 이것은 굽힘근, 폄근, 모음근, 벌림근, 안쪽회전근, 가쪽회전근이다. 근육이 운동을 일으키면 근육은 관절주머니와 근막을 잡아당기므로 기계적 수용기가 작용하게 된다. 따라서 근막은 전체의 운동 이미지에 피드백을 제공한다(Stecco, 1989).

45 인대나 관절주머니에 풍부하게 존재하는 정적 및 동적인 수용체는 관절주머니를 보호하고 있는 근육에 신경을 분포하는 같은 신경줄기에서부터 시작되고, 그 관절주머니의 부분에 높은 감수성을 가진 신경지배를 받는다(Viel E. 1991).

46 인간의 운동감각이 관절치환술 후에도 기본적으로 완전한 상태라면 임상경험상, 관절의 구심성 신경의 연관성은 한정되어 있다는 증명이 된다. 동시에 손의 근육이 이완한 상태에서 피부와 손허리손가락관절 또는 손가락사이관절의 관절주머니에 대한 국소마취에 의한 검사에서 손가락의 위치감각의 저하를 야기한다(Baldissera F. 1996).

47 각 기계적 수용기는 관절의 운동범위의 일부에서만 활동한다. 모든 기계적 수용기의 배치에 의해서 관절가동범위의 전체 각도가 결정될 것이 필요하다. 관절가동범위의 양끝에서 인대가 최대로 신장하여 있는 경우에만 대다수의 수용기는 반응한다(Baldissera F. 1996).

48 척추동물의 감수성은 1) 자유 상피 내 종말 또는 확대부, 2) 결합조직 내의 자유종말 또는 확대부, 3) 결합조직 집에 의해서 보호된 종말 등에 좌우된다. 이것들의 말초 수용기에 특이적인 감각을 항상 배정할 수 있는 것은 아니다. 예컨대, 항상 압각 수용기로서 기능하고 있는 파치니 소체는 고유수용기 또는 이들이 위치하는 곳에 따라서 침해 수용기로도 될 수 있다(Stefanelli A, 1968).

---

49 각 근육에 근막의 통증유발점(myofascial trigger point : MTrP)이 있고, 조금 떨어진 곳에 기타의 증상과 함께 연관통증(referred pain)을 가져온다(Travell J. 1998).

50 통증분야의 연구자는 통각과민(hyperalgesia), 이질통증(allodynia) 그리고 이전부터 이해가 곤란하였던 것으로서 매일 환자에 인지되는 연관통증 영역에 대한 기초적인 지식을 우리에게 준다. Hubbard와 Berkoff(1993)는 근방추가 통증유발점(trigger point)과 관계하고 있는 경우가 있다는 것을 시사하고 있고, 이러한 것은 근막성통증증후군(MPS)의 본래의 모습을 이해하기 위해 거듭 또 하나의 문을 여는 것 같은 흥미 있는 소견이다(Gerwin RD, 1994).

51 근육으로부터의 연관통증은 관절로부터의 통증이나 척추질환으로부터의 신경뿌리 통증(radicular pain)과 유사하므로 진단 및 치료에 오류가 발생할 수 있다. 관절질환이 있으면 이것은 근막성통증증후군의 경향을 갖게 한다. 이론적 및 임상적 근거로부터 근육의 통증유발점이 관절질환을 일으킬 수 있다는 것을 제창하였다(Reynolds MD, 1981).

52 자주 이질통증(allodynia)이라는 용어로 대체되는 통각과민이라는 용어는 약간의 자극이 통증자극으로 변환되는 상태를 나타낸다. 통증과 유사한 감각은 어떠한 자극이 없는 경우에서 조차 자주 자발적으로 일어난다. 이질통증의 기전은 거의 알려져 있지 않다(Albe D. 1997).

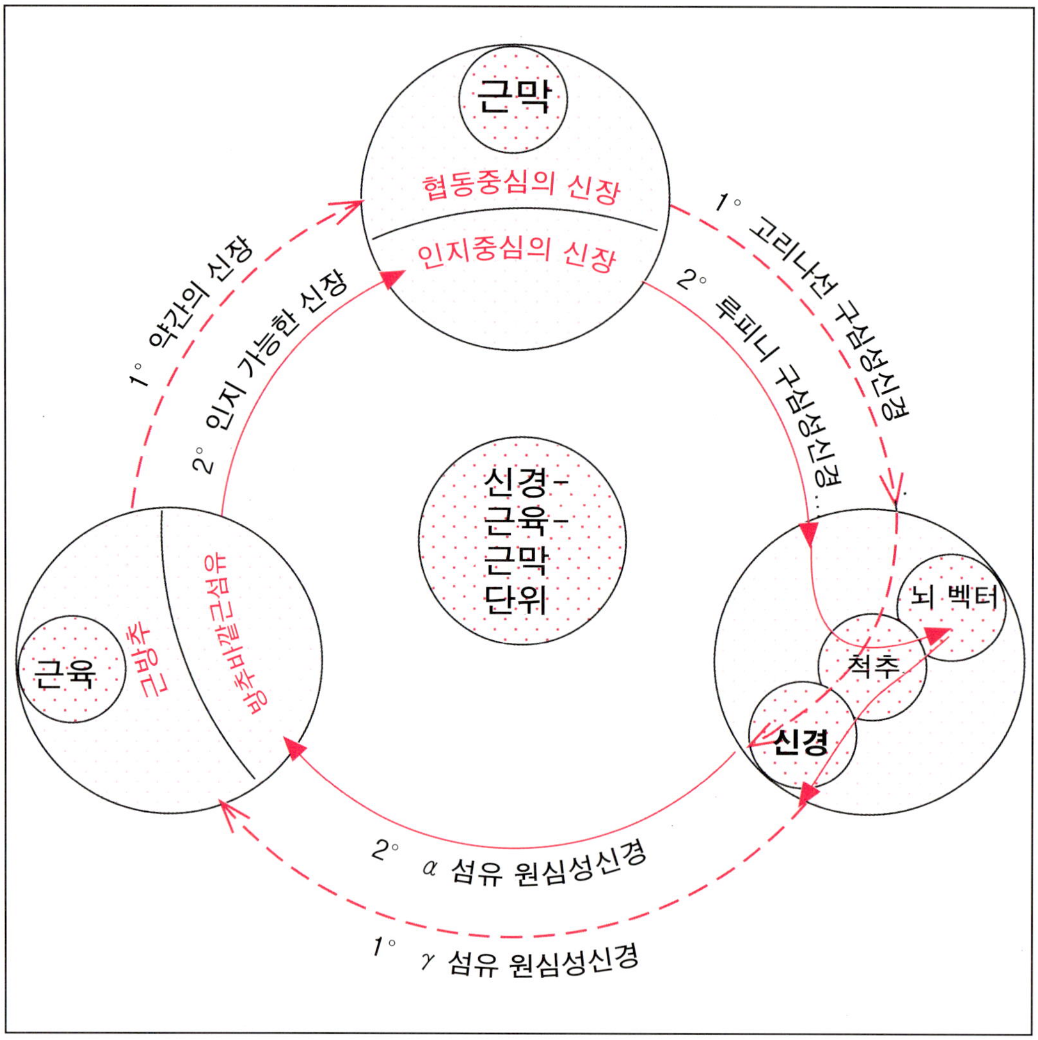

그림 31 근막단위의 회로.

정상적인 생리적 상태 하에서 근막의 탄성은 자유 신경종말을 긴장시킴이 없이 압박에 순응한다. 일반적으로 자유 신경종말은 깊은 몸통 감각활동 또는 공간에서의 신체위치와 운동의 인지에 관여하고 있다. 병적 상태, 예컨대, 근막의 고밀도화가 인지되는 경우, 이들의 자유 신경종말은 통각 문턱값(pain threshold)을 저하시키는 것 같은 장력 하에 있다. 이 상황에서는 약간의 압박도 이 문턱값을 초과시키는 데에 충분하다. 그리고 국소통증이나 연관통증을 일으킨다. 때로는 어떤 협동중심의 고밀도화는 근막 긴장근육의 반사적인 수축을 일으킨다[53]. 이것은 전체 배열 순서를 따라서(예컨대, 좌골신경통) 방산하는 지속적인 통증을 동반한 자유 신경종말에서의 지속적인 긴장이 된다.

반사적인 영역 또는 연관통증의 존재는 반드시 명확한 것은 아니다. 연관통증이 주된 구역의 가까이에는 실제로 2차성 구역이 거의 항상 존재한다. 이 2차성 구역은 근막이 다양한 방향으로 반산하고 있음으로써 일어난다. 고밀도화가 된 협동중심으로부터 유발된 방산에는 각 부위의 근막단위의 인지중심, 대항근의 근막단위의 인지중

53 Kellgren은 신체의 주요 근육을 다수 연구하고 1938년에 힘살(근복)을 식염수로 침윤하면 각 근육의 자극점에서부터 조금 떨어진 곳에 연관통증이 발생하였다는 것을 보고하였다(Travell J. 1998).

심, 근막의 전체 배열순서, 특수한 협동중심을 통과하는 나선섬유 등을 포함한다.

세로섬유 또는 나선섬유의 어느 것도 고밀도화를 일으켜서 긴장된 스트레스의 특정 요소에 좌우된다. 처음에는 이러한 스트레스는 보상(보정)이 가능하다. 예컨대, 좌골신경통은 얼핏 보기에 자발적으로 완화한다. 이 때, 자주 신체가 배열을 따라서 보상을 발생시켰기 때문에 고밀도화가 된 협동중심이 무증후성의 잠재적 통증유발점(latent trigger point)을 갖게 된다. 신체가 이러한 스트레스의 균형을 잡을 수 없게 되면, 근막의 변성은 만성적으로 되어 통증이 재발한다(예컨대, 만성좌골신경통).

최근까지는 협동중심의 고밀도화는 완전히 다른 원인의 병리를 동반한다고 생각되어왔다. 좌골신경통 이외에 섬유근통증(fibromyalgia)[54], 근막염(fasciitis), 건초염(tenosinovitis), 건염(tendinitis), 윤활주머니염(bursitis), 동결견(frozen shoulder) 등도 일어난다고 생각된다. 이러한 질병은 관절이나 힘줄에서 발생한다. 그러나 이러한 구조를 움직이는 근막단위 안의 협동중심의 고밀도화로부터 발생한다.

근막단위의 회로

근막단위의 생리학은 그림 31에 의해서 요약할 수 있다. 어떤 근육을 위해서가 아니라 운동을 지시하기 위한 임펄스가 뇌에서 발생하고 척수를 내려가 γ섬유를 경유하여 운동신경을 통해서 근육에 도달한다. γ회로는 근방추의 방추속근섬유의 수축성 섬유부분을 자극한다. 섬유가 수축하면 이것들 주위를 고리모양으로 휘감은 고리나선 종말을 신장할 뿐만 아니라, 이것들이 부착하는 결합조직을 신장한다[55]. 방추속근섬유의 수축은 힘줄에 대해서 힘을 발휘하는 데 불충분하다. 그러나 이것은 결합조직 구조를 따라서 신장을 전파한다. 근육의 형상을 따라서 신장(stretch)의 일부는 비탄성의 힘줄 쪽으로 전파한다. 또한 일부는 탄성이 있어 신장에 적응하는 협동중심으로 향한다.

이 신장에 대한 협동중심의 적응은 근방추를 단축시키게 된다. 그래서 이와 같이 1차성 방추구심성신경이 자극된다. 이것들은 Ia섬유를 경유하여 운동신경세포 집단에 임펄스를 전달한다. 그리고 2차성의 운동원심성신경은 근육의 방향으로 α섬유의 임펄스를 전달한다.

이 2차성의 원심성 자극은 방추바깥섬유(수의근섬유)를 활성화한다.

수의근섬유의 수축은 관절운동을 일으키고 관절주머니와 수용기를 신장한다. 2차성의 구심성 신경은 인지중심에서부터 척수를 경유하여 뇌에 도달한다. 그리고 프로그래밍이 된 운동이 말초에서 일어났다는 정보를 전달한다. 어떤 순간이나 상황에서 운동의 조절이 시행되기 위해서는 이것들의 회로 없이는 불가능하다. 이것들의 반사적인 적응은 장력의 조정에 의해서 근막단위 안에서 조직된다. 루피니소체나 골지힘줄기관과 마찬가지로 근방추가 신장에 영향을 받는다는 이유이다.

작용근과 대항근 : 근막의 역할

운동협동성의 말초계의 존재에 대해서는 모든 생리학자에서 일치하고 있다. 근막과 근방추가 근막단위 안에서 운동단위의 기전에 어떻게 개입하는가의 방법을 검토하여 근막의 역할과 작용근과 대항근 근막단위 사이의 말초 협동에 관계하는 골지힘줄기관의 역할을 분석한다.

이것들의 기능을 이해하기 위해서는 골지힘줄기관의 구조를 잘 알 필요가 있다. 골지힘줄기관은 신경섬유에 얽혀있는 콜라겐섬유의 그물코조직으로 구성되고, 이것은 10~20개의 근섬유와 직렬로 있다. 콜라겐섬유에 의해서 압박될 때, 이 신경섬유의 축삭이 활성화된다. 콜라

---

54 근막증후군은 섬유근통증증후군의 불완전한 것, 국부적인 것 또는 초기단계로 나타낼 수 있다. 섬유근통증의 진단은 압통점(tender point) 즉, 근육 내의 깊은 층의 통증점(painful point) 또는 연부조직이 두꺼워진 영역이 존재한다는 것을 실증할 필요가 있다. 압통점은 특징적인 통증점이고 통증유발점(trigger point)과는 달리 연관통증을 일으키지 않고 자극의 부위에만 통증을 동반한다. 50개 이상의 압통점이 특정되어 있다. 이러한 점을 검사하기 위한 가장 단순한 방법은 관절주변 또는 힘줄 닿는곳을 손가락으로 압박하는 것이다(Todesco S. 1998).

55 γ운동신경세포에서부터 일어나는 임펄스는 방추속근섬유의 극과 극의 수축성 부분의 수축을 일으킨다. 극과 극의 양끝이 피막의 내면 또는 근내막에 연결되어 있다고 가정한다면, 방추속근섬유의 수축성 부분을 단축시키는 것이 근방추 중앙부분의 신장을 야기하는 것은 명백하다. 그리고 근육 전체가 신장되는 것과 똑같이 구심성 종말을 활성화한다. 1차성 구심성 신경단위의 발사는 근방추 자체가 위치하는 근육의 운동단위를 자극한다(Mazzoccdhi G. 1996).

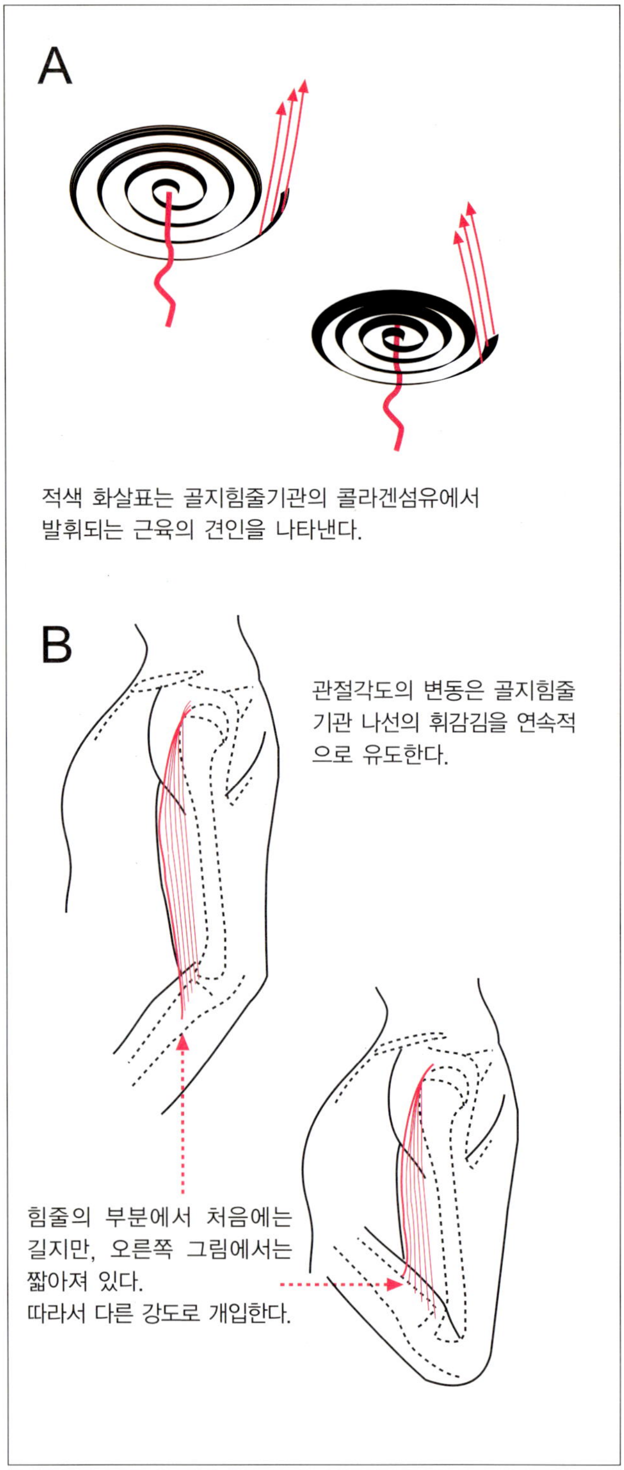

그림 32 골지힘줄기관의 능동적 신장.

겐섬유와 축삭의 일부는[56] 나선형상으로 배치되어 있다(그림 32A). 근육의 견인에 의해서 이러한 나선은 신경을 압박하는 방향으로 그 자체의 주위를 회전한다. 또는 나선 자체를 넓히지만, 이 경우는 어떤 신경발사(nerve discharge)도 유발하지 않는다. 견인(이것은 각 근막단위에서 관절각도에 따라 변화한다)의 방향에 따라서는[57] 특이적인 운동단위가 억제된다. 억제는 근섬유의 능동적 또는 수동적인 신장(stretching) 동안에 일어나는 축삭의 압박(압축)에 의해서 일어난다[58].

골지힘줄기관은 3가지 양식으로 작용한다:

1) 단관절근의 대항근섬유 억제에 의해서
2) 2관절근의 작용근섬유 진행성 억제(능동적 신장)에 의해서
3) 2관절근의 연속적인 대항근섬유 억제(수동적 신장)에 의해서

단관절근섬유의 직접 억제

근방추는 운동의 결과로서 일어나는 직접적인 신경 임펄스나 수동적인 신장에 의해서 α섬유를 활성화한다. 예컨대, 사람이 팔꿉관절을 굽히고 싶을 때 임펄스가 뇌에서 발생하여 팔꿈치-앞쪽의 근막단위의 수축이 일어난다. 팔꿉관절의 굽힘은 대항근 근막단위(팔꿈치-뒤쪽)

---

56 골지힘줄기관은 중격세포(septal cell)에 의해서 아래의 3개의 작은 구획으로 나뉜다. 유수신경섬유(myelinated nerve fibers)를 포함하고 있는 신경단위 구획, 축삭종말이 있는 종말구획, 콜라겐원섬유만을 포함하고 있는 섬유성 구획이다. 3차원 영상 재구성에 의해서 유수화된 섬유가 이들의 말이집(myelin sheath)을 상실하기 전에 나선모양으로 회전하여 종말구획의 무수축삭(unmyelinated axon)으로서 끝난다는 것이 증명되었다(Nitatori T, 1988).

57 힘줄기관은 활동에 영향을 받는다. 힘줄기관의 다양한 자극에 의해서 운동단위의 긴장에 의한 등급화와 수용기가 대응하는 발화빈도의 기록을 시행하였다. 그 결과 긴장에 대한 발화빈도의 플롯(plot)에 의해서 너무나도 비선형으로 된다는 것을 알게 되었고 이전부터 일컬어진 단순한 검출력 함수(power function)와는 일치하지 않았다(Proske U, 1980).

58 골지힘줄기관은 힘줄과 근섬유 사이의 접합부 가까이에 있다. 이러한 수용기는 힘줄섬유다발로 구성되고 10개 이상의 근섬유에서부터 시작된다. 그리고 결합조직주머니에 의해서 에워싸이고 1~2개의 굵은 유수신경섬유가 분포하여 있다. 각 힘줄섬유다발은 더 세밀한 세사의 그물코조직에 의해서 형성된다. 루피니소체와 마찬가지로 골지힘줄기관의 신경축삭의 종말은 이러한 세사에 의해서 나선모양으로 얼기설기 엮여 있다. 힘줄이 신장되면 세사 사이의 공간은 감소하여 신경종말이 압박된다. 이것에 의해서 수용기에서부터 임펄스가 발생한다(Baldissera F, 1996).

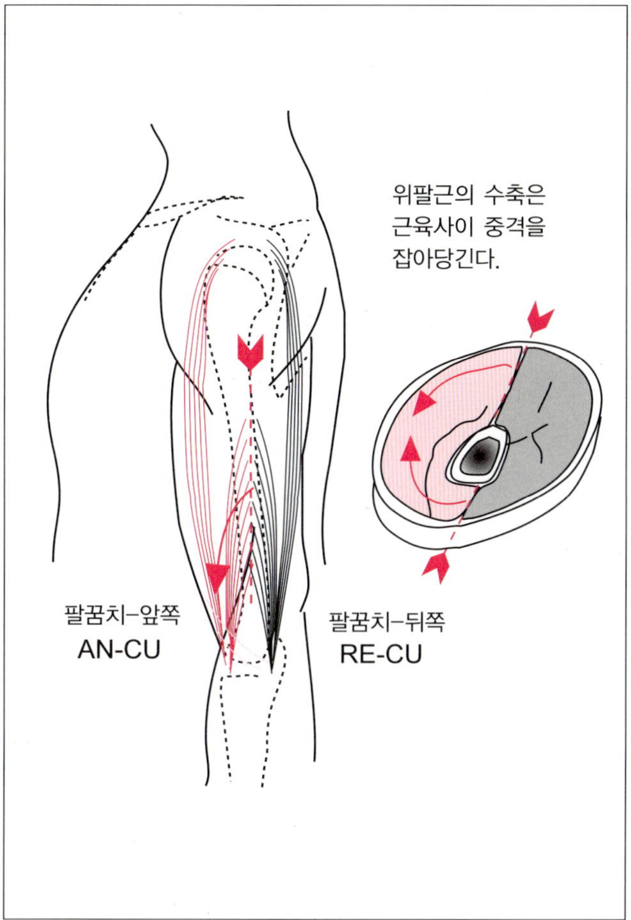

그림 33 골지힘줄기관의 수동적 신장.

의 신장을 일으키고 따라서 위팔세갈래근의 근방추는 수동적인 신장을 통해서 활성화된다(그림 33).

작용근 근막단위와 대항근 근막단위의 동시수축은 운동을 방해한다.

일어나는 운동을 허용할 때에는 관절을 안정시키기 위해 대항근섬유의 일부 수축과 일부 억제가 필요하다. 대항근인 2관절근(위팔세갈래근긴갈래)은 수축하여 팔꿉관절과 어깨관절을 고정한다. 왜냐하면 위팔세갈래근긴갈래의 섬유가 골지힘줄기관과 수직으로 배열하여 있기 때문이다. 따라서 위팔세갈래근긴갈래가 수축하면 그 골지힘줄기관의 나선섬유가 해방된다.

대항근인 단관절근(위팔세갈래근짧은갈래)은 억제된다. 왜냐하면 위팔세갈래근짧은갈래의 섬유와 이들의 골지힘줄기관이 가쪽 및 안쪽 위팔근 사이 중격에 대해서 비스듬히 배치되어 있기 때문이다. 위팔근 사이 중격에 들어가는 위팔근이 수축하면 위팔세갈래근의 빗섬유(사주섬유)는 앞쪽으로 잡아당겨진다. 그리고 위팔세갈래근짧은갈래의 골지힘줄기관이 활성화하여 위팔세갈래근짧은갈래의 수축을 억제한다.

이 가설은 아래의 사실로부터 지지된다. 루피니 종말, 골지힘줄기관 모양 유형의 루피니소체[59], 그리고 참의 골지힘줄기관은 축삭주변의 콜라겐섬유에 의해서 형성되어 있다. 이들 3개의 차이는 최초의 2개가 콜라겐섬유가 병렬인 것에 반해서 골지힘줄기관에서는 콜라겐섬유가 나선 형태로 배열하여 있다는 점이다. 역학적인 관점에서 보면 병렬섬유가 잡아당겨질 때는 언제나 그 섬유가 신경의 축삭을 항상 압박하게 된다. 그러나 골지힘줄기관의 나선섬유는 견인이 손목시계의 태엽처럼 나선섬유 자체를 축소시킬 때에만 축삭을 압박한다.

신체의 모든 근막단위에서 여기서 언급한 것처럼 같은 구조 패턴에 의해서 배열되어 있는 단관절근 및 2관절근 섬유가 있다. 제4~6장에서 근막단위에 관해서 언급한다.

능동적 신장에 의한 억제

작용근과 대항근 근막단위의 상호억제(reciprocal inhibition)에서의 골지힘줄기관의 역할에 대해서는 앞에서 언급한 대로이다. 아래에 골지힘줄기관의 역할이 작용근 근막단위의 근섬유 수축의 순차적 조절에 어떻게 관여하고 있는가를 설명한다.

골지힘줄기관의 콜라겐섬유 나선은 하나의 근섬유만이 아니라, 약 10개의 근섬유에 연결되어 있다. 이것은 약 10개의 근섬유가 신장될 때에 콜라겐섬유 나선이 그 섬유에 다양한 정도로 휘감긴다는 것을 의미한다. 운동단위를 형성하는 몇 백이나 되는 근섬유는 모두가 동시에 활성화된다[60]. 그러나 덩어리로서의 수축은 어떤 위치에서부터 다음의 위치에의 조화된 이행을 고려하고 있지

59 10개의 앞 · 뒤십자인대를 조사한 결과 3개의 다른 신경구조를 확인할 수 있었다. 그것은 루피니 종말, 골지힘줄기관모양 유형의 루피니소체, 그리고 파치니소체이었다. 골지힘줄기관은 발견되지 않았다(Raunest J. 1998).

60 운동단위는 기능을 분할할 수 없다. 그리고 "실무율의 법칙(law of all or nothing)"에 반응하는 하나의 그룹의 근섬유이다. 하나의 운동단위에는 100~200개의 근섬유가 포함된다고 추정된다(Licht S. 1971).

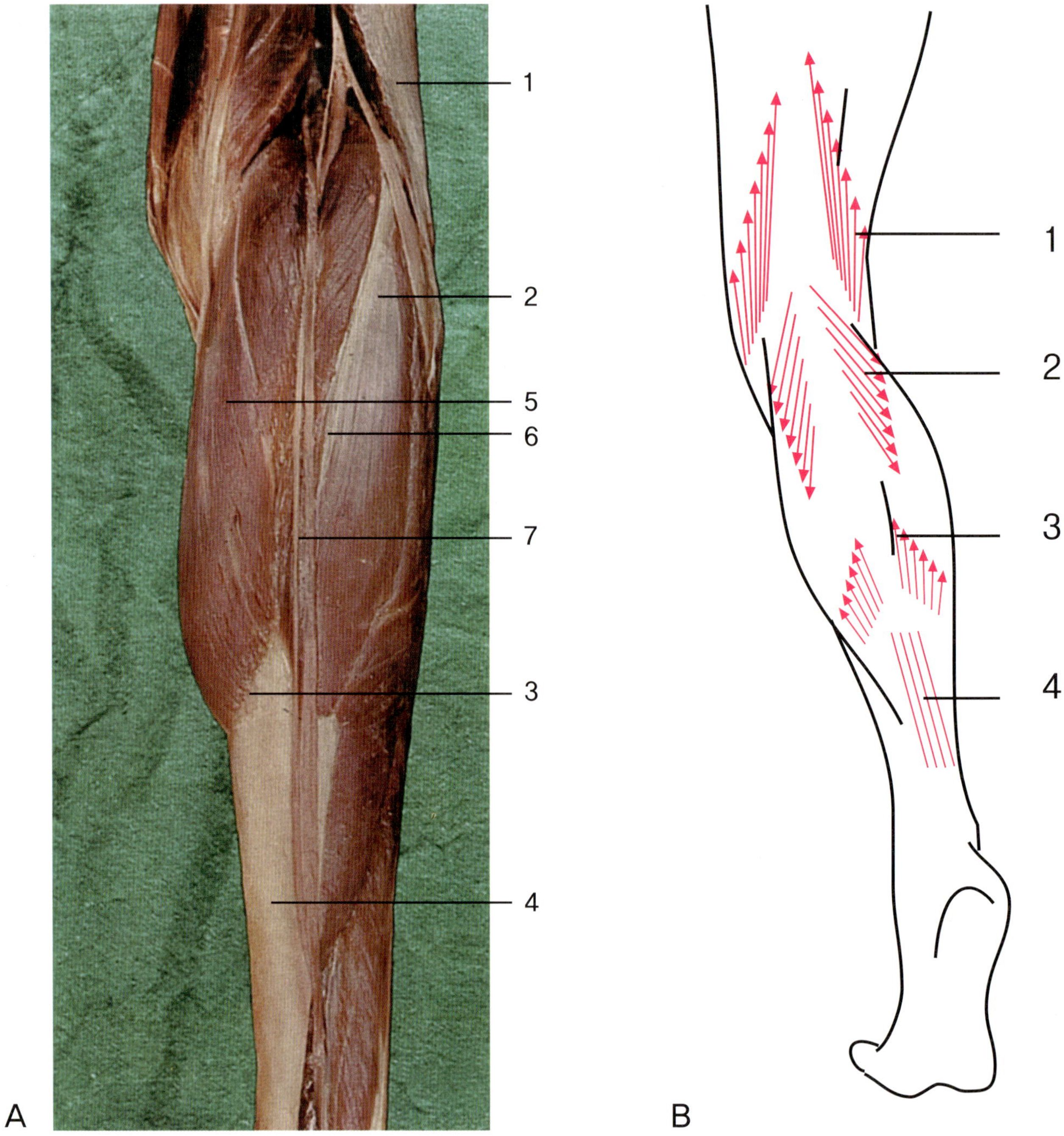

그림 34 A : **다리의 뒤쪽구획**(Francesco Vallardi: Fumagalli-colour photographic atlas of macroscopic human anatomy. Piccin Nuova Libraria**에서**), B : **근외막의 널힘줄 벡터의 모식도.**

1. 넙다리두갈래근의 근육힘줄사이 기관을 자극하는 널힙줄섬유. 관절각도 변화에 의해서 나선구조가 활성화되도록 연속적으로 배열되어 있다.
2. 장딴지근 가쪽갈래의 몸쪽 힘줄에 뒤섞이는 콜라겐성 널힘줄섬유. 콜라겐섬유는 이것들이 무릎의 뒤쪽운동에 관여하는 운동단위의 모든 골지힘줄기관과 상호작용을 하도록 배열되어 있다.
3. 종아리세갈래근의 근섬유는 골지힘줄기관이 관절각도 변화에 따라서 연속적으로 자극되도록 부채꼴모양으로 아킬레스힘줄로 들어간다. 발목관절의 관절가동범위는 무릎관절보다도 적으므로 아킬레스힘줄에 근섬유 부착의 길이는 넙다리두갈래근과 비교하여 짧다.
4. 종아리세갈래근힘줄의 신장하지 않은 병렬의 콜라겐섬유.
5. 장딴지근 안쪽갈래.
6. 작은두렁정맥(소복재정맥, small saphenous vein).
7. 장딴지신경(비복신경).

않다. 예컨대, 팔꿈치가 펴졌을 때에 개입하는 팔꿈치 굽힘근군 섬유는 팔꿈치를 거의 완전히 굽힐 때의 작용과 같지는 않다[61]. 관절각도가 변화하면 운동단위를 형성하는 몇 백이나 되는 근섬유의 활성화가 일어난다(그림 32B). 이것은 다른 근섬유의 골지힘줄기관 나선이 풀리는 한편, 어떤 근섬유에 연결되어 있는 골지힘줄기관 나선이 휘감긴다는 사실에 의해서 가능해진다. 이러한 것은 같은 운동단위 이외의 근섬유가 수축하고 있는 동안 몇 개의 근섬유 억제를 일으키게 한다.

이 가설은 아래의 사실에 의해서 지지된다. 힘줄에 근섬유 부착은 수평보다는 오히려 빗금을 따라서 항상 배치되어 있다(그림 34). 예컨대, 장딴지근 두갈래의 몸쪽 부분을 관찰하면 근외막 부분이 널힘줄로 변하여 넙다리로 들어가는 힘줄로 이어진다. 이 널힘줄의 범위 내에서 아래로 가로놓인 근육군의 힘의 선(line of force)을 따라서 배열하는 일련의 콜라겐섬유가 보인다. 무릎관절 각도를 따라서 이것들의 널힘줄섬유는 다소간에 긴장하여 골지힘줄기관에 대한 영향은 변화한다.

61 실제로는 힘줄은 뼈 위에 부채꼴모양으로 부착한다. 관절각도의 연속적인 변화에 따라서 힘줄의 말단부분은 근육에 의한 견인력을 보조한다(Basmajian J. 1984).

수동적 신장에 의한 억제

앞의 항에서 설명한 유사한 과정이지만, 유일한 차이는 근섬유의 활성이나 억제가 수동적 신장에 의해서 대항근 근막단위에 일어난다는 점이다. 작용근 근막단위의 수축은 대항근 근막단위를 수동적으로 신장한다. 이 근방추의 신장은 대항근 근막단위의 섬유를 수축시키게 된다.

아래팔의 특정 사례에서 팔꿈치-앞쪽 근막단위의 수축은 팔꿈치-뒤쪽 근막단위를 신장하고, 결과적으로 이 팔꿈치-뒤쪽 근막단위를 수축시킨다. 이 팔꿈치-뒤쪽 근막단위에서 계속 활동하고 있는 유일한 섬유는 골지힘줄기관에 대해서 수직으로 배열하여 있는 근섬유이다(그림 33).

근섬유와 골지힘줄기관과 사이의 수직도는 팔꿉관절 각도에 의해서 변화한다. 이것은 관절의 특유한 자세에서의 관절 안정성을 위해 요구되는 대항근 근섬유의 활성화를 결정한다.

이 가설은 아래의 임상경험으로부터 시사된다. 많은 환자는 통증 또는 어떠한 해부학적 손상이 없어도 관절의 불안정성이나 경축(rigidity)에 대해서 호소한다. 어느 사례에서도 일단 근막의 긴장이 정상화되면 증상은 바로 해소한다. 적절한 모멘트에서 대항근의 골지힘줄기관이 활성화 또는 억제되는 것에 의해서 관절의 안정성 또는 가동성이 재확립될 것이다.

제 4 장
팔의 근막단위

팔에는 주요 분절마다 6개의 근막단위가 있으며 합계 30개의 근막단위가 있다. 분절마다 시상면(앞쪽과 뒤쪽)에 2단위, 이마면(안쪽과 가쪽)에 2단위, 수평면(안쪽회전과 가쪽회전)에 2단위이다. 모든 근막단위는 협동중심과 인지중심을 갖는다.

이 단원에서는 각 근막단위에 관한 아래의 측면에 대해서 설명한다:

a. 단관절근섬유와 2관절근섬유
b. 근막의 견인이 수렴하는 점 즉, 벡터 협동중심
c. 기타의 수기에서 사용되고 있는 협동중심에 겹치는 또는 가까운 점

어깨는 기본적으로 어깨뼈와 위팔뼈의 2개의 별개의 분절로 구성되는 복잡한 운동계이다. 이들 2개의 분절은 대부분 동시에 작용함에도 불구하고, 각각을 독립하여 움직이기 위한 고유의 근육군이 있다. 예컨대, 팔꿈치-앞쪽과 같은 강한 힘에 의한 작업을 실행하기 위한 근막단위에는 큰 근육덩이가 갖춰져 있다. 또한 팔꿈치-가쪽과 같은 관절의 안정에 관계하는 근막단위는 대부분이 근막과 인대로 구성되고 근막을 긴장시키는 근섬유의 비율은 낮다. 팔꿉관절은 가쪽 · 안쪽으로의 안정성분이나 노뼈머리(요골두)의 회전성분이 있음에도 불구하고, 시상면에서의 앞쪽 · 뒤쪽으로의 움직임에 대한 연구가 대부분이었다.

손목(손목관절)의 안쪽회전은 노뼈와 자뼈의 먼쪽 부분에서의 엎침(회내) 성분이라 생각되고, 이것은 네모엎침근(방형회내근)에 의해 실시된다. 손목-가쪽의 운동은 노쪽편위(radial deviation)와 유사하지만, 아래팔이 해부학적 자세일 때는 노쪽손목폄근의 작용이 우위가 된다. 또한 손목-안쪽의 운동은 자쪽편위(ulna deviation)와 유사하지만, 해부학적 자세에서는 자쪽손목굽힘근의 작용이 우위가 된다. 예컨대, 사람이 걷고 있을 때에는 아래팔은 생리적인 기본자세에 있고, 노쪽편위와 자쪽편위는 단순히 그 방향으로의 운동이라 하기보다도 운동양식의 일부이다. 같은 논의로서 손목-앞쪽과 손목-뒤쪽의 움직임에 대해서도 말할 수 있다. 아래팔이 해부학적 자세라면 자쪽손목폄근과 노쪽손목굽힘근의 작용이 우위가 되지만, 일상적인 사용에서는 손가락 폄근과 손가락 굽힘근의 작용이 우위가 된다.

손의 작은 관절의 모두는 엄지손가락과 그 밖의 4개의 손가락의 2개의 기능단위로 분류할 수 있다. 엄지손가락은 맞섬운동이나 벌림운동의 일부로서 움직이는 이외에 순수한 앞쪽으로의 운동도 할 수 있다. 4개의 손가락은 정중선에서부터 떨어져 가쪽으로 움직이고 정중선에 되돌아오도록 안쪽으로 움직인다. 손가락의 개폐운동은 안쪽회전 · 가쪽회전의 회전운동 성분과 시상면에서의 앞쪽 · 뒤쪽으로의 운동성분을 가진다. 분절운동을 다루는 이 단원에서 손의 뒤쪽, 안쪽회전, 가쪽회전 등의 근막단위의 협동중심이 일방향성 운동을 협동시키는 것에 대해서 언급한다.

협동중심의 존재

각 근막단위의 협동중심은 다양한 근막 벡터에 의해서 형성된다. 근주위막과 근외막에의 표층 및 깊은 층의 근섬유의 부착과 함께 각 근막단위의 근막의 정확한 고정점을 상세하게 묘사할 수 있다. 그러나 임상경험상 근막의 고밀도화의 실용적인 검사로서 치료사를 지원하기 위해서는 해부학적으로 판단할 수 있는 각 근막단위의 부위(점)를 기술하는 것이 바람직하다.

근막단위 인지중심의 존재는 그 이름으로부터 쉽게 추론할 수 있다. 예컨대, "위팔-앞쪽" 근막단위의 인지

중심은 어깨의 앞부분이다. "팔꿈치-앞쪽"의 인지중심은 해부학적 자세에서의 팔꿈치의 앞부분에 있다(그림 35). 제7장의 3개의 표(표 7, 8, 9)는 환자에 관찰되는 통증부위를 나타낸다. 이러한 영역은 근막단위 인지중심에 대응한다. 일단 근막단위의 기능장애에 의해서 신체가 나타내는 경고신호로서의 통증과 관절통증이 인지되면 이것에 관계하는 협동중심은 쉽게 발견할 수 있다. 예컨대, 환자가 팔꿉관절의 앞부분에 통증을 호소하는 경우 치료사에 의한 치료는 팔꿈치-앞쪽 근막단위의 협동중심에 대해서 시행된다. 협동중심은 그 자체가 자발통증이 없는 영역, 예컨대 운동에 의해서 침해수용기가 신장되거나 자극되지 않는 힘살 위에 항상 발견된다.

기타의 기법에서의 점과 협동중심과의 비교

협동중심과 경혈(acupuncture points)[62]과 통증유발점(trigger point)과의 사이의 유사점을 설명함으로써 이 방법을 사용하는 실행자(practitioner)를 지원할 수 있다. 게다가 그 의도하는 바는 어떻게 하여 이 같은 점들이 근막 도수치료의 실행에서 사용되고 있는 것처럼 수천 년 동안이나 잘 조작되어 왔는가를 증명하는 것이다. 후에 융합의 협동중심의 연구에서 Cyriax와 Maigne가 권장하는 치료구역에서도 유사점을 기재한다. 때로는 경혈과 통증유발점은 협동중심과 완전히 일치하지만 일치하지 않는 일도 있다(표 5). 이 분야를 다루는 교과서를 공부할 때 마찬가지 의견의 차이가 흔히 있다. 새로운 경혈은 종전의 경락과는 다른 곳에 위치하므로 영어로는 경혈의 호칭 앞에 extra points(기혈, 奇穴)를 나타내는 ex가 놓인다.

- 경혈은 명확한 위치를 갖는다. 그러나 이 위치는 외상이나 잘못된 자세 등의 결과로서 개인사이[63]에서 변화한다. 경혈은 같은 기능을 갖지 않고 조직 내의 같은 깊이에 위치하지 않는다[64]. 융합협동중심이 힘줄 위에 있는 것에 반해서 분절의 협동중심은 힘살 위에 있다.
- 분절의 협동중심은 근육의 운동점(신경이 근육에 들어가는 곳)의 부근 또는 신경근육 접합부의 종판 가까이에 있다. 다관절근의 신경근육 종판은 매우 많다[65].
- 때로는 근막수준에서 치료를 실시하기 전에 피부수준에서 협동중심을 치료하는 것이 필요하다. 깊은 층의 섬유증(fibrotic)의 과정으로 피부층 쪽으로 콜라겐원섬유가 확장할 가능성이 있기 때문이다.
- 근막 도수치료에서 융합협동중심은 힘줄과 인대에서 Cyriax가 치료에서 사용하는 영역에 대응한다. 이 협동중심은 지지띠(retinacula)와 골지힘줄기관을 경유하여 운동을 조직화한다.
- 골막(얕은 층)은 근막과 연속적이기 때문에 골막점(periosteal points)의 자극[66]은 골막점 그 자체의 효과와 연관통증 패턴을 갖는다.

표 5 협동중심과 기타의 점과의 유사점

분절의 협동중심 단관절, 일방향성	융합의 협동중심 다관절, 다방향성
근막배열	근막나선
근육 위의 경혈	관절 위의 경혈
주된 경맥 (meridian)	힘줄근육 경맥 (tendinomuscular meridian)
근육의 통증유발점	힘줄 · 인대 치료

62 Melzack 등은 침술사에 의해서 공표되어 있는 통증에 관련된 경혈과 근육근막의 통증유발점의 존재 사이의 상관성을 검토하였다. 3㎝의 오차는 허용범위로서 전신에서 71%의 일치를 발견하였다(Travell J. 1998).

63 침술(acupuncture)에서 다루는 점은 신체의 매우 작은 영역의 명확한 위치를 갖는다. 나의 경험으로는 치료영역이 실제로는 매우 광범위하고 그 위치가 변화한다는 것을 알게 되었다(Mann F. 1995).

64 Gunn은 침을 찌름으로써 신경구조의 유형에 기초하는 4종류의 경혈을 확인하였다. 2종류는 명확한 근육의 운동점이고 또 다른 2종류는 골지힘줄기관 이었다(Travell J. 1998).

65 넙다리빗근(봉공근)과 두덩정강근(박근)은 복수의 종판을 갖고 있다(Travell J. 1998).

66 골막 침술치료에서는 침은 보통의 침술치료의 경우와 마찬가지로 삽입한다. 일반적인 침술치료와의 차이는 골막과의 접촉이 이루어지기까지 더 삽입하는 것에 있다. 나는 독일에서 일부의 의사가 골막 마사지를 시술한다고 들은 일이 있다(Mann F. 1995).

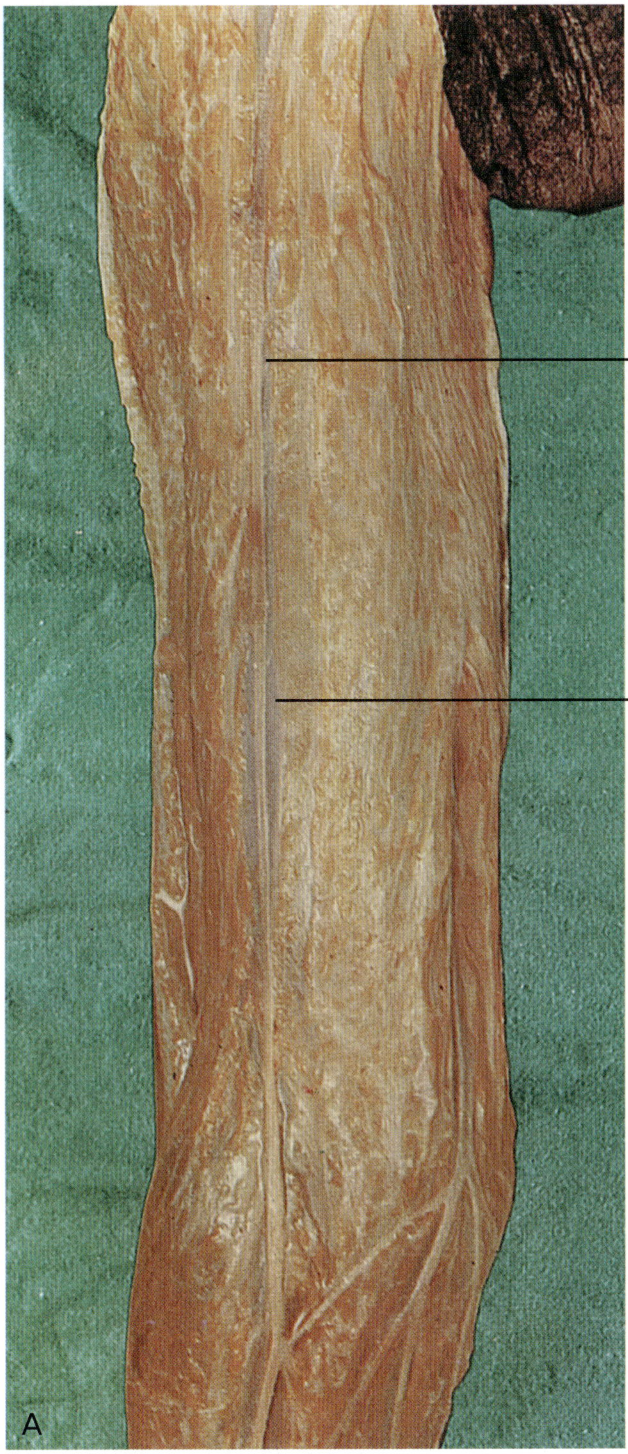

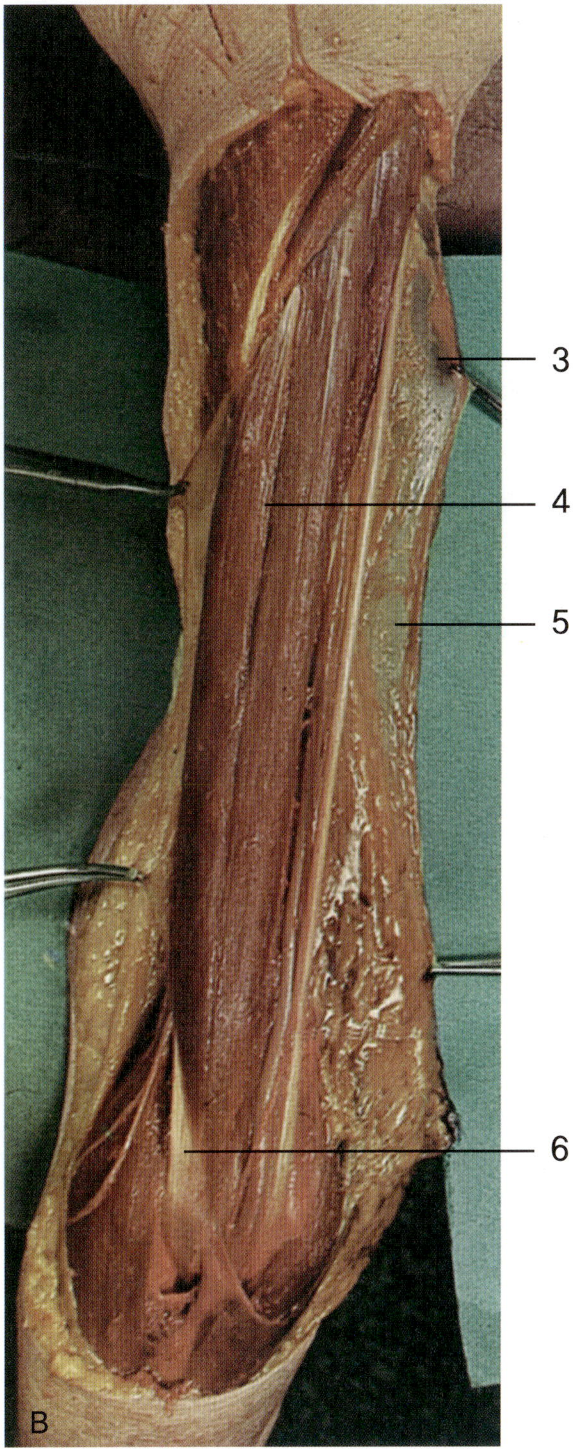

그림 35 A : 팔의 앞부분의 얕은 막과 깊은 근막, B : 팔의 앞부분 구획의 해부(Francesco Vallardi : Fumagalli-colour photographic atlas of macroscopic human anatomy. Piccin Nuova Libraria에서)

1. 팔의 얕은 근막의 성긴결합조직에 의해서 에워싸인 노쪽피부정맥.
2. 팔의 앞부분의 깊은 근막의 일부분.
3. 절단하여 잡아당긴 깊은 근막.
4. 팔꿉치-앞쪽 협동중심의 위치. 위팔두갈래근(2관절근섬유)의 근외막에서 발휘되는 견인과 근육사이 중격에 들어가는 위팔근(단관절 근섬유) 근섬유의 견인이 이 점에서 수렴한다.
5. 안쪽위팔근육사이 중격과 위팔근의 근외막에 이어지는 깊은 근막.
6. 위팔두갈래근의 먼쪽 힘줄. 근섬유가 서서히 단계적으로 이행(골지힘줄기관을 연속하여 동원시키기 위하여).

• 근막단위가 복합관절(예컨대, 손가락) 또는 복수의 분절(예컨대, 등뼈나 목뼈 등)을 지배하고 있을 때 그 협동중심은 대체로 2개 또는 3개의 경혈에 대응하고 있다. 이 경우, 협동중심은 이미 특이점이 아니고 작고 가늘고 긴 영역에 걸친다(그림 183~188).

팔의 앞쪽운동의 근막단위

어깨뼈-앞쪽의 근막단위

어깨뼈의 앞쪽운동(어깨뼈를 앞쪽과 아래쪽으로 움직인다)은 단관절근섬유(작은가슴근)와 2관절근섬유(큰가슴근)에 의해서 실행된다.

벡터의 힘(vectorial force)의 협동중심은 부리돌기의 꼬리 쪽이고 작은가슴근의 힘살 위에 있다(그림 36).

협동중심은 경혈 LU 1(중부, 中府)과 작은가슴근의 통증유발점에 대응한다.

위팔-앞쪽의 근막단위

위팔의 앞쪽운동(최대로 90°까지의 굽힘)은 단관절근섬유(부리위팔근, 어깨세모근)와 2관절근섬유(큰가슴근 빗장뼈부분, 위팔두갈래근)에 의해서 실행된다.

힘의 협동중심은 어깨세모근과 큰가슴근 사이의 고랑이고 위팔두갈래근짧은갈래 위에 있다.

협동중심은 LU 2(운문, 雲門) 또는 기혈(奇穴)의 EX 91과 어깨세모근 빗장뼈부분의 통증유발점에 대응한다.

팔꿈치-앞쪽의 근막단위

팔꿈치의 앞쪽운동(팔꿉관절의 굽힘)은 단관절근섬유(위팔근)와 2관절근섬유(위팔두갈래근)에 의해서 실행된다.

힘의 협동중심은 위팔두갈래근 힘살 위의 약간 가쪽에 있다(그림 35).

협동중심은 경혈 LU 4(협백, 俠白) (Souliè de Morant의 침술 아틀라스에 의함)과 위팔두갈래근의 가쪽 통증유발점에 대응한다.

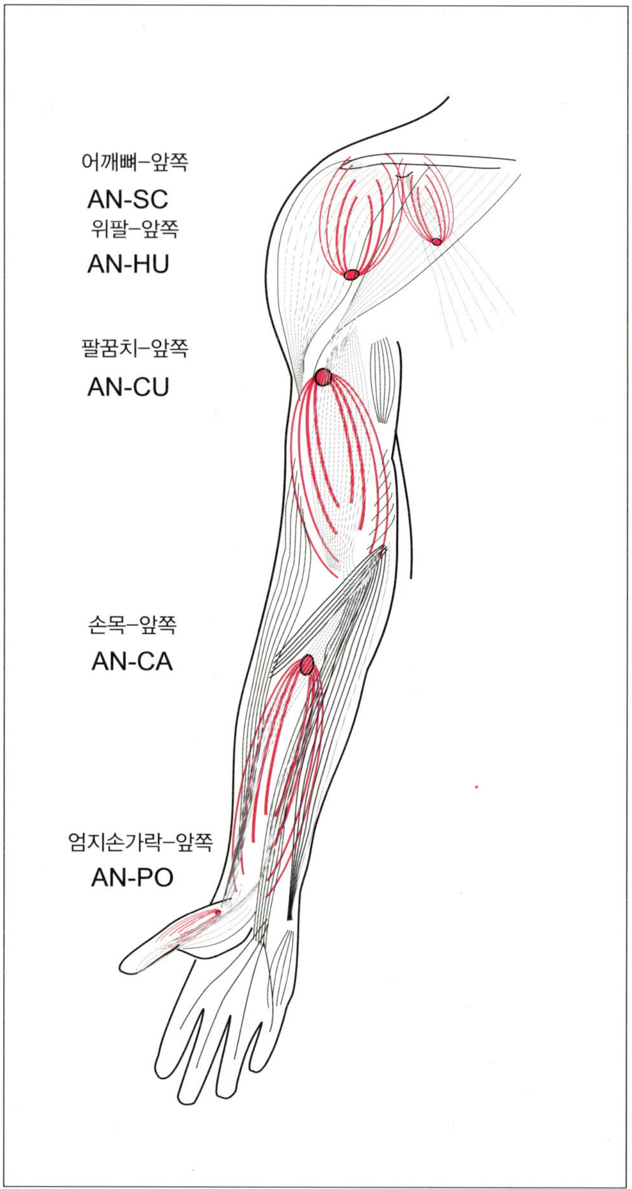

그림 36 팔의 앞쪽운동의 근막단위.

손목-앞쪽의 근막단위

손목관절의 앞쪽운동(바닥쪽굽힘과 노쪽편위)은 단관절근섬유(긴엄지굽힘근)와 2관절근섬유(노쪽손목굽힘근)에 의해서 실행된다.

벡터의 힘의 협동중심은 노쪽손목굽힘근의 가쪽이고 긴엄지굽힘근 위에 있다.

협동중심은 경혈 LU 6(공최, 功最)과 노쪽손목굽힘근의 통증유발점에 대응한다.

엄지손가락-앞쪽의 근막단위

엄지손가락의 앞쪽운동(시상면에서의 굽힘)은 단관절근섬유(짧은엄지굽힘근, 짧은엄지벌림근)와 2관절근섬유(긴엄지굽힘근)에 의해서 실행된다.

힘의 협동중심은 엄지두덩의 몸쪽 가쪽부분에 있다.

협동중심은 경혈 LU 10(어제, 魚際)과 엄지맞섬근의 통증유발점에 대항한다(이 점의 도수치료가 엄지맞섬근의 위에 가로놓인 짧은엄지벌림근의 근막을 포함하는 일은 흔히 있다. 짧은엄지벌림근은 엄지손가락을 가쪽이 아니라, 앞쪽으로 움직인다).

팔의 뒤쪽운동의 근막단위

어깨뼈-뒤쪽의 근막단위

어깨뼈의 뒤쪽운동(시상면에서의 어깨뼈의 뒤쪽으로의 움직임)은 단관절근섬유(큰마름근, 작은마름근)와 2관절근섬유(등세모근)에 의해서 실행된다.

이들 힘의 협동중심은 마름근과 등세모근 상부섬유 사이 또는 그 경계 가까이의 마름근의 힘살 위에 있다(그림 37).

협동중심은 경혈 SI 15(견중유, 肩中俞)와 작은마름근의 통증유발점에 대응한다.

위팔-뒤쪽의 근막단위

위팔의 뒤쪽운동(시상면에서의 위팔의 뒤쪽운동)은 단관절근섬유(큰원근, 어깨세모근 어깨뼈가시부분)와 2관절근섬유(넓은등근, 위팔세갈래근긴갈래)에 의해서 실행된다.

힘의 협동중심은 후부겨드랑이 벽의 배후이고 큰원근의 힘살 위에 있다.

협동중심은 경혈 SI 9(견정, 肩貞)와 큰원근의 가쪽 통증유발점에 대응한다.

팔꿈치-뒤쪽의 근막단위

팔꿈치의 뒤쪽운동(팔꿉관절의 폄)은 단관절근섬유(위팔세갈래근긴갈래)에 의해서 실행된다.

힘의 협동중심은 위팔세갈래근 긴갈래와 가쪽갈래

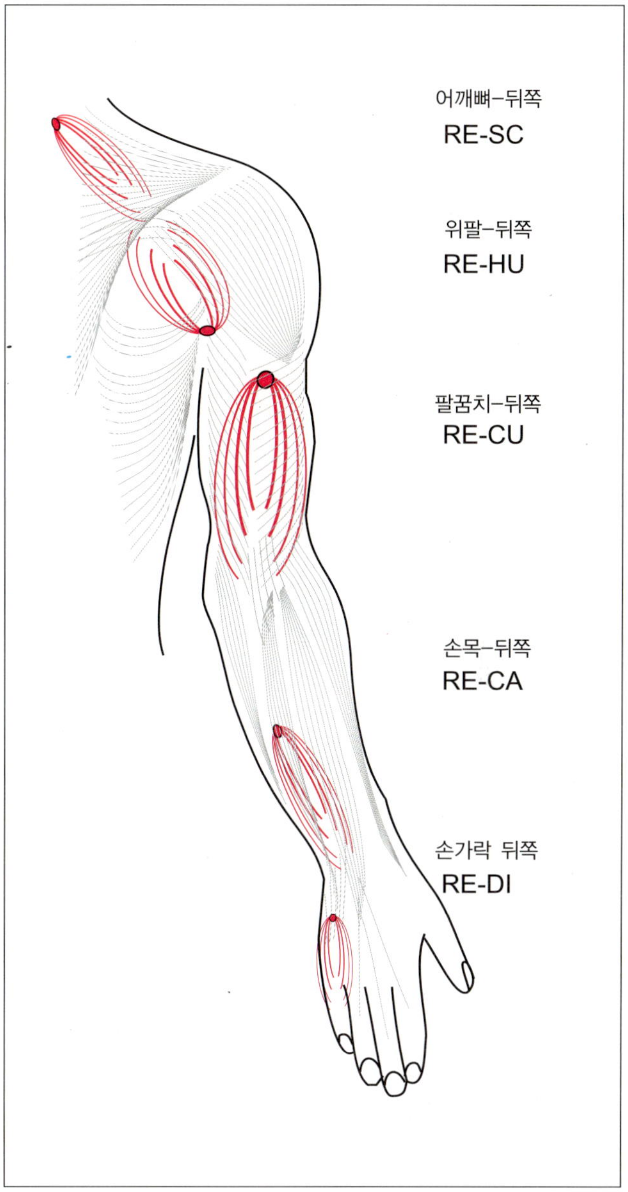

그림 37 팔의 뒤쪽운동의 근막단위.

사이이고 어깨세모근의 닿는곳 부근에 있다.

협동중심은 경혈 TE 12(소란, 消濼)와 위팔세갈래근의 제1 통증유발점에 대응한다.

손목-뒤쪽의 근막단위

손목관절의 뒤쪽운동(손목관절의 등쪽굽힘)은 단관절근섬유(자뼈에 이는곳을 가진 자쪽손목폄근)와 2관절근섬유(위팔뼈에서 시작하는 모든 손가락폄근)에 의해서 실행된다.

벡터의 힘의 협동중심은 자쪽손목폄근의 힘살 위에 있다. 여기서 자뼈에서부터 시작하는 섬유는 위팔뼈에서부터의 섬유와 결합한다.

협동중심은 경혈 SI 7(지정, 支正)과 자쪽손목폄근의 통증유발점에 대응한다.

손가락-뒤쪽의 근막단위

손가락(제2~제5손가락)의 뒤쪽운동(자쪽편위 방향에서의 손가락 폄)은 단관절근섬유(새끼벌림근)와 2관절근섬유(새끼폄근)에 의해서 실행된다.

벡터의 힘의 협동중심은 제5손허리뼈 바닥(자쪽손목폄근의 닿는곳)의 새끼벌림근 위에 있다.

협동중심은 경혈 SI 4(완골, 腕骨)와 새끼벌림근의 통증유발점에 대응한다.

팔의 안쪽운동의 근막단위

어깨뼈-안쪽의 근막단위

어깨뼈의 안쪽운동(가슴우리에의 어깨뼈의 능동적 고정)은 단관절근섬유(앞톱니근)와 2관절근섬유(넓은등근)에 의해서 실행된다.

벡터의 힘의 협동중심은 겨드랑이의 정중을 따라서 제6갈비뼈 틈새에서 앞톱니근 위에 있다(그림 38).

협동중심은 경혈 SP 21(대포, 大包)과 앞톱니근의 통증유발점에 대응한다.

위팔-안쪽의 근막단위

위팔의 안쪽운동(팔을 가슴우리 방향으로 밀어붙인다)은 단관절근섬유(위팔두갈래근짧은갈래, 부리위팔근)와 2관절근섬유(큰가슴근, 넓은등근)에 의해서 실행된다.

힘의 협동중심은 겨드랑이 가쪽 벽(겨드랑이 근막에 장력을 가하는 벡터의 수렴)의 부리위팔근의 배후에 있다.

협동중심은 경혈 HT 1(극천, 極泉)과 부리위팔근의 통증유발점에 대응한다.

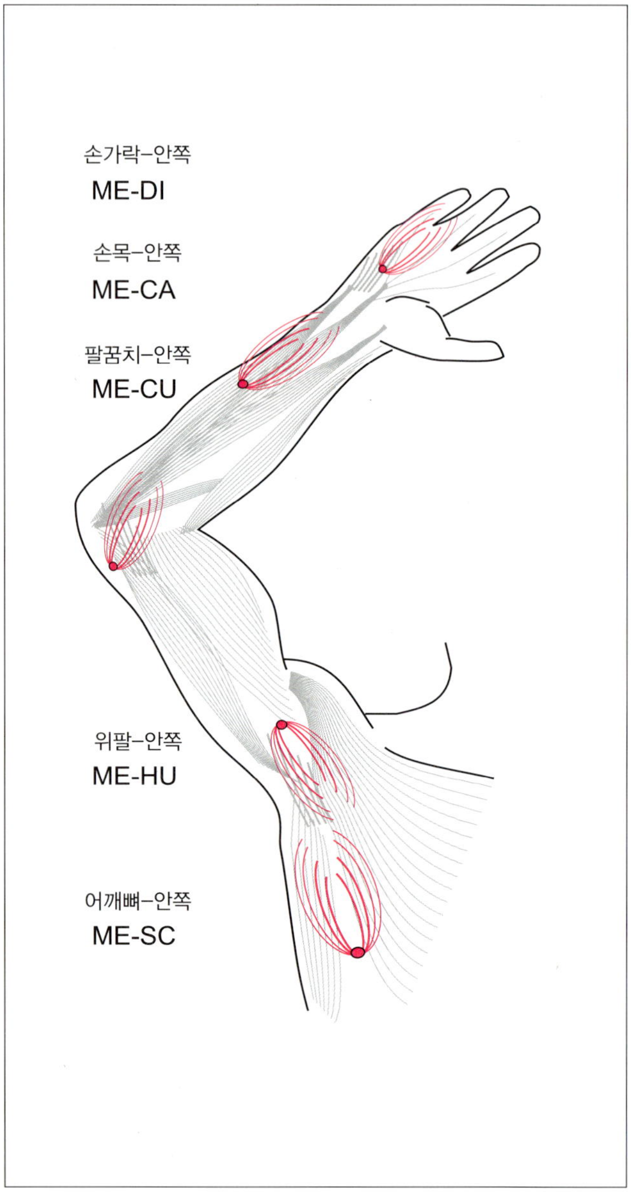

그림 38 팔의 안쪽운동의 근막단위.

팔꿈치-안쪽의 근막단위

팔꿈치의 안쪽운동(모음 사이의 팔꿉관절의 안정화)은 단관절근섬유(위팔뼈와 자뼈를 연결하는 자쪽손목굽힘근섬유)와 2관절근섬유(위팔뼈와 손목뼈를 연결하는 자쪽손목굽힘근섬유)에 의해서 실행된다.

힘의 협동중심은 자쪽손목굽힘근이 시작하는 안쪽위팔근 사이 중격 위에 있다.

협동중심은 경혈 HT 2(청령, 靑靈)에 대응한다.

손목-안쪽의 근막단위

손목관절의 안쪽운동(해부학적 체위에서부터의 자쪽편위)은 단관절근섬유(자뼈에서부터 시작하는 자쪽손목굽힘근섬유)와 2관절근섬유(위팔뼈에서부터 시작하는 제5손가락의 자쪽편위 섬유와 굽힘근섬유)에 의해서 실행된다.

힘의 협동중심은 자쪽손목굽힘근 위에 있다.

협동중심은 경혈 HT 4(영도, 靈道)와 자쪽손목굽힘근의 통증유발점에 대응한다.

손가락-안쪽의 근막단위

손가락(제2~5 손가락)의 안쪽운동(정중선 방향으로의 손가락 모음)은 단관절근섬유(바닥쪽뼈사이근, 새끼맞섬근)와 2관절근섬유(긴손바닥근 : 새끼두덩과 엄지두덩의 근육은 긴손바닥근의 힘줄막 위에 들어간다)에 의해서 실행된다.

힘의 협동중심은 짧은손바닥근과 새끼굽힘근 위에 있다.

협동중심은 경혈 HT 8(소부, 少府)과 바닥쪽뼈사이근의 통증유발점에 대응한다.

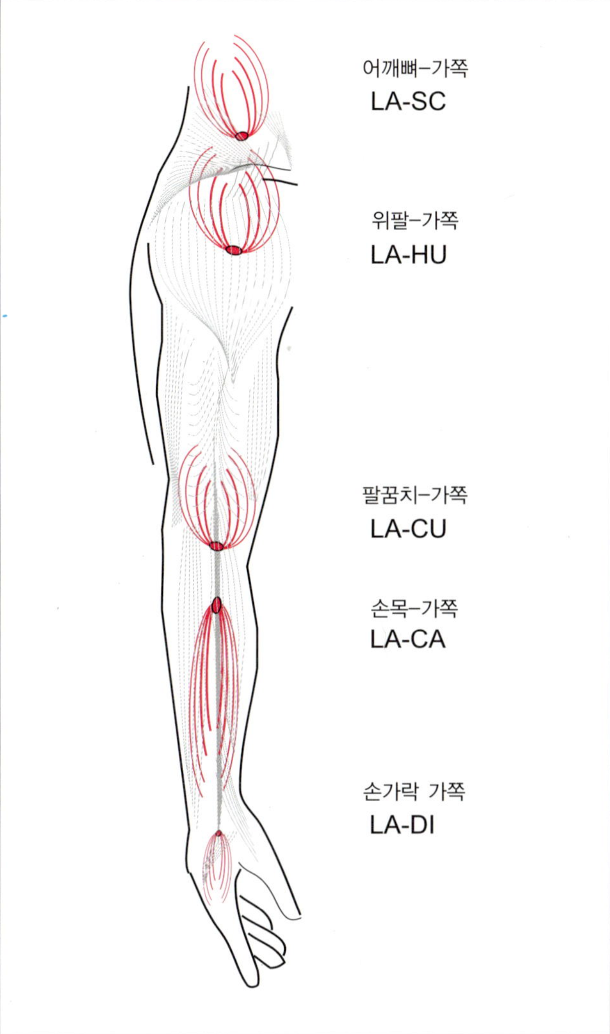

그림 39 팔의 가쪽운동의 근막단위.

팔의 가쪽운동의 근막단위

어깨뼈-가쪽의 근막단위

어깨뼈의 가쪽운동(위팔뼈 90° 이상 벌림, 팔이음뼈 올림)은 단관절근섬유(어깨목뿔근의 아랫배와 목갈비근)와 2관절근섬유(등세모근 상부섬유와 빗장뼈 위의 목빗근섬유)에 의해서 실행된다.

벡터의 협동중심은 등세모근과 목빗근 사이에서 뒤목갈비근 위에 있다(그림 39).

협동중심은 경혈 LI 17(천정, 天鼎)과 뒤목갈비근의 통증유발점에 대응한다.

위팔-가쪽의 근막단위

위팔의 가쪽운동(벌림 90°까지 올림)은 단관절근섬유(어깨세모근 봉우리부분, 가시위근)와 2관절근섬유(위팔두갈래근긴갈래)에 의해서 실행된다.

벡터의 협동중심은 가시위근이 부착하는 큰결절의 앞쪽이고 어깨세모근 위에 있다.

협동중심은 경혈 LI 15(견우, 肩髃)와 어깨세모근의 통증유발점에 대응한다.

팔꿈치-가쪽의 근막단위

팔꿈치의 가쪽운동(팔의 벌림 동안의 팔꿉관절의 고정 또는 안정화)은 단관절근섬유(위팔노근)와 2관절근섬유(긴노쪽손목폄근)에 의해서 실행된다.

벡터의 협동중심은 노뼈머리 수준에서 긴노쪽손목폄근을 분리하는 고랑이고 위팔노근 위에 있다.

협동중심은 경혈 LI 11(곡지, 曲池)과 위팔노근의 통증유발점에 대응한다.

손목-가쪽의 근막단위

손목관절의 가쪽운동(손목관절의 벌림과 폄)은 단관절근섬유(노뼈의 인대 위에 들어가는 노쪽손목폄근섬유)와 2관절근섬유(위팔뼈 위에 들어가는 긴 · 짧은노쪽손목폄근의 섬유)에 의해서 실행된다.

벡터의 협동중심은 긴 · 짧은노쪽손목폄근의 힘살 위에 있다.

협동중심은 경혈 LI 9(상렴, 上廉)와 짧은노쪽폄근의 통증유발점에 대응한다.

손가락-가쪽의 근막단위

손가락(제2~5손가락)의 가쪽운동(손가락을 벌리다)은 단관절근섬유(등쪽뼈사이근)와 2관절근섬유(긴엄지벌림근)에 의해서 실행된다.

힘의 협동중심은 제1등쪽뼈사이근 위(근막이 긴엄지벌림근힘줄과 기타의 손가락의 뼈사이근과 연결하는 부분)에 있다.

협동중심은 경혈 LI 4(합곡, 合谷)와 제1등쪽뼈사이근의 통증유발점에 대응한다.

팔의 안쪽회전의 근막단위

어깨뼈-안쪽회전의 근막단위

어깨뼈의 안쪽회전운동(어깨뼈의 관절오목을 얼굴의 앞 아래쪽으로 이동)은 단관절근섬유(빗장밑근)와 2관절근섬유(큰가슴근)에 의해서 실행된다(그림 40).

벡터의 힘의 협동중심은 빗장뼈 꼬리 쪽의 빗장밑근 힘살 위에 있다.

협동중심은 경혈 ST 13 (기호, 氣戶)과 빗장밑근의 통증유발점에 대응한다.

위팔-안쪽회전의 근막단위

위팔뼈의 안쪽회전운동(어깨의 안쪽회전)은 단관절근섬유(어깨밑근)와 2관절근섬유(큰가슴근, 넓은등근)에 의해서 실행된다.

힘의 협동중심은 큰가슴근힘줄의 꼬리 쪽에서 빗장뼈가슴근 근막 위에 있다. 그리고 이곳은 어깨밑근(이 근육은 직접 도수치료를 시행할 수 없다)과 연속하여 있다.

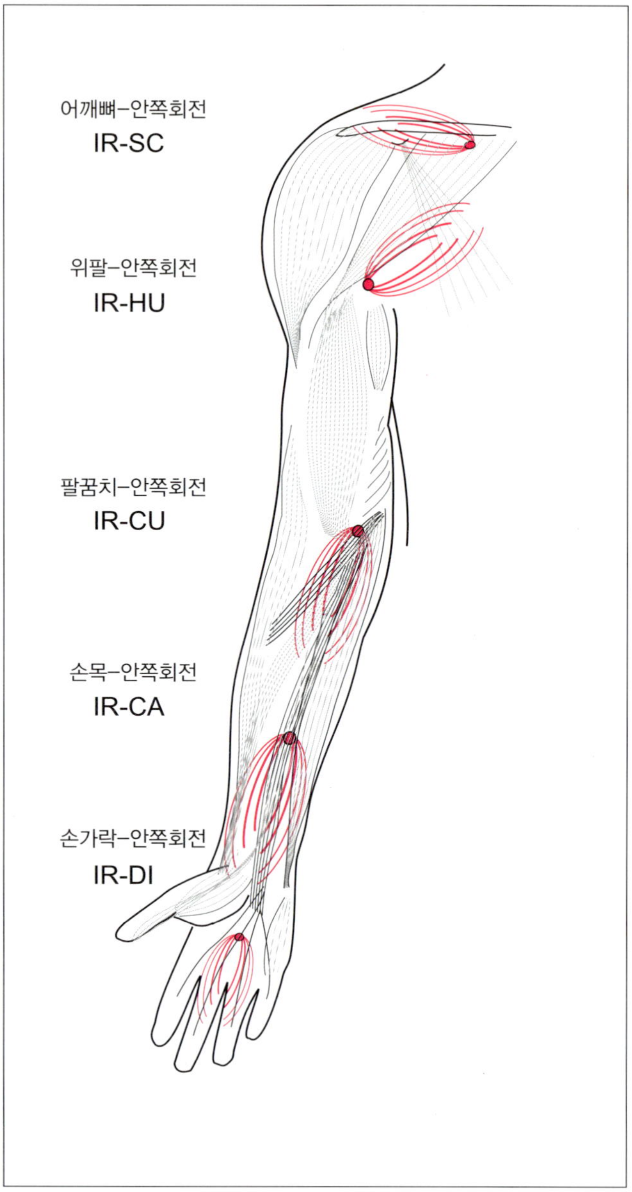

그림 40 팔의 안쪽회전운동의 근막단위.

협동중심은 경혈 PC 2(천천, 天泉)에 대응한다.

팔꿈치-안쪽회전의 근막단위

팔꿈치의 안쪽회전운동(노뼈머리 수준의 엎침)은 단관절근섬유(원엎침근)와 2관절근섬유(노쪽손목굽힘근, 긴손바닥근)에 의해서 실행된다.

힘의 협동중심은 팔오금(cubital fossa)의 안쪽모서리에서 원엎침근 위에 있다.

협동중심은 경혈 PC 3(곡택, 曲澤)과 원엎침근의 통증유발점에 대응한다.

손목-안쪽회전의 근막단위

손목관절의 안쪽회전운동(아래노자관절의 엎침)은 단관절근섬유(네모엎침근)와 2관절근섬유(위팔노근, 노쪽손목폄근, 긴손바닥근)에 의해서 실행된다.

벡터의 힘의 협동중심은 네모엎침근에 의해서 몸쪽부분(긴손바닥근과 노쪽손목굽힘근의 힘줄 사이)에 있다.

협동중심은 경혈 PC 1(극문, 郄門)과 네모엎침근의 통증유발점에 대응한다.

손가락-안쪽회전의 근막단위

손가락(제2~5손가락)의 안쪽회전운동[손가락의 굽힘은 안쪽회전을 포함한다. 이 동작은 쥐기(grip)동작에서 볼 수 있다]은 단관절근섬유(벌레근)와 2관절근섬유(깊은손가락굽힘근, 얕은손가락굽힘근)에 의해서 실행된다.

협동중심은 손바닥널힘줄(palmar aponeurosis)과 손가락굽힘근힘줄 위에 있다.

협동중심은 경혈 PC 8(노궁, 勞宮)에 대응한다.

팔의 가쪽회전운동의 근막단위

어깨뼈-가쪽회전의 근막단위

어깨뼈의 가쪽회전운동(가쪽회전과 동시에 어깨뼈 관절오목의 올림)은 단관절근섬유(앞톱니근 하부섬유)와 2관절근섬유(등세모근 상부섬유)에 의해서 실행된다.

벡터의 힘의 협동중심은 어깨뼈 윗각 위쪽에 위치한다. 여기서 앞톱니근의 근막은 어깨올림근(이것은 목의 가쪽회전에 관계한다)의 근막과 등세모근 상부섬유에 결합된다(그림 41).

협동중심은 경혈 TE 15(천료, 天髎)와 어깨올림근이 먼쪽 통증유발점에 대응한다.

위팔-가쪽회전의 근막단위

위팔뼈의 가쪽회전운동(팔의 가쪽회전)은 단관절근섬유(작은원근, 가시아래근)와 2관절근섬유(어깨세모근 어깨뼈가시부분)에 의해서 실행된다.

힘의 협동중심은 어깨뼈가시의 아래쪽이고 가시아래근과 작은원근 힘살 사이 위에 있다.

협동중심은 경혈 TE 14(견료, 肩髎)와 어깨세모근

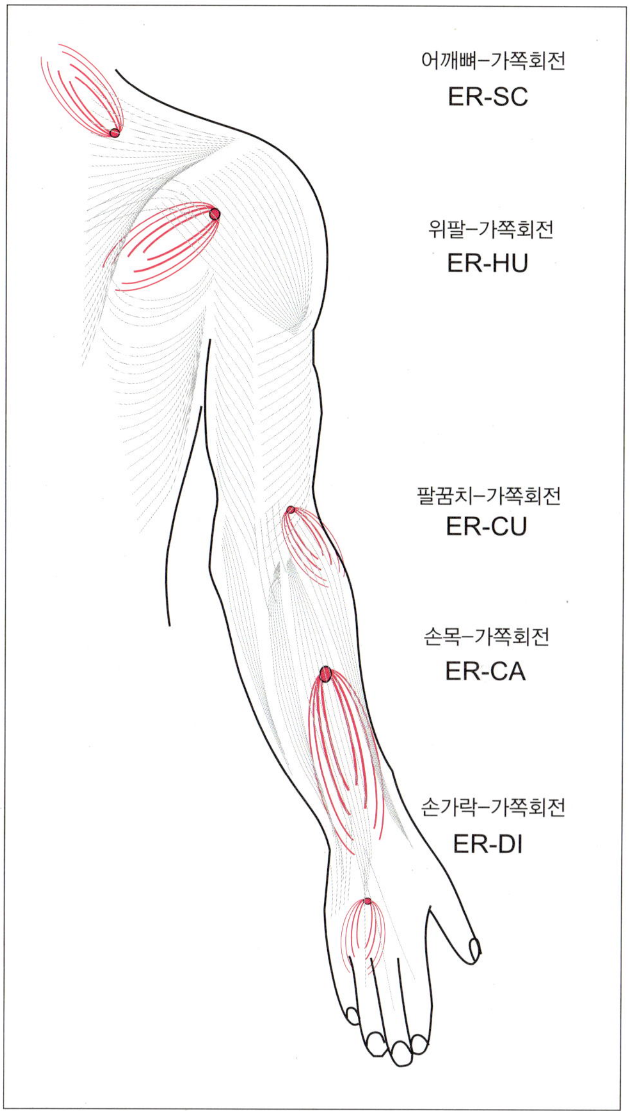

그림 41 팔의 가쪽회전운동의 근막단위.

어깨뼈가시부분 또는 작은원근의 통증유발점에 대응한다.

팔꿈치-가쪽회전의 근막단위

팔꿈치의 가쪽회전운동(노뼈머리 수준의 뒤침)은 단관절근섬유(뒤침근)와 2관절근섬유(노뼈거친면에 들어가는 위팔두갈래근, 위팔노근)에 의해서 실행된다.

힘의 협동중심은 가쪽위팔근 사이 중격에서부터의 뒤침근의 이는곳(origin)에 있다.

협동중심은 경혈 TE 10(천정, 天井)과 뒤침근의 통증유발점에 대응한다.

손목-가쪽회전의 근막단위

손목관절의 가쪽회전운동(아래노자관절의 뒤침)은 단관절근섬유(짧은엄지폄근, 긴엄지벌림근. 이것은 네모엎침근처럼 뼈사이막 위에 들어가 노뼈와 자뼈 사이에 넓어진다)와 2관절근섬유(긴엄지폄근, 손가락폄근. 이러한 근육은 손을 넓히는 행위에 관계하는 섬유를 발달시키고 부분적으로는 수평면상이 이러한 활동을 단념하였다)에 의해서 실행된다.

힘의 협동중심은 긴엄지폄근과 손가락폄근 위에 있다.

협동중심은 경혈 TE 8(삼양락, 三陽絡)과 긴엄지폄근의 통증유발점에 대응한다.

손가락-가쪽회전의 근막단위

손가락(제2~5손가락)의 가쪽회전운동은 단관절근섬유(벌레근)와 2관절근섬유(손가락폄근)에 의해서 실행된다.

힘의 협동중심은 벌레근과 등쪽뼈사이근 위에 있다. 손목관절의 협동중심이 이러한 힘의 협동에 관여하는 동안, 등쪽근막은 치밀한 손가락운동을 협동시킨다.

협동중심은 경혈 TE 3(중저, 中渚)에 대응한다.

제 5 장
몸통의 근막단위

몸통의 운동체계는 팔에서 볼 수 있는 것 같은 운동체계와는 몇 가지 측면에서 다르다.

시상면

3개의 면에서의 몸통 운동을 나타내는 용어에는 혼란스러운 일이 많다. 예컨대, "몸통 굽힘"의 운동은 앞쪽으로의 굽힘의 작용을 언급하는 데 사용되고 있으나, 이 운동은 척주세움근의 원심성 활동에 의해서 실행된다. 따라서 이것은 목, 가슴우리, 허리의 뒤쪽운동의 근막단위에 의해서 조절된다. 앞쪽운동 또는 몸통의 "굽힘근"을 검사할 때에는 사람은 바로 누운 자세에서 머리와 가슴우리를 올리도록 요구된다.

이마면

몸통의 안쪽운동과 같은 움직임은 존재하지 않는다. 그러나 정중선을 따라가는 인대는 신체 정렬의 인지에 관해서 작용한다. 신체의 양쪽에서 가쪽운동 근막단위는 대항근으로서 작용한다. 즉, 팔다리에서의 가쪽운동 근막단위의 대항근이 안쪽운동 근막단위인 것에 반해서, 몸통에서의 가쪽운동 근막단위의 대항근은 정중선에 신체분절을 재정렬시키는 반대쪽의 가쪽운동 근막단위이다.

수평면

수평면상의 팔다리 운동은 하나의 근막단위의 수축에 의해서 시행된다. 그리고 이것은 고정된 뼈에 대한 지렛대의 움직임이다. 예컨대, 위팔의 가쪽회전은 위팔-가쪽회전의 하나의 근막단위에 의해서 실행된다(그림 42).

몸통에서 그 회전운동은 가동계로서 일어나기 때문에 우력(coupled force)이 요구된다. 척추는 외부의 우력이 회전작용을 일으키기 위한 회전축으로서 작용한다.

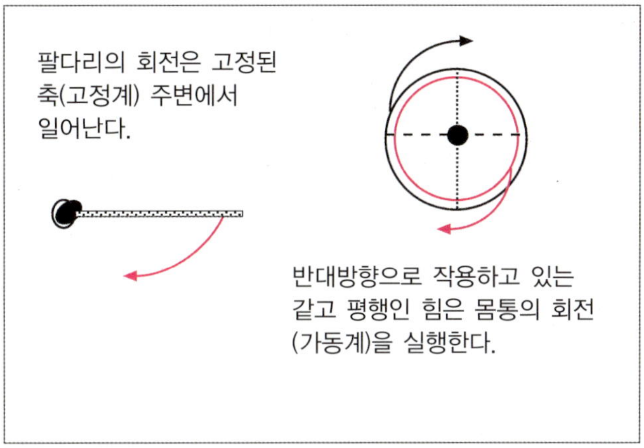

그림 42 몸통에서 수평면에 작용하는 우력.

일반적으로 몸통운동의 연구에서 몸을 뒤쪽으로 향해서 돌리는 운동에서는 등의 근육을 고려할 뿐이고 신체의 반대쪽에서 동시에 발생하는 몸통 앞부분의 힘에 관해서는 주의를 기울이지 않는다. 이러한 차이가 있었다 해도 몸통과 팔다리의 양쪽에서 뇌는 안쪽회전은 안쪽으로 향하는 운동, 가쪽회전은 가쪽으로 향하는 운동이라 해석한다.

머리의 근막단위

머리는 하나의 분절이라 생각되지만 이것은 3개의 주된 가동부분으로 구성된다. 눈[골성 눈확(bony orbit)의 안구회전에 의한), 턱관절, 귓속뼈에 의한 가운데귀이다. 이것들은 각각 그 자체의 근육과 근막단위를 갖는다.

눈은 3면에서 안구를 움직이는 6개의 근육군에 의한 절구관절이다.

---

67 입을 벌릴 때는 턱관절의 하위관절에서는 회전운동이 일어나고, 상위관절에서는 앞쪽으로의 미끄럼이 일어난다. 이 운동을 조절하고 있는 것은 대부분이 가쪽날개근(외측익돌근)이다. 입을 벌리는 것에 따라서 옆쪽운동도 일어난다(Platzer W. 1979)

아래턱뼈는 앞쪽, 옆쪽 그리고 회전운동을 일으킨다[67]. 안쪽회전, 앞쪽, 가쪽의 근막단위는 이들의 운동궤도를 지배한다.

귓속뼈의 연쇄[68]는 서로가 대항근인 2개의 근육(고막긴장근과 등자근)의 작용을 받는다. 등자뼈의 근육(등자근)은 고막을 이완한다[69]. 이 막의 긴장은 목의 근막의 견인에 의해서도 조정된다.

혀는 머리에도 위치하고 있다. 그러나 혀가 아래인두근계에서부터 시작하므로[70] 협동중심은 목에서 찾아볼 수 있다.

머리의 근육계는 처음에는 3개의 인두굽이(인두궁)와 3개의 머리의 체절(cephalic somites)에서 시작한다[71]. 그리고 이것은 몸통의 체절과 연속적이다. 근막배열은 이러한 기원의 일종의 영속적인 증명이다. 예컨대, 눈의 위곧은근(상직근)은 안구를 위쪽돌림을 시킨다. 그리고 이 작용은 척주세움근과 항상 동시 발생한다. 눈 안의 근막은 머리외피 근막의 세로섬유를 경유하여 목덜미 근막과 연속한다. 이 근막은 뒤통수근 및 이마근에 의해서 세로방향으로 장력이 가해진다. 동시에 이 구조는 머리 뒤쪽의 근막단위를 형성하고, 이것은 3개의 작은 근막단위로 나뉜다. 각각의 작은 근막단위는 특히 아래의 근섬유의 협동에 작용한다. 머리–뒤쪽 1 = 눈의 위곧은근, 머리–뒤쪽 2 = 이마근, 머리–뒤쪽 3 = 뒤통수근이다.

이 근막단위의 대항근은 머리–앞쪽이다. 머리–앞쪽은 아래의 3개의 작은 근막단위로 나뉜다. 머리–앞쪽 1 = 눈의 아래곧은근(하직근), 머리–앞쪽 2 = 광대근(zygomaticus muscle)과 입꼬리올림근(구각거근), 머리–앞쪽 3 = 입꼬리내림근(구각하제근)과 두힘살근(악이복근)의 앞힘살이다. 이 근육 모두는 연결되어 있고[72] 이것들은 눈확(안와) 아래모서리에서 시작한다[73]. 이것들은 머리–뒤쪽의 근막단위에 대해서 눈확 및 얼굴근막에 반대방향의 장력을 가한다. 이 연속성은 눈과 머리와 목의 운동 동안에 존재하는 협동작용(synergy)을 촉진한다. 이 협동작용은 머리를 내리면 동시에 눈을 올리는 것을 어렵게 하고 있고, 또한 반대의 움직임에서도 그러하다.

입꼬리올림근은 위입술올림근(상순거근)의 안쪽부분이다. 실제로 위입술올림근이 머리–앞쪽 근막단위의 부분인 것에 반해서 입꼬리올림근[74]은 머리–안쪽 근막단위의 일부이다.

머리–안쪽 근막단위 1은 안쪽눈꺼풀인대(내측안검인대)에서 시작되고, 머리–가쪽 근막단위 1은 가쪽눈꺼풀인대에서부터 시작된다. 이 2개의 인대는 눈둘레근(안륜근)의 양 극단에 위치하고 있다. 안쪽눈꺼풀인대는 눈물주머니(누낭)와 관계가 밀접하고, 가쪽눈꺼풀인대는 눈의 가쪽 각의 부분에서 끝나지 않고 관자근막(측두근막)과 연속한다[75]. 머리–가쪽근막단위 3의 협동중심은 깨물근근막에 위치하여 관자근막과 연속하여 있다.

---

68 귀의 작은뼈의 형성은 턱관절의 변환과 연관성이 있다. 제2인두굽이는 등자뼈로 형태를 바꾼다. 포유류에서 위턱활(상악궁)의 최초의 관절에서부터 분리한 2개의 연골성 뼈는 가운뎃귀에 포함된다. 네모뼈(quadrate bone)는 모루뼈(incus)가 되고 메켈연골은 망치뼈(malleus)가 된다(Stefanelli A. 1968).

69 망치뼈의 근육은 삼차신경의 아래턱 분지에 의한 신경분포를 받는다. 이 대항근인 등자근은 고막을 이완시키지만 신경은 얼굴신경에 의한 분포를 받는다(Testut L, 1987).

70 가로막(횡격막)의 근육은 아래인두근육(infra branchial musculature)계에서부터 시작한다. 따라서 이 영역에서부터 몸통(가로막)에 발달하는 근육의 형성으로서의 꼬리 쪽으로의 이동과 머리(혀)방향으로의 머리 쪽의 이동이 있다(Stefanelli A. 1968).

71 머리의 근육계는 인두굽이에서부터 시작되지만, 머리 체절에 유래하는 그 근육계의 일부도 있다(Stefanelli A. 1968).

72 세모꼴의 입꼬리내림근(어깨세모근)은 넓은목근의 몇 개의 섬유다발과 함께 위 가쪽에서 광대근과 융합한다. 입꼬리내림근은 깨물근의 근막에서부터 시작하고 있는 몇 개의 근육의 섬유를 받는다고 일컬어지고 있다. 그리고 입꼬리내림근을 경유하여 입술의 끝 쪽으로 수렴한다. 자주 입꼬리내림근의 깊숙이 위치하는 섬유는 반대쪽으로부터의 다른 섬유와 결합하도록 턱의 밑을 통과한다(Chiarugi G, 1975).

73 작은광대근과 입꼬리올림근의 눈확 아래모서리에서 눈확아래구멍(안와하공)보다 위에서 시작하고, 아래쪽의 윗입술로 들어간다(Chiarugi G, 1975).

74 입꼬리올림근은 안쪽안확인대의 가까이에서 위턱뼈 이마돌기에서부터 시작하고, 부분적으로 콧구멍 가까이의 피부로, 그리고 부분적으로 윗입술의 피부로 들어가기 때문에 수직 동시에 가쪽으로 내려간다(Chiarugi G, 1975).

75 눈둘레근의 몇 개의 섬유다발은 치밀 결합조직을 경유하여 관자근의 근막에 연결되어 있고, 눈의 가쪽 각의 부분에서는 끝나지 않는다(Chiarugi G, 1975).

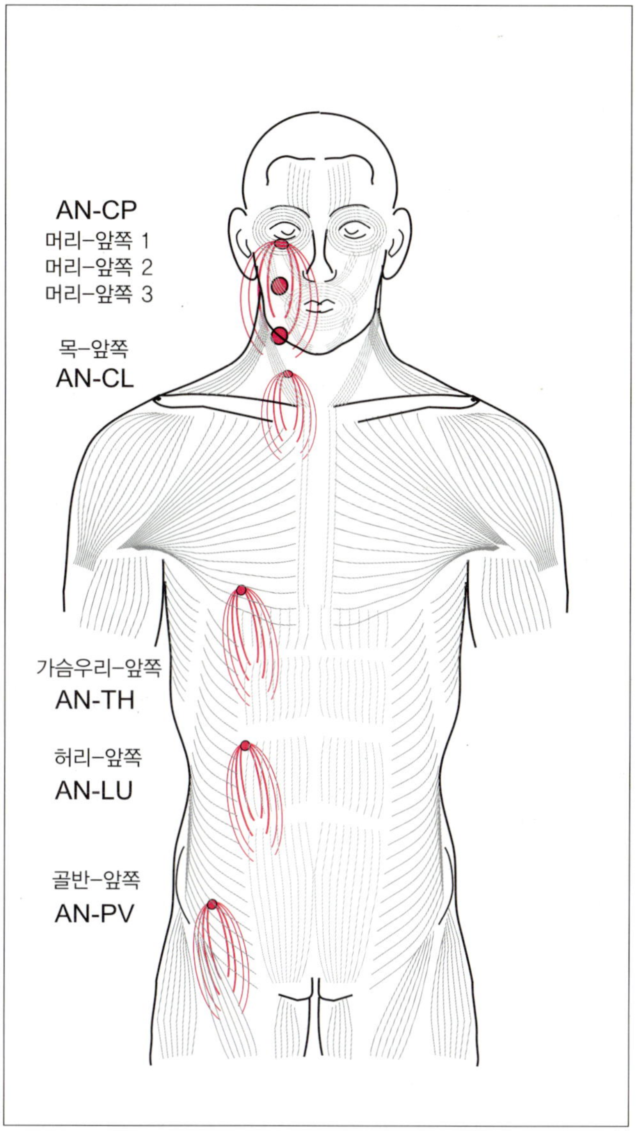

그림 43 몸통의 앞쪽운동의 근막단위.

몸통의 앞쪽운동의 근막단위

머리-앞쪽의 근막단위

머리의 앞쪽운동은 3개의 작은 근막단위로 형성된다(그림 43). 머리-앞쪽 1 = 눈의 아래곧은근. 협동중심은 안구와 눈확 아래모서리의 중간점에 위치한다. 머리-앞쪽 2 = 광대근. 협동중심은 바깥귓구멍(외이공)의 코방울(비익) 가쪽에 있다. 바깥귓구멍의 코방울 가쪽에 있다. 머리-앞쪽 3 = 두힘살근 앞힘살. 협동중심은 아래턱뼈몸통의 아래모서리 위에 있다. 통합요소는 얼굴근막이고, 넓은목근(광경근)에 의해서 장력이 가해져 있다.

협동중심은 경혈 ST 1(승읍, 承泣), ST 3(거료, 巨髎), ST 5(대영, 大迎)과 광대근과 두힘살근 앞힘살의 통증유발점에 대응한다(그림 44).

목-앞쪽의 근막단위

목의 앞쪽운동(바로 누운 자세에서부터 머리를 들어 올린다. 목을 앞쪽으로 이동)은 단관절근섬유(목긴근)와 2관절근섬유(목빗근)에 의해서 실행된다.

벡터의 힘의 협동중심은 방패연골(갑상연골)의 가쪽에 있는 목빗근 앞모서리에 있다.

협동중심은 경혈 ST 9(인영, 人迎)와 목빗근의 앞쪽 통증유발점에 대응한다.

가슴우리-앞쪽의 근막단위

가슴우리의 앞쪽운동(바로 누운 자세에서부터 가슴우리를 들어올린다)은 단관절근섬유(복장근)와 2관절근섬유(큰가슴근, 배곧은근)에 의해서 실행된다.

힘의 협동중심은 하위갈비뼈활의 바로 아래에 있다.

협동중심은 경혈 ST 19(불용, 不容)와 때로는 파격적으로 존재하는 복장근이 아니라, 큰가슴근 복부섬유의 통증유발점에 대응한다.

허리-앞쪽의 근막단위

허리의 앞쪽운동(바로 누운 자세에서부터 일어난다)은 단관절근섬유(나눔힘줄 사이에 있는 배곧은근섬유)와 2관절근섬유(배빗근, 배가로근)에 의해서 실행된다.

힘의 협동중심은 배꼽 가쪽의 배곧은근 위에 있다.

협동중심은 경혈 ST 25(천추, 天樞)와 배곧은근의 통증유발점에 대응한다.

골반-앞쪽의 근막단위

골반의 앞쪽운동(바로 누운 자세에서부터 위쪽으로 골반을 들어올린다)은 단관절근섬유(넙다리가 고정되어 있으면 앞쪽으로 골반을 회전시키는 엉덩근)와 2관절근섬유(배곧은근)에 의해서 실행된다.

힘의 협동중심은 엉덩근 위에 있다. 그리고 이것은 엉덩허리근(장요근)의 근막에 작용할 수 있는 가장 이용 가능한 점이다.

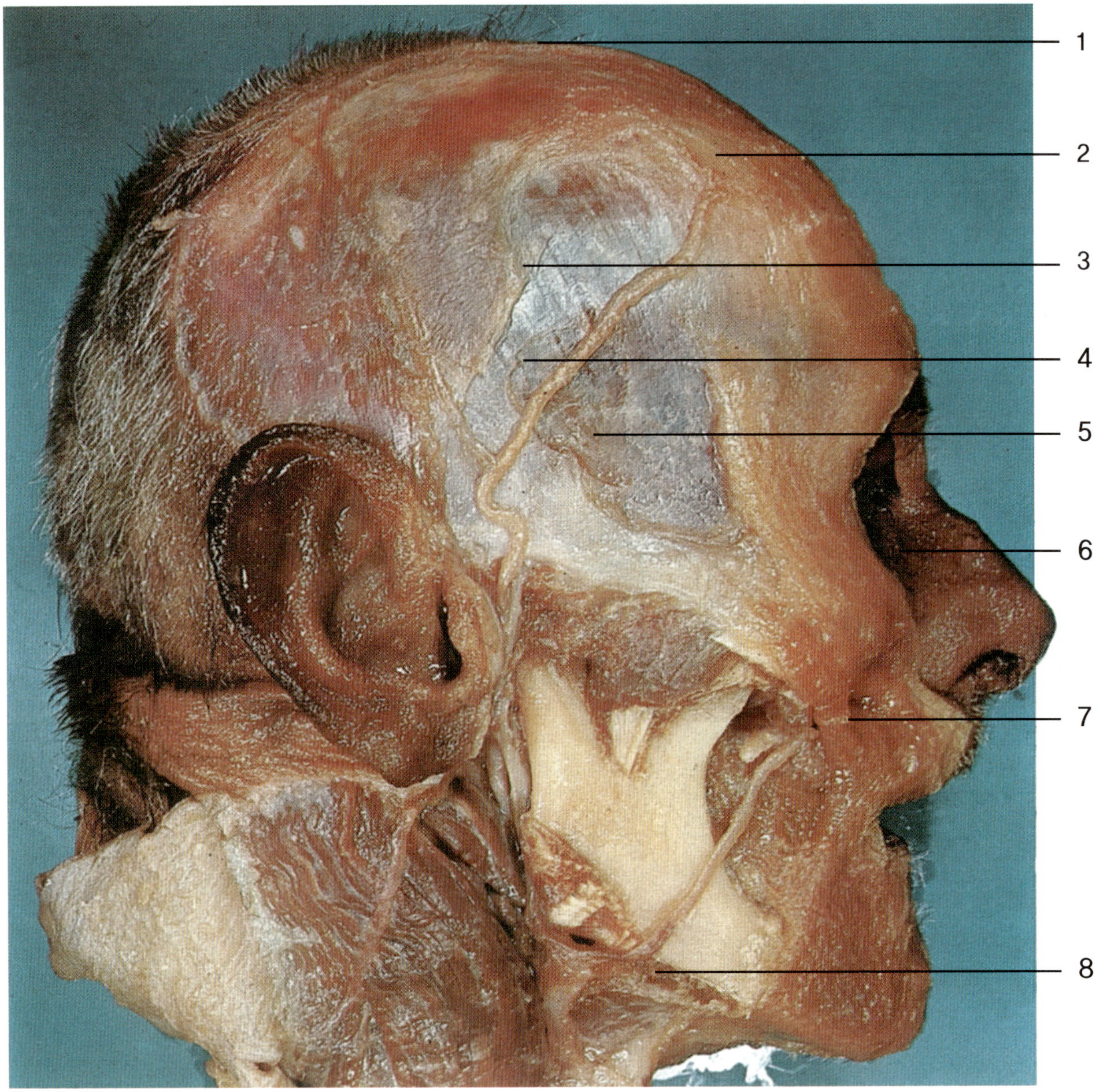

그림 44 머리덮개널힘줄(모상건막)과 머리외피근막에 의한 머리의 관자부분(Francesco Vallardi : Fumagalli-colour photographic atlas of macroscopic human anatomy. Piccin Nuova Libraria에서).

1. 두피
2. 피하결합조직 또는 얕은 근막 또는 머리덮개널힘줄. 이 널힘줄에는 앞쪽에서 이마근(머리-뒤쪽 2)과 뒤쪽에서 뒤통수근(머리-뒤쪽 3)과 옆쪽에서 관자근 및 귓바퀴근(이개근)이 방산하여 부착한다.
3. 성긴 활주결합조직 또는 이름이 붙어있지 않은 근막의 층 또는 널힘줄 아래층.
4. 깊은 근막. 이 머리외피근막은 그 표층의 성긴 결합조직에 의해서 분리되고 머리덮개널힘줄의 아래에서 머리뼈 전체에 연결되어 있다. 이 독립된 활주운동은 3면에서의 머리의 운동을 가능케 한다.
5. 관자근의 근막은 위쪽에서는 머리외피근막과 아래쪽에서는 깨물근막과 연속적이다.
6. 머리-앞쪽 1의 근막단위 협동중심은 아래곧은근과 연관성이 있다.
7. 머리-앞쪽 2의 근막단위 협동중심은 광대근 위에 있다.
8. 머리-앞쪽 3의 근막단위 협동중심은 두힘살근의 뒤힘살(시상면의 목부분-뒤쪽 근막단위)은 꼭지돌기(유양돌기)에 부착한다.

협동중심은 경혈 SP 14 (복결, 腹結)와 아래 사분면(quadrant)의 바깥배빗근의 통증유발점에 대응한다.

몸통의 뒤쪽운동의 근막단위

머리-뒤쪽의 근막단위

머리의 뒤쪽운동은 3개의 작은 근막단위에 의해서 형성된다(그림 45). 머리-뒤쪽 1 = 눈의 위곧은근이고, 협동중심은 눈썹의 안쪽 끝에 있다. 머리-뒤쪽 2 = 이마근이고 협동중심은 이마근의 중앙에 있다(그림 44). 머리-뒤쪽 3 = 뒤통수근이고, 협동중심은 이 근육과 척주세움근과의 사이의 영역에 있다.

통합요소는 머리외피근막이고 이것은 위에서 언급한 근육에 의해서 장력이 가해져 있다.

협동중심은 경혈 BL 2(찬죽, 攢竹) BL 4(곡차, 曲差), BL 9(옥침, 玉枕)와 머리반가시근의 통증유발점 3과 뒤통수근과 이마근의 통증유발점에 대응한다.

목-뒤쪽의 근막단위

목의 뒤쪽운동(목을 뒤쪽으로 움직인다)은 단관절근섬유(목뼈의 뭇갈래근)와 2관절근섬유(목반가시근, 목가장긴근)에 의해서 실행된다.

힘의 협동중심은 제6목뼈 수준에서 척주세움근의 힘살 위에 있다.

협동중심은 경혈 SI 16(천창, 天窓)과 뭇갈래근의 제1통증유발점에 대응한다.

가슴우리-뒤쪽의 근막단위

가슴우리의 뒤쪽운동(가슴우리의 젖힘)은 단관절근섬유(등뼈의 뭇갈래근)와 2관절근섬유(가슴가장긴근)에 의해서 실행된다.

벡터의 힘의 협동중심은 제4등뼈 수준에서 척주세움근의 힘살 위에 있다. 그림 45에 나타낸 것처럼 이 협동중심에서부터의 연관통증과 긴장은 제7목뼈에서 빈번하게 나타난다.

협동중심은 경혈 BL 14(궐음유, 厥陰俞)와 척주세움근의 통증유발점에 대응한다.

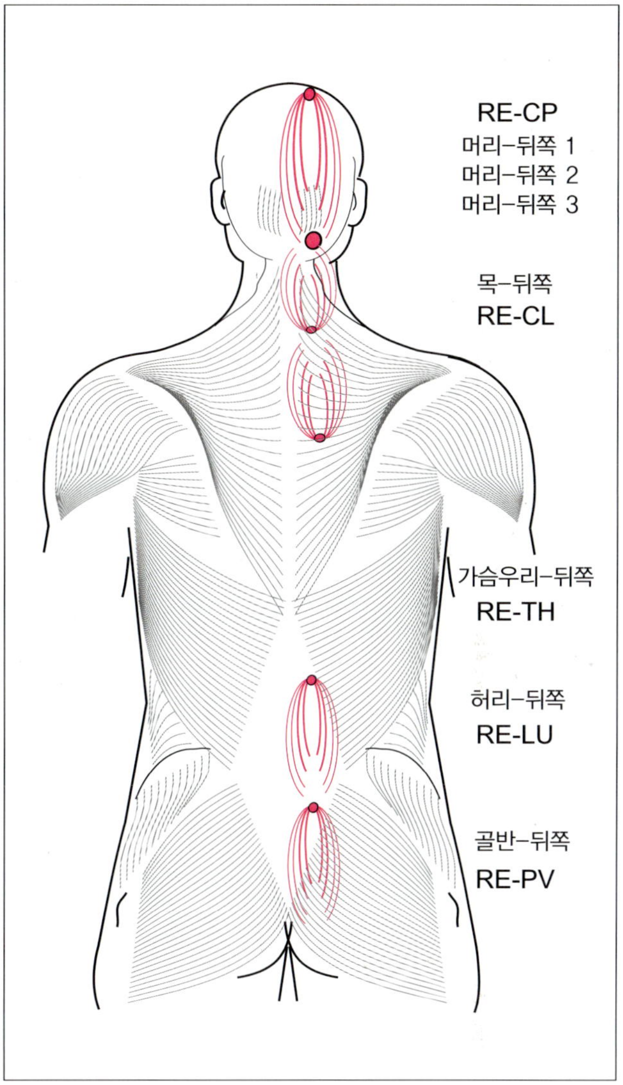

그림 45 몸통의 뒤쪽운동의 근막단위.

허리-뒤쪽의 근막단위

허리의 뒤쪽운동(허리를 일으킨다)은 단관절근섬유(뭇갈래근)와 2관절근섬유(허리부분의 엉치가시근군)에 의해서 실행된다.

힘의 협동중심은 제1허리뼈 수준에서 척주세움근의 힘살 위에 있다.

협동중심은 경혈 BL 22(삼초유, 三焦俞)와 허리의 엉치가시근군과 뭇갈래근의 통증유발점에 대응한다.

골반-뒤쪽의 근막단위

골반의 뒤쪽운동(젖힘)은 단관절근섬유(뭇갈래근)와 2관절근섬유(엉덩허리갈비근, 허리네모근)에 의해서 실행된다.

벡터의 힘의 협동중심은 엉덩허리인대에서부터의 허리네모근의 이는곳 위에 있다.

이 협동중심은 경혈 BL 26(관원유, 關元俞)와 제1 엉치뼈 수준의 뭇갈래근의 통증유발점에 대응한다.

몸통의 안쪽운동의 근막단위

머리-안쪽의 근막단위

머리의 안쪽운동(머리를 정중에 위치시킨다)은 3개의 작은 근막단위에 의해서 나뉜다. 머리-안쪽 1 = 눈의 안쪽곧은근이고, 협동중심은 눈의 안쪽 각 위에 있다. 머리-안쪽 2 = 아래턱뼈의 중앙의 솔기(봉선, raphe)이고 협동중심은 아래턱 바닥의 하부에 있다. 머리-뒤쪽 3 = 목덜미인대의 뒤통수뼈 닿는곳이고 협동중심은 바깥뒤통수융기(외후두융기)의 꼬리 쪽에 있다(그림 46).

협동중심은 경혈 BL 1(청명, 睛明), CV 23(염천, 廉泉), GV 16(풍부, 風府)에 대응한다.

배쪽 목-안쪽의 근막단위

목의 안쪽운동(중력중심선 위에 목을 위치시킨다)은 앞목 근막의 목의 백색선(linea alba) 또는 중앙솔기에 의해서 앞쪽에서 조정되어 있다. 이 선의 협동중심은 목아래패임(suprasternal notch) 위에 있다.

협동중심은 경혈 CV 22(천돌, 天突)에 대응한다.

등쪽 목-안쪽의 근막단위

목의 안쪽운동은 목덜미인대에 의해서 뒤쪽에서 조정되어 있다. 협동중심은 제7목뼈의 인대 위에 있고 그 자체에 공간에서의 목의 위치를 지각하는 역할이 있다.

협동중심은 경혈 GV 14(대추, 大椎)에 대응한다.

배쪽 가슴우리-안쪽의 근막단위

배쪽 가슴우리의 안쪽운동은 큰가슴근의 2개의 힘살 사이에 장력이 가해져 있는 복장뼈 근막에 관계한다.

힘의 협동중심은 복장뼈 위에 있다.

협동중심은 경혈 CV 16(중정, 中庭)에 대응한다.

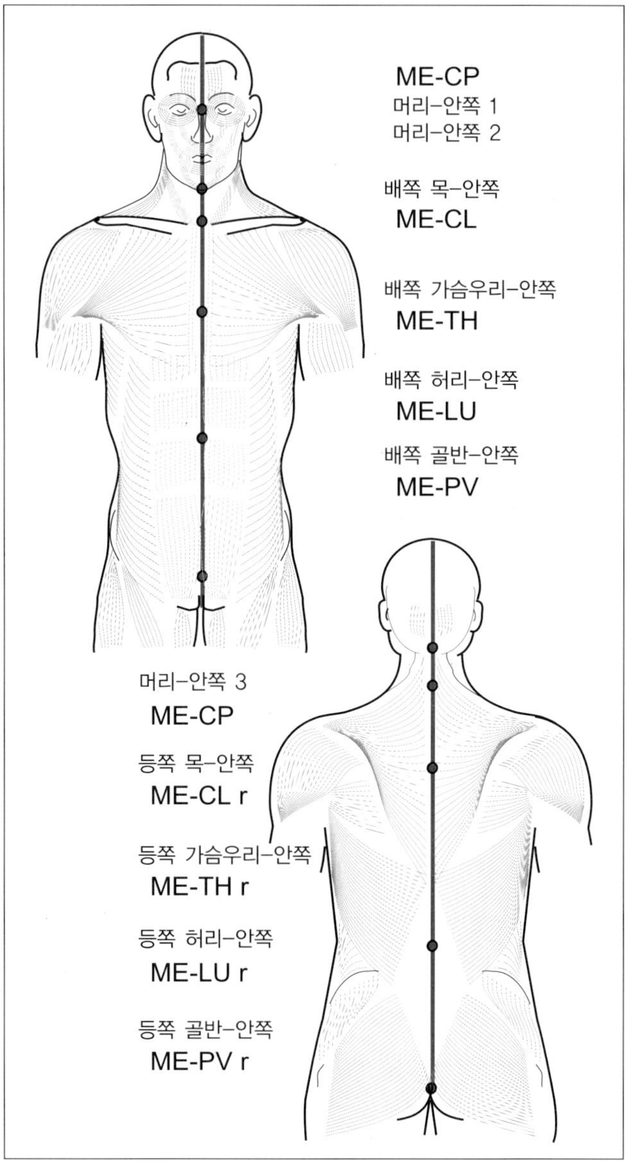

그림 46 몸통의 안쪽운동의 근막단위.

등쪽 가슴우리-안쪽의 근막단위

벡터 힘의 협동중심은 제4등뼈의 가시위인대 및 가시사이인대 위에 있다. (몸통의 모든 협동중심은 가장 크고 약간 몸쪽이나 먼쪽에 2차성의 점을 갖고 있다.)

협동중심은 경혈 GV 12(신주, 身柱)에 대응한다.

배쪽 허리-안쪽의 근막단위

힘의 협동중심은 배꼽과 칼돌기 사이의 배의 백색선 위에 있다.

협동중심은 경혈 CV 9(수분, 水分)에 대응한다.

등쪽 허리-안쪽의 근막단위

힘의 협동중심은 제2허리뼈의 가시사이인대 위에 있다.

협동중심은 경혈 GV 4(명문, 命門)에 대응한다.

배쪽 골반-안쪽의 근막단위

힘의 협동중심은 백색선에 장력을 가하는 좌우의 배세모근(추체근) 사이에 있다.

협동중심은 경혈 CV 3(중극, 中極)에 대응한다.

등쪽 골반-안쪽의 근막단위

힘의 협동중심은 엉치뼈와 꼬리뼈 사이의 두덩꼬리뼈 근막의 솔기 위에 있다.

협동중심은 경혈 GV 2(요유, 腰俞)에 대응한다.

몸통의 가쪽운동의 근막단위

머리-가쪽의 근막단위

머리의 가쪽운동은 3개의 작은 근막단위에 의해서 나뉜다(그림 47). 머리-가쪽 1 = 눈의 가쪽곧은근이고 협동중심은 눈의 가쪽 각 위에 있다. 머리-가쪽 2 = 관자근이고 협동중심은 이 근육의 중심에 있다. 관자근과 깨물근의 근막은 아래턱뼈의 입을 다물게 하는 작용을 통합한다.

협동중심은 경혈 GB 1(동자료, 瞳子髎), ST 8(두유, 頭維), ST 6(협차, 頰車)과 관자근의 통증유발점 1, 2, 3(근막의 고밀도화를 일으킨 부위에 따라서)과 깨물근의 통증유발점에 대응한다.

목-가쪽의 근막단위

목의 가쪽운동(목의 옆굽힘)은 단관절근섬유(중간목갈비근)와 2관절근섬유(목빗근)에 의해서 실행된다.

벡터의 힘의 협동중심은 방패연골의 높이에서 목빗근 가쪽부분 위에 있다.

협동중심은 경혈 LI 18(부돌, 扶突)과 목빗근 복장부분 및 빗장부분의 통증유발점에 대응한다. 이 근육에는 다양한 운동에 따라서 몇 개의 통증유발점이 있다.

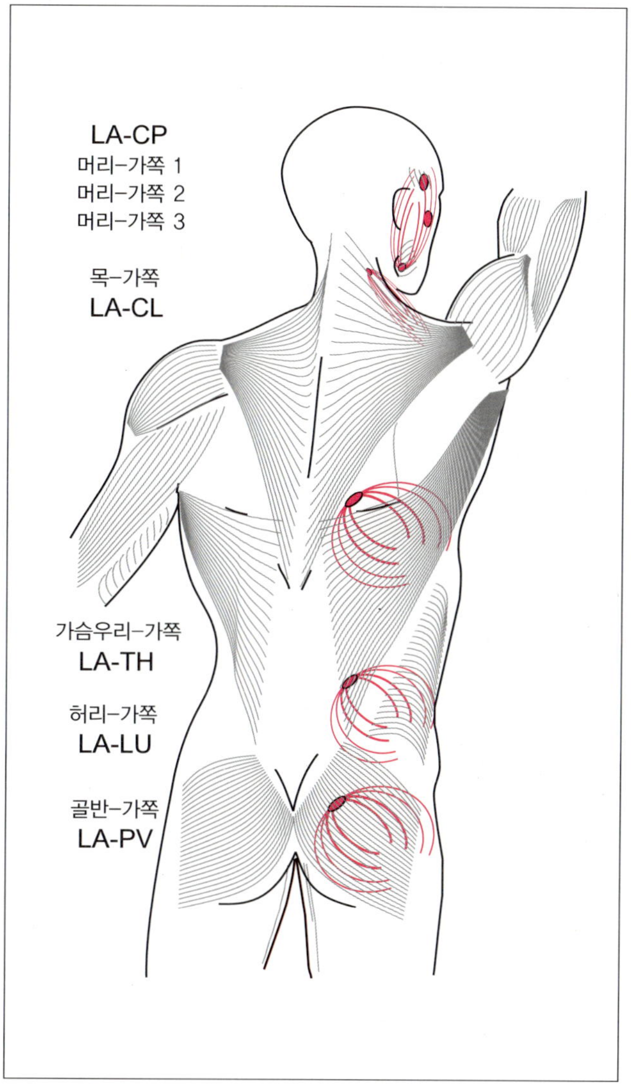

그림 47 몸통의 가쪽운동의 근막단위.

가슴우리-가쪽의 근막단위

가슴우리의 가쪽운동(옆굽힘)은 단관절섬유(가시사이근, 가로사이근, 갈비사이근)와 2관절근섬유(엉덩갈비근, 등세모근)에 의해서 실행된다.

힘의 협동중심은 등세모근의 아래모서리의 아래쪽에서 등엉덩갈비근 위에 있다.

협동중심은 경혈 BL 46(격관, 膈關)과 엉덩갈비근의 통증유발점에 대응한다.

허리-가쪽의 근막단위

허리의 가쪽운동(한쪽으로의 옆굽힘)은 단관절근섬유(허리네모근)와 2관절근섬유(엉덩갈비근, 배빗근)에 의해서 실행된다.

힘을 위한 협동중심은 허리네모근 위에 있다.

협동중심은 경혈 BL 52(지실, 志室)와 허리네모근의 통증유발점에 대응한다.

골반-가쪽의 근막단위

골반의 가쪽운동(체중지지에 관해서 골반을 안정시킨다)은 단관절근섬유(중간볼기근)와 2관절근섬유(큰볼기근)에 의해서 실행된다.

힘의 협동중심은 제4,엉치뼈구멍 수준에서 중간볼기근과 큰볼기근 양쪽의 볼기근 위에 있다.

협동중심은 경혈 BL 54(질변, 秩辺)와 위에서 언급한 근육의 통증유발점에 대응한다.

몸통의 안쪽회전운동의 근막단위

머리-안쪽회전의 근막단위

머리의 안쪽회전운동은 3개의 작은 근막단위에 의해서 나뉜다. 머리-안쪽회전 1 =눈의 아래빗근이고, 협동중심은 눈썹의 가쪽 끝에 있다. 머리-안쪽회전 2 = 턱관절의 관절원반에 들어가는 가쪽날개근이고, 협동중심은 귀구슬(tragus)과 아래턱뼈머리의 사이에 있다. 머리-안쪽회전 3 = 안쪽날개근이고, 협동중심은 귓불(lobe of ear)과 턱뼈목(하악경)의 사이에 있다. 날개근(pterygoid muscle)의 근막은 3개의 작은 근막단위의 통합요소이다(그림 48).

협동중심은 경혈 TE 23(사죽공, 糸竹空), TE 21(이문, 耳門), GB 2(청회, 聽會)와 날개근의 통증유발점에 대응한다.

목-안쪽회전의 근막단위

목의 안쪽회전운동(가쪽회전에서부터 목을 정중선으로 되돌린다)은 단관절근섬유(앞목갈비근)와 2관절근섬유(목빗근)에 의해서 실행된다.

힘의 협동중심은 목빗근의 두갈래 사이에서 앞목갈비근 위에 있다.

협동중심은 경혈 ST 11(기사, 氣舍)과 위에서 언급한 근육의 통증유발점에 대응한다.

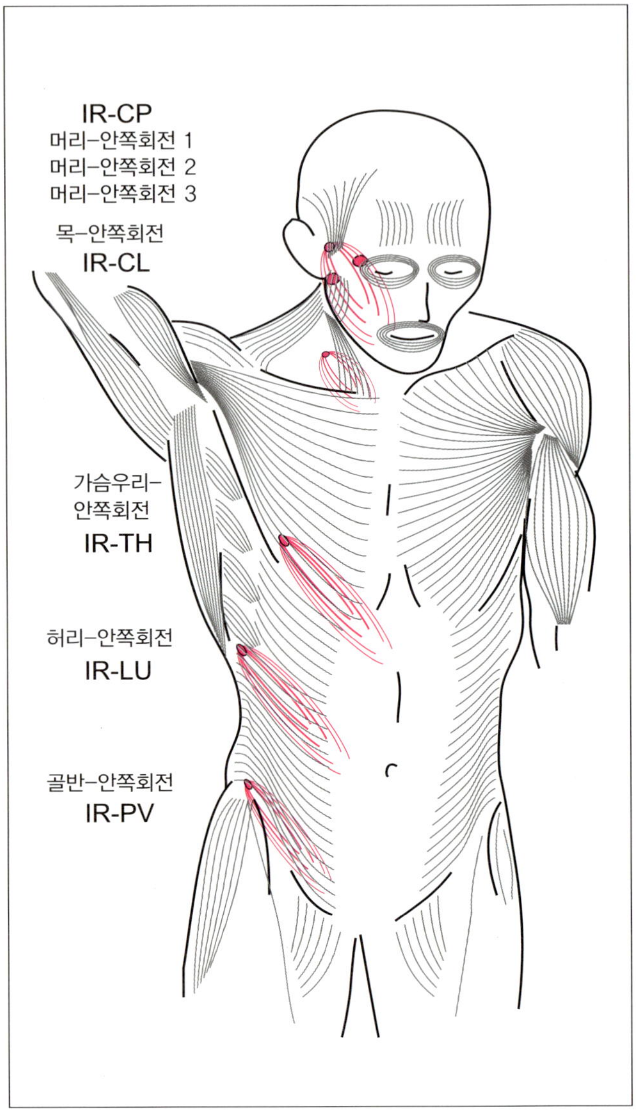

그림 48 몸통의 안쪽회전운동의 근막단위.

가슴우리-안쪽회전의 근막단위

가슴우리의 안쪽회전운동(가슴우리의 한쪽을 앞쪽으로 내민다)은 단관절근섬유(갈비사이근)와 2관절근섬유(큰가슴근, 넓은등근, 배빗근)에 의해서 실행된다.

힘의 협동중심은 제5/6갈비사이공간의 갈비사이근 위의 빗장중간선(midclavicular line)에 있다.

협동중심은 경혈 LR 14(기문, 期門)에 대응한다.

허리-안쪽회전의 근막단위

허리의 안쪽회전운동(같은 쪽의 갈비활을 앞쪽으로 내민다)은 단관절근섬유(특정 분절성을 유지하여 백색선에 부착하는 배가로근)와 2관절근섬유(반대쪽의 배속빗근섬유와 끊임없이 연속하는 배바깥빗근섬유로서 많은 체절에서 교차하는 섬유를 가진 배빗근)에 의해서 실행된다.

힘의 협동중심은 제11갈비뼈의 꼬리 쪽에 있다.

협동중심은 경혈 LR 13(장문, 章門)과 배바깥빗근의 가쪽 통증유발점에 대응한다.

골반-안쪽회전의 근막단위

골반의 안쪽회전운동(엉덩뼈능선을 앞쪽으로 내민다)은 단관절근섬유(작은볼기근)와 2관절근섬유(배빗근, 넙다리근막긴장근, 넙다리빗근)에 의해서 실행된다.

힘의 협동중심은 위앞엉덩뼈가시 바로 아래의 작은볼기근 위에 있다.

협동중심은 경혈 GB 27 (오추, 五樞)과 작은볼기근(이 근육은 넙다리가 고정되어 있지 않으면 엉덩관절을 안쪽회전시키고, 넙다리가 고정되어 있으면 골반을 안쪽회전시킨다)의 통증유발점에 대응한다.

몸통의 가쪽회전운동의 근막단위

머리-가쪽회전의 근막단위

머리의 가쪽회전운동은 3개의 작은 근막단위에 의해서 나뉜다. 머리-가쪽회전 1 = 눈의 위빗근이고 협동중심은 눈썹의 중앙보다 위쪽에 있다. 머리-가쪽회전 2 = 위귓바퀴근이고, 협동중심은 귀의 귀둘레(이륜)보다 위쪽에 있다. 머리-가쪽회전 3 = 뒤귓바퀴근이고, 협동중심은 목덜미선(nuchal line)과 관자뼈 꼭지돌기부분에서부터 시작하는 뒤귓바퀴근에 위치한다(그림 49). 눈확에서부터 머리덮개널힘줄(머리외피근막)에 이르는 관자마루근막(측두두정근막)은 이것들의 3개의 작은 근막단위의 통합요소이다.

협동중심은 경혈 GB 14(양백, 陽白), GB 8(솔곡, 率谷), GB 12(완골, 完骨)에 대응한다.

목-가쪽회전의 근막단위

목의 가쪽회전운동(되돌아보다)은 단관절근섬유(목의 회전근 특히 뭇갈래근 깊은 층)와 2관절근섬유(머리널판근, 어깨올림근)에 의해서 실행된다.

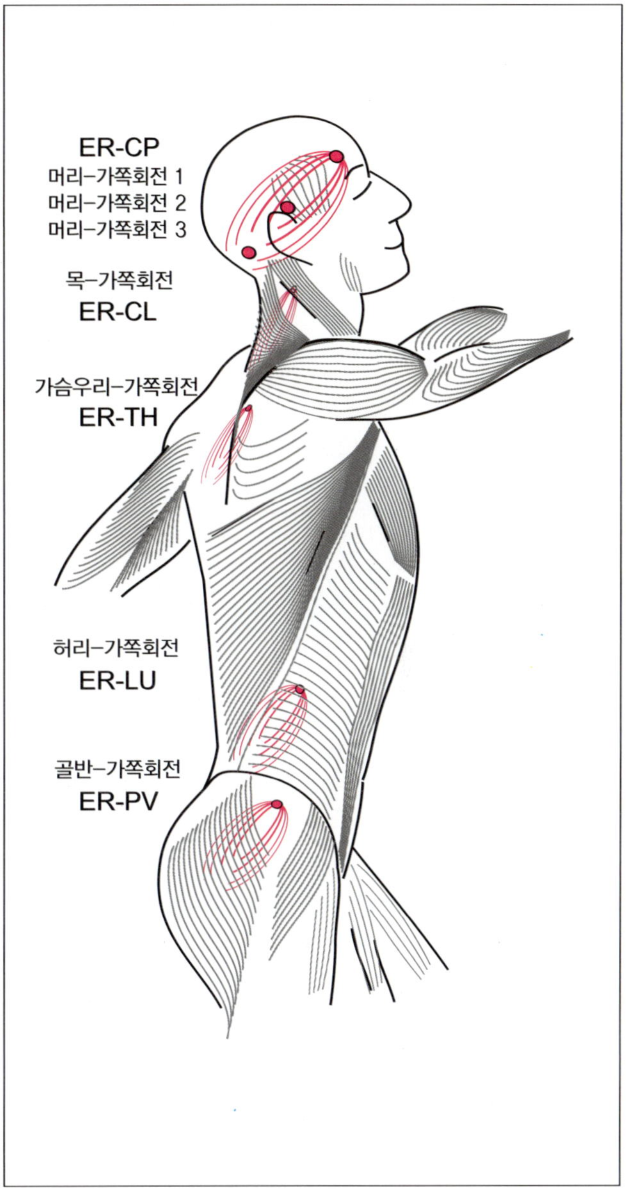

그림 49 몸통의 가쪽회전운동의 근막단위.

벡터의 힘의 협동중심은 제2 및 제3목뼈의 가로돌기 수준에서 널판근과 회전근군에 있다.

협동중심은 경혈 TE 16(천유, 天牖)와 널판근의 통증유발점에 대응한다.

가슴우리-가쪽회전의 근막단위

가슴우리의 가쪽회전운동(가슴우리의 한쪽을 뒤쪽으로 회전)은 단관절섬유(위뒤톱니근)와 2관절근섬유(넓은등근)에 의해서 실행된다.

힘의 협동중심은 어깨뼈가시 가까이에 있는 위뒤톱니근의 이는곳에 있다.

협동중심은 경혈 BL 42(백호, 魄戶)와 위뒤톱니근의 통증유발점에 대응한다.

허리-가쪽회전의 근막단위

허리의 가쪽회전운동(갈비활을 뒤쪽으로 회전시킨다)은 단관절근섬유(아래뒤톱니근)와 2관절근섬유(넓은등근)에 의해서 실행된다.

힘의 협동중심은 제12갈비뼈에서부터 시작하는 아래뒤톱니근 위에 있다.

협동중심은 경혈 GB 25(경문, 京門)와 아래뒤톱니근의 통증유발점에 대응한다.

골반-가쪽회전의 근막단위

골반의 가쪽회전운동은 단관절근섬유(중간볼기근)와 2관절근섬유(큰볼기근)에 의해서 실행된다.

힘의 협동중심은 엉덩뼈능선에서 가장 높은 위치의 바로 아래의 중간볼기근 위에 있다. 여기서 볼기근막은 많은 근섬유의 부착장소를 제공한다. 많은 결합조직 층판은 여기서부터 뒤쪽으로 뻗고 근섬유의 사이에 서로 얽히거나 또는 엉치결절인대(천결절인대)에 접속한다.

협동중심은 경혈 GB 29(거료, 居髎)와 중간볼기근의 통증유발점에 대응한다.

제 6 장
다리의 근막단위

다리이음뼈(다리이음뼈의 대부분은 몸통과 동시에 작용한다)는 앞의 단원의 몸통에 포함시켰기 때문에 다리는 4개의 분절만을 포함시킨다.

이 단원에서는 다리의 운동궤적을 위해 사용되는 용어의 차이나 침술경맥(acupuncture meridians)과 근막배열 사이의 유사점과 차이점을 설명한다. 이어서 각각의 단일 근막섬유의 설명을 한다.

운동용어의 차이

뇌는 공간평면에서 일어나고 있는 운동 이외에 개개의 근육작용에 관해서는 판단하지 않는다[76]. 사람이 걸을 때 예컨대, 뇌는 다리를 앞쪽으로 내미는 것에 몰두한다. 그러므로 넙다리, 무릎, 발의 앞쪽운동이 일어난다. 해부학 용어에서는 굽힘은 관절의 닫힘(closure)을 의미하고, 폄은 관절의 열림(opening)을 의미한다. 이 용어를 위에서 언급한 다리의 앞쪽운동에 적용하면, 엉덩관절 굽힘, 무릎관절 폄, 발목관절 등쪽굽힘이 된다. 같은 운동궤도에 대해서 이름붙이는 이 방법은 신경근육의 체계를 반영하고 있지는 않다. 뇌가 운동을 조직화하는 방법과 다리의 운동이 일반적으로 이름 붙여져 있는 방법과의 모순은 대항운동에서도 발견될 가능성이 있다. 정상보행에서 일어나는 엉덩관절, 무릎관절, 발목뼈와 발의 뒤쪽운동은 표준적인 용어로서 엉덩관절 폄, 무릎관절 굽힘, 발목관절 바닥쪽굽힘이 된다. 이에 더해서 발의 내번(inversion)과 외번(eversion)의 용어가 다양한 연구자에 의해서 자주 다르게 사용된다. 그리고 이것들을 아래팔의 엎침과 뒤침의 운동과 비교할 때에 혼란이 일어난다. 이 책에서 제창하는 용어는 신경근육 체계를 고려하여 운동연구의 분석과정을 단순화하기 위해 효과적인 대안(alternative)이다.

76 운동겉질의 단일 점 자극은 단일의 근육수축보다도 오히려 방산(radiation)의 특수한 방식에 의해서 많은 근육수축을 일으킨다는 것이 증명되었다(Light S, 1971).

침술경맥에 의한 차이

침술경맥을 찾아낼 때 고대의 중국인은 특정의 명확한 점을 압박함으로써 일어나는 연관통증의 분포에 따랐다. 연관통증은 다양한 근막분포로 이어질 가능성이 있다. 그리고 가장 흔히 있는 것은 일방향성의 근막단위의 배열과 평행하여 뻗는 근막 내의 콜라겐섬유를 따라간 것이다. 이것들의 방산의 기초를 이루는 해부학적 구조에 대한 지식은 아래의 수정 사항으로 연결된다:

- 중국에서의 갈지자형(zigzag) 경로로서의 발의 소양담경(少陽膽經)(GB)의 연관통증은 넙다리의 앞부분과 종아리뼈(비골)의 뒷부분 사이에 분포하고 있다. 그러나 해부학적 관점에서부터 이것들의 2개의 뼈의 앞쪽에 위치하는 점이 가쪽운동에 관계하는 근육 위에 있는 것에 반해서 뒤쪽에 위치하는 점은 무릎관절과 발목관절의 가쪽회전에 관계하는 근육 위에 있다.
- 발의 양명위경(陽明胃經)(ST)은 앞쪽운동의 근막단위에 대응한다. 몸통에서 이 경맥은 발의 태음비경(太陰脾經)(SP)과 평행으로 뻗고 다리에서는 이것들의 2개의 경맥이 서로 떨어져 있다. 샅굴(서혜) 수준의 2개의 경맥의 교차는 해부학적 진실로부터도 이론적 또는 철학적인 이유 때문에 결정된 것처럼 생각된다.
- 안쪽회전에 관여하는 발의 궐음간경(厥陰肝經)(LR)은 가쪽회전에 관여하는 발의 소양담경(少陽膽經)(GB)에 대해서 길항적인 기능이 있다. 수평면

에서 발의 운동을 협동시키기 위해, 발의 궐음간경(厥陰肝經)(LR)은 엄지벌림근의 위쪽을 통과한다.

다리의 앞쪽운동의 근막단위

엉덩관절-앞쪽의 근막단위

엉덩관절의 앞쪽운동(넙다리를 앞쪽으로 내민다)은 단관절근섬유(두덩근, 긴모음근)와 2관절근섬유(엉덩허리근, 넙다리근막긴장근, 넙다리빗근, 두덩정강근)에 의해서 실행된다.

벡터의 힘의 협동중심은 샅고랑인대(서혜인대)의 꼬리쪽에서 두덩근 가쪽[77]과 엉덩허리근 위에 있다(그림 50).

협동중심은 경혈 SP 12(충문, 衝門)와 두덩근의 통증유발점에 대응한다.

무릎-앞쪽의 근막단위

무릎관절의 앞쪽운동(종아리를 앞쪽으로 내민다)은 단관절근섬유(안쪽넓은근, 중간넓은근, 가쪽넓은근)와 2관절근섬유(넙다리곧은근)에 의해서 실행된다(그림 51).

힘의 협동중심은 넙다리 중간부분의 중간넓은근 위에 있다.

협동중심은 경혈 ST 32(복토, 伏兎)와 넙다리네갈래근의 통증유발점에 대응한다[78].

목말뼈-앞쪽의 근막단위

발목관절의 앞쪽운동(발목관절의 등쪽굽힘)은 단관절섬유(앞정강근[79])와 2관절근섬유(긴엄지폄근, 긴발가락폄근)에 의해서 실행된다.

힘의 협동중심은 종아리 중간부분의 앞정강근 위에 있다.

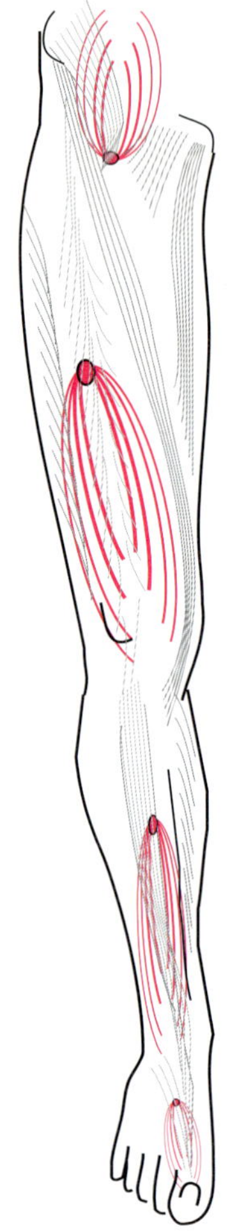

그림 50 다리의 앞쪽운동의 근막단위.

---

77 두덩근은 다양한 변화(variation)를 나타낼 수 있다. 이것은 얕은 층과 깊은 층 또는 안쪽과 가쪽으로 나뉠 수 있기 때문이다. 후자와 같이 나뉘는 경우, 가쪽부분은 넙다리신경으로부터의 가지 또는 덧폐쇄신경으로부터의 가지가 신경을 분포하고 안쪽부분은 폐쇄신경의 가지가 신경을 분포한다(Travell J. 1998).

78 중간넓은근은 다수의 깊은 층의 통증유발점을 포함하고 대개는 촉진(palpation)에 의해서 존재를 찾는 것이 어렵다. 가쪽넓은근 중앙부분의 깊은 층의 통증유발점은 매우 많아 깊은 층의 촉진을 필요로 한다(Travell J. 1998).

79 비하중 지지의 상태에서는 앞정강근은 등쪽굽힘에 작용하고 발끝을 위쪽으로 들어 올리고 발목사이관절에서는 목말뼈는 아래쪽으로 움직인다(Travell J. 1998).

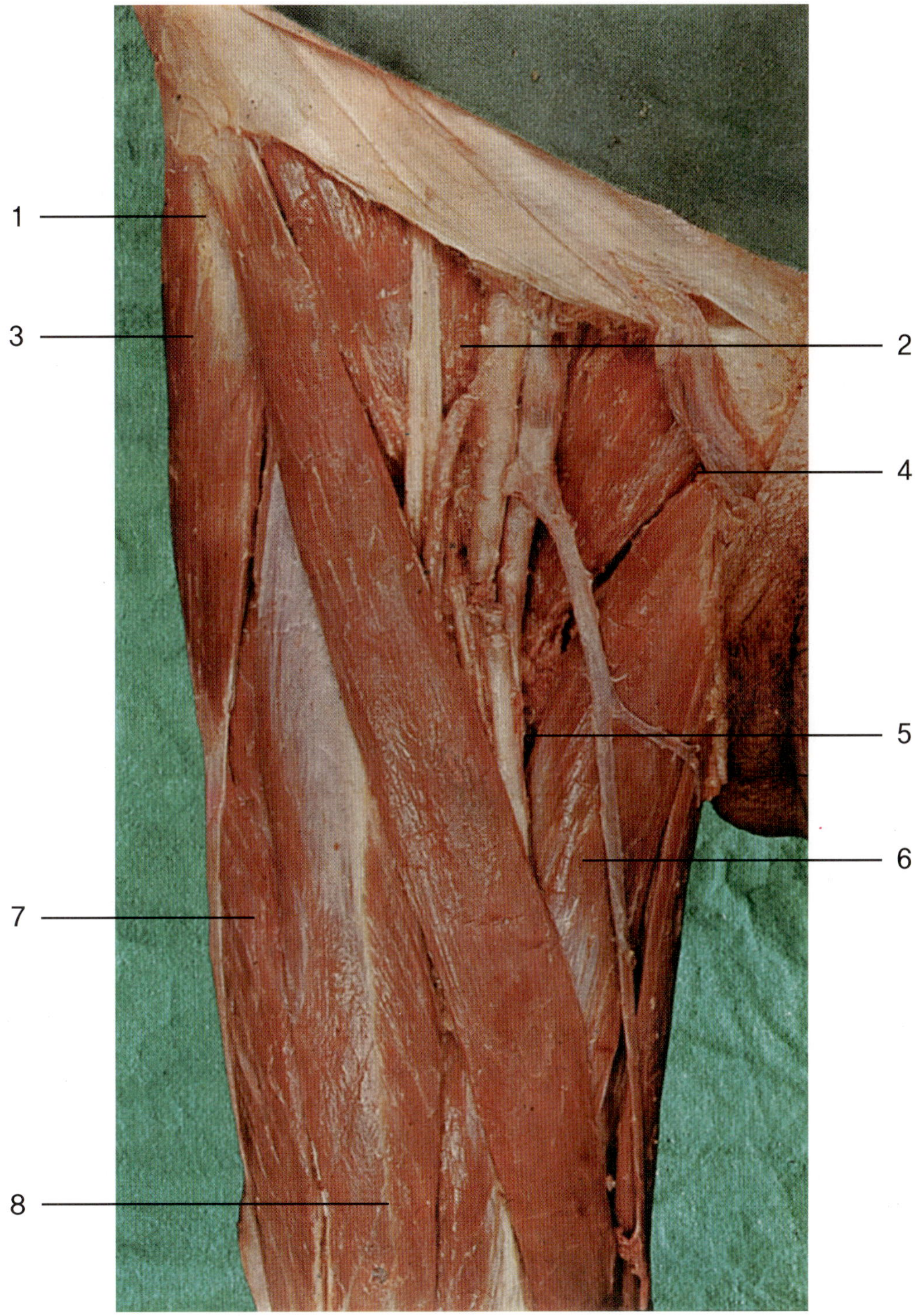

그림 51 넙다리의 앞 안쪽구획과 넙다리삼각(femoral triangle). (Francesco Vallardi : Fumagalli-colour photographic atlas of macroscopic human anatomy. Piccin Nuova Libraria에서)

1. 엉덩관절-앞쪽-가쪽의 융합된 협동중심. 이 점에서 앞쪽(샅고랑인대 위에 들어가는 넙다리빗근)과 가쪽(넙다리근막긴장근)의 벡터가 수렴한다.
2. 엉덩허리근 위의 엉덩관절-앞쪽의 협동중심.
3. 넙다리근막긴장근의 힘살 위의 엉덩관절-가쪽의 협동중심.
4. 엉덩관절-앞쪽-안쪽의 융합된 협동중심. 이 점에서 앞쪽(두덩근)과 안쪽(모음근)의 벡터가 수렴한다.
5. 엉덩관절-안쪽회전의 협동중심. 이 점은 넙다리삼각의 끝(apex) 부분이다.
6. 엉덩관절-안쪽의 협동중심. 이 점에서 두덩정강근의 근외막이 긴모음근과 연속적이다.
7. 무릎관절-가쪽의 협동중심. 넙다리의 중간이고 근섬유는 무릎관절에 작용한다.
8. 무릎관절-앞쪽의 협동중심. 2관절근섬유인 넙다리곧은근 위에 있다. 이 섬유들은 넙다리네갈래근의 안쪽넓은근과 가쪽넓은근에 의해서 형성되는 2개의 합성 벡터 위에 있다.

협동중심은 경혈 ST 37(상거허, 上巨虛)과 앞정강근의 통증유발점에 대응한다.

발가락- 앞쪽의 근막단위

발가락의 앞쪽운동(엄지발가락을 포함하는 발가락을 위쪽과 앞쪽으로 올린다)은 단관절근섬유(짧은엄지폄근)와 2관절근섬유(긴엄지폄근, 긴발가락폄근)에 의해서 실행된다.

힘의 협동중심은 제1발허리뼈와 제2발허리뼈 사이의 짧은엄지폄근 위에 있다.

협동중심은 경혈 LR 3(태충, 太衝)과 짧은엄지폄근의 통증유발점에 대응한다.

다리의 뒤쪽운동의 근막단위

엉덩관절-뒤쪽의 근막단위

엉덩관절의 뒤쪽운동(넙다리를 뒤쪽으로 움직인다)은 단관절근섬유(큰볼기근의 엉치결절섬유)와 2관절근섬유(반힘줄모양근[80], 부분적으로 엉치결절인대에서부터 시작되는 넙다리두갈래근, 반막모양근)에 의해서 실행된다.

벡터의 힘의 협동중심은 엉치결절인대의 위쪽의 큰볼기근 위에 있다(그림 52).

협동중심은 경혈 BL 30(백환유, 白環兪)과 큰볼기근 하부의 통증유발점에 대응한다.

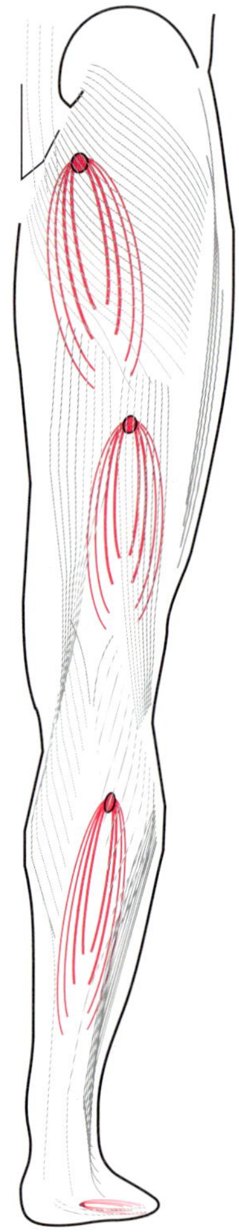

그림 52 다리의 뒤쪽운동의 근막단위.

무릎관절-뒤쪽의 근막단위

무릎관절의 뒤쪽운동(종아리를 뒤쪽으로 움직인다)은 단관절근섬유(넙다리두갈래근 짧은갈래)와 2관절근섬유(넙다리두갈래근긴갈래, 반힘줄모양근, 반막모양근, 장딴지근의 몸쪽부분)에 의해서 실행된다.

힘을 위한 협동중심은 넙다리 중앙부분의 넙다리두갈래근 안쪽에 있다.

협동중심은 경혈 BL 37(은문, 殷門)과 넙다리의 뒤쪽근육군의 통증유발점에 대응한다[81].

목말뼈-뒤쪽의 근막단위

발목관절의 뒤쪽운동(발끝서기와 같은 바닥쪽굽힘)은 단관절근섬유(가자미근)와 2관절근섬유(장딴지근, 긴발가락굽힘근, 종아리근)에 의해서 실행된다.

80 반힘줄모양근은 일반적으로 궁둥뼈결절 뒷면에서부터 시작하는 넙다리두갈래근긴갈래와 이는곳을 공유한다. 넙다리 중간부분에서 반힘줄모양근 힘살의 중앙부분은 힘줄 함몰에 의해서 나뉜다(Travell J. 1998).

81 통증유발점의 검사 : 넙다리두갈래근에서는 보통 편평 촉진법(flat palpation)을 사용하지만, 넙다리 안쪽의 뒤쪽근육군에는 집게 촉진법(pincer palpation)이 일반적으로 사용된다(Travell J. 1998).

힘의 협동중심은 종아리의 중간에서 약간 종아리근의 방향이고 종아리세갈래근 위에 있다.

협동중심은 경혈 BL 58(비양, 飛揚)과 가자미근의 제3 통증유발점에 대응한다[82].

발가락-뒤쪽의 근막단위

발가락의 뒤쪽운동[발의 가쪽부분에서의 이지(push-off). 이 극막구획은 종아리세갈래근과 연속적이다]은 단관절근섬유(새끼벌림근, 짧은새끼굽힘근)와 2관절근섬유(짧은굽힘근이 시작하는 부분이기도 하지만 제5발허리뼈 바닥에 닿는 짧은종아리근)에 의해서 실행된다.

힘의 협동중심은 짧은새끼굽힘근과 새끼벌림근 위에 있다.

협동중심은 경혈 BL 64(경골, 京骨)와 새끼벌림근의 통증유발점에 대응한다.

다리의 안쪽운동의 근막단위

엉덩관절-안쪽의 근막단위

엉덩관절의 안쪽운동(넙다리를 모음)은 단관절근섬유(긴모음근, 짧은모음근, 큰모음근)와 2관절근섬유(두덩정강근)에 의해서 실행된다.

힘의 협동중심은 두덩정강근의 몸쪽 1/3에서 앞쪽에 위치한다.

협동중심은 경혈 LR 10(족오리, 足五里)과 모음근의 통증유발점에 대응한다[83].

무릎관절-안쪽의 근막단위

무릎관절의 안쪽운동(무릎의 안쪽 안정성)은 단관절근섬유(반힘줄모양근의 힘줄 함몰의 아래쪽의 먼쪽부분. 정강뼈에 닿는 이 근육의 힘줄은 무릎의 안쪽을 안정시킨다)와 2관절근섬유(두덩정강근의 먼쪽부분이고 같은 근육의 몸쪽부분으로부터 독립한 그 자체의 신경근육판에 의해서 신경이 분포된다)에 의해서 실행된다.

힘의 협동중심은 두덩정강근과 넙다리빗근의 먼쪽부분에 있다.

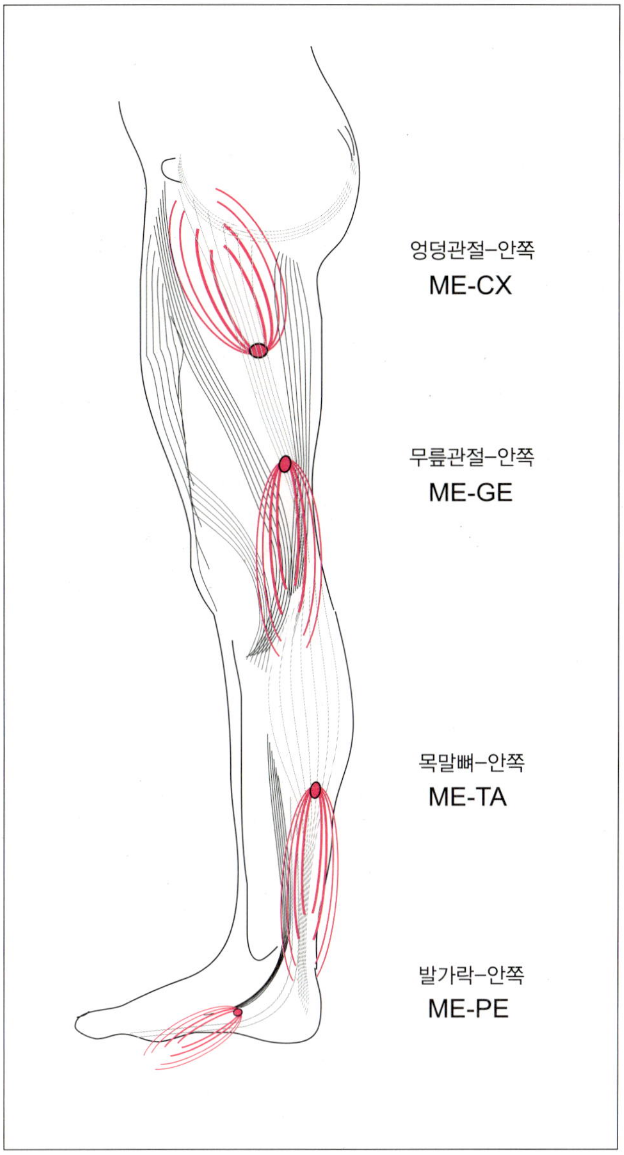

그림 53 다리의 안쪽운동의 근막단위.

협동중심은 경혈 SP 11(기문, 箕門)과 넙다리빗근과 두덩정강근의 먼쪽 통증유발점에 대응한다.

---

82 한 사례의 환자에서 가자미근의 제3 통증유발점이 입을 벌리는 데에 제한이 있는 턱관절에 강렬한 통증을 일으켰다. 가자미근의 제3 통증유발점에 대한 치료가 턱관절의 통증과 수축을 제거하였다(Travell J. 1998).

83 긴모음근과 짧은모음근의 근막 통증유발점으로부터의 연관통증은 샅고랑 영역의 깊은 부분과 무릎의 아래쪽으로 미친다. 두덩정강근의 통증유발점은 넙다리 안쪽의 도처에 표층의 통증을 야기한다(Travell J. 1998).

목말뼈-안쪽의 근막단위

발목관절의 안쪽운동(발목관절을 안쪽으로 움직인다)은 단관절근섬유(뒤정강근)와 2관절근섬유(종아리세갈래근, 긴발가락굽힘근)에 의해서 실행된다.

힘의 협동중심은 가자미근과 장딴지근 안쪽갈래가 결합하는 종아리세갈래근 위에 있다.

협동중심은 경혈 KI 9(축빈, 築賓)와 종아리세갈래근의 안쪽 통증유발점에 대응한다.

발가락-안쪽의 근막단위

발가락의 안쪽운동(세로 및 가로 발바닥 아치의 증가에 의한 발가락의 모음)은 단관절근섬유(바닥쪽뼈사이근, 짧은엄지굽힘근, 긴발바닥인대에서부터 시작하는 엄지모음근빗갈래)와 2관절근섬유(긴발가락굽힘근, 긴엄지굽힘근)에 의해서 실행된다.

힘의 협동중심은 발배뼈에 닿는 뒤정강근 위에 있다. 이 힘줄로부터 짧은엄지굽힘근이 시작된다.

협동중심은 경혈 KI 2(연곡, 然谷)와 짧은발가락굽힘근과 짧은엄지굽힘근의 통증유발점에 대응한다.

다리의 가쪽운동의 근막단위

엉덩관절-가쪽의 근막단위

엉덩관절의 가쪽운동(넙다리의 벌림을 시킨다)은 단관절근섬유(작은볼기근, 중간볼기근)와 2관절근섬유(넙다리근막긴장근, 큰볼기근)에 의해서 실행된다.

힘의 협동중심은 넙다리근막긴장근 위에 있다(그림 54).

협동중심은 경혈 ST 31(비관, 髀關)과 넙다리근막긴장근의 통증유발점에 대응한다.

무릎관절-가쪽의 근막단위

무릎관절의 가쪽운동(무릎의 내반을 방지한다)은 단관절근섬유(넙다리두갈래근짧은갈래)와 2관절근섬유(넙다리두갈래근긴갈래, 넙다리근막긴장근의 엉덩정강근막띠[84], 종아리뼈와 정강뼈에 닿는 이들 근육의 힘줄)에 의해서 실행된다.

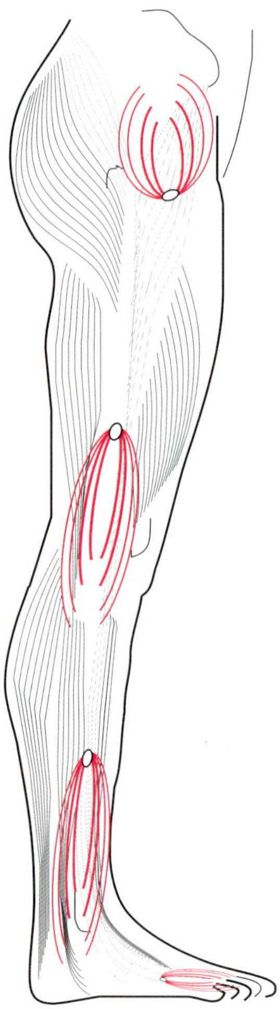

그림 54 다리의 가쪽운동의 근막단위.

힘의 협동중심은 넙다리두갈래근짧은갈래 이는곳의 가까이이고 엉덩정강근막띠 위에 있다[85].

협동중심은 경혈 GB 31(풍시, 風市)과 넙다리두갈래근의 통증유발점에 대응한다.

---

84 넙다리근막긴장근은 중간볼기근이 골반을 안정시키는 작용에 협력한다. 먼쪽 섬유는 무릎의 안정화에 관여하고 있다(Travell J, 1998).

85 넙다리두갈래근긴갈래는 엉치뼈, 꼬리뼈, 엉치결절인대에서부터 시작할 수 있다. 또한 반힘줄모양근과 같은 힘줄 함몰을 가질 수 있다. 넙다리의 먼쪽부분에서 넙다리두갈래근긴갈래는 넙다리두갈래근짧은갈개와 결합하고, 하나의 힘줄을 거쳐 종아리뼈머리 가쪽으로 3분열하여 부착한다. 소아에서 넙다리의 뒤쪽 근육군에는 근막 통증유발점이 있다. 그러나 통증은 대개 "성장통증"이라 진단된다(또는 단순히 무시된다)(Travell J, 1998).

목말뼈-가쪽의 근막단위

발목관절의 가쪽운동(발목관절을 가쪽으로 움직이고 특히 안쪽으로 유도된 비틀림(distortion)에 대해서 관절을 안정시킨다)은 단관절근섬유(제3종아리근)와 2관절근섬유(긴발가락폄근)에 의해서 실행된다.

힘의 협동중심은 제3종아리근이 시작하는 점이고 긴발가락폄근 위에 있다.

협동중심은 경혈 ST 40(풍륭, 豐隆)과 긴발가락폄근의 통증유발점에 대응한다[86].

발가락-가쪽의 근막단위

발가락의 가쪽운동(발가락을 넓히고 정중선에서부터 떨어지게 한다)은 단관절근섬유(등쪽뼈사이근)와 2관절근섬유(긴발락폄근)에 의해서 실행된다.

힘의 협동중심은 제3 · 4등쪽뼈사이근 위에 있다.

협동중심은 경혈 ST 43(함곡, 陷谷)과 등쪽뼈사이근의 통증유발점에 대응한다.

다리의 안쪽회전운동의 근막단위

엉덩관절-안쪽회전의 근막단위

엉덩관절의 안쪽회전운동(엉덩관절의 안쪽회전)은 단관절근섬유(두덩근[87])와 2관절근섬유(넙다리근막긴장근, 큰모음근, 작은볼기근)에 의해서 실행된다.

힘의 협동중심은 넙다리삼각 먼쪽의 끝에 있다(그림 55).

협동중심은 경혈 LR 11(음렴, 陰廉)과 두덩근의 통증유발점에 대응한다.

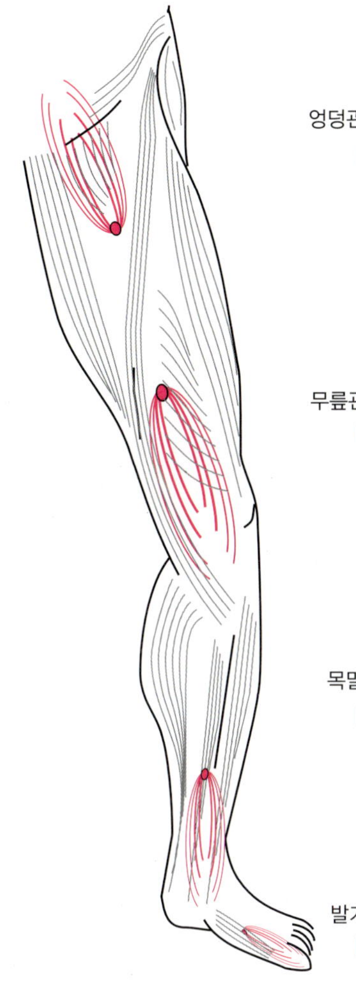

그림 55 다리의 안쪽회전운동의 근막단위.

무릎관절-안쪽회전의 근막단위

무릎관절의 안쪽회전운동(정강뼈 안쪽관절융기의 안쪽회전)은 단관절근섬유(오금근)와 2관절근섬유(반막모양근, 넙다리빗근, 반힘줄모양근, 두덩정강근)에 의해서 실행된다.

힘의 협동중심은 넙다리빗근의 먼쪽부분과 앞 앞쪽 넙다리근 사이 중격에 있다.

협동중심은 경혈 LR 9(음포, 陰包)와 넙다리빗근의 통증유발점에 대응한다[88].

86 긴발가락폄근의 전기 자극은 제2~5발가락의 첫마디뼈의 폄과 발의 벌림과 그 가쪽 끝의 올림(외번)을 일으킨다(Travell J. 1998).

87 두덩근이 넙다리의 안쪽회전을 시키는지 가쪽회전을 시키는지에 관해서는 의견의 차이가 있다. 두덩근을 수동적으로 신장할 때에는 넙다리가 가쪽회전 위치에 있든, 안쪽회전위치에 있든, 그 자세는 중요하지 않은 것 같다(Travell J. 1998).

88 넙다리빗근의 나눔힘줄(건획)은 정렬하여 있지 않다. 이것들은 배곧은근의 나눔힘줄처럼 명확한 구획을 형성하지 않는다. 넙다리빗근은 샅고랑인대, 엉덩두덩뼈선(iliopectineal line), 무릎인대, 반힘줄모양근힘줄과 거듭나는 연결이 있다(Travell J. 1998).

목말뼈-안쪽회전의 근막단위

발목관절의 안쪽회전운동(수평면에서의 발의 안쪽으로의 운동)은 단관절근섬유(뒤정강근)와 2관절근섬유(긴발가락굽힘근)에 의해서 실행된다(그림 55).

힘의 협동중심은 뒤정강근 위에 있다. 또는 더 정확히 말하면, 뒤정강근이 들어가는 깊은 층의 가로근막의 안쪽부분에 있다.

협동중심은 경혈 LR 5(여구, 蠡溝)와 긴엄지굽힘근의 통증유발점에 대응한다.

발가락-안쪽회전의 근막단위

발가락의 안쪽회전운동(앞발부분 특히, 엄지발가락의 안쪽 또는 안쪽회전으로의 움직임)은 단관절근섬유(엄지벌림근)와 2관절근섬유(긴엄지굽힘근[89])에 의해서 실행된다.

벡터의 힘의 협동중심은 엄지벌림근의 앞쪽부분에 있다.

협동중심은 경혈 SP 3(태백, 太白)과 엄지벌림근의 통증유발점에 대응한다.

다리의 가쪽회전운동의 근막단위

엉덩관절-가쪽회전의 근막단위

엉덩관절의 가쪽회전운동(엉덩관절의 가쪽회전)은 단관절근섬유(궁둥구멍근, 쌍둥이근, 넙다리네모근, 속폐쇄근)와 2관절근섬유(큰볼기근, 넙다리빗근, 엉덩허리근)에 의해서 실행된다.

벡터의 힘의 협동중심은 큰볼기근의 중앙부근에서 궁둥구멍근 위에 있다(그림 56).

협동중심은 경혈 GB 30(환도, 環跳)과 궁둥구멍근의 통증유발점에 대응한다[90].

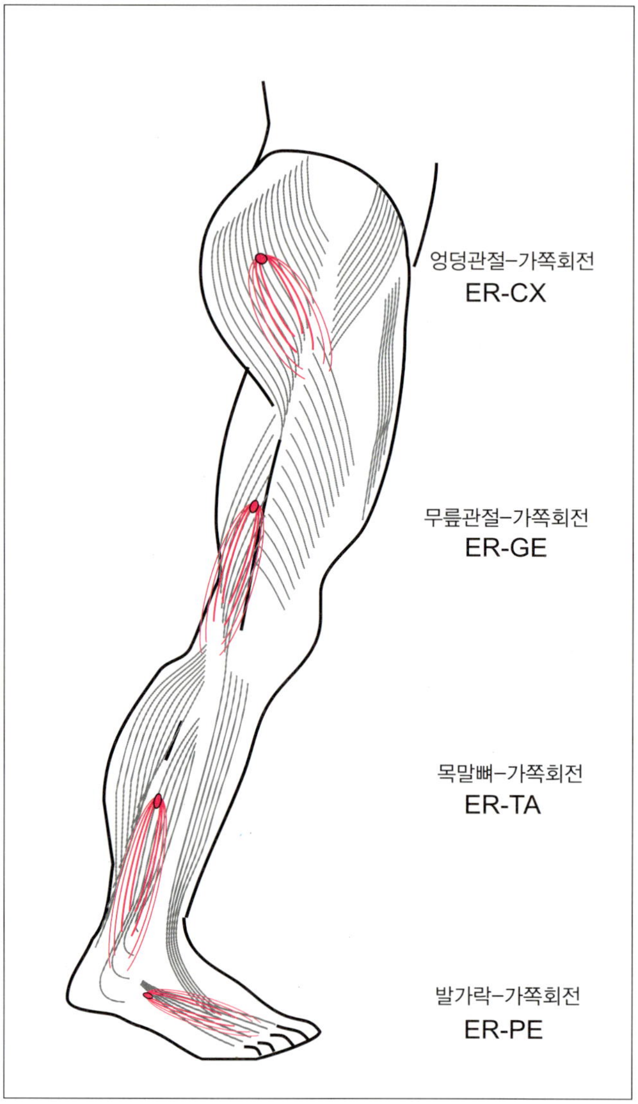

그림 56 다리의 가쪽회전운동의 근막단위.

무릎관절-가쪽회전의 근막단위

무릎관절의 가쪽회전운동(정강뼈 가쪽관절융기의 가쪽회전)은 단관절근섬유(넙다리두갈래근짧은갈래)와 2관절근섬유(넙다리두갈래근긴갈래)에 의해서 실행된다.

힘의 협동중심은 가쪽넙다리근사이 중격으로부터의 넙다리두갈래근짧은갈래의 이는곳에 있다.

---

89 비하중 지지의 상태에서 긴엄지굽힘근은 바닥쪽굽힘과 내번을 보조한다. 엄지벌림근은 발꿈치뼈융기 몸쪽, 굽힘근지지띠, 발바닥널힘줄(족저건막), 짧은발가락굽힘근의 근육사이 중격에 들어간다. 더부엄지벌림근(accessory abductor hallucis)은 안쪽복사 위쪽의 뒤정강신경을 덮는 얇은 근막에서부터 뻗어 엄지벌림근의 중앙으로 들어갈 수 있다(Travell J. 1998).

90 궁둥구멍근의 통증유발점의 연관통증은 엉치엉덩관절 영역, 볼기 가쪽부분, 엉덩관절 뒷부분, 넙다리 몸쪽 2/3로 미칠 수 있다. 넙다리의 그 밖의 5개의 가쪽회전근으로부터의 연관통증의 분포는 궁둥구멍근의 분포와 동일하다(Travell J. 1998).

협동중심은 경혈 GB 32(중독, 中瀆)와 넙다리두갈래근의 통증유발점에 대응한다[91].

목말뼈-가쪽회전의 근막단위

발목관절의 가쪽회전운동(수평면에서의 발의 가쪽으로의 운동)은 단관절섬유(짧은종아리근)와 2관절근섬유(긴종아리근)에 의해서 실행된다.

힘의 협동중심은 종아리의 중간에서 긴종아리근과 짧은종아리근 위에 있다.

협동중심은 경혈 GB 35(양교, 陽交)와 긴종아리근의 통증유발점에 대응한다[92].

발가락-가쪽회전의 근막단위

발가락의 가쪽회전운동(앞발부분의 가쪽운동)은 단관절근섬유(짧은발가락폄근)와 2관절근섬유(긴종아리근)에 의해서 실행된다.

힘의 협동중심은 가쪽복사의 꼬리 쪽에서 짧은발가락폄근 위에 있다.

협동중심은 경혈 GB 40(구허, 丘墟)과 짧은발가락폄근의 통증유발점에 대응한다[93].

---

91 뒤넙다리근육군의 증후군에 동반하는 섬유성 긴장띠(fibrotic taut bands)는 통증유발점의 긴장띠와 구별되어야 한다. 왜냐하면 이것들은 근육조직에 의한 형성이 아니라, 결합조직에 의한 형성이기 때문이다. 엉덩관절의 딸깍 소리(clicking)의 대부분은 궁둥뼈결절에 부착하는 넙다리두갈래근의 힘줄 탈구에 기인한다(Travell J. 1998).

92 제3종아리근이 종아리의 앞부분 구획에 있는 것에 반해서 긴종아리근과 짧은종아리근은 가쪽 구획에 있다. 이러한 근육의 약화는 제2 · 3발허리뼈머리의 아래에 "티눈(corn)"을 만드는 원인이 될 수 있다(Travell J. 1998).

93 발가락의 긴 · 짧은 굽힘근과 폄근은 하나의 기능단위[근육신장단위(myotactic unit)]로서 발의 벌레근과 뼈사이근과 공동으로 작용한다(Travell J. 1998).

제 7 장
근막단위의 도수치료

이제까지는 근육의 근막단위의 해부학과 생리학을 설명하여왔으나 이 단원에서는 이러한 기능장애와 이에 동반하는 치료에 대해서 설명한다. 근육의 근막단위의 기능장애의 병리학적 징후는 개인에 따라서 다르지만, 그 병인론은 하나뿐이며 그것은 협동중심의 고밀도화(densification)이다. 아래에 가로놓인 근섬유가 원인이 되어 고밀도화하기 때문에 신장이나 긴장에 적응하기 위한 근막의 능력이 저하하기 때문이라고 볼 수 있다.

근막기능장애의 원인이 독특한(고밀도화) 것처럼 그 치료(도수치료)도 독특하다. 정확한 치료점의 선택 및 탄성을 복원하기 위해 적절한 치료의 양을 개별화하는 것에 어려움이 있다. 증상과 기능장애의 원인분석을 시행하기 위해서는 환자 개개의 평가 차트가 도움이 된다. 그리고 고밀도화가 된 점을 확인할 수 있다. 환자 그리고 조직의 유형에 따른 증상의 세기 · 기간 · 깊이를 단계부여할 수 있다면 근막 도수치료를 효율적으로 시행할 수 있다.

근막의 가소성과 순응성

많은 연구자[94]가 과다사용증후군, 반복 스트레스 손상, 연부조직 또는 관절 밖의 류마티스에 대해서 설명한 다음에 실제로 이것들의 기능장애의 원인이 될 리가 없는 조직의 치료를 시행하는 일이 있다. 또한 관절 내 조직을 수술함으로써 양호한 결과를 얻을 수 있다. 그러나 최근의 몇 가지 연구에서는 이러한 수술로부터 얻는 이득은 예컨대, 추간판 탈출의 제거보다는 오히려 근막의 절개에 기인한다는 것이 증명되어 있다[95]. 몇 개의 병원(휴스턴, 알렉산드리아)에서는 근막만의 절개에 의한 무릎관절염의 수술이 관절 내 수술보다도 치료결과가 양호하였다.

따라서 다른 조직이 아니라, 많은 경우 근막이 반복긴장손상(repetitive strain injury : RSI)에 의한 통증의 원인이 된다:

- 과용하면 비대가 일어나므로 그것은 근육조직일 수 없다.
- 이것들의 대부분은 침해수용기가 거의 결여되어 있으므로 이것은 뼈 조직 또는 연골일 수가 없다.
- 말초조직에서 감지되는 침해수용 구심성 신경을 전달하므로 이것은 신경줄기일 수가 없다.
- 통증이 있는 영역의 모세관현상으로 검출 가능한 정도로 많은 차이는 없으므로 이것은 유관속조직(vascular tissue)[96]일 수가 없다.
  - 이것은 최대의 신경 지배를 가지는 조직이므로 이것은 근막의 가능성만이 있다[97].
- 근막[98]은 신경수용체를 자극하는 것이 가능한 탄성조직이다.

---

94 반복적이고 오래 계속되는 방식으로 운동을 실행하기 때문에 기능적인 과다사용에 노출되는 전문적인 구분이 있다. 이것은 축적외상질환(cumulative trauma disorders; CTD)으로서 미국의 연구자에 의해서 정의되는 병리적 원인이다. 이와 같은 용어는 실질적으로는 신경, 근육, 힘줄, 인대, 동맥, 정맥, 결합조직, 때로는 뼈 조직 등에 의한 외상과염(가쪽위관절융기염), 수근관증후군(손목굴증후군), 방아쇠손가락(trigger finger), 드 퀘르뱅의 힘줄윤활막염(de Quervain's tenosynovitis) 등을 포함하는 병리학적 증상사례를 가리킨다(Cossu M, 2000).

95 헤르니아(hernia)는 위에 가로놓인 등허리근막의 결손을 통해서 출현한다. 젊은 여성에서는 증가한 신체활동이 그 원인인자인 것 같다. 20명의 헤르니아 중의 19명은 외과절제술과 등허리근막 결손 수복에 의해서 치료가 되고 그 결과는 양호하였다(Light HG, 1983).

96 대조군과 비교하면 충돌증후군(impingement syndrome) 환자에서는 모세관현상의 차이는 없었으나, 어깨세모근의 섬유 사이에 더 많은 결합조직이 있다는 것을 알게 되었다(Kromberg M, 1997).

근막은 탄성조직이지만 그 한계도 있다. 근막은 운동의 협동성과 인지를 유발하고 자세변화의 신호를 보낸다[99]:

- 근막의 범위 내에 고밀도의 신경분포영역이 있다. 그리고 이것들은 각 근막단위의 협동중심[100]과 인지중심이다.
  • 자주 부조화하고 부적당한 자극을 받을 때 그 섬유의 그물코 조직을 수정할 수 있는 것은 근막뿐이다.
- 가소성이란 외부로부터의 스트레스 때문에 영구변형을 경험하는 물질의 특성이다.
- 근막영역 내에서 상당히 근육의 견인을 받고 있는 영역이 있다. 이 영역들이 각 근막단위의 협동중심이다.
- 동시에 개입하는 다양한 인자가 이것들의 기질(ground substance)의 변성을 야기한다.

이것들의 인자는 반복적 기계적 자극이나 온도 스트레스, 화학 · 대사성 기능장애이다(표 6). 사람에 따라서는 온도 스트레스, 나아가서는 유전인자가 우선하는 경우도 있다[101]. 그러나 이것들의 모두는 대사적 그리고 자율신경계 기능장애를 공유한다[102, 103].

이와 같이 결합조직의 기질 또는 근막의 고밀도화의 변성은 인자의 조합에 따른다. 그리고 개개인에서 다르다.

일반적으로 스트레스가 많은 또는 외상성 자극(예컨대, 근막의 찢긴 상처를 동반하는 갑작스런 염좌)은 부종을 동반하는 국소염증을 일으킨다. 안정(rest)은 섬유모세포 활동과 병변의 수복에 기여한다. 생리학적 운동은 섬유모세포에 의해서 발생하는 콜라겐섬유를 견인의 선을 따라서 재편성하기 위해 유도한다. 최종적으로 손상된 영역은 완전히 치유한다. 근막이 생리적인 선을 따라서 장력이 가해져 있는 경우나 긴장이 신체의 양쪽 사이에서 균형이 유지되어 있는 경우라면, 보상보다는 오히려 근막비대가 일어난다. 근막은 의심할 것도 없이 신체의 비율(proportion) 유지에 반드시 필요한 요소이다.

인간이 아직도 근막을 지각하는 것이 가능하다면 인간은 분해대사산물이 스며든 영역에서부터 발생하는 가려움을 느낄 것이다. 동물이 그러한 것처럼 인간도 그 영역에 손을 뻗쳐 긁음으로써 무의식적으로 결합조직 기질의

표 6 스트레스에 대한 근막의 반응

반복 기계적 자극
열 및 교감신경계 스트레스
대사성 기능장애

염증	반복염증
↓	↓
수복	콜라겐섬유 과다형성
↓	↓
콜라겐섬유의 재편성	콜라겐섬유 형성이상
↓	↓
치유	기질 고밀도화

97 Fribourg대학의 2명의 해부학자는 51명의 종아리근막의 전자현미경사진을 촬영하였다. 놀랍게도 이 근막의 콜라겐섬유 사이에 많은 무수신경섬유와 많은 감수성 신경종말이 발견되었다. 현재 통증을 동반하는 근육근막증후군에 대해서 자주 역학적인 치료법과 열 자극에 의한 치료법의 양쪽 또는 한쪽을 사용하여 잘 치료하고 있는 도수치료사에게는 이들의 처치를 정당화 하는 새로운 구실이 된다(Straubesand J. 1996).

98 전자현미경 연구는 작은 직경의 구심성 신경섬유에 연결되는 감수성 신경종말의 다수의 유형이 자유 신경종말이라는 것을 밝혔다. 이러한 신경종말의 전형적 배열은 근육을 에워싸는 결합조직 내에 있다(Mense S. 1993).

99 결합조직에는 역학적인 효과나 통증을 동반하는 자극이나 열 등의 변화를 검출하기 위한 감각신경 지배를 제공하는 다양한 유형의 신경종말이 있다(Gray H. 1993).

100 한편에서는 Heine는 육안적 또는 조직학적 검사에 근거하여 경혈이 근막체(fascia corporis)에서 천공 위에 위치하고 있다는 것을 증명하였다. 신경혈관다발은 더 깊숙이 들어가기 전에 이것들의 천공에서 교차한다(Heine H. 1988).

101 샅굴탈장(inguinal hernia)과 모든 가로근 근막의 약화는 원인이 미지수로서 남는 흔히 있는 증상이다. 세포배양에서의 MMP-2 수준의 지속적인 변화는 환경요인보다 오히려 유전자 결손이 이 병상의 원인이라는 것을 시사한다(Bellon J. 2001).

102 결합조직병리학이 샅굴탈장의 발생에 역할을 할 수 있었다는 것을 시사하는 이전에 실행하였던 생체역학적 및 조직학적 검사에 따라서 근막과 배곧은근집(rectus sheath)에서의 콜라겐의 생화학적 연구를 실행하였다. 콜라겐 추출성의 의미 있는 증가는 콜라겐의 분자변화가 샅굴탈장의 발생에 관여하고 있다는 것을 시사한다(Pans A. 2001).

103 결합조직은 상이한 2개의 세포이지만, 유익한 상호관계가 있는 집단으로 구성되어 있다고 생각할 수 있다. 즉, 느리게 교대하는 세포와 정주세포(resident cell)이며 이것은 혈액에서부터 조직까지 항상 "정보를 순차적으로 전달하고 있다". 이 동적인 접근은 염증, 면역응답, 섬유성 과정(국부적 및 광범위성)의 조직발생과 세포발생에 관해서 개요를 서술하고 있다(Bernard SG. 1968).

유동성을 회복하려고 한다. 유감스럽게도 뇌는 너무나도 많은 외부의 주의산만에 의해서 점유되어 있기 때문에 최초의 부종이 그것에 동반하는 통증을 동반한 산증(acidosis)이나 섬유증(fibrosis), 경화증(sclerosis) 등으로 바뀐 경우에만 근막기능장애가 일어났다고 알아차리게 된다.

일반적으로 이러한 근막의 고밀도화는 콜라겐섬유의 수의 증가를 야기하는 반복염증(과다사용이나 반복되는 좌상)에 의해서 발생한다[104]. 통증이 비정상 자세를 강요하거나 외상 그 자체가 부분고정[105]을 필요로 하므로 많은 경우, 이것들의 섬유는 생리적인 선을 따라서 그 자체를 바르게 정렬시킬 수 없다.

신체는 과잉의 콜라겐섬유와 정상적인 생리적 섬유를 구별할 수 없으므로 기질[106]의 고밀도화는 자발적으로 제거되지 않는다. 정확한 외부로부터의 개입만이 결합조직의 점조성(consistency)을 수정할 수 있다.

근막에는 가소성(plasticity)이 있으며 또한 순응성(malleability)[107]도 있다. 즉, 외부자극의 작용에 의해서 그 점조성이 수정된다. 도수치료는 근막에 영향을 미친다. 왜냐하면 근막조직에 대해서 쉽게 접근이 가능하고, 근막 자체에 수복과 재생의 강력한 능력이 갖춰져 있기 때문이다.

협동중심의 변성은 관절통증 및 관절가동범위 제한을 일으킨다. 그것이 최근의 병변인 경우에는 관절가동술(joint mobilization)로 직접 개입하는 것이 가능하다. 관절을 이완함으로써 통증을 동반하는 구심성 신경은 저하하고, 근막단위의 과도한 긴장은 소실된다. 그러나 문제의 만성화가 협동중심의 고밀도화를 일으키고 있는 경우는 협동중심에 도수치료를 직접 적용할 필요가 있다.

도수치료는 열을 만들어내기 위해 근막에 대해서 충분한 시간의 마찰(friction)을 주어 고밀도화한 협동중힘에 작용하여야 한다. 이 열은 기질의 점조성을 수정하여 치유를 위해 필요로 하는 염증과정[108]이 시작된다. 이와 같이 근막치료사는 협동중심의 기능성을 방해하는 섬유결합소(fibronectin)의 그물코 조직을 제거한다. 그리고 치유과정[109]이 생리적 탄성을 회복한다. 근막에 장력 균형이 있는 경우에만 새로운 콜라겐섬유는 정상적인 힘의 선을 따라서 그 자체를 정렬 배치한다. 따라서 치료적 중재를 하나의 부위(점)에 한정하지 않고 최종적인 자세 보상의 모두를 고려하여 치료하는 것이 중요하다.

평가 차트의 편집

불균형의 원인이 되는 협동중심의 정확한 치료는 즉시 기능적 회복을 실행하는 유일한 방법이다. 팔다리가 염증을 일으키면 많은 경우에 근막 전체 모서리가 높은 감수성의 상태가 되므로 이 협동중심의 존재나 과민한 점

---

104 역학적인 스트레스에 대한 콜라겐섬유의 저항은 일련의 내부 및 분자간의 연결형성이 있기 때문에 가능해진다. 콜라겐의 합성과 침착의 불충분한 조절은 비대성 흉터나 섬유증, 기관 기능장애(organ dysfunction)를 일으킨다. 성체조직(adult tissue)에서 콜라겐섬유는 많든 적든 매월 느리게 교체된다(분해대사). 콜라겐섬유를 단순히 수동적인 불활성 폐색재(inert packing material)로서 생각해서는 안 된다. 이 단백질은 실제로는 표층의 세포에 용융하여 형태발생(morphogenesis), 화학주성(chemotaxis), 혈소판 응집, 세포결합(cellular cohesion)을 조절한다(Rubin E. 1993).

105 통증유발점의 활성화와 영속화는 부분적 또는 분절의 석고붕대에 의한 장기간에 걸친 고정화로부터 발생할 수 있다(Travell J. 1998).

106 모든 결합조직은 세포와 세포바깥 물질의 2개의 주요 성분으로 구성된다. 세포바깥 물질은 각 결합조직형의 물리적 성질을 결정하는 구성요소이다. 근막의 기질은 반유동성이고 겔 모양의 점조성을 갖는다. 이것은 7종류의 다당류 연쇄와 섬유성 단백 등을 포함한다. 섬유결합소는 세포바깥 기질(세포바깥 매트릭스)에서 콜라겐의 침착(deposition)과 방향을 조절하는 당단백이다(Wheater P. 1994).

107 결합조직의 탄성 반동은 결합조직 기질 내의 섬유의 배열에 의해서 일어난다. 콜라겐섬유 자체에는 탄성은 없으나 코일모양으로 되어 섞여 짜여 있는 것이 탄성모양의 신축을 가능케 한다. 이러한 섬유가 고밀도로 엉클어져 있거나 운동방향으로 정렬하여 있지 않을 때에는 이것들의 탄성 잠재력(potential)은 저하한다. 세포사이 기질(matrix)은 단백질용액이다. 단백질용액의 주요 특성 중의 하나는 체온의 변화에 대한 반응이다. 이것들은 더 따뜻한 체온에서 유동적(sol)으로 되고 더 찬 체온에서 진해진다(gel). …혈액순환은 일반적으로 열이나 영양분, 노폐물의 제거를 한다. 모세혈관 순환이 감소함에 따라 콜라겐모양의 기질은 솔(sol)에서부터 겔(gel)로 상태를 바꿔 그 점조성은 더 접착제(glue) 모양으로 된다. 그리고 결합조직섬유는 비가동성으로 엉겨 붙은 덩어리가 된다. 조직 스트레스가 있는 경우는 섬유는 언제라도 증식한다. 결과적으로 두꺼워진 기질의 덩어리와 증가한 덩어리는 움직이지 않으며 통증을 동반하는 비후로서 촉진될 수 있다. 이러한 종류의 집적(build-up)은 도수적 또는 운동치료로 중재함으로써 반전시킬 수 있다. 즉시효과는 기질의 신체적인 성질을 수정하는 것에 있다(Schultz R. 1996).

108 염증반응은 신체의 치유단계와 면역 · 수복계의 최초의 단계이다. 이 과정은 과도한 섬유증의 재흡수를 통해서 결합조직 재구축을 자극하는 것처럼 생각된다(Stover SA. 1998).

의 확인은 촉진만으로는 불충분하다. 따라서 사전에 어느 부위(점)가 치료를 필요로 하는가를 확인해두는 것이 중요하다. 평가 차트의 정확한 편집은 정확한 치료점의 선택에 도움이 되고 치료 세션(session)의 간결한 기록을 제공한다. 평가 차트는 환자의 개인 데이터와 기왕력을 포함하며(그림 189), 초기증상과 치료점에 대한 간략한 설명이 있다. 근막 도수치료의 진료를 시작한 치료사는 치료하는 부위(점)의 가설을 위한 항과 운동과 촉진평가를 위한 항이 기재된 평가 차트를 사용한다. 평가 차트는 아래의 요소를 포함할 필요가 있다:

- 읽기 쉬울 것 : 최초로 근막 도수치료의 평가 차트를 보면, 최초의 요건인 "읽기 쉬울 것"이 무시된 것처럼 보일지도 모른다. 그러나 일단 용어를 학습하면 그 용어가 모든 언어로 이해 가능하다는 것이 명백해진다.
- 간결할 것 : 환자의 소개 데이터는 평가 차트에 기록된다(표 11). 통증부위(site of the pain : SiPa) : "나의 위팔 가쪽에 6개월간 통증이 있었다". 통증을 동반하는 운동(painful movement : PaMo) : "나의 팔을 가쪽으로 올릴 때, 통증이 증가한다". 많은 경우, 이 특정의 정보는 하나의 단순한 방향에 한정된 것은 아니다. 왜냐하면, 많은 경우 환자가 몸짓으로 표현하거나 그림으로 표시하거나 하기 때문이다. 이 경우 가장 통증을 동반하는 운동을 확인하여 기록한다.
- 기능적일 것 : 위에서 언급한 2개의 데이터(위팔-가쪽)는 어느 근막단위에 문제가 있는가라는 것을 나타낸다.
- 재현 가능할 것 : 같은 데이터에서 모든 근막 도수치료는 같은 통증부위와 같은 통증을 동반하는 운동을 기록할 수 있어야 한다.
- 정확할 것 : 기록 데이터는 예컨대, 일반적인 관절주위염 등이 아니라, 정확히 통증부위(위팔뼈 가쪽부분)와 통증을 야기하는 운동(가쪽운동)을 기록한다. 관절가동범위가 제한되어 있는 경우는 각도(위팔뼈 벌림 20°)를 기록하여야 한다.

정확한 평가 차트는 환자의 병력이나 가설에 기초하는 어떤 추론을 위해 항상 성실한 것이다. 치료사는 자기 자신의 심증으로 데이터를 해석하는 것은 피해야 한다. 또한 얼핏 보기에 유사한 기능장애의 몇 개의 부위(점)를 매뉴얼로 만들어버리는 오류를 피해야 한다.

데이터

통증부위

환자가 통증부위를 말할 때 환자는 관련되는 근막단위의 인지중심을 가리킬 것이다. 표 7~9는 평가 차트에 기록할 때의 일반적인 통증부위로서 팔의 부위(표 7), 몸통의 부위(표 8), 다리의 부위(표 9)를 나타냈다.

예컨대, "팔-가쪽"이라 평가 차트에 기록하는 경우, 그것은 환자가 위팔 가쪽부분의 통증으로 고통을 받고 있다는 것을 의미한다. 또는 "위팔-안쪽"이라 기재한 경우, 이것은 환자가 겨드랑이의 통증으로 고통을 받고 있다는 것을 의미한다. 병리학의 상세한 것에 대해서는 증상을 다루는 항에 기록한다. 이 단계에서는 치료사를 기능장애성 근막단위로 유도하기 위한 간결한 데이터가 필요하다.

통증의 부위가 가쪽 또는 안쪽에 있을 때, 그것은 이마면에 문제가 있다는 것을 나타낸다. 평가로서 통증이 발생하는 운동을 정확히 강조하는 것이 중요하다. 몸통에서의 안쪽운동은 백색선과 가시사이인대에 의해서 조정된다. 통증이 안쪽 그리고 앞쪽에 존재하는 경우, 이것은 가슴우리-안쪽이라 기록한다. 한편, 통증이 가시돌기 사이 또는 목덜미인대 위에 국한되는 경우는 등쪽(영어로 r로 표시)을 부가하여 등쪽가슴우리-안쪽이 된다.

환자가 통증의 부위로서 관절의 구체적인 부위를 나타낼 때, 근막치료사는 이 부위가 운동으로 일어나는 인지중심이라는 것을 알게 된다. 이것은 협동중심의 고밀도

---

109 염증단계 후, 치유과정은 육아조직(granulation tissue)에 의한 죽은 조직의 수복 또는 치환에 의해서 완료되고 이것은 섬유모세포(fibroblast) 활동을 위한 흉터조직으로 성숙한다. 이러한 세포는 세포밖 기질(콜라겐, 프로테오글리칸)의 성분을 분비한다. 근육섬유모세포의 과잉의 양은 조직변형에 의해서 퇴축성경화증을 일으킨다. 뒤퓌트렌(Dupuytrens)(퇴축성 손바닥 경화증)과 같은 많은 병리학적 상태는 얕은근막의 퇴축성경화증이나 불가역성섬유증의 특성을 나타낸다. 그리고 이들의 기초과정이 손상의 그것과 유사하다. 포유류에서 염증에 관여하고 있는 육아조직은 양서류(amphibians)의 잔존하는 발생모체(blastema)이다. 아무튼 육아조직은 팔다리의 형성을 가져오지 않고 치밀 결합조직과 최종적인 흉터로 성숙할 뿐이다. 세포밖 기질과 세포는 수복의 과정의 2개의 주요 성분이다. 정보를 포함하는 기질만은 이동, 결합, 세포체계를 유도할 수 있다(Rubin E. 1993).

표 7 일반적인 팔의 통증부위

어깨뼈	가쪽 안쪽	등세모근의 위모서리 어깨뼈 아래쪽의 앞톱니근 위
	뒤쪽 앞쪽	어깨뼈 안쪽모서리 작은가슴근 구역
	가쪽회전 안쪽회전	어깨뼈 윗각 복장빗장관절
위팔	가쪽 안쪽	어깨세모근 봉우리부분 겨드랑이
	뒤쪽 앞쪽	어깨관절 뒤쪽 어깨관절 앞쪽
	가쪽회전 안쪽회전	회전근개 힘줄의 위쪽 안쪽회전근군 닿는곳 위
팔꿈치	가쪽 안쪽	가쪽위관절융기 안쪽위관절융기
	뒤쪽 앞쪽	위팔세갈래근 먼쪽힘줄 팔오금
	가쪽회전 안쪽회전	감수성 팔꿈치머리 정중신경집
손목	가쪽 안쪽	손목관절(요골수근관절) 가쪽 콩알뼈의 과민
	뒤쪽 앞쪽	자쪽손목폄근의 힘줄염(건염) 노쪽손목굽힘근의 힘줄염
	가쪽회전 안쪽회전	손가락폄근의 힘줄염 손가락굽힘근의 힘줄염
손가락	가쪽 안쪽	등쪽뼈사이근의 기능장애 바닥쪽뼈사이근의 기능장애
	뒤쪽 앞쪽	새끼손가락의 장애 엄지손가락 통증
	가쪽회전 안쪽회전	반지손가락의 장애 가운데손가락의 장애

표 8 일반적인 몸통의 통증부위

머리	가쪽 안쪽	두통 : 관자부분, 아래턱 코, 입, 눈 안쪽
	뒤쪽 앞쪽	뒤통수-이마부분 통증 턱관절
	가쪽회전 안쪽회전	귀의 전체 주위의 두통 귀 앞쪽의 통증
목	가쪽 안쪽	한쪽성 목의 통증 앞 및 뒷목의 통증
	뒤쪽 앞쪽	딱딱한 척추옆의 근육군 양쪽의 앞목부분과 목구멍
	가쪽회전 안쪽회전	같은 쪽 기운목(사경) 반대쪽을 향하는 기운목
가슴우리	가쪽 안쪽	가쪽갈비사이 통증 복장뼈 통증, 압박감
	뒤쪽 앞쪽	등의 통증 앞가슴벽의 딱딱함
	가쪽회전 안쪽회전	같은 쪽 목 · 등부분 통증 앞갈비사이 쑤시는 통증
허리	가쪽 안쪽	한쪽으로의 옆 굽힘 곤란 배꼽보다 위의 내장의 문제
	뒤쪽 앞쪽	자세를 똑바로 할 때의 허리통증 배곧은근의 통증
	가쪽회전 안쪽회전	몸을 비트는 쪽의 통증 갈비밑부위의 쑤시는 통증
골반	가쪽 안쪽	하중부하 때의 볼기부분 통증 샅고랑부분의 좌상, 꼬리뼈 통증
	뒤쪽 앞쪽	엉치엉덩관절의 딱딱함 엉덩뼈오목의 쑤시는 통증
	가쪽회전 안쪽회전	큰돌기 주위의 과민성 샅고랑인대의 긴장

화가 원인으로 발생한 점이다. 협동중심은 통각수용기(nociceptors)를 꼭 집거나 산만하게 하는 것 같은 큰 전위가 없는 곳에 위치하므로 그곳을 촉진하지 않는 한 협동중심 자체는 통증을 일으키지 않는다. 근막단위조직에 대한 지식에 의해서 치료사는 인지중심으로부터 특수한 근막단위의 협동중심을 밝혀낼 수 있다.

통증강도의 주관적인 평가는 평가 차트에 기록한다. 이 정보는 별표(*)를 사용하여 기록된다. 표 10은 그 밖에 일반적으로 사용되는 척도(ADL척도, 국제장애분류의 사회적 불이익, 운동학적 척도, 시각적 아날로그 척도)를 근막 도수치료에서 사용되는 별표 척도와 비교하여 요약한 것이다. 이 척도에서는 분절의 운동, 가동범위 제한, 몇몇 근력약화에 의해서 야기되는 통증은 반대쪽과 비교하는 것도 고려한다. 근막단위가 근력약화를 나타내는 경우, 그것은 "*"로서 기록된다. 관절제한도 있는 경우는 "**", 통증이 있는 경우는 "***"를 붙인다. 근력약화나 가동범위 제한 없이 통증만이 존재할 때도 있으나 그 통증은 보통의 생활양식이 가능하지 않을 정도의 강도이다. 이러한 상황에서는 "***"를 붙인다. 보충 데이터에 의해서 통증을 정량화하여 명확히 언급할 수 있다.

표 9 일반적인 다리의 통증부위

엉덩관절	가쪽 안쪽	넙다리근막긴장근의 경련 모음근군의 구축
	뒤쪽 앞쪽	궁둥뼈결절의 과민성 위앞엉덩뼈가시의 근육힘줄뼈부착부위염
	가쪽회전 안쪽회전	뒤쪽 엉덩관절통증 넙다리삼각의 통증
무릎관절	가쪽 안쪽	엉덩정강근막띠의 긴장 안쪽무릎 통증
	뒤쪽 앞쪽	오금의 종창 무릎힘줄
	가쪽회전 안쪽회전	넙다리두갈래근의 힘줄염 정강뼈 안쪽관절융기 아래쪽의 과민성
목말뼈	가쪽 안쪽	가쪽복사 안쪽복사
	뒤쪽 앞쪽	아킬레스힘줄 발가락폄근의 힘줄염
	가쪽회전 안쪽회전	종아리근힘줄의 통로 발가락굽힘근의 힘줄
발가락	가쪽 안쪽	등쪽뼈사이근 바닥쪽뼈사이근
	뒤쪽 앞쪽	발의 가쪽 구획 짧은엄지폄근
	가쪽회전 안쪽회전	짧은발가락폄근 엄지벌림근

표 10 통증평가

	가벼운 통증	*중등도 통증*	*강한 통증*
근막 도수치료	*	**	***
ADL	스포츠 곤란	일의 곤란	일의 곤란
국제사회분류(사회생활)	부족	불능	곤란
운동학적 척도	힘	뼈관절	통증
시각적 아날로그 척도	−50%	50%	+50%

- 통증을 시계열로 기록하는 것은 주된 통증과 보상 또는 2차적인 통증을 판단하기 위해 유용하다. 일(d), 월(m), 연(y)이라는 용어는 간단하고 즉각 이해가 가능하다. 예컨대, 환자가 특정 장애로부터 6개월간 고통을 받고 있었던 경우에는 "6개월(6m)"이라 기록한다.

표 11 환자 데이터의 기록방법

통증부위 SiPa	HU LA rt ^nt 6m rel 1xm*** 위팔, 가쪽, 오른쪽, 야간, 6개월 동안에 월 1회 재발. *** (강한 통증)

- 때로는, 통증은 지속하고(continuous : cont), 또는 때로는 통증은 재발(relapse : rel)하며 재발은 상당히 규칙적이다. 예컨대, 관절주위염이 월 1회 악화하는, 그리고 이것이 이 6개월 동안에 일어나고 있었던 경우에는 "6개월 동안에 월 1회 재발(6m rel 1xm)"이라 기록한다. 그 밖의 예로서 두통이 "매일(1xd)" 또는 "주1회(4xm)"로 나타난다.
- 통증의 몇 가지 특징은 24시간 이내에 나타나는 악화의 패턴에 따라서 결정될 수 있다. 밤(night : nt)에 악화하는 통증은 보상성 수축의 이완으로 기인한 지속되는 통증 종료의 신호이다. 아침(morning : am)의 더 심한 통증은 근막의 야간의 경축(rigidity) 또는 체위변환에 적응할 수 없다는 것을 가리킨다. 오후(afternoon : pm)에 심해지는 통증은 과다사용으로부터의 마찰에 기인한 염증을 나타낸다.

평가 차트 상에서 이러한 모든 종류의 데이터는 표 11과 같이 단축된 형태로 기록된다. 한 줄에서 환자가 오른쪽 어깨(right : rt) 또는 왼쪽(left : lt)이나 양쪽(bilateral: bi)의 가쪽부분이 아프다고 이해할 수 있다. 이 통증은 밤(nt) "동안(^)"에 일어났다는 것을 나타낸다. 이것은 6개월 전에 시작되어 연속적이 아니라, 월 1회 재발(6m rel 1 xm)한다. 통증이 심할 때에는 환자는 보통의 생활약식(작업이나 착탈의)을 실행할 수 없다(***). 주단위 또는 월단위로 치료사 자신의 치료결과의 보다 정확한 평가로서 이러한 모든 종류의 데이터를 비교할 수 있다.

가설

앞에서 언급한 데이터로부터 환자의 관절주위염이 위팔뼈의 가쪽부분에 국한되어 있다는 것이 명백하다. 이러한 것으로부터 위팔-가쪽의 근막단위 협동중심의 고밀도화가 추론된다. 치료는 통증이 있는 관절이나 인지중심에서가 아니라 협동중심에 대해서 실시하게 된다. 그러나 통증에 대한 근막의 치료로서는 바로 하나의 근막단위에 집중하는 것이 아니라, 가능성이 있는 모든 가설을 검토하는 것이 바람직하다. 장애된 분절을 고려하면 어깨의 가쪽부분의 통증은 대항근의 근막단위(위팔–안쪽)나 위팔–가쪽회전의 근막단위에 의한 협동 불능이라는 것도 생각할 수 있다. 위팔–가쪽회전의 근막단위가 어깨의 뒤 가쪽부분 위에 있는 경우일지라도, 그 증상은 가쪽운동의 근막단위의 증상과 중복할 가능성이 있다. 많은 경우, 환자는 있을 것 같지 않은 증상을 호소한다. 그래서 이 모두를 검사할 필요가 있다. 예컨대, 환자는 벌림을 하는 동안의 통증을 호소할지도 모른다. 그러나 이것은 실제로는 가장 통증을 동반하고 무의식적으로 회피하는 가쪽회전의 궤도라는 것도 있을 수 있다.

데이터를 하나의 가설로 압축할 필요는 없으나 가능성이 있는 모든 가설을 분석할 필요도 없다. 예컨대, 어깨 통증은 4가지 다른 가설을 만들어내는 기초과 될 수 있다:

1. 어깨위팔관절의 광범위 통증(diffuse pain) : 이 관절을 움직이기 위한 6개의 모든 근막단위의 개입을 가정할 수 있다. 운동평가는 어떤 특수한 근막단위가 통증을 일으키며 그 정도는 어느 정도인지를 가리킨다.
2. 통증이 위팔의 가쪽운동에 의해서 강조되는 위팔 가쪽부분에 집중할 때, 작용근의 근막단위 협동중심을 가정할 수 있다. 운동과 촉진의 평가로 입증할 수 도 있고 아닐 수도 있다.
3. 통증이 위팔의 안쪽운동에 의해서 강조되는 위팔의 가쪽부분에 집중될 때, 대항근의 근막단위의 협동중심을 가정할 수 있다. 또한 이 가설의 타당성을 결정하려면 운동을 평가한다.
4. 통증이 가쪽운동과 안쪽운동의 양쪽에 의해서 강조되는 위팔의 가쪽부분에 집중될 때, 작용근과 대항근의 근막단위 양쪽의 협동중심을 가정할 수 있다.

폭넓은 사고방법이 객관성을 높이는 것을 돕고 결론을 서두르는 것을 회피시킬 것이다. 염증이 있을 때는 대개 주위 근막의 감수성이 높아져 있음을 잊어서는 안 된다. 촉진의 평가를 직접 실행하면, 위팔–가쪽의 협동중심의 경우, 통각과민의 영역을 쉽게 평가할 수 있다. 치료를 시작하기 전에 다양한 부위(점)를 비교함으로써 최종적인 선택이 명확하고 동시에 객관적으로 된다.

검증

검증은 운동평가와 촉진평가로 나뉜다.

운동평가는 아래의 것을 구성된다:

- 능동적 **운동에 의한 평가** : 환자는 3개의 면(이마면, 시상면, 수평면)에서 통증이 있는 분절을 움직이도록 지시를 받고, 그 결과로서 일어나는 몇몇 관절 제한을 기록한다.
- 수동적 운동에 의한 평가 : 통증이 있는 분절을 3개의 면에서 움직인다. 이것은 관절충돌에 의한 통증을 회피하려고 환자가 취하는 몇몇 보상운동을 강조하기 위해 실행한다.
- 저항운동에 의한 평가 : 근력을 검사하기 위해 최대 저항을 환자의 운동에 가한다. 가능하다면 반대쪽에 의한 비교를 실행한다.

이러한 운동평가의 목적은 관절비정상의 원인이 되는 근막단위를 선정하는 것이다. 이 특정의 근막단위를 선정할 때에 분절을 움직이는 것에 관여하고 있는 6개의 근막단위의 모두를 비교하기 위해 표 12를 사용한다.

위팔뼈 분절의 운동평가로부터 표 12에 나타낸 것처럼 가쪽운동이 가장 강한 통증을 동반한다(**). 여기서도 별표를 통증의 강도를 나타내기 위해 사용된다. "*"은 운동을 하는 동안의 가벼운 통증을 나타낸다. "**"은 강한 통증을 나타내고 "***"은 매우 강한 통증을 나타낸다. 팔의 올림을 방해하고 있는 중증의 근력약화가 인지되는 경우에는 경미한 통증일지라도 "***"을 사용하는 경우도 있다. 또한 표 12에서 경미한 통증이 위팔의 안쪽운동과 앞쪽운동의 근막단위의 활동 동안에 느껴지는 것도 나타내어 보이고 있다.

표 12 운동평가의 기준선망(grid)

이마면	시상면	수평면
위팔–가쪽** (LA–HU**)	위팔–뒤쪽 (RE–HU)	위팔–가쪽회전 (ER–HU)
위팔–안쪽* (ME–HU*)	위팔–앞쪽* (AN–HU*)	위팔–안쪽회전 (IR–HU)

다음 단계는 3개의 근막단위 협동중심의 상대적인 고밀도화를 비교하기 위한 촉진에 의한 평가이다.

촉진평가에서 밝혀져야 하는 것:

- 통증 : 협동중심에 대한 가벼운 촉진조차 통증을 동반하는 일이 있다. 그러나 염증을 일으킨 분절의 통증이 광범위하게 미치는 가능성이 있으므로 이 단독의 지표로는 불충분하다. 촉진은 근막에 도달하기 위한 필요 최소한의 압박의 양으로 얕은 층에서부터 깊은 층으로 진행해야 한다.
- 고밀도화 : 실행함으로써 협동중심의 부위를 쉽게 확인할 수 있다. 그리고 고밀도화한 부위에서 일종의 육아조직이나 소결절이 느껴질 수 있다.
- 연관통증 : 많은 경우, 연관통증(이것은 협동중심에서부터 인지중심에 이른다)은 바로 나타나지는 않지만, 압박한 채로 잠시 있으면 나타나는 일이 있다. 어떤 경우에도 환자는 압박감만이 아니라 찔리는, 또는 절단되는 것 같은 감각도 보고해야 한다.

예컨대, 협동중심은 통증을 동반하여 고밀도화한 점이고, 이 점에서부터 인지중심과 연관통증이 확산된다. 따라서 협동중심은 치료해야 할 가장 유력한 후보이다.

치료사가 손으로 감지하는 것과 환자의 설명 또는 경험한 것 사이에는 어떤 일치가 있어야 한다.

인지중심 또는 통증부위의 상태를 적어 두는 것은 기록의 질을 높인다. 아래의 정보는 평가 차트에도 기록되어야 한다.

- 어떤 관절종창 · 부종(분절의 둘레)
- 압력통증계(pressure algometer)를 사용한 인지중심의 감수성
- 기능장애에 관련되는 빨개짐이나 온도 차이와 기능장애와 관련된 어떤 다른 파라미터

치료

치료해야 할 협동중심이 검증에서 명확히 판명되면 치료를 시작한다. 치료는 아래의 이유에 따라 그 강도 또는 깊이가 변화할 수 있다:

- 깊은 근막의 장애 자체가 피하 성긴 결합조직[Jarricot의 피부그림증(dermatographism), Valleix의 염증막, Dicke의 피부그림증)까지 확산되어 있을 때는 항상 표층의 마찰법(friction massage)을 실행한다.
- 기질의 장액성 종창(Kellgren의 압통점, Straus의 압통 소결절)이 있을 때는 정적 압박이나 신장법(stretching)을 실시한다.
- 근막조직의 육아조직 또는 고밀도화가 존재할(Travell의 통증유발점, Froriep의 근육경화, Good의 근육통증점, Maigne의 세포구역) 때는 깊은 부분의 마찰법(friction massage)을 실시한다.

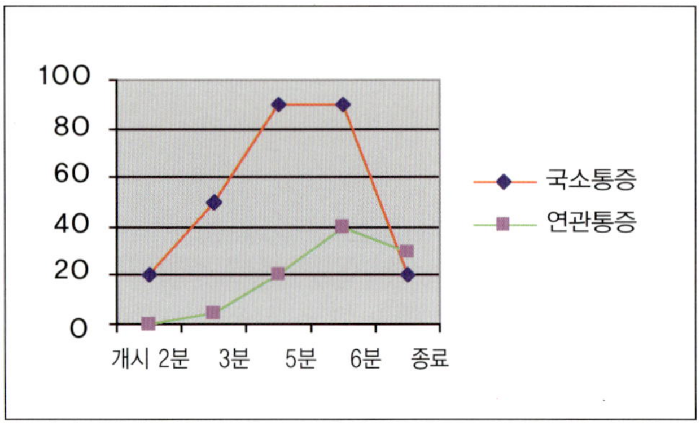

그림 57 치료 중의 반응.

근막 치료사에게 의뢰되어 오는 대다수의 환자는 기질의 고밀도화에 의한 만성 기능장애를 갖는다. 치료사의 에너지를 경제적으로 사용하기 위해 팔꿈치와 주먹결절(knuckle)이 치료에 사용된다. 팔꿈치 또는 주먹결절은 초기통증 반응이 감소하는 데에 필요한 시간동안 치료되는 협동중심 위에 둔다[110]. 이 과민한 증상은 어떠한 신장(stretching)에도 적응하지 않는 경화된 조직의 범위 내에 위치하는 자유 신경종말이 비생리적인 방법으로 장력이 가해져 있다는 사실에 기인한다. 최근의 형상변화 또는 부종 층이 구축되고 있는 시기가 아닌 한, 가벼운 압력만으로 기질의 상태[111]을 수정할 가능성은 드물다. 근막 도수치료는 근막의 고밀도화의 마찰법 또는 신장법이다. 치료사의 팔꿈치머리부분의 피부가 환자의 피부에 밀착하고 성긴 피하조직이 팔꿈치와 동시에 움직여짐으로써 마찰이 직접 근막에 전달된다(그림 58). 치료 중, 사용되

110 침을 빙빙 돌리는 기법(needle–twirling maneuver)은 활발하게 근육고유수용기를 자극하여 전통중국의학(traditional chinese medicine :TCM)에서 득기(得氣, Deqi)로서 알려져 있는 감각(천자통증, 저린 느낌, 욱신거림, 기타의 감각)을 일으킨다. 득기의 통증은 보통 경험하는 통증과는 다른 감각이므로 근막통증을 완전히 이해하기 위해서는 득기의 경험도 필요하다(Mann F. 1995).

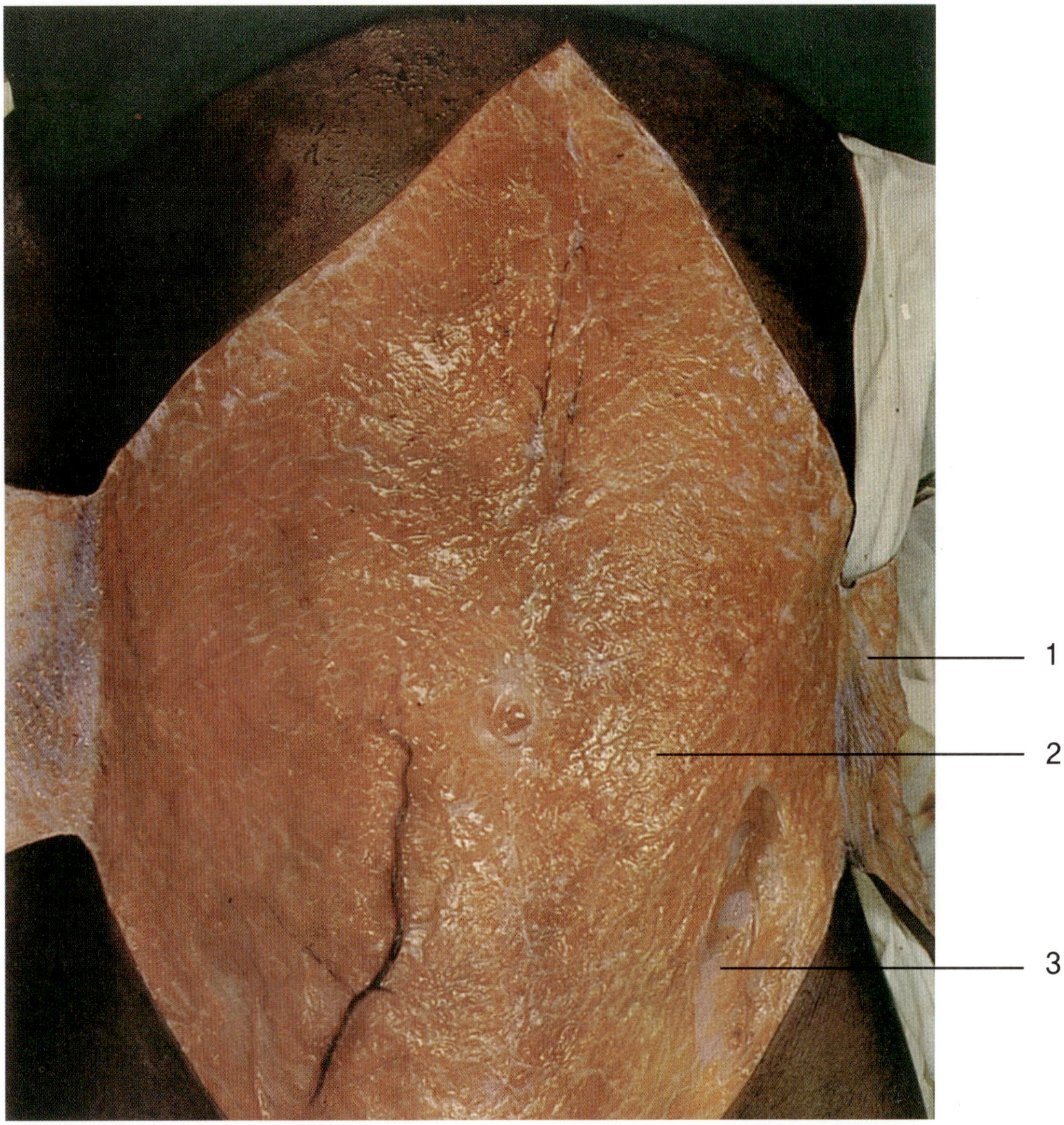

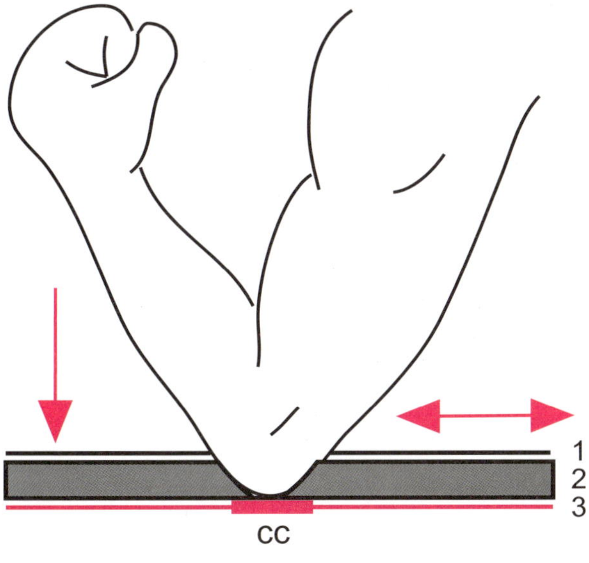

그림 58 A : **복벽의 해부 : 피하의 면**(Francesco Vallardi : Fumagalli-colour photographic atlas of macroscopic human anatomy. Piccin Nuova Libraria에서), B : **근막 도수치료의 예.**

1. 도수치료를 하는 동안 치료사의 피부를 환자의 피부에 밀착시키지만, 환자의 피부가 까지거나 앞뒤로 미끄러지지 않도록 해야 한다.
2. 느리고 깊은 압력이 성긴 피하결합조직에서부터 근막으로의 접근을 가능케 한다. 성긴 피부밑 결합조직은 피부 외수용기(피부분절)를 근막 고유감각(근막분절)으로부터 분리한다.
3. 성긴 결합조직에서부터 이완되는 깊은 층의 복부근막의 부분. 도수치료는 이 근막과 특히 근막단위의 협동중심에 도달하여야 한다. 그리고 도수치료는 고밀도화가 되어 연관통증을 초래하는 협동중심 위에서만 실시한다.

는 압력은 항상 환자가 견딜 수 있는 것이어야 하며 환자와 치료사 사이에 항상적인 피드백이 있는 것이 바람직하다.

치료 중, 아래와 같은 경우는 환자에게 질의하는 것도 효과적이다:

- 치료되고 있는 협동중심이 인지중심으로의 연관통증을 일으키게 하여 환자가 증상을 강조하는 경우.
- 치료되고 있는 협동중심이 예리한 바늘로 찌르는 것 같은 통증 또는 강한 압력만을 야기하는 경우.
- 환자가 잠깐 동안의 휴식을 호소하는 경우(한편에서는 근막은 더 많은 열을 발생하고 이것은 기질의 수정에 편리하다).
- 통증의 갑작스런 소멸이 확인되고 협동중심의 유동성이 변화한 것을 치료사가 인식하는 경우.

이 기술을 적용할 때는 치료사의 순수한 근력보다도 오히려 체중의 적절한 배분이 중요하다. 이러한 것은 부가하는 압력의 방향에 맞춘 치료사의 올바른 자세잡기(positioning)가 요구된다. 시작은 가벼운 압력을 가하고 서서히 압력을 증가시킨다. 그 동안에 동시에 접촉이 고밀도화가 된 협동중심에 도달할 때까지 접촉의 영역이 확대된다. 힘의 거듭되는 증가는 필요하지 않지만, 오히려 지속적인 마찰에 의한 열이 조직 점조성(consistency)의 수정을 달성하는 것이 필요하다.

온도가 올라가면 겔(gel)이 솔(sol)로 변화하여 근막기질을 수정한다. 그 다음에 자유 신경종말이 해방됨으로써 국소통증이 갑자기 감소하여 개선된 운동협동성과 정상화된 관절운동의 궤적에 의해서 연관통증이 감소한다[112].

111 기질은 세포와 섬유가 포함되는 비원섬유(non-fibrillar) 성분이다. 이것은 수분 함유율이 높은 점착성 겔로 구성되고 대부분은 탄수화물과 프로테오글리칸 분자로 연결된다. 구조적 프로테오글리칸은 전신의 상호작용과 마찬가지로 세포와 그 밖의 기질성분 사이의 접착을 위해 중요하다. 이것들의 프로테오글리칸은 다른 기질성분 사이의 접착제로서 작용한다고 생각되는 라미닌(laminin)과 섬유결합소(fibronectin)를 포함한다. 무정형 기질은 주로 거친면 소포체의 섬유모세포에 의해서 합성된다(Gray H. 1993).

112 그러므로 한편에서는 환자의 근막 장력상태의 수정을 야기한다. 또는 증상의 적어도 50%의 즉시 경감이나 관절가동범위의 증가, 치료부위가 가벼워졌다는 주관적 감각(subjective sensation)을 야기한다(Ferrari S. 1998).

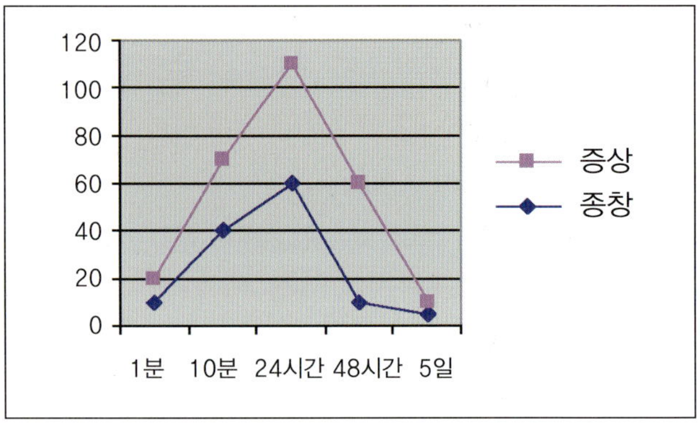

그림 59 치료 후의 반응.

고밀도화의 점조성의 변환은 일반적으로 몇 분 이내에 달성된다. 때로는 통증은 있지만 밀도가 높지 않은 점을 치료하고 있을 가능성이 있다. 그러나 이 경우는 치료사의 팔꿈치의 운동에 순응하여 조직은 자유자재로 신축한다. 그리고 마찰이 부족하므로 온도상승을 일어나지 않게 된다. 따라서 도수치료를 실행해도 통증이 조금도 감소하지 않고 시간만 경과하게 된다.

그림 57은 환자에 의해서 보고되는 국소통증과 연관통증의 자극 사이에 있는 시간적 관계를 나타냈다.

흑색 선은 환자가 치료 후 최초의 몇 분에서 통증의 증가를 보고하고 있고, 게다가 몇 분간 강한 채로 되어있다는 것을 나타낸다. 도수치료에 의해서 온도가 상승하여 기질이 겔에서 sol로 바뀌는 수준에 도달하면 통증은 갑자기 약화된다.

적색 선은 연관통증이 치료 직후에 어떻게 나타나고 국소통증의 감소 후에 약화되는지를 나타낸다.

앞에서 언급한 관절주위염의 예에서는 치료를 위해 통증을 동반하는 쪽을 위로 한 옆으로 누운 자세를 취한다. 근막치료사는 치료하는 동안, 가하는 데에 필요한 압력을 조정하기 위해 한쪽의 손으로 치료 테이블을 지지한다. 치료사의 다른 쪽 팔꿈치를 위팔-가쪽의 협동중심에 두고 근막의 점조성 자체가 수정될 때까지 도수치료를 실행한다. 어느 정도의 양손을 잘쓰는 능력을 치료사 자신의 과다사용에 의한 장애를 회피하기 위해 바람직하다.

치료 후에 일어날 수 있는 반응

일단 도수치료가 완료되면 치료부위에는 아래의 반응이 나타날 수 있다.

- 치료 직후 환자는 치료부위 주변에서 증상이 개선되고 국소열감이 어느 정도 개선되는 것을 느낀다. 이 영역에서는 성긴 결합조직이 변화 때문에 함몰이 일어날지도 모른다.
- 10분 후(그림 59), 환자는 증상의 악화와 국소통증의 증가를 알아차리게 되는 일이 있다. 이것은 혈액유입의 증가와 함께 삼출기(exudation phase)의 결과로서 형성되는 부종에 기인한다. 근막 도수치료는 섬유모세포의 새로운 방향성(orientation)을 가능케 하기 위해 기질의 결합을 방해한다.
- 근막의 염증기에 이어지는 몇 시간은[113] 대식세포에 추종하는 호중구가 출현하고 있는 시기이며 이것은 동시에 새로이 형성된 괴사물질을 제거한다. 근섬유모세포는 활동적으로 되고 새로운 Ⅲ형 콜라겐섬유를 생산한다.
- 다음의 3일간, 치료부위에 최종적으로 작은 혈종이 나타나고 개개의 소인에도 따르지만, 증상을 일시적으로 악화시킬 가능성이 있다.
- 치료의 5일 후에는 환자의 국소통증은 감소하고 증상이 개선된다.
- 다음의 20일에서 최초의 Ⅲ형 콜라겐섬유는 견인의 선의 방향으로 서서히 배치되어가고, 보다 안정된 Ⅰ형 콜라겐섬유로 치환된다.

그림 59는 치료된 협동중심의 종창과 환자의 증상의 관계를 나타내고 있다. 치료 직후에는 종창은 없고 환자의 기분은 치료 전보다 좋다.

10분 후에는 염증성 반응 때문에 증상이 악화할지도 모른다. 염증성 반응은 24시간 후에 약화하기 시작하여 5일 후에는 근막의 장력 균형이 이루어지고 증상과 종창이 개선된다.

113 강화된 연부조직 가동화는 연부조직 섬유증에 대한 가동화가 된다. 이 조절된 미세한 손상에 의해서 국부 염증반응을 유발하는 미세한 혈관외상이 일어난다. 이 과정은 과잉의 섬유증과 재생의 재흡수를 통해서 결합조직 재구축을 자극한다. 섬유형성 방향은 조직에 작용하는 긴장에 의해서 결정되는 것 같다...
피에조 전류에 의해서 결정되는 선을 따라서 섬유모세포 운동...
대부분의 경우, 콜라겐은 각 층이 연속적으로 다양한 방향에서 번갈아 발생하는 정밀한 기하학적인 패턴 하에서 배열하여 있다 (Stover S. 1998).

결과와 예후

치료 후 증상의 근본적 개선이 관찰되면 기능장애는 완전히 치유한 것이 되고 거듭나는 치료의 예약을 취할 필요는 없다. 이 경우, 평가 차트에는 치료한 협동중심 옆에 "+++"를 기록한다.

치료 후에 50% 이상 증상이 개선되면, "++"를 기록한다. 이 경우 2회째의 치료에 의해서 잔존하고 있는 증상을 해소할 필요가 있다.

치료 후의 통증의 감소와 관절제한의 개선이 50% 미만이었던 경우, "+"를 기록한다. 그리고 최초의 가설을 재검증하고 문제점을 분명히 하기 위해 치료의 재예약이 필요해진다.

치료 후에 어떠한 즉시적인 결과가 나오지 않고 1주일 후에도 같은 증상이 남아 있으면, 제로(0)를 기록한다. 그리고 이제까지의 상세한 가설과 검증과정을 재차 반복할 필요가 있다.

2회째의 치료 후에도 통증이 바뀌지 않고 잔존하여 있는 경우, 재검사(예: 종양, 내부질환, 신경염 등을 위한)를 위해 환자를 담당의사에게 되돌려 보내는 것이 바람직하다.

처음 치료에서 하나의 통증이 감소되어도 또 다른 통증이 나타나는 일이 자주 있다. 이것은 신체가 불안정한 자세에 대처하기 위해 만들어낸 보상이 제거되어 불안정한 평형상태의 소실을 야기하기 때문이다. 이 경우, 신체 전체를 통해서 그 보상은 서서히 개선된다.

또한 어떤 때는 도수치료에 의해서 근막이 자세의 긴장변화에 적응해감에 따라 새로운 증상이 나타나는 일이 있다. 이 경우 1주일에 2~3회의 치료를 실행하고, 그 후 1개월간 쉰다. 실제로 콜라겐섬유는 새로운 자세에 따라서 그 자신을 정렬하기 위해 약 20일을 필요로 한다. 그리고 신체도 또한 조정이 가능해지는 시간을 필요로 한다.

임상적 증상사례 연구

분절적인 장애를 가진 환자에 대한 아래의 사례연구에서 첫 번째로 통증부위 또는 인지중심으로부터 같은 근막단위의 협동중심을 찾아내는 방법을 나타내어 보여준다. 두 번째로 하나의 면 위에서 같은 분절을 움직이는 2개의 작용근 · 대항근의 근막단위 사이에 어떠한 보상이 일어나고 있는지를 나타내어 보여준다.

인지중심에서부터 근막단위의 협동중심으로.

오른쪽 발목관절 염좌라 진단된 18세의 운동선수:

질문내용 :

1. 통증의 장소는?
   -오른쪽 발목에
2. 정확히 발목의 어느 부분인가?
   -가쪽
3. 어느 정도의 통증이 계속되고 있는가?
   -1개월간
4. 이전에도 발목관절을 삔 일이 있는가?
   -이번이 처음이다.
5. 이 통증이 어떠한 동작을 방해하고 있는가?
   -특히 달릴 때.
6. 발목을 자유로이 움직일 수 있는 느낌인가? -안쪽으로 향할 때는 지지하면서 움직인다(모음 - 5°).

평가 차트에서는 이들의 답은 아래와 같이 요약된다:

통증부위 SiPa	TA LA rt 1m * ME -5° 목말뼈, 가쪽, 오른쪽, 1개월, *(가벼운 통증) 안쪽 -5°

이 데이터는 목말뼈-가쪽(목말뼈의 가쪽부분의 통증)의 근막단위 또는 이 밖에 목말뼈-안쪽 (제한)의 가설을 유도한다.

이러한 가설은 잇따르는 촉진과 운동평가로 검사된다.

운동평가에 의해서 목말뼈의 안쪽운동 범위가 가쪽운동 근막단위의 통증에 의해서 특히, 제한된다는 것을 알게 되었다.

결과는 아래의 표에 나타냈다:

이마면	*시상면*	*수평면*
목말뼈-가쪽** LA-TA**	목말뼈-뒤쪽 RE-TA	목말뼈-가쪽회전 ER-TA
목말뼈-안쪽 ME-TA	목말뼈-앞쪽 AN-TA	목말뼈-안쪽회전 IR-TA

촉진의 결과, 목말뼈 가쪽부분의 통증이 같은 근막단위 협동중심의 고밀도화에 있다는 것을 확인하였다(그림 60).

목말뼈-가쪽의 협동중심은 외상성 염좌에 의해서 1개월 전에 아팠던 근막단위(점)이며 이 점이 치료되었다. 훈련에 바로 복귀하였다고 가정하여 긴장부위의 재발성 염증이 야기되는 것과 같은 정도의 양으로 도수치료에 의한 수복과정을 시작하였다. 이 점에 대한 몇 분간의 치료 후 조직에 갑작스런 이완이 발생하였다. 치료 후의 운동평가(치료 전의 운동평가와 마찬가지이다.)에 의해서 관절의 완전하고 동시에 통증이 없는 관절가동범위가 회복되었다(목말뼈-가쪽 +++). 참고로 치료에 주먹결절(knuckle)이 아니라, 콩알뼈를 사용하는 예를 나타냈다(그림 61).

인지중심에서부터 대항근 근막단위의 협동중심까지.

오른쪽 가쪽위관절융기염(외측상과염)이라 진단된 40세의 주부:

주관적 평가 :

1. 통증의 장소는?
   -오른쪽 팔꿈치에
2. 팔꿈치의 어느 부근?
   -가쪽
3. 얼마 동안 통증에 고통을 받고 있는가?
   -약 3개월간
4. 이전에도 팔꿉관절이 아팠던 일이 있는가?
   이번이 처음이다.
5. 이 통증으로 어떠한 동작을 할 수 없는가?
   -일을 할 수 없다.
6. 관절의 움직임이 제한되어 있는가?
   -팔꿈치를 완전히 똑바로 펼 수 없다(폄 - 10°)

이 데이터는 아래와 같이 요약된다:

통증부위 SiPa	LA CU rt 3m ** RE - 10° 팔꿈치, 가쪽, 오른쪽, 3개월, **(중등도 통증) 뒤쪽 - 10°

이 데이터는 팔꿈치-가쪽과 팔꿈치-뒤쪽 근막단위의 개입의 가설을 유도한다.

이 가설의 타당성을 검토하기 위해서는 촉진과 운동평가가 필요하다.

가쪽운동에 대한 저항검사에서는 힘은 강하고 팔꿉관절을 그 자세로 유지할 수 있었다. 한편, 안쪽운동으로의 저항검사에서는 팔꿉관절의 가쪽부분에서 통증이 발생하였다.

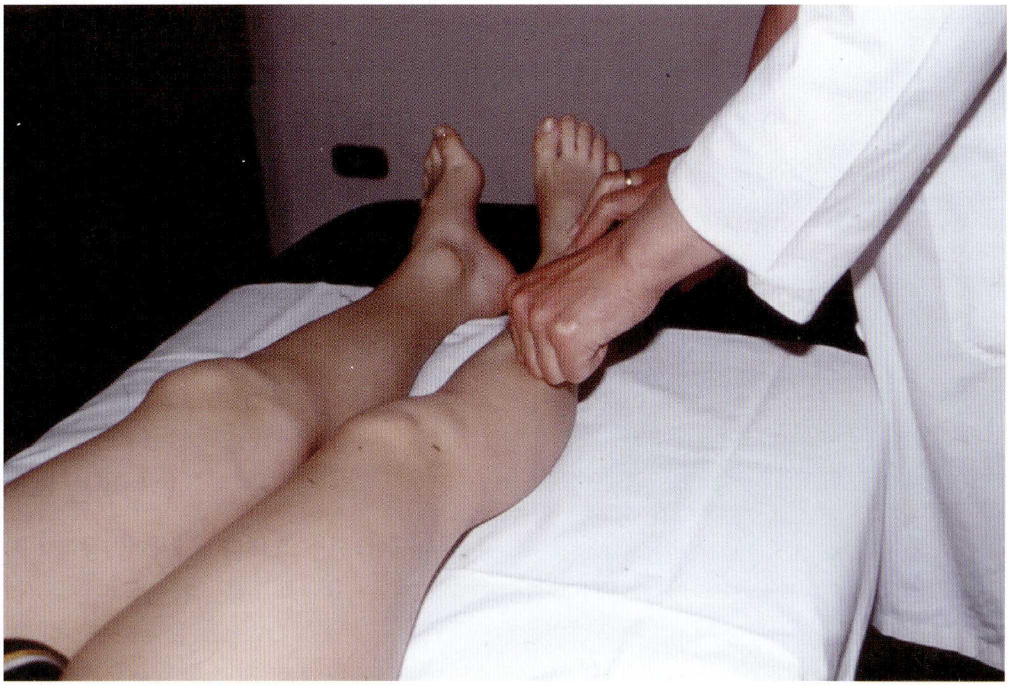

그림 60 **주먹결절에 의한 촉진-도수치료.**

주먹결절의 사용은 치료사의 손가락의 힘줄을 손상시키는 것을 회피한다. 특히 고밀도화가 된 점에 대한 장시간에 걸친 도수치료로서 이 기술을 사용한다. 각 협동중심의 치료가 환자와 치료사 쌍방에 있어서 정확한 위치일 것이 필요하다. 이 사진에서는 목말뼈-가쪽의 협동중심이 치료되고 있다.

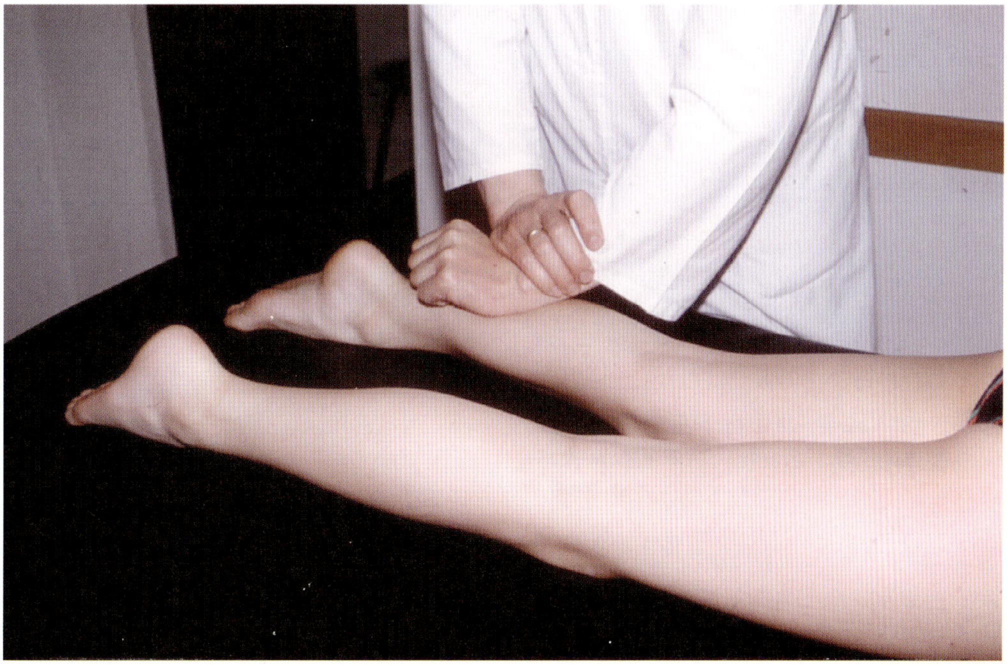

그림 61 **콩알뼈에 의한 도수치료.**

콩알뼈로 조직 변동을 지각하는 것은 어려우므로 촉진의 평가로서는 콩알뼈를 사용하지 않는다. 그러나 보다 감수성이 높은 점으로의 허혈성 및 진통성 압력을 일으키기 위해 이 뼈융기는 도움이 된다. 이 사진에서는 목말뼈-뒤쪽의 협동중심이 치료되고 있다.

결과는 아래의 표에 나타냈다:

이마면	시상면	수평면
팔꿈치-가쪽* LA-CU*	팔꿈치-뒤쪽* RE-CU*	팔꿈치-가쪽회전 ER-CU
팔꿈치-안쪽** ME-CU**	팔꿈치-앞쪽 AN-CU	팔꿈치-안쪽회전 IR-CU

이 근막단위의 운동평가를 실행하는 동안에 통증이 증가하고 힘의 결핍도 명백하였기 때문에 안쪽운동에 대해서 2개의 별표(**)를 사용하였다. 팔꿈치의 뒤쪽운동에서는 통증 또는 근력약화가 없고 운동이 약간 제한될 뿐이었기 때문에 하나의 별표(*)만을 사용하였다.

가쪽 통증은 이마면 위에서의 팔꿉관절의 유지능력에 관해서 작용근과 대항근의 근막단위 사이의 불균형의 결과일 것이라고 추론되었다. 이 경우, 팔꿈치-안쪽 근막단위의 협동 불능은 팔꿉관절 가쪽부분의 자유 신경종말을 긴장시킨다.

촉진평가에 의해서 팔꿈치-안쪽과 팔꿈치-가쪽의 협동중심을 비교함으로써 안쪽 근막단위에 고밀도화가 존재한다는 것을 확인하였다.

팔꿈치-안쪽의 치료에 의해서 완전한 폄 각도가 회복하고 통증이 감소함에 따라서 팔꿉관절의 가쪽부분의 연관통증이 감소하였다. 평가 차트 상에서 이 결과는 팔꿈치-안쪽의 협동중심의 곁에 3개의 플러스 기호를 기록하였다(팔꿈치-안쪽 +++).

제 II 부

근막배열

The Myofascial Sequence

제 8 장
근막배열의 해부학

근막배열(myofascial sequences)의 연구에서는 아래에 나타내는 근막체계의 2개의 상이한 형태를 고려하는 것이 필요하다:

- 몸통 또는 팔다리의 일방향성 근막단위가 하나의 근막 구획 안에서 결합한다. 예컨대, 위팔과 아래팔 앞부분의 근막구획은 위팔 · 팔꿈치 · 손목 · 엄지손가락–앞쪽의 근막단위를 에워싸고 있다(그림 62).
- 하나의 공간평면에서 신체 정렬의 유지에 관여하는 배열의 연결. 예컨대, 신체로부터 떨어져서 중량물을 유지하기 위해 이마면 상의 배열의 모두(즉, 팔의 가쪽 배열과 반대쪽 팔의 같은 배열, 다리의 가쪽과 안쪽 배열과 같은 쪽의 몸통의 가쪽 배열)가 활성화된다(그림 63). 이 2개의 근막구성은 근막의 고밀도화점에 기인하는 보상이 신체로 확산될 가능성을 가진 경로이다.

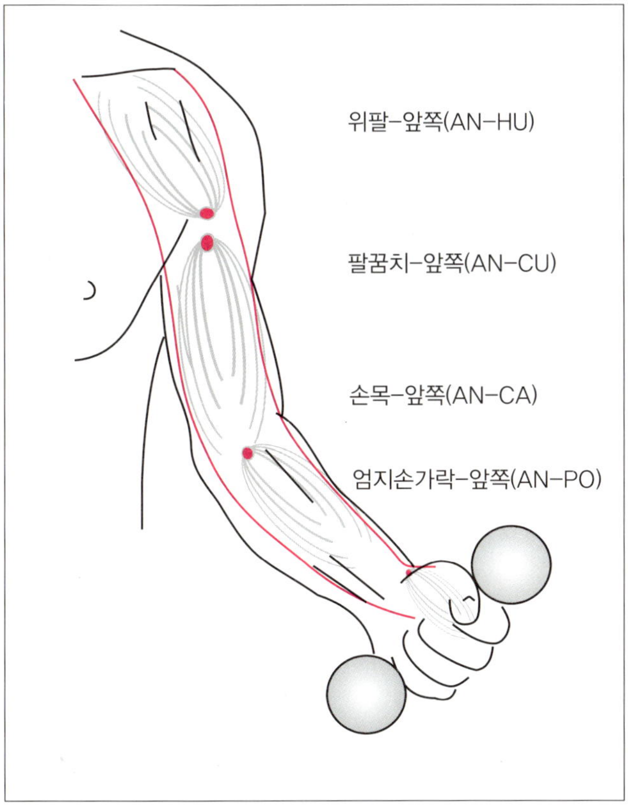

그림 62 팔의 앞쪽운동의 배열.

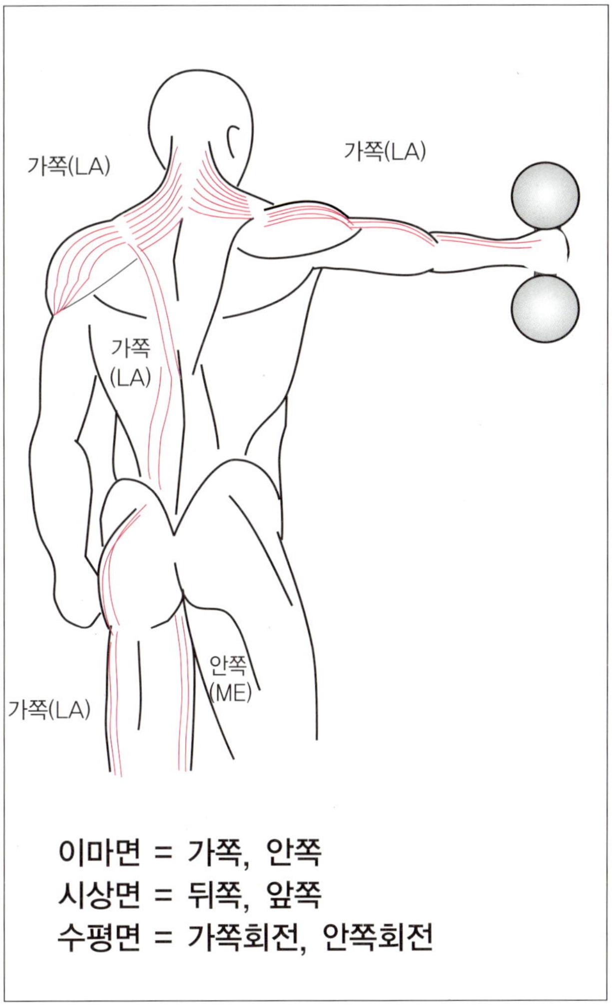

그림 63 동일 평면상의 배열사이의 연속성.

고대로부터 근골격계 통증은 통증이 신체의 한쪽에서부터 또 한쪽으로 표면상 흘러가는 것처럼 느끼기 때문에 그리스어인 rheuma(의미 : 흐르다)로부터 류마티스라 불려왔다. 이 통증의 흐름은 실제로는 근막의 구조적 체계를 따르고 있고 무질서한 흐름은 아니다.

이 책의 제1부에서 이미 근막의 2개의 기능을 분석하였다:

- 하나의 방향으로 분절을 움직이는 운동단위를 결합시키는 기능
- 2관절 및 단관절의 성분 안에서 하나의 근육섬유를 분리하는 기능

이 제2부에서는 근막의 2개의 기능을 더 분석한다:

- 하나의 방향으로 팔다리 또는 몸통을 움직이는 근육의 근막단위의 모두를 결합시키는 기능[114]
- 3면에서 신체운동을 인지하는 기능

근막에 있어서 인지와 협동의 역할을 실행하기 위해서는 어느 정도의 정지장력(resting tension)이 유지되어 있을 필요가 있다. 이 정지장력 또는 기저장력(basal tension)은 자세변화로부터 일어나는 신장을 인지하기 위해 반드시 필요하다. 또한 신체 전체의 욕구(needs)로서 근막이 근막단위 내의 긴장을 적응시키는 것을 가능케 한다.

협동중심이 고밀도화하면 그 근막단위 내에서 불균형이 일어난다. 이 불균형은 그 다음에 대항근의 근막단위에 전파될 수 있고, 그 후 그 자체의 근막배열을 따라가고 그리고 마지막에 같은 면 안의 다른 배열을 따라서 전파될 수 있다. 그러므로 근막의 하나의 점의 고밀도화에 기인하는 비정상적인 긴장은 신체 안을 무질서하게는 확산되지 않는다.

보상은 일방향성의 배열을 따라서 생기는 것만은 아니다. 마찬가지로 같은 면에 작용하는 대항근의 근막단위 사이에서 자주 긴장을 수정한다. 예컨대, 배의 돛대가 완전히 평형일 경우는 양쪽의 삭구(rigging)에 같은 정도로 장력이 걸려있다. 삭구의 한쪽이 젖으면 그쪽은 단축하고 돛대를 그쪽으로 잡아당긴다. 반대쪽 삭구의 긴장은 증가하고 수직위치에서부터의 전위를 방지한다. 마찬가지로 신체에서는 어떤 스포츠 활동이 작용근의 근막단위만을 강화하는 경우, 대항근의 근막단위는 분절의 정렬을 유지하기 위해 그 섬유를 증가시키는 것이 강제된다.

인체가 하나의 관절만으로 성립되어 있는 것이라면 대항근의 맞균형(counterbalance)은 자세정렬을 유지하기 위해 충분하다. 그러나 인체에서는 많은 돛대가 있고 돛대 위에도 돛대가 있으며 각각의 돛대가 연결되어 있다. 실질적으로 각 관절은 그 몸쪽과 먼쪽의 분절에 관해서 정렬을 조정한다. 근막배열은 동시에 하나의 면 위에서 분절을 수직으로 유지하는 근막단위의 모두를 연결한다.

근막의 고밀도화의 결과로서 형성된 보상은 아래의 두 가지 기본적인 전략에 따라서 그 배열을 따라 분배된다:

- 상행성 또는 하행성 보상이 일어날 수 있다. 오른쪽 등의 통증(back pain)은 목의 가쪽운동 협동중심의 고밀도화의 결과(하행성 보상) 또는 엉덩관절 가쪽운동 협동중심의 고밀도화의 결과(상행성 보상)로 일어나는 것이 가능하다.
- 같은 쪽 또는 반대쪽의 보상이 일어날 수 있다. 같은 쪽 보상은 같은 쪽의 배열을 따라서 일어난다(엉덩관절-가쪽, 허리-가쪽, 위팔-가쪽). 팔다리의 반대쪽 보상은 대항근 배열에 위치하지만(목말뼈-가쪽, 무릎-안쪽), 몸통에서는 신체의 반대쪽 절반에 위치한다. 예컨대, 오른쪽 허리-가쪽 협동중심의 고밀도화는 왼쪽의 골반-가쪽 또는 가슴우리-가쪽의 고밀도화를 야기할 수 있다. 이러한 종류의 보상은 신체의 수직위치를 유지하지만, 운동의 관절가동범위를 제한해버린다. 이러한 경우에는 사람이 반드시 격렬한 통증으로 고통을 받는 것은 아니다. 그러나 긴장하고 있는 느낌이나 운동이 방해되는 느낌을 받는다.

근막배열의 구조

팔다리 배열의 내부구조는 하나의 근막구획으로 싸인 일방향성의 근육연쇄에 의해서 구성된다(예컨대, 위팔세갈래근의 뒤쪽 근막구획 또는 종아리의 앞쪽 근막구획)(그림 64 A,B). 몸통에서는 뒤쪽운동의 배열은 2개의 평행한 근막구획(오른쪽 및 왼쪽의 척주세움근)에 의해서 형성되는 것에 반해서 앞쪽운동의 배열은 백색선에 의해

114 근육의 기능은 협동작용(synergy)으로 작용하는 기타의 근육으로부터 분리하여 생각하면 이해할 수 없다. 널힘줄(건막)과 근육의 고유근막은 독특한 시스템에서 모든 수축요소를 연결한다. 이 시스템의 하나의 성분으로서 신경계에 의한 반사를 거쳐 일정한 자율성을 조절하는 성분이 있다(Benninghoff G. 1972).

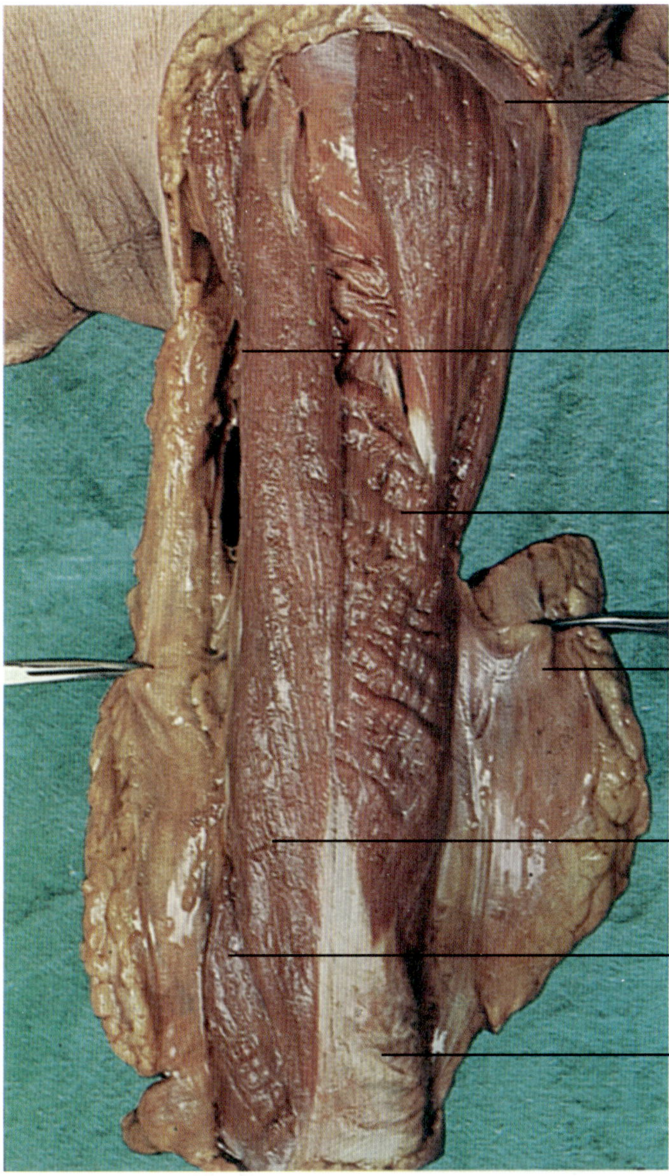

A

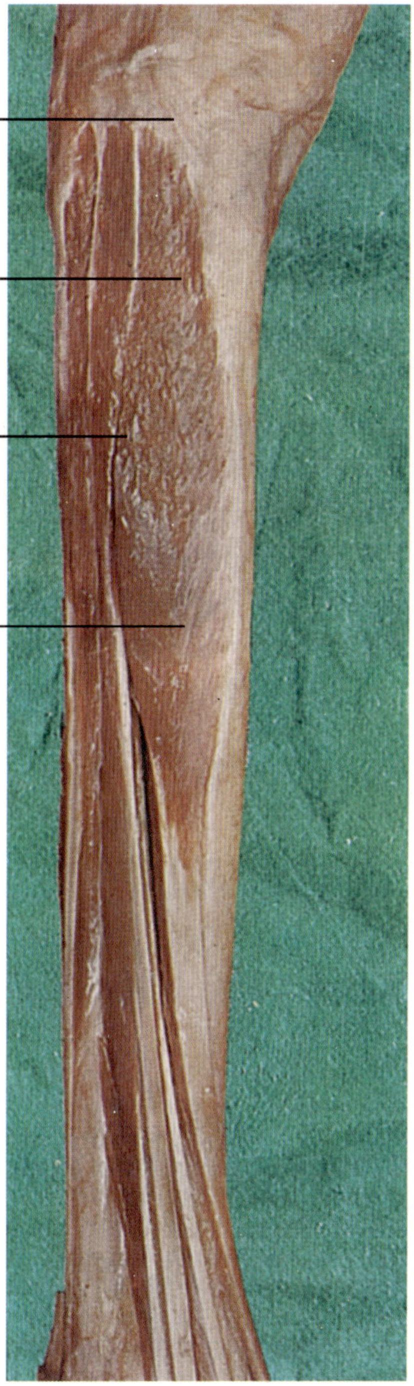

B

그림 64 A : 팔의 뒤쪽 구획의 해부, B : 종아리의 앞쪽 구획 (Francesco Vallardi : Fumagalli-colour photographic atlas of macroscopic human anatomy. Piccin Nuova Libraria에서).

A 1. 절단된 어깨세모근의 깊은근막,
2. 위팔-뒤쪽의 근막단위의 형성에 관여하는 위팔세갈래근긴갈래.
3. 위에 가로놓인 근외막과 위팔세갈래근가쪽갈래는 아래에 가로놓인 근육의 정지긴장(rest tone)이 없다는 사실로부터 이완하여 있다.
4. 얕은 근막에 결합하는 깊은 층의 위팔근막. 절단하여 반전한 아래에 가로놓인 근육조직을 나타냈다. 깊은 근막은 팔꿈치-뒤쪽의 근막단위를 포함하는 위팔 뒤쪽구획을 형성한다. 몸쪽은 위팔-뒤쪽의 근막단위에, 먼쪽은 손목-뒤쪽의 근막단위에 연속적이다.
5. 위팔세갈래근 안쪽갈래 및 가쪽갈래에 더하여 팔꿈치-가쪽의 형성에 관여하는 위팔세갈래근긴갈래.
6. 위팔세갈래근안쪽갈래
7. 아래팔 뒤쪽구획(뒤쪽배열)에 층판에 의해서 넓어지는 위필세갈래근의 먼쪽 힘줄.

B 8. 힘줄의 깊은 근막.
9. 앞정강근의 근섬유. 깊은 근막은 제거하였다. 그리고 이 점에서 이들의 아래에 가로놓인 근섬유(앞쪽운동 배열에 장력을 가하는 섬유)의 근외막과 결합한다.
10. 앞정강근과 긴발가락폄근 사이의 근육사이 중격.
11. 앞정강근의 근외막. 이 부위(목말뼈-앞쪽의 협동중심)는 깊은 근막의 아래에서 활주할 수 있다.

서 나뉘는 오른쪽 및 왼쪽의 배곧은근에 의해서 형성된다.

각 근막단위의 설명에서는 단관절근과 2관절근섬유의 존재를 강조하였다. 2관절근섬유가 근막배열의 체계에 관여하는 것에 반해서 단관절근섬유는 하나의 근막단위의 활동에 관여하고 있다. 팔의 앞쪽운동의 근막단위의 분석에서 위팔뼈의 앞쪽운동(굽힘)의 근막단위는 위팔두갈래근 널힘줄을 거쳐 팔꿈치의 앞쪽운동에 연결되어 있다는 것을 알 수 있다. 게다가 팔꿈치-앞쪽의 근막단위는 노쪽손목굽힘근에 의해서 손목의 앞쪽운동의 근막단위에 연결된다.

근섬유는 수축력을 제공할 뿐이다. 이 힘은 신경 임펄스에 의해 자극되어 이것들의 근섬유에 병렬로 그리고 직렬로 배치하는 근막요소의 신장에 의해서 조정된다. 근막단위 중에서의 이 조절기전에 대해서는 검토해왔기 때문에 여기서는 배열을 따라가는 힘의 체계에서의 그 역할을 검토한다.

또한 국소해부학[115]은 생리학을 해석하는 수단이라고도 생각된다.

신체의 전체 분절에서 근막은 아래에 가로놓인 근육에서부터 시작하는 힘줄의 넓어짐에 의해서 장력이 가해져 있다. 이미 언급한 것처럼 팔꿉관절(그림 65, 그림 89)에서 위팔두갈래근의 널힘줄은 몸쪽 방향으로 아래팔 근막을 잡아당긴다. 같은 근막은 노쪽손목굽힘근에 의해서 끌어당겨진다. 이 장력에 의해서 피하의 성긴결합조직(얕은 근막)은 깊은 근막 위를 자유로이 활주하지만, 그 생리학은 육안적으로는 숨겨져 있어 일반적으로는 보이지 않는다. 분명히 팔꿉관절 굽힘을 하는 동안 위팔두갈래근의 수축은 아래팔 근막에 장력을 가한다. 따라서 이것은 노쪽손목굽힘근에 긴장을 전달한다. 노쪽손목굽힘근의 근방추는 이 신장에 의해서 활성화된다. 그리고 이것들은 팔꿈치의 앞쪽운동 근막단위를 손목의 앞쪽운동 근막단위와 동시에 발생시킨다. 팔의 뒤쪽에서도 같은 체계가 발견된다. 위팔세갈래근은 자쪽손목폄근의 일부

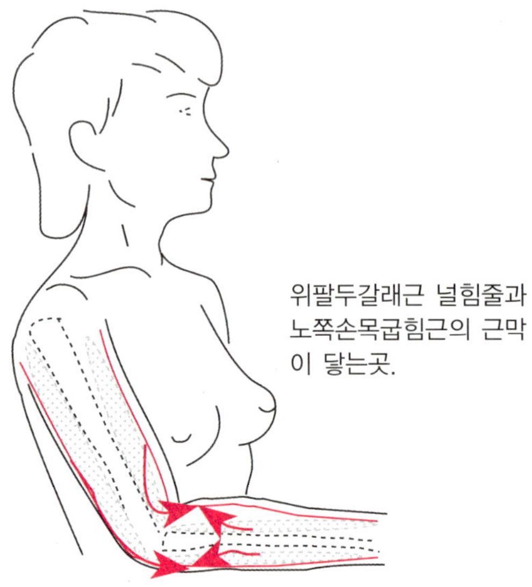

그림 65 배열을 따라서 분포하는 근육의 근막이 닿는곳.

가 시작되는 부위에[116] 힘줄모양의 확대부분을 보내고, 이리하여 뒤쪽 아래팔근막이 긴장 하에 놓인다(그림 65).

근막집은 하나의 구획에 일방향성의 근육사슬을 집어넣는다. 이 근막구획 안에서 근막의 일부는 근섬유 위를 활주하지만, 다른 부분은 근섬유에 연결되어 장력을 가하여 팔다리를 따라서 긴장을 전달한다. 각 근막배열의 설명에서 강조되는 이러한 근막의 연결에 의해서 일방향성의 근막단위는 필요로 하는 힘에 의해서 이들의 활동을 동시에 발생시킬 수 있다.

4가지 요인이 일방향성의 근막단위 사이의 통일성을 결정한다:

115 아래팔 근막은 팔의 위팔근막에로 연결된다. 아래팔 근막은 위관절융기와 위팔두갈래근 널힘줄에서 시작되는 가로섬유 또는 세로섬유, 빗섬유로 구성된다. 그 표층 면은 그것을 넘어서 쉽게 활주하는 얕은 근막과 접촉하고 있다. 그 깊은 층면은 근막 위에 다양한 힘줄의 확대를 나타내는 영역의 근육을 덮는다 (Testut L., 1987).

116 위팔세갈래근힘줄의 일부는 아래팔 근막에 도달한다. 그리고 이것은 팔꿈치근육을 거의 완전히 덮을 수 있다(Platzer W, 1979). 자쪽손목폄근은 위관절융기(팔꿉관절의 가쪽곁인대)에서 시작된다. 그리고 아래팔 근막은... (Chiarugi G, 1975).

1. 2관절근섬유. 예컨대, 위팔세갈래근긴갈래는 위팔과 팔꿈치의 앞쪽운동에 관여한다.
2. 근섬유 위를 뻗는 근막. 예컨대, 위팔두갈래근과 위팔근을 포함하는 위팔 앞부분 구획은 위팔의 앞쪽운동의 근막단위와 먼쪽에서는 손목의 앞쪽운동의 근막단위와 연속하여 있다.
3. 근육 위에 가로놓인 근막에 대한 각 근막단위의 몇 가지 근섬유의 닿는곳(insertion). 예컨대, 위팔두갈래근 널힘줄을 거쳐 큰가슴근은 위팔 근막 위에, 위팔두갈래근은 아래팔 근막 위에 들어간다.
4. 세로방향에서 조정되는 근막 내 콜라겐섬유. 예컨대, 위팔 및 앞 아래팔 근막의 세로섬유는 일방향성 근막단위의 연결을 형성한다. 이것은 하나의 근막단위의 일방향성 운동단위를 연결하고 있는 근내막, 근주위막 및 근외막과 유사하다.

신체의 이 놀랄만한 체계에서 모든 근막배열은 이 법칙을 고려하고 있다. 이와 같이 필요로 하는 힘에 반응하여 다른 팔다리가 그 자체를 조직화하므로 뇌는 먼쪽 분절을 어떻게 움직이는가에 집중할 수 있게 된다.

힐(Hill)의 모델[117]을 전개하면 근섬유와 병렬도 배치되는 결합조직 구조가 아래와 같이 구성되어 있다는 것을 알 수 있다.

- 근주위막과 근외막[118]. 이것들은 이 벡터의 수렴을 일으키는 것 같은 하나의 점 또는 근막단위의 협동중심처럼 일방향성 운동단위의 견인에 영향을 받는다.
- 몸쪽 및 먼쪽 근막단위(근막배열)의 견인을 인지하기 위해 일방향성 근막단위 위를 자유로이 활주하는 근막.
- 근막의 범위 내에서 자유로이 활주하고[119], 복잡한 운동(근막나선)의 실현으로 융합협동중심을 동시에 발생시키는 지지띠의 빗섬유.

몸통의 배열의 외부구조

팔(또는 종아리)의 뒤쪽운동 배열이 하나의 근막구획으로 구성되는 것에 반애서 몸통의 뒤쪽 배열은 척주세움근의 2개의 근막구획으로 구성된다. 가시돌기의 양쪽으로 뻗는 폄근군의 이들 2개의 연쇄가 등허리근막에 의한 하나의 근막배열을 형성한다. 보통, 신체의 양쪽에 있는 근막은 척추의 가시돌기에 고정된다. 이러한 이유 때문에 허리-뒤쪽 또는 가슴우리-뒤쪽의 2개의 협동중심의 고밀도화는 반드시 대칭적인 것은 아니다. 오히려 이것은 오른쪽과 왼쪽 사이의 상이한 체절에 위치할 가능성이 있다.

마찬가지의 근막 체계는 앞쪽의 대항근 배열에서도 발견된다. 몸통의 앞쪽운동을 하는 동안에 배곧은근의 근막구획은 허리-앞쪽과 가슴우리-앞쪽의 양쪽 배열을 동시에 발생시킨다. 몸통의 가쪽운동은 가슴우리-가쪽, 허리-가쪽, 골반-가쪽의 하나의 근막단위에 의해서 달성되고 그리고 또한 앞 가쪽운동근계의 협동작용을 포함한다[120]. 이와 같이 가쪽운동의 배열은 분절의 협동중심으로 구성되는 힘의 뒤쪽 선과 가슴우리-앞쪽-가쪽, 허리-앞쪽-가쪽, 골반-앞쪽-가쪽의 융합협동중심에 의해서 형성되는 힘의 앞쪽 선을 갖는다.

2개의 벡터는 수평면에서의 안정성과 조화가 이루어진 운동을 위해서도 필요하다. 반대방향에서 운동을 달성하는 같은 면 위의 2개의 배열이 사이에 있다. 수평면의 능동적 몸통운동은 가쪽회전의 배열과 함께 안쪽회전의 반대쪽 배열(짝힘)이 동시에 활성화함으로써 달성된다.

---

117 힐(Hill)의 역학적인 모델로부터 수축성 조직이 불활성일 때, 근육의 확장성이 평행요소(즉, 근육을 덮는 외부 및 내부의 콜라겐)의 저항에 의해서 제한된다는 것을 알 수 있다. 근육의 최대 신장은 콜라겐 세사 사이에 일어나는 미끄럼에 의하지만 평행으로 배치하는 이들 탄성요소의 부족한 확장성에 의해서 억제된다(Sault M. 1988).

118 깊은 근막은 하나의 근육의 근외막에 대응하고 있고 같은 근육의 근주위막과 근내막과 연속하여 있다. 근막은 인접 조직 사이에 일어나는 상반된 활주를 허용한다. 이것은 다른 층으로 구성된다(Lockart RD. 1978).

119 근육 또는 깊은 근막은 많은 경우 널힘줄과 구별이 되지 않는다. 근막에서 서로 평행인 섬유의 층을 발견하는데 이것은 연속된 층에 관해서 적절한 각도로 조정되어 있다. (Gray H. 1993)

120 근육 또는 근육군은 그 역학적 활동에서는 분리할 수 없고 신경계가 종류의 운동을 달성하기 위해 기능적으로 감도를 높이는 것이 가능한 광범위한 복합체의 부분이다... 목-가쪽 및 복부에 시작하여 넙다리에 끝나는 긴 근육 띠를 생각할 필요가 있다. 이 비선형 근막의 모두는 몸통의 옆굽힘에 관여하고 있다… (Benninghoff G. 1972).

이것들의 몸통 배열의 식별이 가능함에도 불구하고 단관절근 및 2관절근 섬유에 관한 원칙(근막 위에 들어가는 섬유와 다양한 근막단위를 연결하여 자유로이 활주하는 근막)은 지켜진다.

배열과 공간평면

각 근막배열은 같은 공간평면에 작용하는 다른 배열과 함께 기능단위를 형성하므로 분리된 단위는 아니다:

- 이와 같이 팔다리와 몸통의 뒤쪽과 앞쪽의 배열은 시상면에서 신체분절의 수직위치를 유지하는 기능단위를 형성한다.
- 손발의 관절과 몸통의 뒤쪽 및 앞쪽의 배열은 시상면에서 신체분절의 수직위치를 유지하는 기능단위를 형성한다.
- 팔다리와 몸통의 가쪽회전 및 안쪽회전의 배열은 수평면에서의 신체분절 사이에 협동을 유지한다.

이러한 기능단위는 정상적인 자세의 관리에 관여한다. 그리고 또한 이러한 기능단위는 병리학적 보상의 경로를 찾아낼 때 치료사를 인도한다.

자세의 배열과 관리

일상생활활동은 어떤 면의 자세보상에 의해서 조정된다. 가득 채운 양동이를 오른손으로 들어 올리는 것은 이마면 상에서 형성되는 불균형을 보상하기 위해 왼팔을 가쪽으로 올리게 한다(그림 66). 몸통에 동반하는 팔, 다리에 동반하는 몸통의 가쪽운동의 배열 사이의 연속성이 없으면 이 자세균형을 잡는 것은 불가능하다. 가득 채운 양동이의 위치가 바뀔 때 근막의 긴장에 의해서 자동적인 자세조절이 다양하게 일어난다.

시상면에서 평행을 유지하는 예로서 복부의 용적(volume)의 증가[121]에 의한 앞쪽으로의 부하를 보상하기 위해 어깨를 뒤쪽으로 가져가서 균형을 잡으려고 하는 것을 들 수 있다(그림 66).

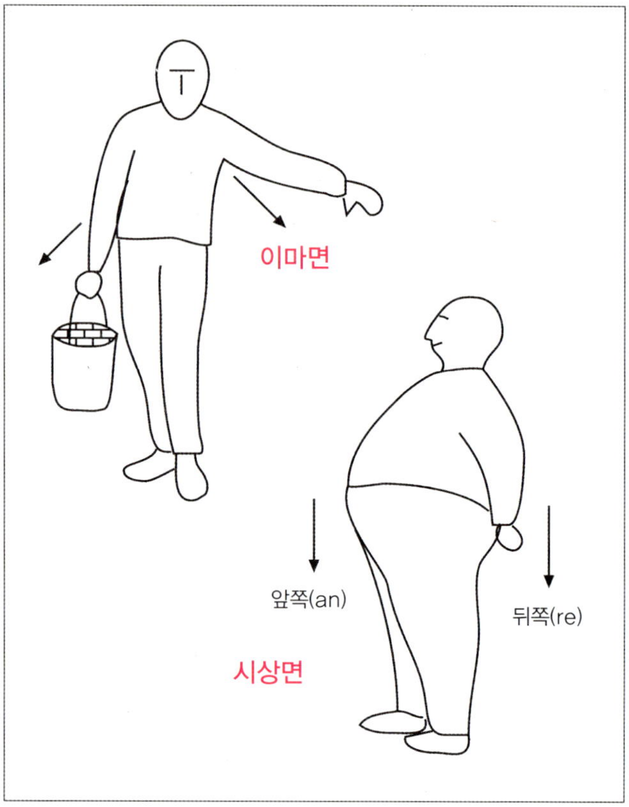

그림 66 하나의 평면상의 배열 사이의 보상.

비만자 또는 임신부에서는 전체의 배열이 느리게 대칭성의 보상을 일으키므로 많은 경우에 있어서 자세조정은 통증을 발생시키지 않는다.

근막은 생리적 한계 속에서, 또는 적어도 일어날 수 있는 가장 낭비기 없는 지세에서 평형을 유지할 책임이 있다. 근막의 이 역할의 실행을 변경하는 인자가 발생하면 통증이 일어난다. 예컨대, 근막 치료사가 근막을 치료하기 위해 항상 같은 팔꿉관절을 사용하고 있으면 신체의 한쪽만이 강화된다. 이것은 그것에 동반하는 통증에 의해서 자세의 불균형과 콜라겐섬유의 장애를 일으킬 가능성이 생긴다. 그렇지 않고 팔꿉관절을 확실하게 번갈아 사용하고 있으면 근육과 근막의 섬유는 통증을 동반함이 없이 동등하게 강화될 것이다.

공간평면상의 배열과 보상

근막이 고밀도화가 되면 필요한 자세조정 예컨대, 임신에 있어서 필요한 자세조절을 할 수 없게 된다. 통각수

---

121 가시사이인대에 관해서 최근에 제창되어 있는 기타의 기능은 등허리근막을 척추에 고정하는 것이다. 가시사이인대의 콜라겐섬유는 등허리근막에 결합한다. 실험적 및 이론적인 연구에 의해서 복근의 수축에 의해서 발생하는 근막의 긴장이 들어올리기 동작 동안에 척추를 지지하여 안정성에 공헌하면서 허리뼈 부분의 폄을 발생시킬 수 있다는 것을 시사하게 되었다.

용기에서 비정상적인 긴장이 있어 통증이 발생하고 있는 장소에서는 근막을 신장할 수 없다. 통증을 감소시키기 위해 신체는 가능한 모든 전략을 이용한다. 이것이 운동의 관절가동범위를 제한하고 있는 많은 경우, 일방향성 배열의 탄성을 활용함으로써 근막의 고밀도화를 보상하려고 한다. 긴장의 균형을 잡으려고 하는 이 특정의 시도는 긴장한 자유 신경종말을 이완하므로 통증은 적어도 일시적으로 치유된다. 그러나 보상은 최초의 고밀도화를 해소하는 것이 아니라, 같은 면의 배열을 따라서 천천히 고밀도화를 계속 만들어낸다. 통증은 얼핏 보기에 해소된다. 그러나 각 고밀도화는 불균형의 잠재적 원인이 된다. 그리고 특이한 운동이 급성의 통증을 발병시킬 가능성이 있다.

장기간에 걸쳐서 형성된 근막의 다수의 고밀도화는 이미 보상이 불가능해지고 만성통증이 지속하게 된다. 소아에서는 근골격계의 탄성이 발달도중에 있기 때문에 신체의 고밀도화의 보상은 비교적 쉽게 일어난다. 그러나 이것이 수정되지 않는 경우, 장차 변형을 일으킬 수 있다. 성인에서의 고밀도화는 반대쪽의 고밀도화에 의해서 중화될 수 있고 이어서 몸쪽의 고밀도화에 의해서 이 부위(점)가 중화될 수 있다. 그러나 근막이 이미 그 자체를 적응시킬 수 없게 되거나 자세 정렬을 유지하는 능력이 위태로워지면, 통각수용기의 비정상적인 긴장이 연속된다. 이 단계에서는 통증을 중화하기 위해 다양한 관절을 변형시키기 시작하는 이외에는 대안이 없다. 근막 도수치료는 이것들의 비정상적인 근막의 긴장에 대해서 신체의 느린 순응을 예방하기 위한 중재를 할 수 있다.

때로는 다수의 고밀도화의 존재는 동시에는 나타나지 않고 번갈아 나타난다. 즉, 하나의 근막단위의 수축이 또 다른 근막단위에서 그 긴장을 순간적으로 이완시킬지도 모른다. 이 경우 환자는 처음에는 등의 통증을 호소하지만 그것이 완화되어 가면, 다음으로 목의 통증이 일어난다. 그리고 통증은 어깨 또는 다리로 이동하고 또한 등의 통증으로 되돌아온다. 보상이 어떠한 면에 형성되는가라는 신중한 검토가 가장 밀도가 높여진 근막단위의 연구에서 도움이 될 수 있다.

또한 어떤 때는 운동계의 통증이 체내 또는 내장의 문제에 연관되어 있을 수 있다. 예컨대, 이 종류의 통증은 산통(colic)(격렬한 복통)이라 진단될 수 있고, 이것은 일반적으로 작은 담석의 움직임에 기인하고 있다. 그러나 원인은 담석 그 자체가 아니라, 이것들의 작은 결정이 통과할 때의 갑작스런 신장에 적응할 수 없는 내부의 근막의 경도(rigidity)에 있다. 관의 근막이 건강하고 탄력성이 있으면 인간은 통증 없이 큰 담석에 견딜 수 있다. 이것들의 내부 장기로부터의 연관통증은 외부의 근막에 동반하는 내부의 근막의 분포와 연속성을 따라간다.

보상의 원인을 조사하면 통증이 2개의 공간평면(예컨대 가쪽 및 가쪽회전)에 관찰되는 것은 매우 일반적이다. 불균형의 주된 원인인 성분을 보상의 원인과 구별하여 확인할 필요가 있다. 따라서 예컨대, 가쪽운동이 가쪽회전과 관계가 있다고 해도 어떤 유일한 세션으로서 하나의 면 위의 협동중심을 치료하게 된다. 치료결과가 충분히 양호하였던 경우(예컨대, ++ 또는 +++), 치료적인 프로그램을 속행할 방법으로서 명백한 적용을 확립할 수 있다. 하나의 세션에서 2개의 면을 치료하고 그 결과가 불확실하였던 경우, 치료를 계속하기 위해 어느 면으로 결정하면 좋을지가 어려워질 것이다. 치료기법은 근막이 그 활동을 방해하는 어떤 고밀도화를 제거함으로써 그 협동하는 기능의 회복을 돕는 것을 항상 목적으로 한다.

팔다리의 배열의 끝

환자에게서 하나의 면에만 존재하는 기능장애를 나타내는 일은 매우 드물다. 치료되는 배열의 선택은 손가락이나 발가락 또는 머리에 존재하는 찌릿한 느낌(pins and needles) 또는 변형에 대해서 질문함으로써 도움을 받을 수 있다. 배열을 따라가는 근막보상이 하나 이상의 고밀도화에 반응하여 배열의 끝부분에 도달할 때, 먼쪽 지각착오(paraesthesia)가 일어난다. 이러한 구역에서는 신경수용체가 비정상적으로 신장되어 이것들의 구심성 정보가 지각착오로 바뀐다. 그리고 어떤 때는 배열을 따라가는 긴장은 그 먼쪽부분(외반무지, 망치발가락, 방아쇠손가락 등)의 변형으로 중화된다. 실제로는 배열과 손가락 또는 발가락 사이에 있는 명확한 관계가 이러한 예에서 나타내어 보여주는 것처럼 명확한 관계는 아니다. 예컨대, 팔의 가쪽운동의 배열은 집게손가락에서 끝난다. 그러나 제1 뼈사이근의 근막도 다른 뼈사이근의 위쪽에 연결된다. 따라서 때로는 지각착오가 손 전체에 분포할 수 있다.

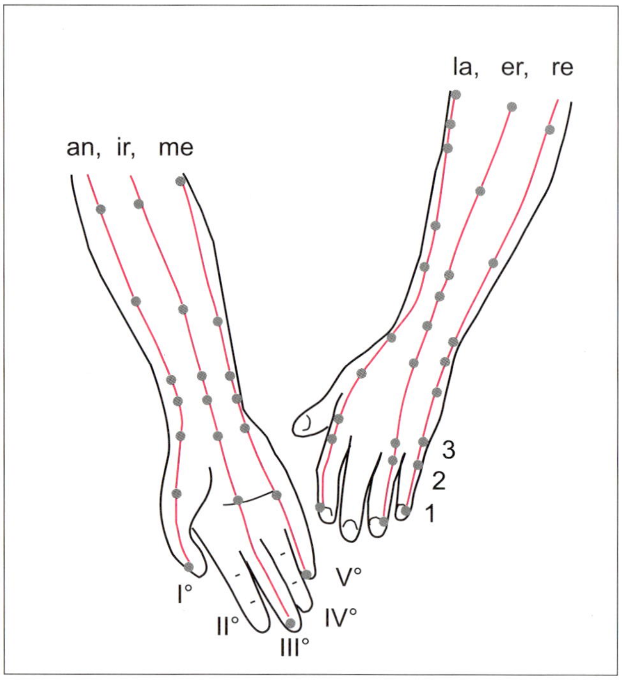

an : 안쪽운동, ir : 안쪽회전운동, me : 안쪽운동
la : 가쪽운동, er : 가쪽회전운동, re : 뒤쪽운동

I°: 엄지손가락, II° : 집게손가락, III°: 가운데손가락
Ⅳ°: 반지손가락, V° : 새끼손가락

1 : 먼쪽손가락사이관절
2 : 몸쪽손가락사이관절
3 : 손허리손가락관절

그림 67 손의 배열의 합류.

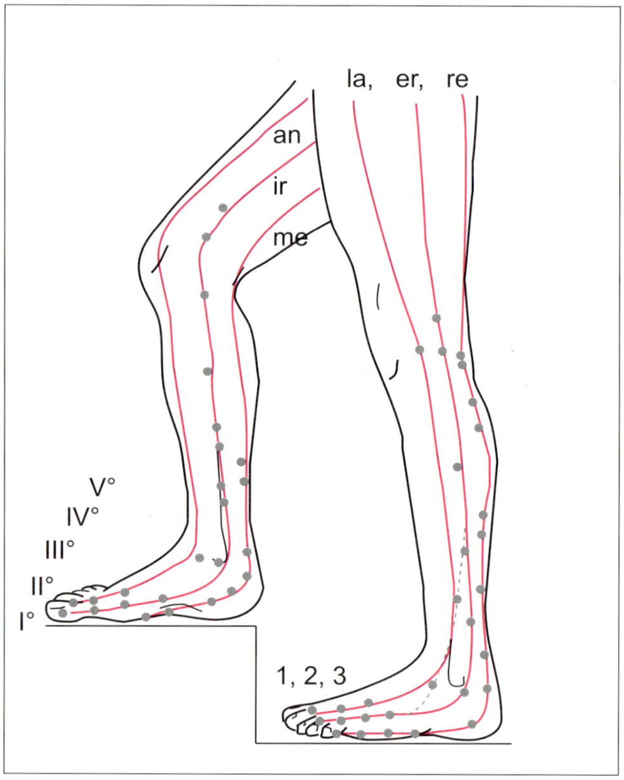

an : 안쪽운동, ir : 안쪽회전운동, me : 안쪽운동
la : 가쪽운동, er : 가쪽회전운동, re : 뒤쪽운동

I° : 엄지발가락, II° : 집게발가락, III° : 가운발가락
Ⅳ° : 반지발가락, V° : 새끼발가락

1 : 먼쪽발가락사이관절
2 : 몸쪽발가락사이관절
3 : 발허리발가락관절

그림 68 발의 배열의 합류.

팔의 끝

앞쪽운동의 배열은 엄지손가락에서 끝난다. 가쪽운동은 집게손가락에, 안쪽회전운동은 가운데손가락에, 가쪽회전운동은 반지손가락에, 안쪽운동과 뒤쪽운동은 새끼손가락에 끝난다. 손가락은 물체를 다루고 이러한 3차원 구조를 지각할 수 있도록 그것들 자체에 독립된 운동을 갖추고 있다. 특수한 근막배열이 각 손가락에서 끝난다는 사실은 이 목적에 적합한 것 같다(그림 67).

어느 손가락이 방해를 받는가에 대해서 명기하기 위해 로마숫자가 사용된다(예컨대, Ⅰ° = 엄지손가락, Ⅱ° = 집게손가락 등). 어느 손가락뼈사이관절인지를 구별하기 위해 아라비아숫자가 사용된다(1 = 끝마디뼈와 중간마디뼈 사이의 먼쪽 손가락뼈사이관절, 2 = 중간마디뼈와 첫마디뼈 사이의 몸쪽손가락뼈사이관절, 3 = 첫마디뼈와 손허리뼈 사이의 손허리손가락관절, 손의 엄지손가락의 3은 손목손허리관절, 발의 엄지발가락의 3은 발목발허리관절을 나타낸다).

다리의 끝

앞쪽운동과 안쪽회전운동의 배열은 엄지발가락에서 끝난다. 가쪽운동과 안쪽운동은 3개의 중간 발가락에, 뒤쪽운동과 가쪽회전운동은 새끼발가락에 끝난다.

발가락은 얼마간 더듬이(antenna)와 같고 지면을 지각하여 상기의 배열의 적절한 순응을 조직한다(그림 68). 많은 바로잡기반사(righting reflexes)는 이것들의 상반긴장에 의해서 관리되고 발의 신장위치의 변동으로 다른 배열과 근막단위를 활성화한다.

발가락(엄지발가락, 3개의 중간의 발가락, 새끼발가락)은 그것들이 동시에 그룹으로서 작용하는 경향이 있으며 그것들 자체의 독립된 운동을 필요로 하지 않는다.

머리의 끝

팔다리의 배열은 몸통의 배열로 연결되고 머리에서 끝난다(그림 69). 머리가 방향을 지각하는 기관(눈과 평형사)을 포함하므로 배열의 모두는 명확한 양식으로 그것에 향해진다.

많은 경우, 머리의 근막에서부터 발생하고 있는 병적 징후는 배열보다도 오히려 특정의 면을 나타낸다. 예컨대, 환자가 머리의 뒤쪽운동을 하는 동안에 현기증 또는 이명을 호소하는 경우, 시상면에서의 고밀도화를 가정하는 것이 논리적이다. 그렇지 않고 옆으로 누운 자세에서 현기증이 강화되는 경우, 이것은 이마면에서의 징후이다. 예컨대, 자동차를 후진시킬 때처럼 머리를 돌릴 때에 현기증을 호소한다면 이것은 수평면에서의 징후일 것이다.

특수한 배열에 의한 징후는 하나의 고유 눈의 근육의 통증 또는 기능장애로부터 유도될 수도 있다. 예컨대, 환자가 위쪽을 응시할 때에 한쪽 또는 양쪽의 눈에 통증을 호소하는 경우, 이것은 뒤쪽운동의 배열에 의한 징후이다.

턱관절의 기능장애는 보다 특수하지 않는 징후를 나타낸다. 통증이 턱의 입을 다물 때에 주로 강조되는 경우,

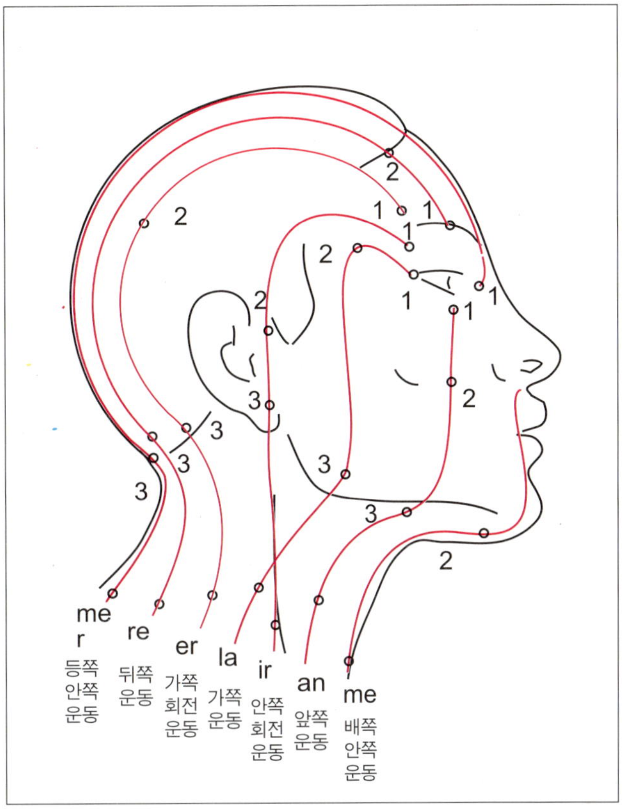

그림 69 머리의 배열의 합류.

가쪽운동의 배열이 포함될 수 있다. 이 배열에는 관자근과 깨물근의 하위단위(sub-unit)가 있다.

제 9 장
근막배열의 진화

근막배열(myofascial sequence)은 중추신경계의 다수의 기능(예컨대, 연관통증, 협동, 공간지각과 촉진)을 위한 일종의 해부학적 등가물(equivalent)이라 생각된다. 이 가설의 기초를 나타내어 보이기 위해 다양한 인자를 이 단원에서 상세히 검토한다:

- 먼저, 몸통의 근막배열은 팔다리의 그것들과 연속적이다. 이 연속성은 특수하며 미분화는 아니다. 더 정확히 말해서 예컨대, 몸통[축위근육(epaxial muscle)]의 뒤쪽운동 배열은 팔다리(폄근군)의 상응하는 배열과 연속적이다. 마찬가지로 몸통[축아래근육(hypaxial muscle)]의 앞쪽운동 배열은 팔다리(굽힘근군)와 그 밖의 앞쪽운동의 상응하는 배열과 연속적이다. 이 연속성은 팔다리의 깊은 층 근육의 진화를 다루고 있는 항에서 예시한다.
- 많은 복합운동 활동에서 팔다리 운동은 정보의 상반되는 교환에 의해서 인도된다. 한쪽 팔은 보통의 보행주기 동안 반대쪽 다리와 동시에 진행한다. 이 말초운동의 협동성은 큰 표층의 근육에 의해서 형성된 근막연결의 해부적인 진화론적 기초를 갖는다.
- 우리들의 신체와 그 작용의 3차원적인 인식은 근막배열의 진화의 직접적인 결과이다. 생물이 운동의 새로운 면의 점진적인 숙달에 따라서 배열은 형성되었다(수중환경 > 가쪽 = 이마면, 지상의 환경 > 뒤쪽운동 = 시상면, 복합운동 활동 = 수평면).

팔다리의 깊은 층 근육의 진화

진화론의 전체를 통해서 자연은 더 빨리, 더 에너지 절약형 운동을 만들어내기 위해 모든 일어날 수 있는 수단을 시도하였다. 이러한 전략은 신체 쪽의 평탄한 돌기(지느러미)의 발달을 통해서 물고기가 옆으로 굽히는 힘을 강화한 것에 나타나 있다. 그리고 이것에 의해서 수중의 추진력을 증가시켰다(그림 70). 지느러미는 이마면 위의 운동에 관여하고 있으므로 그 운동은 몸통의 옆굽힘근군에서부터 비롯된다[122].

인간의 배아(embryo)에서는 팔다리 성장으로 유사한 돌기가 재현된다. 배아는 제4주의 마지막 무렵, 신체 쪽을 따라서 융기한다. 이 융기는 벽쪽 판 중배엽(축옆의 체절과 같은 중배엽)의 증식을 통해서 형성된다. 각 체절(somite)은 뼈분절(scleroderm), 피부분절(dermatome), 근육분절(myotome)로 구성된다. 이것들의 체절은 이러한 세포의 부분이 벽쪽 판 중간엽 및 신경능선(neural crest)과 혼합된다[123]. 그 결과 발달하는 팔다리싹(limb bud)은 혼합된 기원의 외부의 외배엽층과 내부의 중간엽 핵으로 구성된다.

물고기의 신체의 양쪽에서부터 돌출하는 지느러미의 짝(pair)의 바닥부분에서 올림과 내림의 운동을 위한 근육의 싹(muscular bud)이 형성된다[124].

---

122 제4주가 끝날 무렵, 팔다리는 몸통의 양쪽을 따라서 넓어지는 얇은 가쪽 능선에서부터 작은 생성(outgrowth)(팔다리싹)을 형성하였다. 이 능선은 지느러미의 주름과 일치한다(Gray H. 1993).

123 벽쪽판 중간엽은 가까이의 신경능선(neural crest)으로부터의 도움을 받고 그리고 인접한 피부분절, 근육분절, 뼈분절과 혼합된다. (Gray H. 1993)

124 지느러미 폄근(올림근)은 등쪽 발생모체(blastema)로부터 발생한다. 지느러미 굽힘근(내림근)은 배쪽 발생모체로부터 발생한다. 유래근육조직(derived musculature)은 다리이음뼈와 팔이음뼈이고 지느러미 바닥부분을 덮는 근막과 연결을 가져온다. 가슴지느러미(pectoral fin)는 어깨뼈 관절오목에서 관절을 연결하고 배지느러미는 엉덩뼈의 가쪽부분에서 관절을 연결한다. 엉덩뼈는 등면에 있어 엉치뼈의 견고한 가로돌기에 접합된다. 엉치뼈는 양서류에서는 1개, 파충류에서는 2개, 포유류에서는 다수 있다. 팔다리의 근육계는 몸통의 체절근육계와 근육분절에 유래하는 것 같기 때문에 이것은 신체계의 일부분이다. 외래근과 팔다리에서부터 시작하는 내재근의 구별은 잘못되어 있다. (Romer P. 1996)

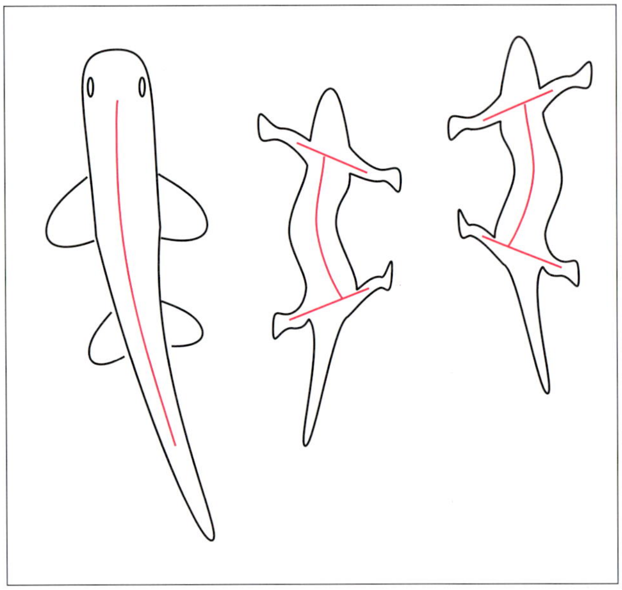

그림 70 도롱뇽의 팔다리와 같이 상어의 지느러미는 몸통에 옆굽힘의 힘을 부여한다.

이러한 근육은 인간에서의 깊은 층 근육층에 상당한다. 작은가슴근은 어깨뼈의 앞쪽운동을 몸통의 앞쪽운동의 축아래(배쪽) 배열에 연결한다. 마름모근은 어깨뼈의 뒤쪽운동을 몸통의 뒤쪽운동의 축위(등쪽) 배열에 연결한다(그림 71).

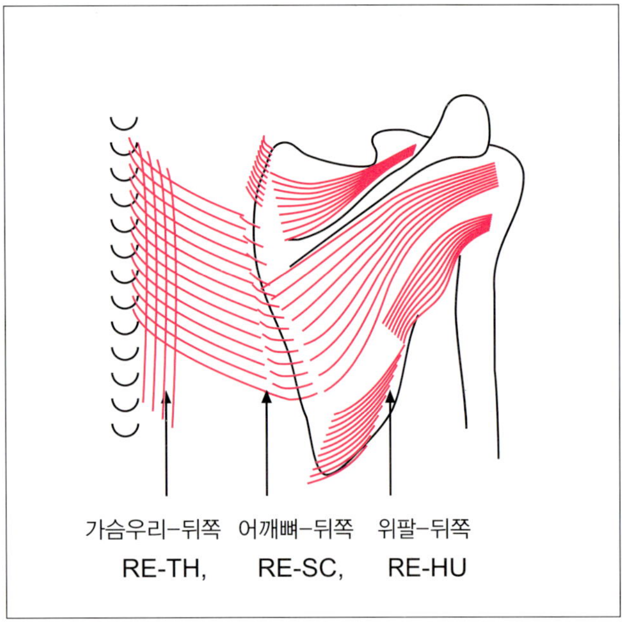

그림 71 마름모근은 몸통의 뒤쪽운동 배열과 팔의 뒤쪽운동을 연결한다.

인간에서 골반은 2개의 어깨뼈보다도 가동성이 없다. 따라서 팔이음뼈와 다리이음뼈의 근육의 구조는 반드시 같은 것은 아니다. 중간볼기근은 축위(등쪽) 근육의 연쇄로 연속하여 엉덩뼈능선에서부터 시작되는 깊은 층의 단관절근이다. 이것은 뒤쪽운동을 하는 동안에 넙다리뼈에 작용하여 몸통의 뒤쪽운동 배열과 연속적이다. 마찬가지로 어깨뼈에 관해서 마름모근과 연속적인 가시아래근은 위팔뼈의 뒤쪽운동 근막단위에 축위(등쪽) 근육을 연결한다.

다음의 단원에서는 배열 사이의 연속성의 설명으로서 팔다리의 각 근막단위가 몸통의 유닛(unit)과 근막단위와 어떻게 조화하는가를 설명한다. 이 패턴은 깊은 층 근육층에 존재할 뿐만 아니라, 얕은 층의 근육의 일방향성 섬유조직에서도 발견된다.

팔다리의 얕은 층 근육의 진화

양서류의 팔다리는 몸통과 동조하여 움직인다. 그리고 물고기에서의 지느러미처럼 옆굽힘에 의한 운동추진력을 강화한다. 양서류의 팔다리는 몸통, 즉 지면에 대해서 수평인 면에 있다[125]. 근막의 연결은 대부분은 몸통의 축위 및 축아래(배쪽) 근육계이다. 결과로서, 오른쪽의 팔다리는 몸통의 움직임에 순응할 뿐이고 왼쪽의 팔다리와 그 작용을 조정할 수는 없다. 그 운동은 항상 동시에 몸통의 운동을 필요로 하므로 이 종류의 운동의 에너지 소비는 보다 크다. 한쪽 판단기준으로서는 몸통 없이는 팔다리는 전혀 동시 발생적으로 작용할 수 없다.

운동을 개선하기 위해 하나의 팔다리의 근막과 다른 팔다리의 근막과의 연속성의 발달이 이루어졌다. 다양한 단계를 거친 진화론적 과정을 여기서 검토한다[126].

유미류(양서류)에서 등세모근과 넓은등근의 근막은 측면에서부터 척추세움근에 들어간다. 그러므로 도롱뇽과 마찬가지로 2개의 팔다리 근막이 아직 따로따로이므로 유

---

125 원시적 육지에서 서식하는 네발짐승의 팔다리는 3개의 분절로 구성된다. 신체의 가쪽에 돌출하고 위팔뼈 또는 넙다리뼈와 같은 하나의 뼈 요소로 구성되는 몸쪽 분절은 실제로는 원래 수평면에서 앞쪽 또는 뒤쪽으로 움직일 수 있었다. 오른쪽 또는 왼쪽으로의 척주의 옆굽힘이 보행을 가능케 하였다(Romer P. 1996).

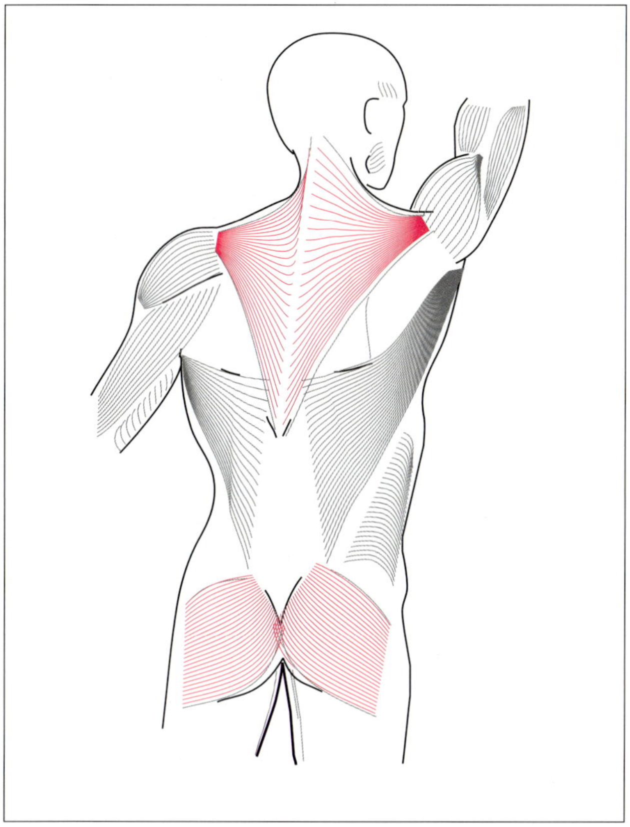

그림 72 2개의 등세모근의 결합이 2개의 팔 사이에 협동작용을 촉진한다.

미류는 몸통과 동조하여 그 팔다리를 움직인다. 그러나 옛도마뱀(파충류)에서는 2개의 앞다리를 서로 동조하여 움직인다. 2개의 등세모근 근막은 척주세움근에 교차하여 연결되고 가시위인대의 수준에서 결합한다(그림 72).

2개의 다리 사이의 근막연결은 볼기근막에서 확인할 수 있다. 볼기근막이 엉치뼈 위에서 교차한다는 사실로부터 이 근막은 오른쪽의 다리를 왼쪽의 다리와 효과적으로 동시에 움직이게 한다. 2개의 뒷다리의 동기작용으로 앞쪽으로 움직이는 모든 동물(예컨대, 토끼나 캥거루 등)에서는 이 종류의 근막 체계가 우선한다. 운동은 반복된다. 그리고 상이한 속도는 단순히 같은 동작을 더 큰 빈도로 만들어냄으로써 달성된다.

이동의 역할이 증가함에 따라 팔다리가 서서히 몸통을 대체하고, 팔다리의 근육덩이가 증가함에 따라 체축근육의 위축이 진행하였다.

더 큰 속도에 대한 자연의 지속성 진화론은 몸통의 배쪽과 4개의 팔다리를 각각 평행이 되도록 이동시켰다. 지상으로부터 몸통을 들어올리기 위해 과거의 해부학적 관계의 다양한 수정(modification)[127]이 필요해졌다. 팔다리의 회전(앞다리는 꼬리 쪽으로 회전하고 뒷다리는 앞쪽으로 회전)과 앞다리와 반대쪽 뒷다리의 동기화(synchronization)는 이러한 수정의 두 가지 예이다. 후자는 넓은등근의 팔에서부터 꼬리 쪽 즉 다리 쪽으로의 이동에 의해서 이해된다(그림 73).

이 연결은 같은 쪽의 팔다리를 동시에 앞쪽으로 내미는 기린(giraffe)이 느긋하게 걷는 결과가 되었다. 그리고 이것은 다른 동물에서의 대체전략으로도 유지되었다.

말(horse)은 보행의 속도를 바꿔서 종종걸음이나 달리기를 실행한다. 하나의 운동전략에서부터 기타에의 이행은 말(horse)로서는 선택해야 할 방법은 아니다. 이것은 팔다리 사이의 진행하는 거리에 기인하고 이것은 근막구

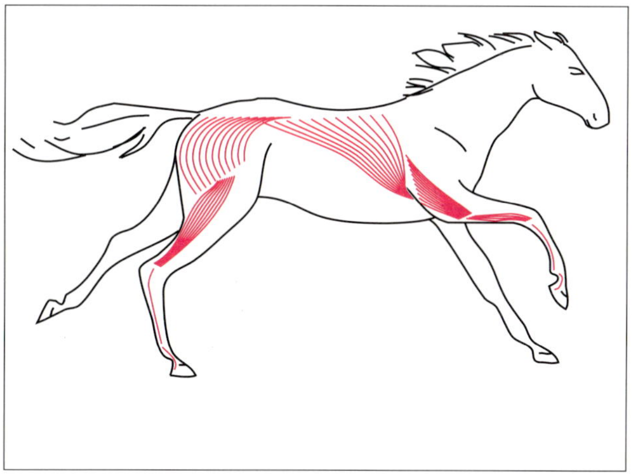

그림 73 넓은등근의 꼬리 쪽으로의 이동은 팔의 뒤쪽운동 배열을 다리의 뒤쪽운동 배열에 연결한다.

126 팔다리의 외래근은 몸통뼈대(axial skeleton) 위 또는 몸통의 결합조직 근막 위에서부터 시작된다. 넓은등근은 가장 일반적인 등쪽의 외래근이다. 유미류(urodela)에서 넓은등근은 어깨부분에서 축위근육분절(epaxial myomere)을 덮고 있는 얇은 근막에서부터 시작하는 섬세한 삼각형의 근육이다. 파충류에서는 이것은 더 실질적인 것이며 척추의 신경돌기(neural spines)를 연결하는 견고한 근막 위의 등쪽으로 들어간다. 이것은 뒤쪽방향으로 차츰 그 축모양의 이는곳(origins)을 연장한다(Kent Cg. 1997).

127 네발짐승에서의 팔다리의 관절은 그 자체가 신체에 대해서 평행으로 정렬하여 팔다리의 흔들이운동을 허용하는 것 같은 방법으로 회전한다. 앞다리의 관절은 꼬리 쪽으로 회전하고 뒷다리의 관절은 앞쪽으로 회전함으로써 팔꿉관절은 무릎의 반대의 움직임을 하게 된다. (Stefanelli A. 1968)

조의 장력변화를 일으켜 적절한 운동 프로그램에 결부된다.

이 책 제3부의 근막나선 체계를 다루는 단원에서는 넓은등근의 일부 섬유가 어떻게 신체의 한쪽에서부터 다른 쪽으로 통과하는가를 강조한다. 이 연결은 보행 시 또는 직립 시 특히, 몸통의 더 강한 안정성을 가능케 하기 위한 팔다리의 교차성 동기성에 기여한다.

공간정위와 인지의 진화

말초 수용체의 진화는 공간과 시간의 개념을 만들어낼 수 있게 하기 위하여 뇌가 근막에 어떻게 의존하는가를 명백히 나타내어 보였다.

일반적으로 운동을 조직화하기 위해 뇌는 말초에서 일어나고 있는 일은 어떤 것에 관해서도 피드백을 필요로 한다. 이 피드백은 어떤 특정의 신체분절의 정확한 위치에 관해서 중추신경계에 정보를 전달한다. 근막 특히, 그 방향적인 배열은 미리 정의된 길이를 갖고 있으므로 말초의 일종의 측정 장치로서 작용할 수 있다. 게다가 그 탄성 때문에 신경수용체에 신장을 가할 수 있다.

근막배열의 이 생리학이 진화과정의 전체를 통해서 어떻게 발달하여왔는지가 현재 고려해야 할 점이다. 물고기는 옆굽힘에 의해서만 움직이기 때문에 이들의 운동기관은 2개의 옆쪽운동 배열로 구성되어 있다. 이 운동을 위한 피드백은 측선계(lateral line system)를 통하여 전달된다(그림 74). 이 구조는 연결가지(anastomotic branch)에 각각 연결되는 일련의 감각기관(시경소구[neuromasts])으로 구성된다[128]. 물고기에서는 근막이 피부에 부착하므로 이것들의 수용기는 피부 안에 들어가 있다.

원구류의 후의 진화에서 물고기는 아래턱뼈를 형성하였기 때문에 가쪽선(lateral line)은 눈확 위, 눈확 아래 및 아래턱신경소구의 정렬을 형성하였다.

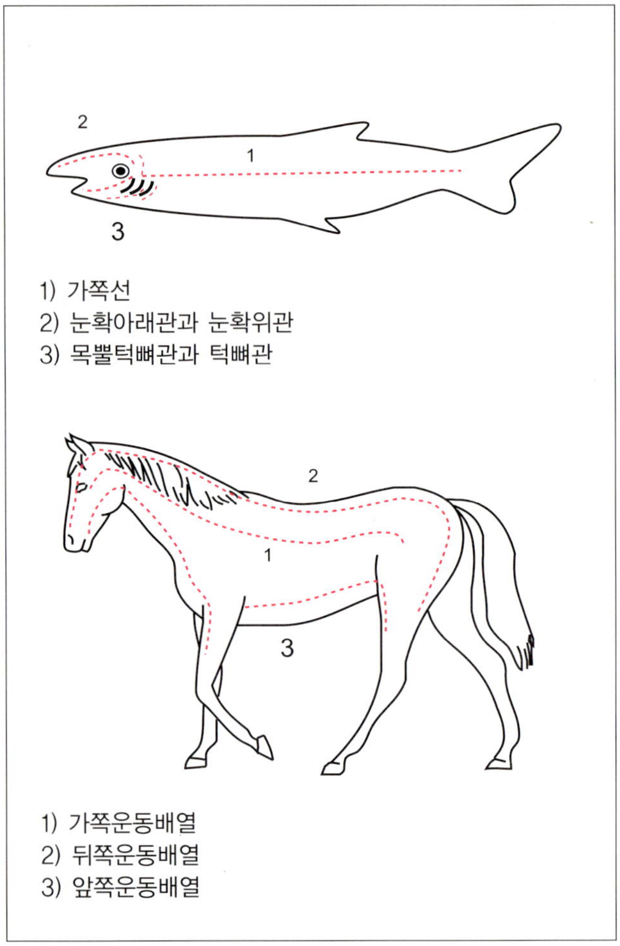

그림 74 가쪽선에서부터 근막배열의 지각기능으로.

양서류와 파충류는 이어서 앞쪽운동과 뒤쪽운동의 근막배열을 발달시켰다. 이 과정에서 가쪽선은 또 다른 2개의 정렬을 형성하였다. 하나는 등쪽이고 또 한쪽은 배쪽이다. 이 시점에서 신경소구는 피부에는 이미 위치하지 않고 차츰 근막으로 들어갔다. 실제적으로 피부는 특수한 근육연쇄에 결부된 근막배열과 같은 세밀한 정도로 여러 가지의 신장을 감지할 수 없게 되었다. 이리하여 피부는 외수용으로 전문화되고 피하결합조직의 삽입물(interposition)로 인해서 피부로부터 독립한 근막은 고유감각으로 전문화되었다[129].

파충류에서 인간까지 근막배열에 관해서 어떤 연속성이 있다. 사실상, 악어의 발, 새의 날개 또는 포유류의 팔다리의 관찰에서 뒤쪽운동의 배열이 다섯째손가락 또는 새끼손가락에서 종료하고 앞쪽운동의 배열이 엄지손가락까지 뻗어 가쪽운동의 배열이 가쪽 경로를 갖는 것에

---

128 신경소구는 상피수용기(기계적 수용기)의 그룹으로 구성된다. 가쪽선의 관(canal)과 머리의 관의 계통은 물고기에서의 신경소구의 복합체 사이의 최대 광범위성 계통이다. 관의 계통은 폄과 발달에 동반하여 연속적으로 감소하였다. 상어에서는 관은 머리와 몸통의 피부이다. 무미류 그룹(anura group)인 올챙이는 보통은 탈바꿈(metamorphosis)을 하는 동안에 가쪽선 계통을 상실한다. (Kent CG. 1997)

반해서 안쪽운동의 배열은 안쪽 경로를 갖는다. 인간의 몸통에서는 신체 쪽을 따라가는 가쪽운동 배열, 등쪽의 뒤쪽운동 배열, 배쪽의 앞쪽운동 배열을 관찰할 수 있다. 따라서 각 배열은 3개의 공간평면에서 정확한 위치를 차지한다.

배열 발달은 귀에서는 3개의 반고리뼈관(semicircular canal)[130]의 발달과 동시에 일어났다. 신체가 동시에 새로운 운동배열을 발달시켜 그 후 공간평면의 지배를 성취하게 되었기 때문에 반고리뼈관은 서서히 성숙하였다.

6개 몸통배열의 각각은 특정 눈의 근육에도 연결된다. 안구운동근육군의 집(sheath) 위에 안구 공간(orbital cavity)로부터 넓어지는 근막[131]이 그 연결을 확실하게 한다.

따라서 각 눈의 근육은 평형을 조정하는 반고리뼈관과 함께 몸통근육의 근막배열과 연관성 또는 연결이 있다.

몸통은 차례로 팔다리의 관여 덕분으로 그 수직위치를 유지한다. 모든 팔다리 배열은 운동을 통일하는 수단과 운동을 인지하는 수단으로서 몸통의 수직유지 기능에 관여한다.

평형에 관한 열쇠가 되는 요소로서 자주 제시되는 목의 긴장성반사(tonic reflex)는 목만이 아니라, 전신의 특권이다. 목은 실제로 모든 근막배열[132]이 수렴하는 부위이다(그림 75).

공간지각의 진화는 영아에서의 협동 발달에 대응한다.

- 영아가 머리를 움직이는 1개월째에서는 대부분이 반사작용에 의해서 입으로 물건을 탐색하여 물건을 잡는다. 영아는 수의조절 하에서 서서히 몸의 각 분절을 성장시킨다.

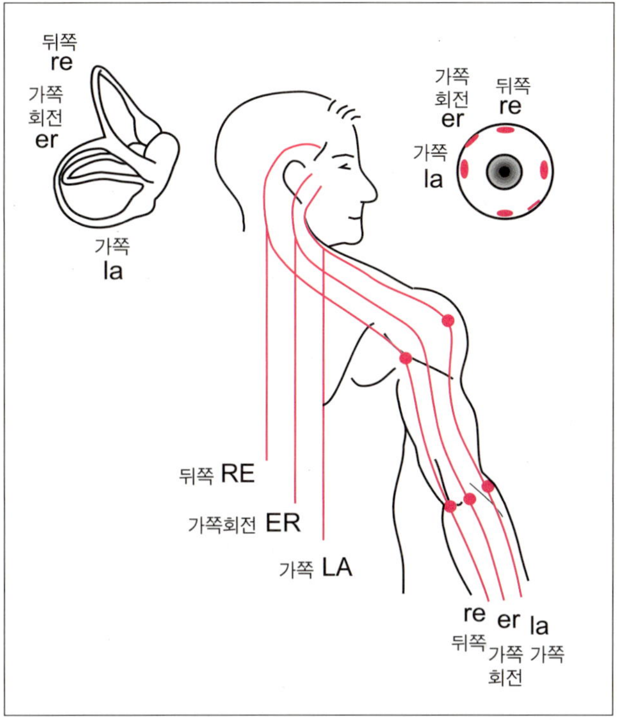

그림 75 반고리뼈관, 눈, 긴장성반사 또는 배열 사이의 관계.

- 영아가 앉다, 기다, 걷다, 180° 방향을 바꾸다 등을 시작하면 전신운동을 달성하기 위해 다양한 분절을 결합시켜 시작한다.

정신운동과정의 성숙도 분절적인 위상(phase)에서부터 전체적인 것이 된다.

- 영아는 입과 손의 사용을 통해서 각 하나의 물건의 길이, 딱딱한 정도, 크기를 알아차리는 것이 가능해

---

129 몸통 정중선의 공간정위는 공간의 우리들의 정상적인 인지를 자기중심성 "왼쪽"과 자기중심성 "오른쪽"으로 나눈다. 그리고 뇌 외상환자의 공간무시에서의 "반대쪽(contralateral)"의 부분을 결정할 때의 중요한 요인인 것 같다. 이것들은 몸통 정중선이 외부 물체에 관한 신체위치를 나타내기 위해 내부의 자기중심성 좌표의 틀의 계산을 위한 신체적 고정장치가 된다는 것을 나타내어 보여주고 있다(Karnath HO, 1991).

130 원구류는 하나의 반고리뼈관만을 발달시키지만, 다목장 어류(petromyzones)는 2개의 반고리뼈관을 발달시킨다. 상어가오리류에서부터 시작되는 모든 척추동물에서는 3개의 반고리뼈관(수직의 앞반고리뼈관, 앞반고리관과 직각에 위치하는 뒤반고리뼈관, 수평의 가쪽반고리뼈관)이 공간의 3개의 면에 따라서 조정된다(Stefanelli A, 1968).

131 눈의 근육 또는 바깥눈근육은 눈확공간 바닥에서부터 시작되어 근육 자체의 앞힘줄에 부착하기까지 앞쪽으로 뻗어서 서서히 두꺼워지는 집(sheath)에 의해서 덮인다. 위아래의 곧은근집(sheath of recti muscle)은 눈확지방체를 중추부분과 말초부분으로 나누는 근막 원뿔을 형성하는 것처럼 서로 연속하여 있다. 집은 눈확 바닥에 조절인대(check ligament)라 불리는 확대부를 이룬다. 2개의 안쪽과 가쪽 조절인대는 서로 연결하며...(Fumagalli Z, 1974)

132 대뇌제거(decerebrated) 개와 고양이에서 미로의 파괴 후에 다음의 반응이 관찰되었다. 머리의 회전은 같은 쪽의 팔다리(아래턱 쪽)의 폄과 반대쪽 팔다리의 굽힘을 만들어내었다. 머리의 가쪽편위(lateral deviation)는 아래턱이 이동한 쪽의 팔다리의 순수한 폄과 반대쪽 팔다리의 굽힘을 만들어내었다. 머리의 폄(등쪽굽힘)에서는 양 팔의 폄과 양 다리의 이완을 만들어내었다. (Chusid JG, 1993)

진다.

- 일단 어느 정도의 신체의 조절가 달성되면 공간과 시간의 개념이 유일한 의미를 갖기 시작한다: 앞쪽과 뒤쪽, 사전과 사후, 좌우 등이다.

근막의 구조는 이 학습과정에 관계한다. 영아는 경험의 통합과 검증을 필요로 한다. 그리고 그것은 근막배열을 직접 포함한다. 이것들이 신체의 좌우나 방향(예: 앞쪽 · 뒤쪽)의 인지와 같은 경험을 고려하게 되므로 이것들이 공간의 인지를 성숙시키는 것을 돕는다.

그것이 공간방향의 모두를 성숙시킨 경우에만 지각의 기억은 기하학적인 형상을 인식 가능하게 된다.

절차기억(procedural memory)은 근막나선의 콜라겐 섬유를 강화함으로써 복잡한 운동동작(예: 운전, 점프, 악기의 연주 등)을 쉽게 한다.

제 10 장
근막배열의 생리학

근막배열 생리학의 원칙을 이 단원에서 언급한다. 그 개요를 아래에 나타낸다:

- 각 근막배열은 운동에 의해서 일어나는 어떠한 양의 신장도 감지할 수 있도록 근섬유에 의해서 장력이 가해진다.
- 각 근막배열은 운동의 특정 방향으로 연결되는 신체의 특정 영역에 위치한다.
- 각 근막배열은 정확한 면에서의 신체의 자세 안정성을 보증한다.
- 근막의 고밀도화를 제거할 수 없었다 해도 각 근막배열은 신체 자세의 순응을 통해서 그 존재를 보정할 수 있다.

근막배열의 장력

근막배열은 뇌에 말초운동의 방향을 비추는 거울과 같은 것이다. 근막이 3개의 면에서 하나의 신체분절[133]을 움직이는 다수의 근막단위를 결부시키기 때문에 뇌는 근막이 없이는 운동조절의 그 부과된 작업을 실행하는 것은 불가능하다.

근막이 기저장력을 갖고 있으면 근막배열을 따라서 들어가 있는 신경수용체의 활성화만이 일어날 수 있다. 이 장력을 일으키기 위해 많은 근육은 근육 위에 가로놓인 근막에 긴장된 섬유를 연장한다. 근막 위의 이들 근육의 닿는곳(insertion)에 대해서는 다음의 단원에 열거하였다.

해부학 교과서에서 이 들의 닿는곳에 대해서는 대체적으로 언급되어 있으나, 그 중요성에 관해서는 별로 언급되어 있지 않다. 아래의 소견은 이들 닿는곳에 관한 더 철저한 연구를 촉진한다:

- 각 근막단위에서 근육 위에 가로놓인 근막 위에 들어가는 근섬유가 있다.
- 근막에는 탄성이 있기 때문에 근막에 대한 닿는곳은 근력을 증가시키는 데에는 도움이 되지 않는다.
- 자연은 우연히는 아무것도 하지 않기 때문에 신체에 의한 유사한 힘을 발휘하는 데에는 이유가 있어야 한다.
- 근막 근육의 닿는곳은 특정 방향으로 근막을 잡아 당기는 것 같은 방향으로 분포한다.

근막배열은 잡아당겨지도록 설계된 해부학적 구조를 이루고 있다. 신장할 때에 활성화되는 신경수용체는 근막 내에 위치한다. 운동지각에 관해서는 생리학 교과서에서 기술되어 있는 것처럼 모든 근육 및 관절수용기는 신장에 대한 감수성을 갖는다(표 13).

표 13. 근막에 박힌 운동감각수용기

근육수용기	감수성
근방추	신장(stretching)
골지힘줄기관	연장(lengthening)
파치니소체	장력을 가함(tensioning)
자유 신경종말	장력(tension)
관절수용기	**감수성**
루피니소체	최소한의 신장
골지소체	최대한의 신장
파치니소체	운동의 시작과 종료
자유 신경종말	기계적 자극

133 단분절 또는 단관절운동이 조정되고 그리고 전체분절성, 2분절성, 다관절성 전략의 범위 내에서 조직화되는 정도를 이해할 필요가 있다.

이러한 수용기는 관절주위(인대, 관절주머니)와 근육주위 연부조직(근내막, 근외막, 힘줄바깥막) 내에 위치한다. 그리고 이러한 모두 근막이 전개한 위치에 있다. 근막은 배열에 따라서 조정되고 각 배열은 특정 방향에서 일어나는 운동을 지각하기 위해 구축되어 있다.

일방향성의 구심성 신경을 전달하는 것을 가능케 하기 위해서는 수용기의 모든 *집락(colony)*이 근막배열에 연결될 필요가 있다고 할 수 있다. 이미 언급한 것처럼 근막배열의 기저장력은 이들의 수용기를 활성화시킨다. 가장 습관적인 자세에 있을 때, 기저장력 또는 기저긴장은 동물의 근막의 길이에 관련된다. 이 위치에서 근육긴장은 어떤 변화(variation)를 인지시키기 위해 근막을 최소한으로 필요한 장력으로 유지한다. 각 근막단위는 근육위에 가로놓인 근막 위에 얼마간의 근섬유를 더 길게 늘임으로써 그 목적에 관여한다. 이것들의 닿는곳에는 2개의 주요 기능이 있다. 1) 근막에 장력을 가한다, 2) 하나의 근막단위의 활동을 그 배열에 있는 다른 근막단위와 동시에 발생시킨다. 후자의 기능은 근방추의 신장을 거쳐 야기된다.

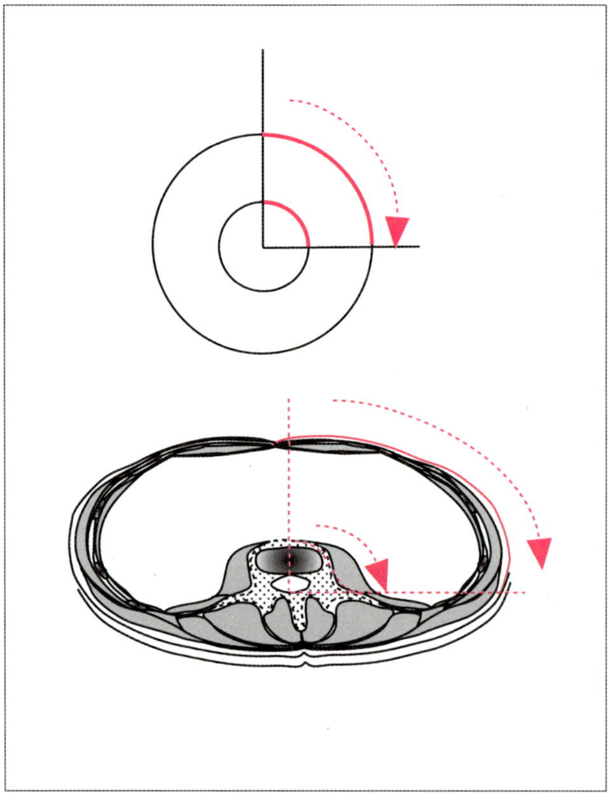

그림 76 보다 큰 반지름에서는 원둘레는 보다 크다.

운동감각수용기는 두 가지 이유로 근막에 의해서 더 효과적으로 장력이 가해질 수 있다. a) 근막은 신장을 발휘할 수 있는 탄성조직이다. b) 근막은 관절에서부터 일정한 거리에 위치하기 때문에 비교적 최소 운동으로도 반응한다. 실제로 동심원의 원칙에 기초하여 2개의 반지름 사이에 위치하고 있는 원둘레의 부분적인 길이는 반지름의 길이에 정비례하고 있다. 각도가 일정하고 반지름이 증가하는 경우, 원둘레의 부분적 길이는 커진다. 이와 같이 척추수준에서의 최소한의 운동이 말초근막에 전달될 무렵에는 의미 있게 큰 신장이 된다(그림 76).

근막수용기는 척추의 수용기보다도 매우 명확하게 운동을 지각하는 것 같다. 자기의 머리 또는 몸통을 움직일 때, 운동 · 신장이 척추뼈 수준보다도 오히려 피부수준에서 지각된다는 것은 분명히 사실이다. 이 같은 원칙은 근막배열의 병리학적 상태의 분석에도 적용할 수 있다. 예컨대, 궁둥뼈 통증으로 고통을 받고 있는 사람이 앞쪽으로 굽히면 다리의 아래쪽으로 통증을 느낄 때, 이것은 깊은 층의 궁둥신경 자체보다는 오히려 말초근막의 통각수용기[134]의 신장에 의한 것이라 해석할 수 있다.

근막에는 말초 경향이 있고 이것은 운동의 정확한 인지와 체계를 가능케 한다.

정상보행은 모든 면(이마면, 시상면, 수평면)에서 평형의 연속적인 손실을 동반한다[135]. 그 기저면 안에서 중력중심을 유지하기 위해서 근막은 전체 3면에 작용하는 근력을 동시에 발생시킬 것이 요구된다. 말초근력은 힘의 모멘트의 크기가 그 작용선과 특정 점 사이의 거리와 함께 증가한다는 사실에 따라서 보다 적은 에너지 소비로 이들의 작업을 실행한다(그림 77). 예컨대, 허리의 앞쪽운동은 엉덩허리근보다도 오히려 배곧은근에 의해서 야기되는 경우에는 에너지 소비는 매우 적다. 배곧은근

134 우리들은 척추원반탈출(prolapsed disk)수술의 적응이 있는 159 사례의 환자를 비교하였다. 이들의 환자는 온전한 섬유테(anulus fibrosus)를 가진 그룹이 파열된 섬유테를 자진 그룹보다도 자주 통증으로 고통을 받았다(Basmajian JV, 1997).

135 진화론 전체를 통해서 동물은 불안정성을 증가시키는 자세를 취하였다. 최대의 불안정성은 동물에게 운동에 관해서 더 큰 대응을 요구하지만 평형의 유지를 위해서는 더 복잡한 신경근육조절이 필요하다. 선 자세에서 사람의 운동감각의 수용기는 중력중심의 미세한 변화를 감지하여 확실하게 기준선의 중심으로 향하게 하기 위한 근육활동을 자극한다(Cromer AH, 1980).

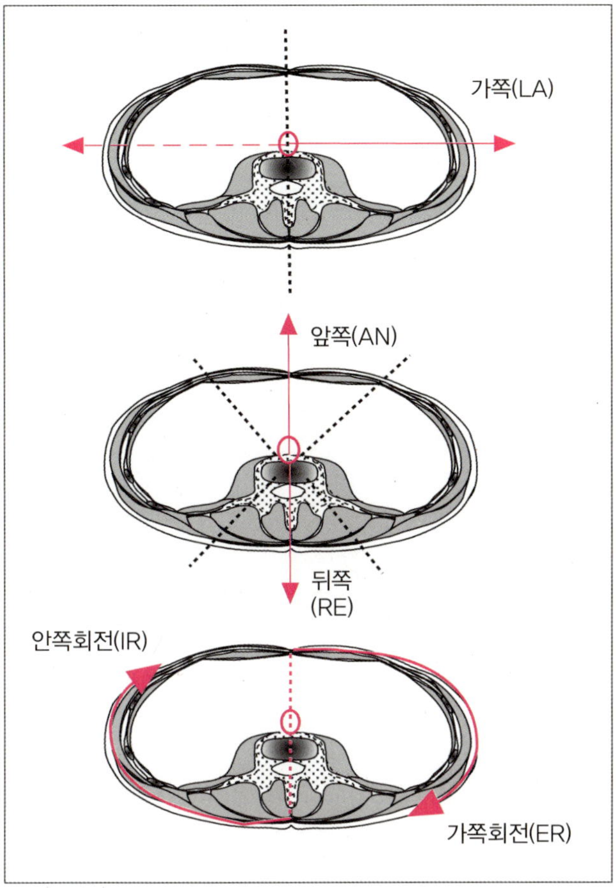

그림 77 중력중심과 방향적인 힘의 모멘트.

은 엉덩허리근보다도 매우 긴 지렛대의 힘이 있고 엉덩허리근의 받침점은 척추의 보다 가까이에 위치한다.

작용근과 대항근의 힘의 모멘트가 정확히 같다면 선 자세 유지에는 실질적인 근육활동을 필요로 하지 않는다.

3개의 면에 작용하고 있는 힘의 모두가 하나의 점 또는 중력중심점에서 서로 무효가 되는 경우에는 에너지 소비는 더 적다. 안쪽운동의 배열은 앞쪽의 백색선과 뒤쪽의 가시끝인대(극상인대)를 가로지른다(그림 77 위 그림의 중심의 흑색 점선). 3개의 면 위의 신체 중력중심은 이들 2개의 구조를 결부시키는 선을 따라서 도중에 위치한다.

- 이마면에서의 오른쪽의 가쪽운동과 왼쪽의 가쪽운동의 힘의 2개의 모멘트는 이 점에서 무효가 된다.
- 앞쪽운동의 힘의 모멘트와 뒤쪽운동의 힘의 모멘트는 이 점에서 같다.
- 회전 중에도 중력중심이 움직이지 않는 것은 가쪽회전과 안쪽회전의 벡터로 합성된 것이 제로가 되기 때문이다[136].

근막구획과 운동의 방향

척주세움근의 2개의 근육 연쇄를 에워싸는 근막은 바로잡기(뒤쪽운동)의 작용으로 신장된다(그림 78, 79). 운동의 한결같은 인지는 근막에 의해서 제공되지만, 하나의 척추의 수용기는 복수의 구심성 신경정보를 만들어 낸다. 평근섬유는 2개의 근막구획에 장력을 전달하고 그것은 다음으로 이 정보를 특정 운동방향으로 전환한다.

몸통의 근막구획

무거운 중량물을 들어 올릴 때 척주세움근의 근막구획은 목-뒤쪽, 가슴우리-뒤쪽, 허리-뒤쪽의 근막단위를 동시에 움직이게 한다.

이들의 근막단위는 사람이 목 또는 허리만을 움직이는 경우에는 독립하여 움직인다. 그러나 사람이 독립하여 하나의 허리뼈 또는 하나의 목뼈의 돌기사이관절을 움직이는 것은 불가능하다. 이러한 이유 때문에 7개의 목뼈는 같은 근막단위로 동시에 분류된다. 등뼈와 허리뼈도 마찬가지이다(그림 79).

가쪽운동이 엉덩갈비근군, 척주옆근육군과 배빗근군의 원심성 활동으로 이루어지는 경우는 몸의 한쪽 가쪽 근막으로의 장력이 운동지각의 역할을 실행한다.

가쪽회전은 뒤쪽-가쪽근막의 뒤쪽 신장으로서 느껴지고 안쪽회전은 앞쪽 방향으로 신장되는 것처럼 느낀다.

팔의 근막구획

공간의 3차원에서 팔의 위치나 위치변환을 지각하는 능력은 아래의 근막배열 기저장력에 의해서 결정된다. 앞쪽 · 뒤쪽(시상면), 안쪽회전 · 가쪽회전(수평면), 가쪽 · 안쪽(이마면). 팔의 다양한 분절의 가쪽운동의 근막단위를 에워싸는 구획 또는 배열을 그림에서는 적색으로 나타냈다. 팔다리에서 가장 일반적인 운동은 앞쪽 · 뒤쪽 운동(굽힘 · 폄)이다. 따라서 더 발달하는 구획은 앞쪽운

---

136 신체에 작용하는 2개의 힘의 합성이 회전 중에 제로가 되면 본질적으로는 중력중심은 움직이지 않는다. 축에 관한 힘의 모멘트는 그 작용선에서부터 축으로의 거리에 의한 힘의 세기에 의해서 생성된다. 모멘트의 크기는 작용선과 받침점 사이의 거리로 증가한다(Cromer AH, 1980).

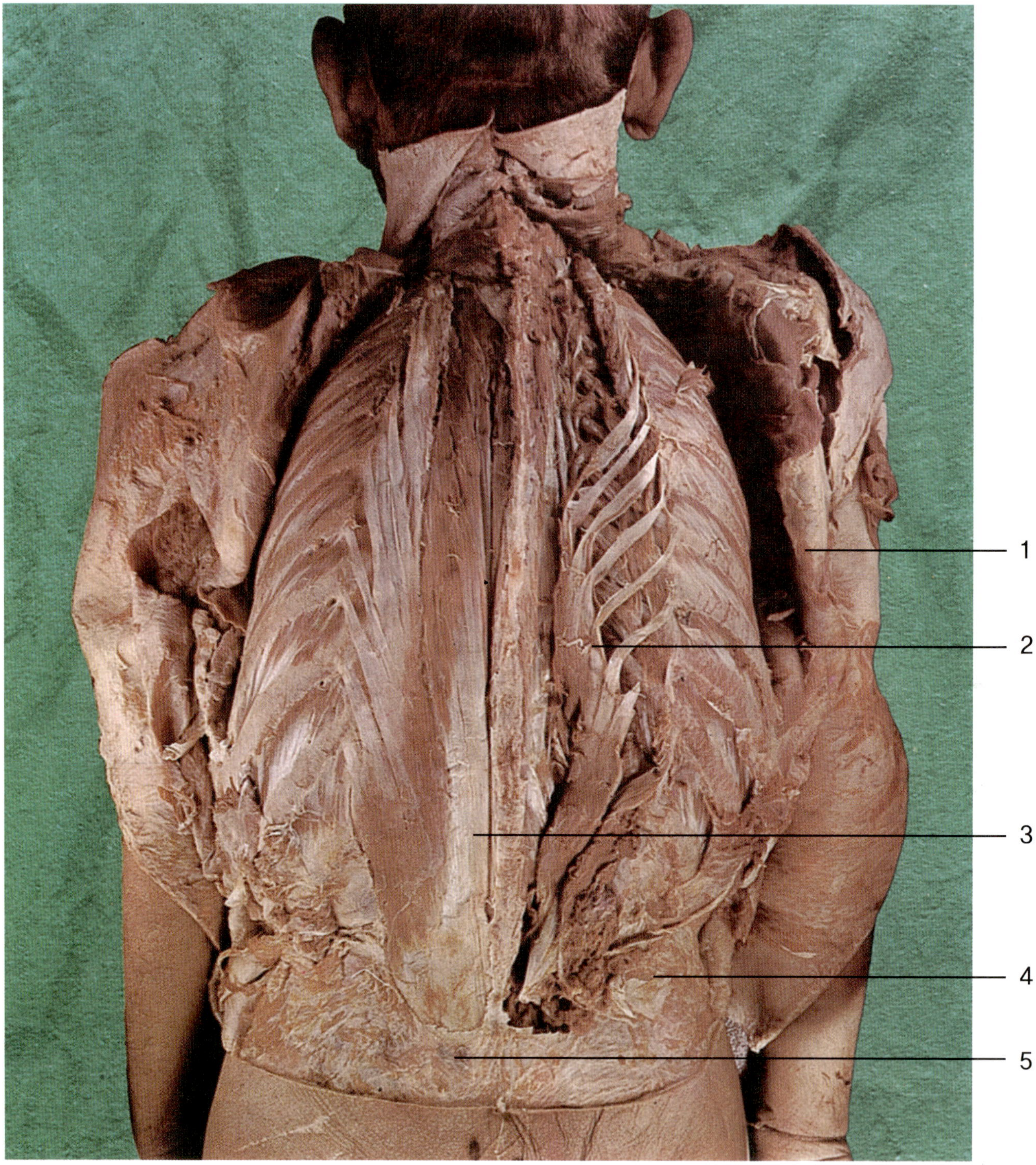

그림 78 등의 깊은 층의 근육(Francesco Vallardi : Fumagalli-colour photographic atlas of macroscopic human anatomy. Piccin Nuova Libraria에서).

1. 척주세움근의 구획을 강조하기 위해 얕은 층(넓은등근)과 중간 층(아래뒤톱니근)의 근육을 절단 분리하여 반전하고 있다.
2. 한쪽 가쪽운동(가슴우리-가쪽, 허리-가쪽의 가쪽운동의 배열)에 작용하는 받침점으로 갈비뼈를 사용하는 엉덩갈비근의 널힘줄.
3. 척주세움근의 근외막. 이것은 가슴우리-뒤쪽과 허리-뒤쪽운동의 배열의 근막단위를 결부한다. 세로섬유가 이 근막 위에 삽입된다는 사실 때문에 신장하지 않는 평행의 콜라겐섬유와 함께 그것은 널힘줄 또는 평탄한 힘줄의 외관을 나타내고 있다.
4. 등허리근막과 배근막의 얕은 층 및 깊은 층의 결합부위. 가로방향의 근섬유는 몸통을 뒤쪽으로 견인하여 가쪽회전을 일으킨다(가쪽회전 배열).
5. 넓은등근에 의해서 위쪽으로 장력이 가해지고 반대쪽의 큰볼기근에 의해서 아래쪽 또는 먼쪽으로 장력이 가해지는 등허리근막의 얕은 층.

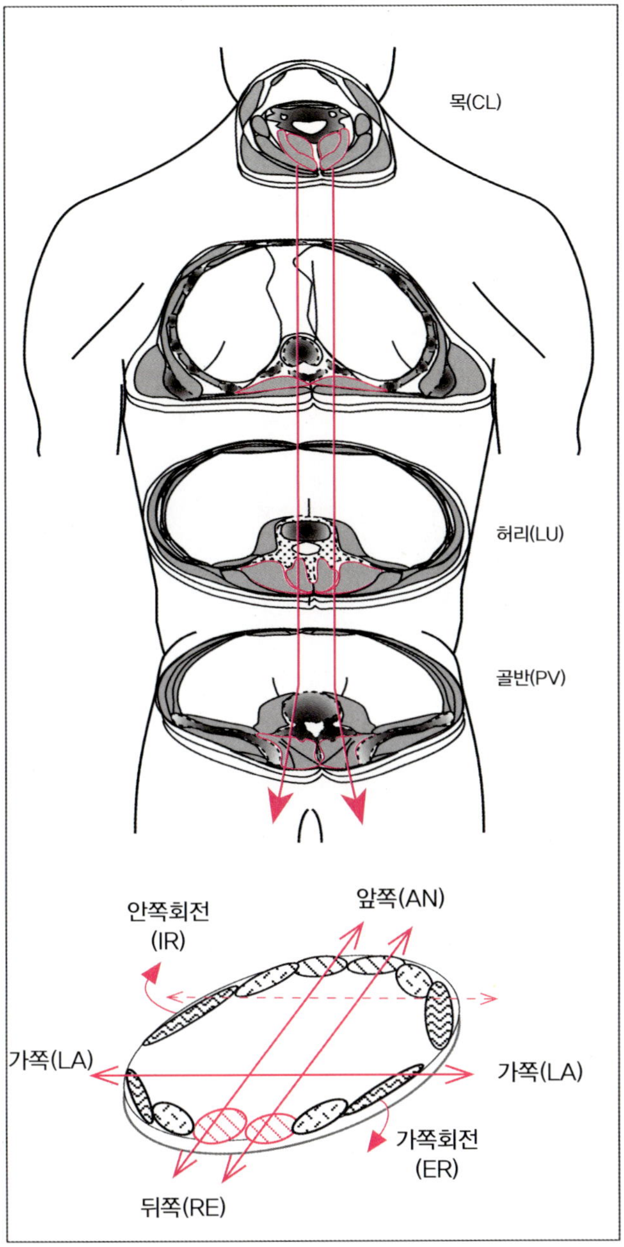

그림 79 몸통의 단면과 배열.

동과 뒤쪽운동의 구획이다.

이것들의 구획은 팔꿉관절 또는 무릎관절의 위치에서 중단되는 것처럼 생각된다. 그러나 이 부분적인 중단이 근막단위의 독립(예: 손목-앞쪽의 근막단위가 팔꿈치-앞쪽의 근막단위로부터 독립)을 보증한다. 세로방향의 근막 내 콜라겐섬유가 2개의 관절에 걸쳐 있음으로써 연속성을 유지하고 있다.

수평면에서 실행되는 운동은 고유의 근막구획 안에서는 일어나지 이들의 배열은 비스듬한 각도에서 중격에 부착하는 근섬유를 이용한다. 뒤쪽방향은 가쪽회전의 특성을 갖지만 앞쪽방향은 안쪽회전의 근막배열에 관계한다.

팔다리에 관한 그림(그림 80, 81) 안에서 다른 수준의 단면은 근육의 구획을 강조하기 위해 선택되었다. 아래의 그림에서는 근육의 구획을 조직적으로 배열하고 있다. 원은 배열이 이것들의 분절을 에워싸는 근막에 작용하는 방향을 강조하고 있다. 능동적일 때, 앞쪽배열은 앞쪽 근막의 모두를 잡아당긴다. 뒤쪽배열은 뒤쪽의 근막

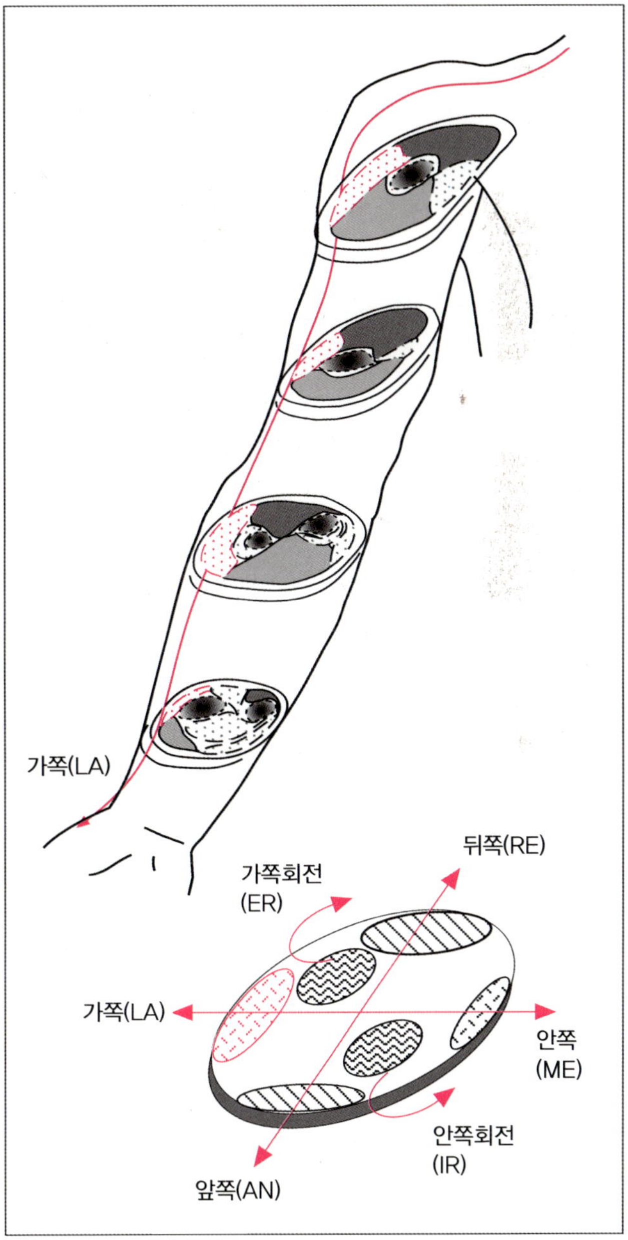

그림 80 팔의 단면과 배열.

등을 잡아당긴다. 이것들의 신장(이것은 운동을 하는 동안에 뇌에 전달된다.)의 정확한 운동궤도를 적색 화살표로 나타냈다.

다리의 근막구획

넙다리네갈래근을 에워싸는 근막구획(엉덩관절-앞쪽, 무릎관절-앞쪽) (그림 81의 적색으로 에워싼 부분)은 종아리와 발의 앞부분 구획(목말뼈-앞쪽, 발가락-앞쪽)에 연속하여 있다. 동시에 다리의 앞쪽운동 배열을 형성한다.

뒤넙다리근(hamstring muscle)을 에워싸는 뒷부분 근막구획(엉덩관절-뒤쪽, 무릎관절-뒤쪽)은 종아리와 발의 뒷부분 구획을 결합하기 위해 오금을 지나서 연속하여 있다. 이러한 일방향성의 근막단위는 동시에 이들 근막구획에서 뒤쪽운동의 배열을 형성한다.

중간볼기근의 근막은 엉덩관절의 가쪽회전근군 위(엉덩관절-가쪽회전)에 연속하고 그리고 넙다리두갈래근짧은갈래의 위(무릎관절-가쪽회전)에 연결된다. 넙다리두갈래근힘줄은 종아리근군의 근막집 위로 연결된다.

근막배열과 정적 자세

수의운동을 실행하는 동안 2개의 운동 프로그램이 작용한다. 하나는 어떤 특정방향의 운동을 시작하고 또 하나는 자세반응을 발생시킨다[137].

두 종류의 고유감각(정적 고유감각과 동적 고유감각)에 의해서 2개의 운동원심성신경은 대응하는 2개의 구심성신경에 의해서 완료된다.

근막의 체계와 2개의 신경경로 사이에 일정한 유사점을 찾아볼 수 있다:

- 근막배열의 세로섬유는 자세의 체계에 관여하고 있다.
- 나선근막 내 섬유는 운동 또는 복잡한 운동 활동을 조직화한다.

아래에 자세체계를 검토한다[138].

일반적으로, 선 자세에서는 의식적인 자세조절은 요구되지 않는다. Jasmajian은 인대와 근막의 지지 작용이 어떻게 중요한지를 나타내어 보였으나. 근육은 이 위치에

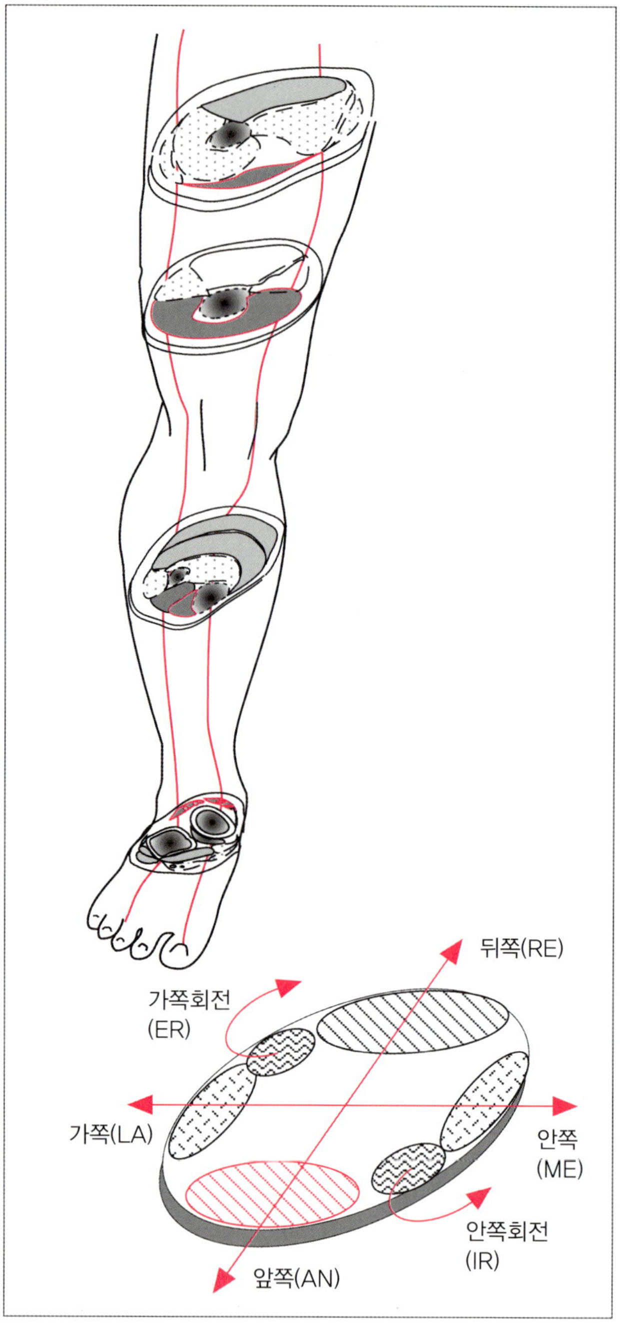

그림 81 다리의 단면과 배열.

137 운동앞겉질(premotor cortex)은 몸을 방향부여하는 동안에 몸쪽 및 체축 근육을 조절한다. 그 후 제2의 자극이 갈리어 팔다리를 방향부여하는 운동을 자극한다.... 수의운동을 실행하는 동안 두 가지 운동 프로그램이 작용을 시작한다. 하나는 운동을 시작하는 것이고 또 하나는 운동을 조정하는 자세반응을 일으키는 것이다(Kandel ER. 1994).

138 자세란 공간에서의 신체와 팔다리의 서로서로 및 이것들의 방향부여에 관해서 포괄적인 위치를 의미한다. 자세조정은 두 종류의 기전에 의해서 야기된다. 선행 또는 예고의 기전(feed-forward)과 평형의 손실을 위한 보상기전(feed-back)이다(Kandel ER. 1994).

서는 거의 사용되고 있지 않다[139]. 근막배열의 장력은 특정의 면 안에서 일어나는 운동에 직접 좌우된다. 선 자세에서 수직의 중력중심선 또는 연직선(plumb line) 주위의 동요는 약 2㎝의 면의 범위 안에 들어간다. 이것들의 작은 동요가 있는 동안 시상면에서 일어나는 어떤 운동은 이마면에서 일어나는 운동으로부터는 실제로 독립하여 있다(그림 82)[140].

이마면 위의 운동은 아래에 나타낸 것과 같이 가쪽과 안쪽의 근막단위를 자발적으로 활성화한다:

- 발에서는 바닥쪽뼈사이근(안쪽)과 등쪽뼈사이근(가쪽)은 가쪽편위의 정도에 따라서 선 자세의 기저면을 넓히거나 좁히거나 한다.
- 발목관절에서는 가쪽 균형의 손실이 일어날 때, 종아리의 근육이 신장됨으로써 목말뼈가 안쪽 또는 가쪽으로 회전한다.
- 무릎은 이마면 위에서의 운동은 하지 않지만, 거기에는 과도한 가쪽 또는 안쪽편위를 방지하기 위한 다수의 인대나 근막이 있다.
- 넙다리에서는 사람이 한쪽다리로 섰을 때, 가쪽 또는 안쪽의 근섬유가 반대쪽의 골반을 지지한다.
- 몸통에서는 다리의 가쪽 배열이 신체 쪽을 따라서 연속적이지만 안쪽의 배열은 뒤쪽의 가시끝인대와 복부의 백색선으로 제한된다.

이와 같이 근막의 기저장력이 선 자세에서의 신체의 유지에 도움이 된다. 자세의 정렬불량으로 동요가 증가하여 선 자세의 기저면의 주위에 중력중심이 편위하면 근막의 장력이 근막단위의 근방추의 자극을 일으켜 적절한 근육수축을 야기한다[141]. 연직선을 넘어선 동요가 복잡한 운동반응을 추구하는 데에 충분할 때는 언제나 나선으로 조정되는 근막단위 또는 그림에서 나타낸 것 같은 운동반응이 활성화된다.

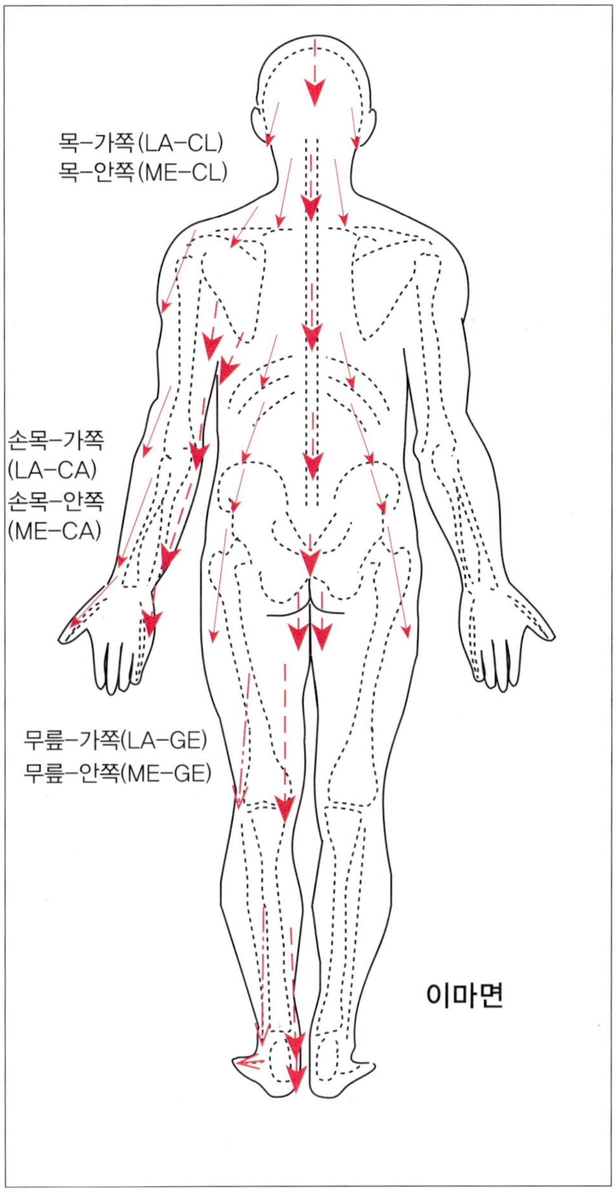

그림 82 가쪽과 안쪽의 근막단위에 의해서 달성되는 자세 안정성.

요약하면, 근막은 어떤 면에서 하나의 근막단위나 배열의 근막단위 그리고 배열의 운동단위를 지휘하는 오케스트라의 지휘자와 비교할 수 있다. 수의적인 활동은 이 기저장력의 체계를 수정하도록 개입한다. 동물에서 진화론은 각 종(species)마다 특정의 근막 틀을 발달시켰다. 예컨대, 소의 목덜미인대는 연속적인 근육의 장력을 필요로 하지 않음에도 불구하고, 그 머리를 지지하는 데에 충

139 현재의 대부분의 근육생리학자는 안정 시에는 정상적인 사람의 가로무늬근(횡문근)이 완전히 이완한다는 것을 근전도에서 나타내어 보인 것에 동의하고 있다(Basmajian JV, 1993).

140 Kapteyn은 중력중심계를 사용함으로써 시상면에서 일어나는 동요가 이마면에서 발생하고 있는 동요와는 독립하여 있다고 지적하였다. 이론적으로는 선 자세의 섬세한 조절에는 반고리뼈관으로부터의 정보를 이용하지 않는다(Gagey PM, 1995).

141 섬세한 운동은 투박하고 큰 운동과 마찬가지로는 조절되지 않는다. Mathews와 Stein은 중요한 근육의 신장인 경우, 근방추의 응답은 신장 1초/㎜에 대해서 3～10 포인트의 주파수로 변동한다는 것을 증명하였다(Gagey PM, 1995).

분히 강하다. 동물이 풀을 먹고 싶을 때는 언제나 그 입을 지면 가까이에 가져가기 위해서 최소한의 에너지 소비로 목덜미인대의 탄성을 이겨낼 수 있다.

사람에서 이 과정은 선 자세의 발달에 결부되었다.

아래의 예는 앞쪽 배열과 뒤쪽 배열의 근막단위가 시상면 위에서 정렬을 어떻게 조절하는가에 대해서 나타냈다(그림 83):

- 발은 평탄하지 않는 지형을 지각하고 동시에 그 근막 · 인대복합체와 함께 신체분절의 정렬을 조직화한다.
- 목말뼈는 둥근 형상을 가지며 그 형상에 의해서 앞뒤방향에서 목말뼈 위에 있는 신체분절의 균형을 잡는다.
- 가자미근과 앞정강근은 시상면에서 2개의 벌림줄(guy rope)과 같이 작용하고, 발과의 관계에서 정강뼈를 안정시킨다.
- 뒤넙다리근과 넙다리네갈래근도 벌림줄처럼 작용하고 목말뼈의 변화(variation)에 관해서 시상면에서 무릎관절을 조정한다.
- 무릎–뒤쪽의 근막단위는 몸쪽에서 몸통의 뒤쪽운동 근막단위와 연결된다[142]. 무릎–앞쪽 근막단위는 몸통의 앞쪽운동 근막단위에 연결된다.

수평면상(그림 84)의 근막단위가 어느 정도 공헌하는 경우일지라도, 선 자세의 유지는 시상면과 이마면의 근막단위에 의해서도 주로 조절된다.

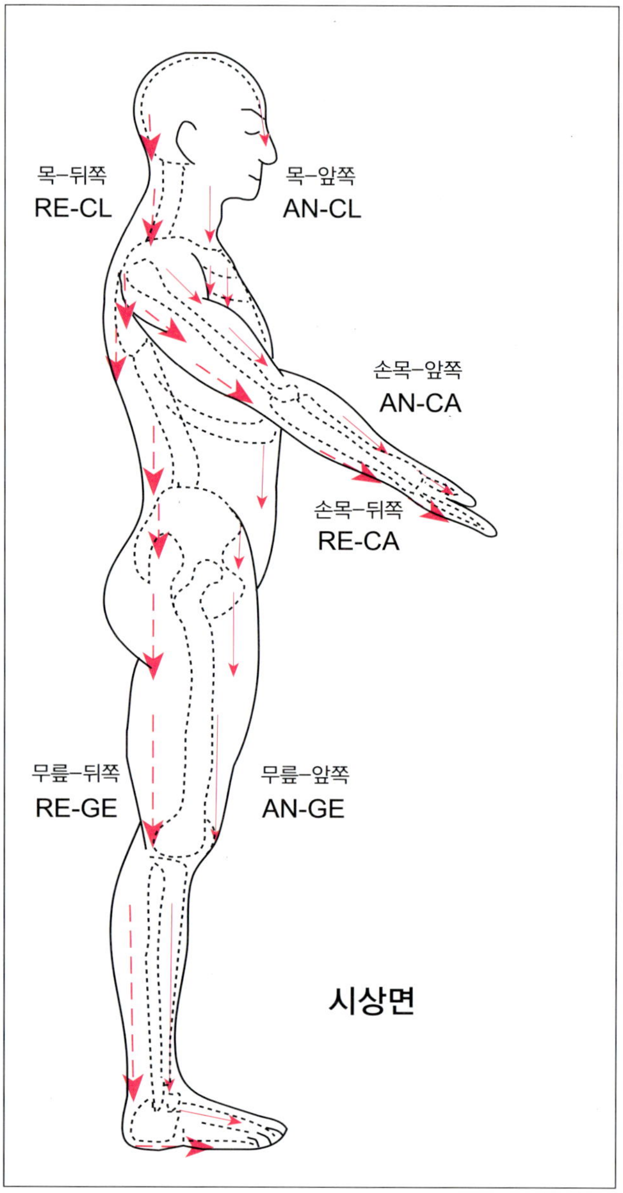

그림 83 앞쪽과 뒤쪽의 근막단위에 의해서 달성되는 자세 안정성.

근막배열과 자세보상

근막의 기저장력이 고밀도화의 형성에 의해서 변성한다면, 신경수용체가 이 비정상적인 신장에 반응하여 통증 신호에 의해서 잠재적 위험을 알린다. 신체는 자세보상에 의해서 이 통증신호를 무력화한다. 배열을 따라가는 보상은 항상 근막의 최적의 기저장력을 유지해야 한다. 이러한 때만, 근막은 그 안정자세에서부터 떨어져 어떤 최소의 운동을 지각할 수 있다.

어떤 근막단위에서의 장력 변화는 이 기저장력을 유지하는 방법으로서 같은 배열을 따라서 다른 근막단위에서 반장력(counter tension)을 유발한다. 예컨대, 엉덩관절의 가쪽운동 근막단위(엉덩관절–가쪽 = 넙다리근막긴장근)가 그 견인력을 증가시킨 경우, 같은 배열의 먼쪽의 근막단위(목말뼈–가쪽)에서 반대방향의 견인력이 유도된다. 이러한 장력의 조정(그림 85)은 많은 경우에서 급

142 자세의 조절은 3개의 균형감각(시각, 안뜰, 체성감각의 시스템)의 조정활동을 포함하는 반사적인 기전을 필요로 한다. 시각 및 체성감각의 시스템이 기능을 하고 있을 때, 안뜰계의 균형유지에 관한 역할은 작다. 안뜰계의 주요 역할을 신체와 주위에 관한 머리의 가속도의 지각신호기이다(Bernier JN, 1998).

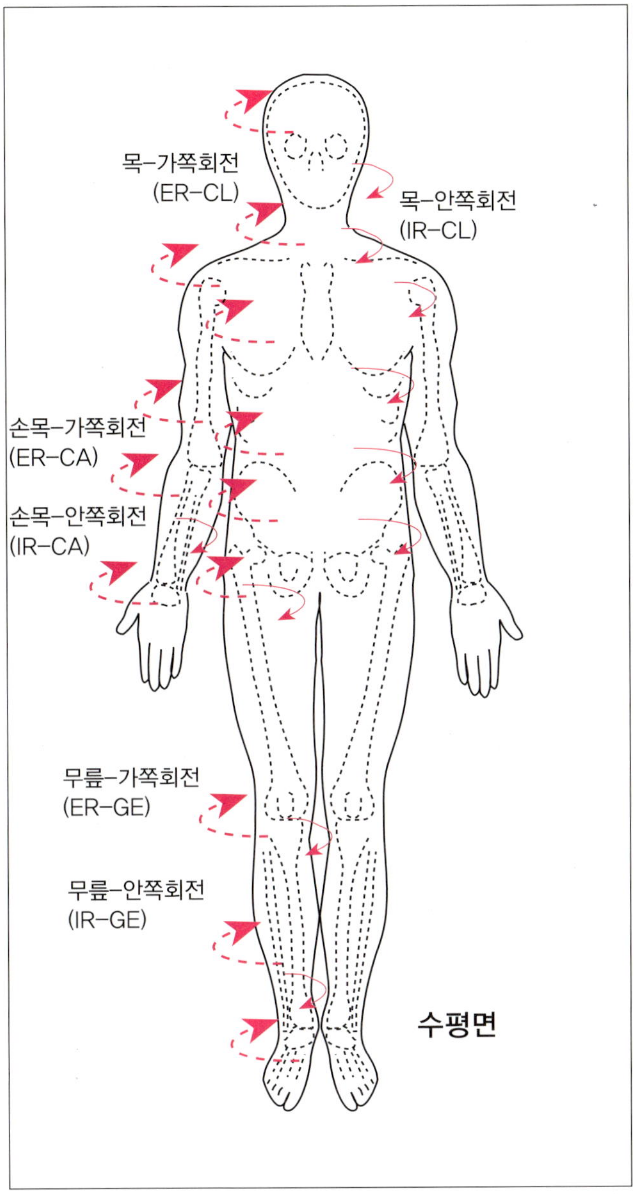

그림 84 안쪽회전과 가쪽회전의 근막단위에 의해서 달성되는 자세 안정성.

성통증을 일으킨다. 왜냐하면, 근막의 이 분절의 자유 신경종말이 과잉 및 비정상적인 견인을 받기 때문이다. 그리고 신체는 평형을 재구축하는 수단으로써 반대쪽의 보상을 만들어낸다.

반대쪽 보상은 팔다리의 반대쪽에 위치하고 있는 하나 이상의 근막단위의 수축을 의미한다. 이러한 종류의 보상성 장력은 대칭성의 가능성이 있으나 보상이 일어난 근막단위에 관해서는 많은 경우, 그것은 몸쪽 또는 먼쪽의 분절에 존재하고 있다. 앞에서 언급한 예를 생각하면 신체는 무릎의 안쪽운동 근막단위(무릎-안쪽)에서 반장력이 일어나 가쪽운동의 엉덩관절과 목말뼈의 근막단위의 연축(spasm)에 대항하려고 한다. 요약하면, 고밀도화에서 대항근의 근막단위에 대칭적으로, 또는 같은 쪽 배열을 따라서 또는 반대쪽의 배열에서 보상이 발견될 수 있다. 이 모두는 근막에서 일정한 장력의 균형을 유지하는 데에 도움이 되고, 3면에서의 운동을 지각시킨다.

자세보상은 선천적 기형을 무력화할 수 있거나 후천성 정렬불량을 무력화할 수 있다.

후자의 보상형태는 근막 도수치료기술로 효과적으로 치료할 수 있다.

근막 도수치료기술에 관해서 환자의 자세를 검토할 때에는 아래의 문제를 고려해야 한다:

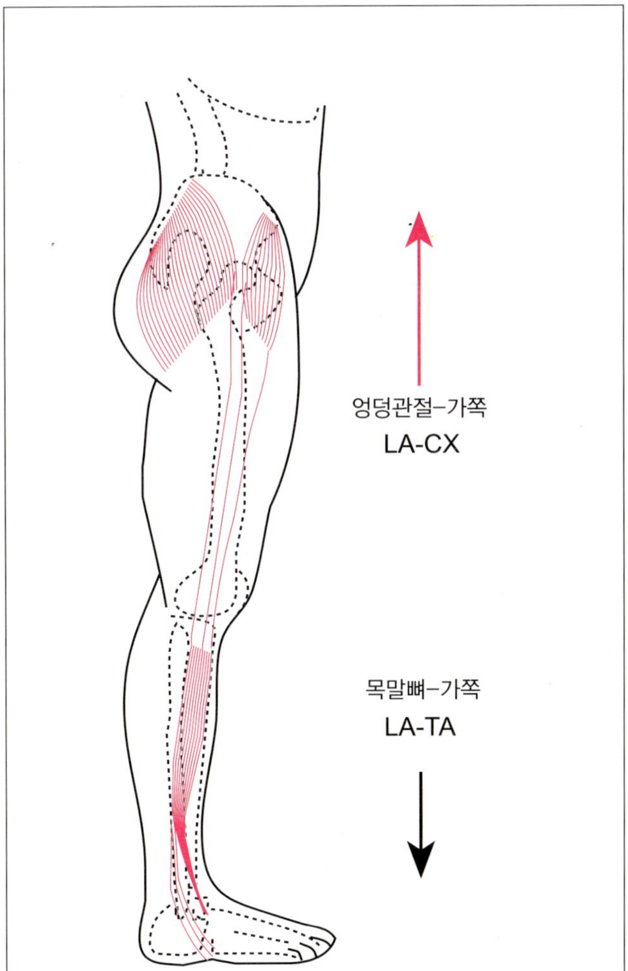

그림 85 가쪽배열의 과도한 장력에 의한 넙다리 통증.

- 다양한 보상이 어떤 면에서 일어나고 있는가?
- 이러한 보상을 일으킨 최초의 외상이 무엇이었는가?
- 이것들은 상행성 보상인가, 하행성 보상인가?
- 무언가 숨겨진 보상성의 전략(무증후성 협동중심)이 있는가?

다음으로 3면에서 발에서부터 발생하는 상행성 보상을 검토한다.

이마면에서 저하하는 아치(평발)는 많은 경우, 안쪽편위 또는 무릎 외반을 만들어낸다. 이마면 위에서 넙다리근막긴장근의 제한에 의해서 엉덩뼈능선이 내려가게 되어 엉덩관절의 벌림이 일어난다. 골반의 이러한 편위는 최초에는 척주를 같은 쪽으로 기울게 하지만, 마침내 반대쪽으로 보상이 일어나게 한다. 이것들의 보상이 일어나면 어깨관절의 모음(내려간 어깨) 또는 벌림(올라간 어깨)이 계속해서 일어날 수 있다. 다양한 조합으로서 내려간 오른쪽 어깨와 올라간 오른쪽 엉덩관절, 또는 올라간 오른쪽 어깨와 내려간 오른쪽 엉덩관절과 같은 조합이 일어난다. 목은 가능한 한 수평면의 가까이에 눈을 유지하기 위해 중간위치에서 고정한다. 이 근육의 연축은 근막의 긴장성두통에 결부되는 것 같은 비정상적인 방법으로 머리의 근막에 장력을 가한다.

씹음, 삼킴, 호흡과 발성을 지배하는 인두-후두-아래턱뼈의 복합체는 일반적으로 자세긴장에 영향을 준다. 이마면 위의 하행성 보상의 하나의 간단한 예는 부정교합이 그 옆쪽으로의 머리의 경사를 일으켜 같은 쪽의 어깨가 결과적으로 올라가는 것이다.

시상면에서는 발가락 폄근의 힘줄 중의 하나의 제한(예: 망치발가락)은 종아리세갈래근의 수축을 일으킬 수 있다.

먼쪽 작용근과 몸쪽 대항근의 근막단위 사이의 보상성 장력은 머리까지 뻗는 근막배열을 따라서 전파할 수 있다. 작용근과 대항근의 근막단위 사이의 교호작용은 일정한 균형을 유지하고 일종의 완충장치(shock absorber)로서 기능한다. 이 경우, 근막의 고밀도화는 항상성을 재형성하여 근막 도수치료는 필요가 없다. 종아리세갈래근의 제한에 기인하는 발목관절 바닥쪽굽힘 각도의 증가를 보상하기 위한 무릎의 젖힘(과신전)이 있는 것 같은 경우는 치료가 필요하다. 젖혀진 무릎(반장슬)은 엉덩허리근

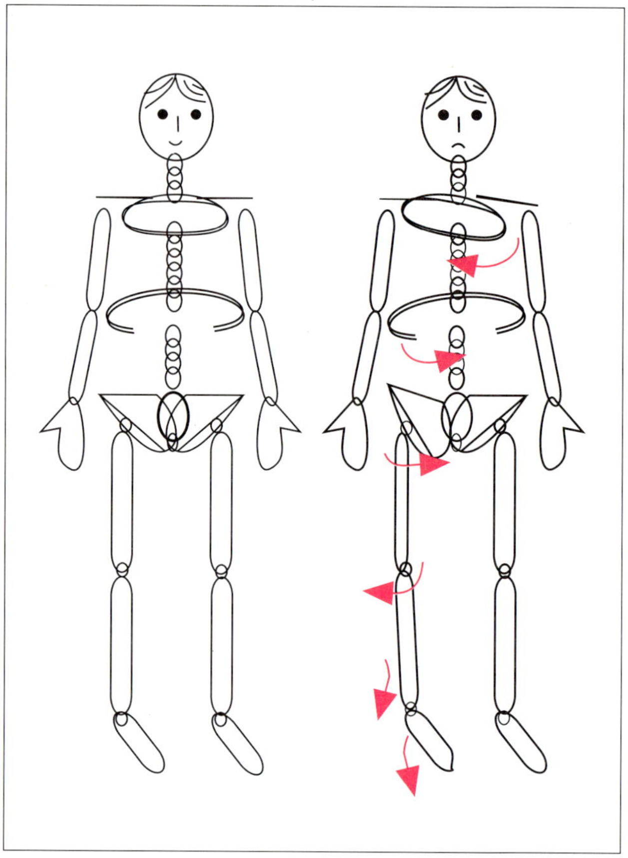

그림 86 양호한 자세와 불량한 자세.

의 단축에 동반해서 골반의 앞쪽운동을 일으킨다. 허리전만이 과장되어 가슴의 후만과 최종적으로 목의 전만의 과장으로 결부함으로써 무력화하려고 한다.

또한 어떤 때는 평탄한 등쪽으로의 곡선으로서 목의 후만과 동시에 허리의 후만이 일어나는 일도 있다.

개개의 증상사례의 정확한 검사에 의해서 치료사는 문제가 있는 특정 보상에 관여하고 있는 고밀도화한 근막단위를 확인할 수 있다. 많은 경우, 딱딱함을 근막단위의 하나의 부분에만 일어난다. 실질적으로 몸통의 앞쪽운동과 뒤쪽운동의 각 근막단위는 신체의 오른쪽 또는 왼쪽에 작용할 수 있다. 앞쪽운동 근막단위의 왼쪽 성분이 과도하게 긴장한 경우, 뒤쪽운동의 오른쪽 성분에 의해서 보상이 일어난다.

*수평면*에서의 정렬불량은 한쪽의 외반무지로 시작될 수 있다(그림 86). (명백히 이 변형은 양쪽성으로 일어날 가능성이 있으나, 분석을 단순화하기 위해 한쪽의 팔다리로 생각한다.) 앞발부분의 안쪽회전(발가락-안쪽회전), 이른바, 외반무지는 종아리근이 수축에 의한 목말뼈

의 외반에 의해서 보상된다. 무릎과 엉덩관절은 안쪽회전을 하고 골반은 같은 쪽에서 앞쪽으로 나오기 시작한다. 몸통의 보상은 반대쪽이고, 반대쪽 어깨뼈의 앞쪽회전(어깨뼈-모음)이 동반한다. 이것은 팔이음뼈에 대해서 반대방향으로의 다리이음뼈의 회전을 증가시킨다. 목과 허리에서는 안쪽회전과 가쪽회전의 짝힘(coupled force)이 다양한 임펄스를 보상하려고 하고 중력중심 위치를 중간위치로 되돌리려고 과도하게 긴장을 한다.

제 11 장
팔의 근막배열

근막배열을 이해하는 최선의 방법은 이것들의 이는곳(origin) · 닿는곳(insertion)의 관점에서보다는 오히려 근막과 함께 근육을 잘 연구하는 것이 필요하다.

어깨세모근힘줄 위의 근막을 생각하는 경우(그림 87), 어깨세모근 근막이 다수의 중격에 의해서 어깨세모근의 근섬유에 결부되어 있다는 것을 알 수 있다[143]. 근육의 어느 부분이 수축하는가에 따라서 중격과 어깨세모근 근막에는 다른 장력이 가해진다.

어깨세모근힘줄은 가쪽위팔근 사이 중격 위에서 세로방향의 견인력을 발휘한다. 위팔노근과 노쪽손목폄근은 이 중격 위에 들어간다. 이 근육들의 근막이 닿는곳은 가쪽운동의 배열을 형성한다.

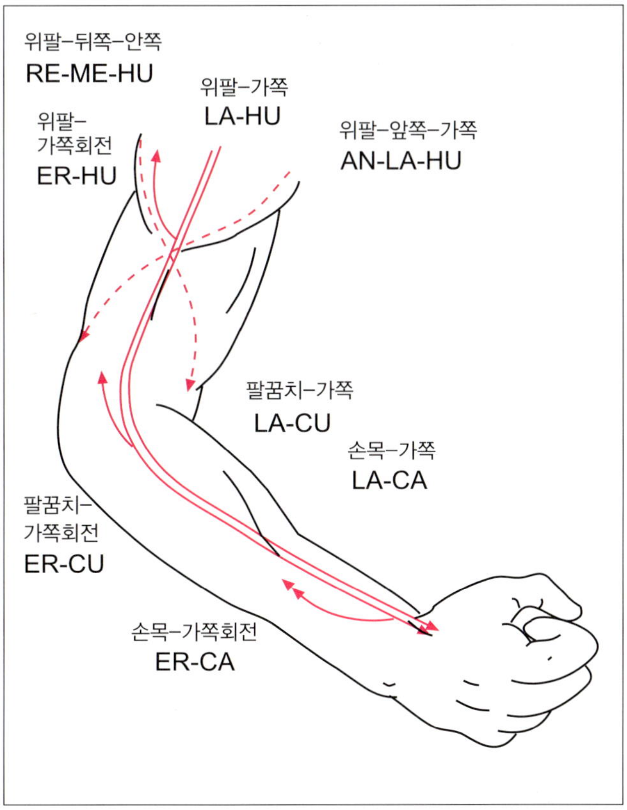

그림 87 위팔의 가쪽 배열의 대항근력과 세로방향의 견인은 어깨세모근 힘줄 위에 수렴한다.

위팔뼈, 팔꿈치, 손목의 가쪽회전근(위팔-가쪽회전, 팔꿈치 가쪽회전, 손목-가쪽회전)은 가쪽위팔근 사이 중격 위에서 가로방향의 견인력을 발휘한다. 가쪽회전의 배열은 뒤쪽-가쪽 힘의 합계에 의해서 형성된다.

그리고 더 표층의 근막섬유에 작용하는 근막나선의 장력이 있다. 위팔뼈를 앞쪽-가쪽으로 움직이는 어깨세모근 빗장뼈부분은 뒤 위팔근막 위에서 장력을 발휘한다. 위팔뼈를 뒤쪽-안쪽으로 움직이는 어깨세모근 어깨뼈가시부분은 위팔근막에서 장력을 발휘한다.

근막연결을 사용해서 근육을 해석하는 이 독특한 방법에서부터 유도되는 많은 치료적 응용이 있다. 예컨대, 환자가 팔의 가쪽 모서리를 따라서 통증을 호소하는 경우, 신경압박의 가능성을 생각하기 전에 가쪽운동 배열의 분석에 의해서 많은 경우, 이 배열을 따라가는 근막단위가 고밀도화한 협동중심을 볼 수 있다.

이러한 유형의 도수치료의 효험은 잠재적인 통증을 완화함과 동시에 다른 유형의 검사의 필요성을 피할 수 있다. 즉, 치료 후에 환자가 팔의 가쪽부분에서 통증을 느끼지 않게 되면, 통증의 문제에 근막이 포함되어 있었다고 추론할 수 있다. 이와 같이 진단은 치료의 결과에 의해서 확실해진다. 그리고 환자나 건강보험을 위한 시간과 비용을 절약할 수 있다. 환자의 문제가 계속되면 다른 임상검사를 고려하게 된다.

---

143 어깨세모근 봉우리부분이 뭇깃(multipennate)모양의 형태인 것에 반해서 어깨세모근 빗장뼈부분 및 어깨뼈가시부분은 힘줄 위에 직접 수렴한다. 4개의 힘줄근육사이 중격이 봉우리에서부터 아래쪽으로 뻗고 이들은 어깨세모근 거친면에서부터 위쪽으로 뻗는 3개의 힘줄중격과 교차한다. 짧은 근섬유가 강력한 견인을 보증하고 있는 이들 중격의 한쪽에서부터 다른 쪽으로 넓어진다. 힘줄은 위팔근막으로 전개한다(Gray H. 1993).

이 단원에서는 팔의 각 근막배열 중의 2관절근의 근막이 닿는곳에 대해서 강조한다. 모든 이것들의 닿는곳이 해부학적으로 존재한다면, 그 닿는곳은 타당한 이유가 필요하다.

팔의 앞쪽운동 배열

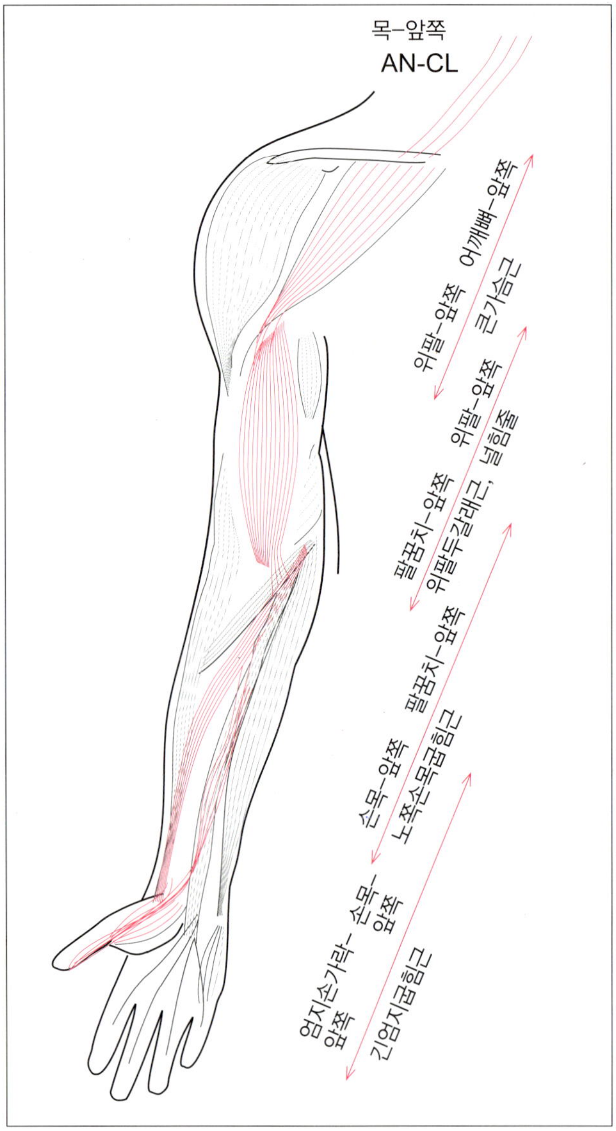

그림 88 팔의 앞쪽운동 배열.

엄지손가락의 앞쪽운동은 긴엄지굽힘근, 짧은엄지굽힘근, 엄지맞섬근, 짧은엄지벌림근에 의해서 야기된다(그림 88). 이 근육들의 많은 섬유는 굽힘근지지띠에서부터 시작되고[144], 앞 아래팔근막을 강화한다. 따라서 엄지손가락의 부분에서부터의 어떤 힘의 증가는 이 근막 위에서 더 큰 견인을 야기한다. 노쪽손목굽힘근의 다수의 섬유(손목–앞쪽)와 위팔두갈래근의 몇 개의 섬유도[145] 앞 아래팔 근막에서부터 시작한다. 위팔두갈래근은 위팔두갈래근널힘줄로서 이 근막 위에 들어간다(그림 89). 이 널힘줄에 수동적으로 장력을 가하는 것은 팔꿈치–앞쪽의 근막단위의 근방추를 활성화한다. 위팔근은 위팔근사이 중격에서부터 시작하므로 위팔근이 수축하면 먼쪽 방향에서 앞 위팔근막을 신장한다. 어깨세모근과 큰가슴근의 섬유는 위팔근막에 들어간다[146].

큰가슴근 빗장뼈부분을 덮는 근막은 목 근막과 연속적이며 이것은 다음에 목빗근의 빗장뼈부분을 에워싼다[147]. 이 2개의 구조는 근막을 통해서 또는 넓은목근을 경유하여 때로는 연속하여 있다. 그리고 어깨와 목의 부위를 연결한다.

이와 같이 팔의 앞쪽운동 배열은 목의 앞쪽운동(목–앞쪽)과 교차한다.

팔이 자유로이 아래로 늘어져 있을 때(열린 운동연쇄, open kinetic chain : OKC), 큰가슴근과 어깨세모근은 이들의 빗장섬유에 의해서 위팔뼈의 앞쪽운동(위팔–앞쪽)에 관여한다. 팔이 고정되어 있을 때(닫힌 운동연쇄 closed kinetic chain : CKC), 이들은 어깨뼈의 앞쪽운동(어깨뼈–앞쪽)에 관여한다.

---

144 손의 굽힘근지지띠는 손목활(arch of carpus)을 형성하는 뼈융기 사이에 장력을 가한다. 새끼두덩근과 엄지두덩근의 몇몇은 그 앞면에 부착한다. 몸쪽에서는 손바닥널힘줄(수장건막)과 연속적이고 이것은 다음으로 앞 아래팔근막에 연속한다(Baldoni CG, 1993).

145 노쪽손목굽힘근은 안쪽위관절융기의 앞면과 아래팔근막에서부터 시작한다. 위팔두갈래근은 이 근막에 큰 널힘줄띠로서 위팔두갈래근널힘줄을 연장한다.

146 위팔근막은 탄성 스타킹처럼 팔의 주위를 에워싼다. 이것은 힘살의 가까이에서 팔꿈치와 어깨의 방향으로의 튼튼한 세로섬유와 연관되고 기본적으로는 고리모양의 섬유로 구성된다. 이 세로섬유는 큰가슴근의 강력한 힘줄 닿는곳의 견인력에 의해서 몸쪽에 형성된다(Lang J, 1991).

147 얕은 층의 목의 근막은 빗장뼈의 앞모서리의 아래쪽에 부착한다. 넓은목근은 얕은 층 목의 근막의 바깥 면에 융합한다(Chiarugi G, 1975).

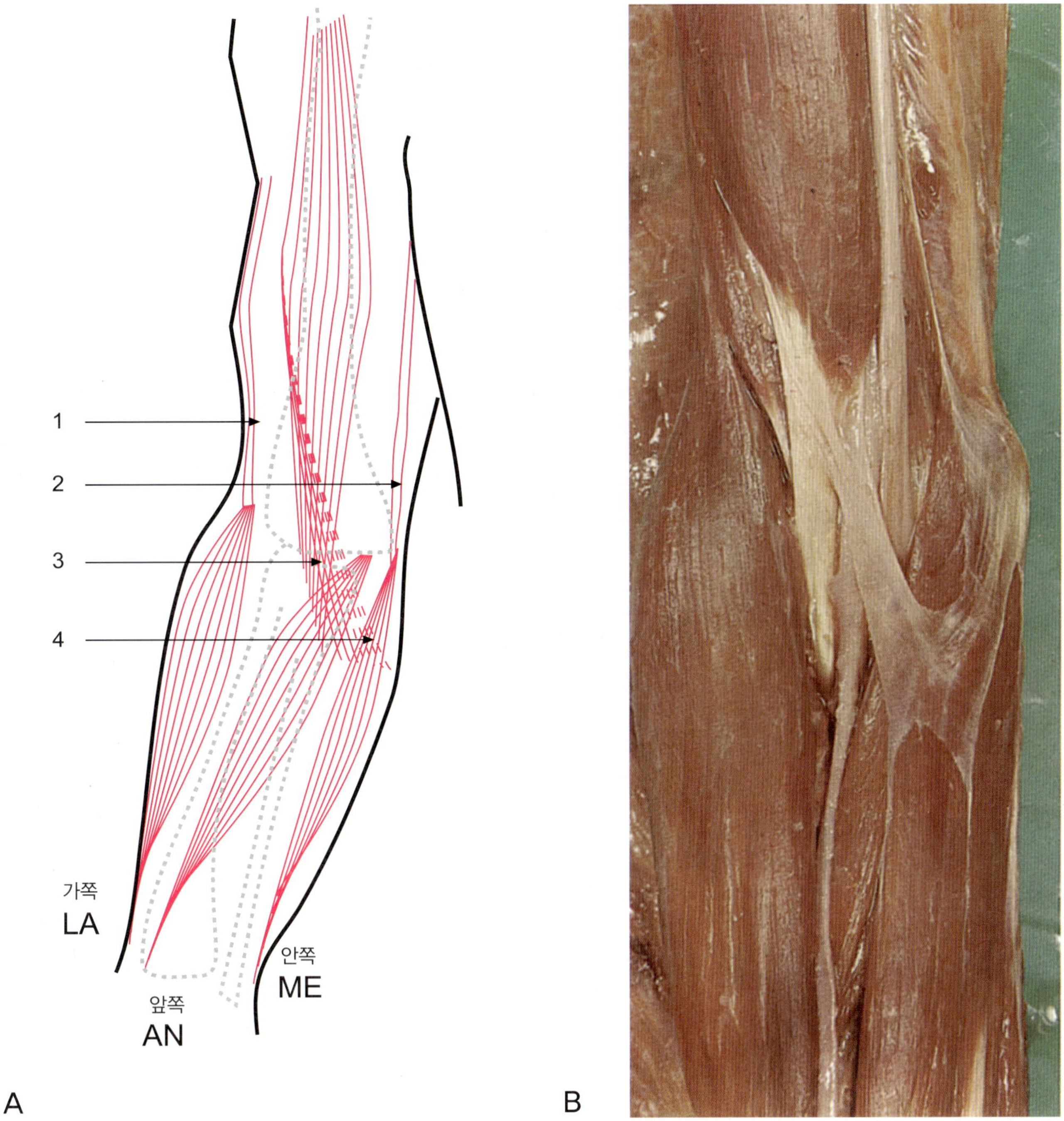

그림 89 A : 앞쪽 · 안쪽 · 가쪽의 배열을 형성하는 근막구획에 장력을 가하는 것을 나타낸 그림.
B : 팔오금의 해부(Francesco Vallardi : Fumagalli-colour photographic atlas of macroscopic human anatomy. Piccin Nuova Libraria에서)

1. 가쪽운동 배열 : 어깨세모근에 의해서 몸쪽으로, 노쪽손목폄근에 의해서 먼쪽으로 장력이 가해지는 가쪽위팔근 사이 중격
2. 안쪽운동 배열 : 부리위팔근에 의해서 몸쪽으로, 자쪽손목굽힘근에 의해서 먼쪽으로 장력이 가해지는 안쪽위팔근 사이 중격
3. 앞쪽운동 배열 : 노쪽손목굽힘근의 근막구획 위에 들어가는 위팔두갈래근널힘줄 : 앞 아래팔근막은 위팔두갈래근에 의해서 몸쪽으로, 노쪽손목굽힘근에 의해서 먼쪽으로 장력이 가해진다 : 노쪽손목굽힘근은 근육사이 중격에서부터 시작하고 앞에서 언급한 굽힘근 구획을 형성한다.
4. 나선 : 뒤 아래팔근막으로 뻗는 위팔두갈래근널힘줄의 빗섬유.

팔의 뒤쪽운동 배열

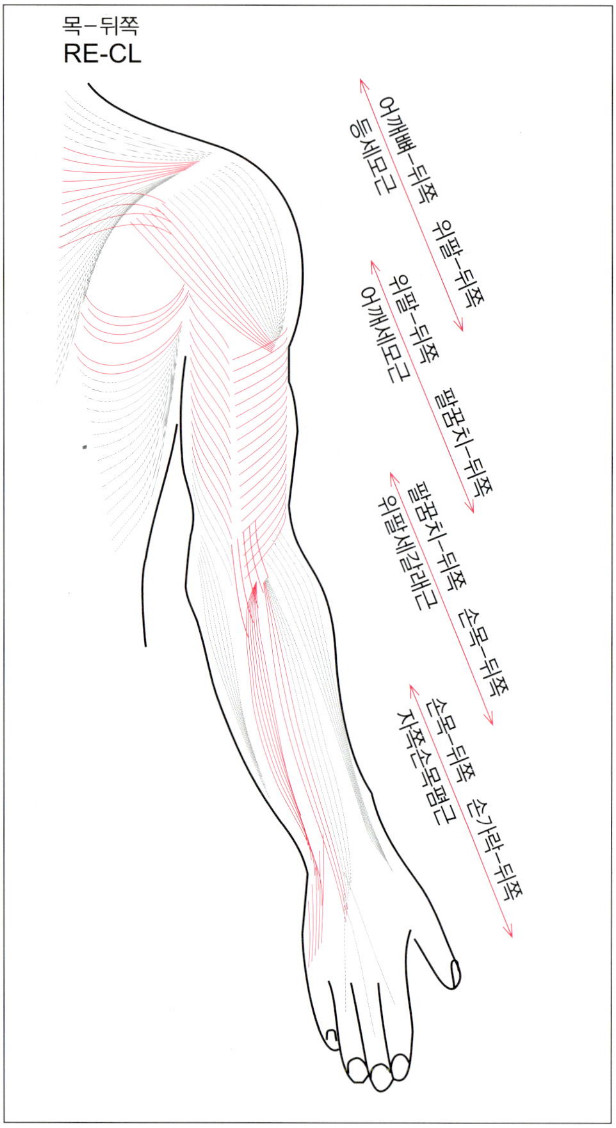

그림 90 팔의 뒤쪽운동 배열.

손의 새끼벌림근(손가락-뒤쪽)은 자뼈 방향으로 새끼손가락을 움직인다. 그 일부의 섬유가 직접 근막에서부터 시작되고 있으므로 이 근육이 수축하면 근막은 먼쪽으로 장력이 가해진다[148]. 모든 척추동물에서 뒤쪽운동 배열은 항상 팔의 자뼈 쪽에 있다(그림 90)

손가락의 뒤쪽운동(손가락-뒤쪽) 근막단위의 수축은 손목근막의 범위 내에 있는 세로섬유를 경유하여 아래팔 근막에 전개한다. 이들의 콜라겐섬유는[149], 손가락의 폄을 손목의 등쪽굽힘(손목-뒤쪽)과 동시에 발생시키는 전달벨트(transmission belt)처럼 작용한다.

뒤 아래팔근막은 자쪽손목폄근 섬유의 일부를 시작시킨다. 위팔세갈래근은[150], 이 같은 근막에 힘줄을 전개한다. 이 섬유들 때문에 위팔세갈래근은 근막긴장근(팔꿈치-뒤쪽)이라 생각된다.

뒤 아래팔근막은 자쪽손목폄근의 장력을 몸쪽으로, 위팔세갈래근의 장력을 먼쪽으로 전달시킨다. 이것은 운동이 손에 일어나는 경우, 몸쪽 근막단위가 동원된다는 것을 의미한다. 어깨에서 힘이 발생하는 경우, 근방추의 활성화에 따르는 근막단위의 활성화가 먼쪽 방향으로 향한다.

머리 쪽에서는 위팔근막은 어깨세모근 어깨뼈가시부분에 의해서 장력이 가해지고, 큰원근과 가시아래근과 함께 위팔뼈의 뒤쪽운동(위팔-뒤쪽)에 관여한다. 어깨세모근은 교차하는 다수의 중격을 경유하여 근막에 장력을 가할 뿐만 아니라, 가시아래근막에도 부분적으로 근섬유를 보낸다[151].

등세모근과 마름근은 어깨뼈의 뒤쪽운동(어깨뼈-뒤쪽)을 야기한다. 양 근육 모두 척주세움근의 근막 즉, 목과 가슴우리의 뒤쪽운동 배열에 연결된다.

---

148 손의 새끼벌림근은 굽힘근지지띠, 콩알뼈, 콩알갈고리인대(두구인대)에서부터 시작한다. 이것은 새끼손가락의 자쪽모서리에 들이가고 일부는 세끼폄근의 널힘줄에 도달한다(Platzer W. 1997).

149 빗섬유 및 세로섬유로 구성되는 바닥쪽손목인대(굽힘근지지띠)는 새끼두덩근과 엄지두덩근이 몸쪽의 힘줄 닿는곳과 연속적이다. 포함되는 근막의 깊은 층 섬유는 가로로 뻗고 유일하게 아래팔의 뼈 위에 들어간다(Lang J. 1991).

150 자쪽손목폄근은 위팔뼈 가쪽위관절융기와 그것을 덮는 아래팔근막과 팔꿈치근으로부터 분리하는 중력에서부터 시작한다. (Chiarugi G. 1975)

위팔세갈래근힘줄의 일부는 아래팔근막에 도달하여 팔꿈치근을 거의 완전히 덮을 수 있다(Platzer W. 1979).

아래팔근막은 위팔두갈래근널힘줄에 의해서 배쪽을, 위팔세갈래근널힘줄에 의해서 등쪽을 강화한다(Fumagalli Z. 1974).

151 어깨뼈의 얕은 층의 근육은 그 자체의 널힘줄에 의해서 에워싸인다. 부분적으로 등세모근의 뒷부분과 어깨세모근의 어깨뼈부분처럼 이들은 가시아래근을 덮는 널힘줄에 전개한다(Lang J. 1991).

팔의 안쪽운동 배열

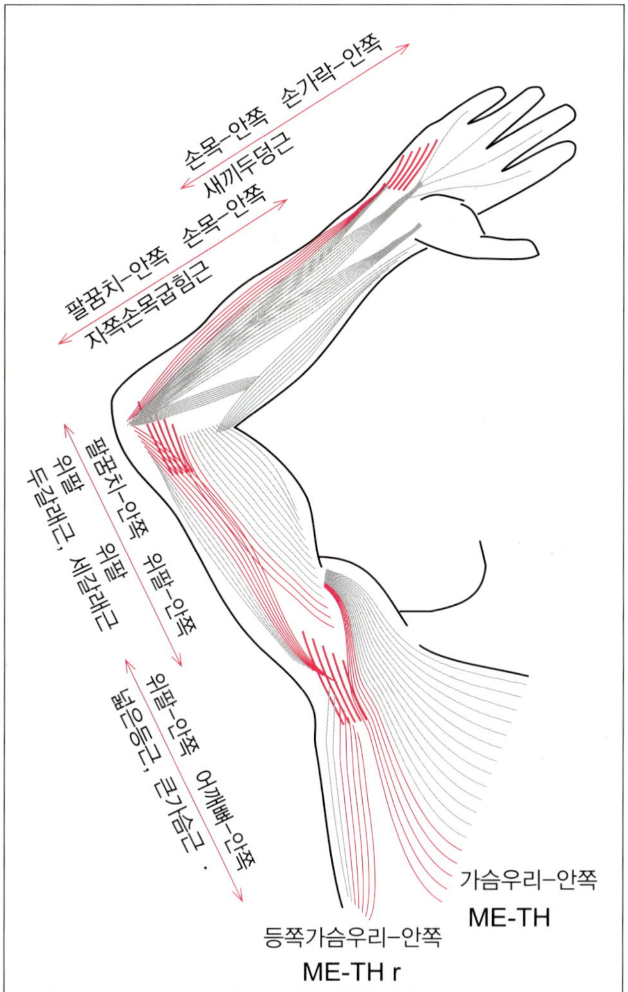

그림 91 팔의 안쪽운동 배열.

새끼맞섬근(손가락-안쪽)과 짧은새끼굽힘근의 근육은 굽힘근지지띠의 하부에서부터 시작한다(그림 91). 이 근육들은 자쪽손목굽힘근의 근막집에서 갈고리뼈에서부터 이는곳을 공유한다. 동시에 이 손가락들의 모음을 일으키는 바닥쪽뼈사이근에 맞선다. 손을 닫는 것 같은 운동성분인 손가락의 모음을 하는 동안 이 근육들은 아래팔근막을 견인한다[152].

자쪽손목굽힘근(손목-안쪽)은 2개의 다른 이는곳을 갖는다. 자갈래(ulnar head)는 특히 손목의 안쪽운동에 관여하고, 위팔갈래는 이마면 위에서 팔꿉관절을 안정시키기 위해서 팔꿉관절의 안쪽곁인대를 돕는다(팔꿈치-안쪽). 손목-안쪽 근막단위의 일부분인 자쪽손목굽힘근 일부 근섬유는 아래팔근막의 안쪽부분에 들어간다. 팔꿈치-안쪽 근막단위의 일부인 자쪽손목굽힘근의 그 밖의 근섬유는 위팔근막과 안쪽위팔근 사이 중격에 들어간다[153]. 자쪽손목굽힘근의 수축은 먼쪽 방향에서 안쪽위팔근 중격을 견인한다. 몸쪽으로의 반대 장력(counter tension)은 이 안쪽 중격에서부터 시작하는 부리위팔근의 일부 섬유에 의해서 만들어진다[154]. 안쪽위팔근 사이 중격은 2개의 주요 모음근(위팔-안쪽)인 큰가슴근과 넓은등근이 힘줄을 전개하는 겨드랑이근막으로 융합한다[155].

넓은등근의 근막은 가시끝인대의 높이에서 몸통의 근막과 융합하고, 이것은 바로 몸통의 안쪽운동(등쪽가슴우리-안쪽)을 위한 뒤쪽 기준점이다. 큰가슴근의 근막은 가슴우리(배쪽 가슴우리-안쪽)에서 신체를 2개로 구분하는 복장뼈근막과 융합한다.

부리위팔근을 덮는 근막은 몸쪽에서 겨드랑이의 섬유성 팔의 아치의 형성에 관여한다. 섬유성 아치가 겨드랑이 아치에 결부되고, 이것은 다음으로 앞톱니근(어깨뼈-안쪽)의 근막에 연결된다.

---

152 깊은 손바닥근막(앞뼈사이근막)은 뼈사이근육의 앞쪽으로 뻗는다. 이것은 엄지모음근의 부착부분을 위해 제3손허리뼈에서 중단된다. 몸쪽에서 깊은 층 손바닥근막은 노쪽손목관절의 섬유성 요소와 연속적이다(Testut L. 1987).

153 자쪽손목굽힘근의 위팔갈래는 위팔뼈 안쪽위관절융기, 근막, 섬유성 중격에서부터 시작한다. 자갈래는 팔꿈치머리의 안쪽 모서리와 아래팔근막과 융합하는 널힘줄에 의해서 자뼈의 몸쪽 2/3에서부터 시작한다(Chiarugi G. 1975).

154 부리위팔근은 위팔두갈래근짧은갈래와 함께 부리돌기에서부터 시작한다. 이것은 위팔뼈 뼈줄기의 중간 정도에 닿는다. 이 근육에 부속하는 부분은 위팔뼈 안쪽위관절융기 또는 안쪽위팔근 사이 중격에 들어갈 수 있다(Gray H. 1993).

155 안쪽위팔근 사이 중격은 몸쪽에서는 부리위팔근의 닿는곳의 높이에 있고 강화성 섬유를 받은 넓은등근이 닿는곳의 힘줄에 도달한다(Lang J. 1991).

큰가슴근은 어깨관절주머니에 결합하는 힘줄의 확대부나 결절사이고랑을 덮은 힘줄 확대부, 그리고 위팔근막으로 뻗는 힘줄 확대부이다(Gray H. 1993).

팔의 가쪽운동 배열

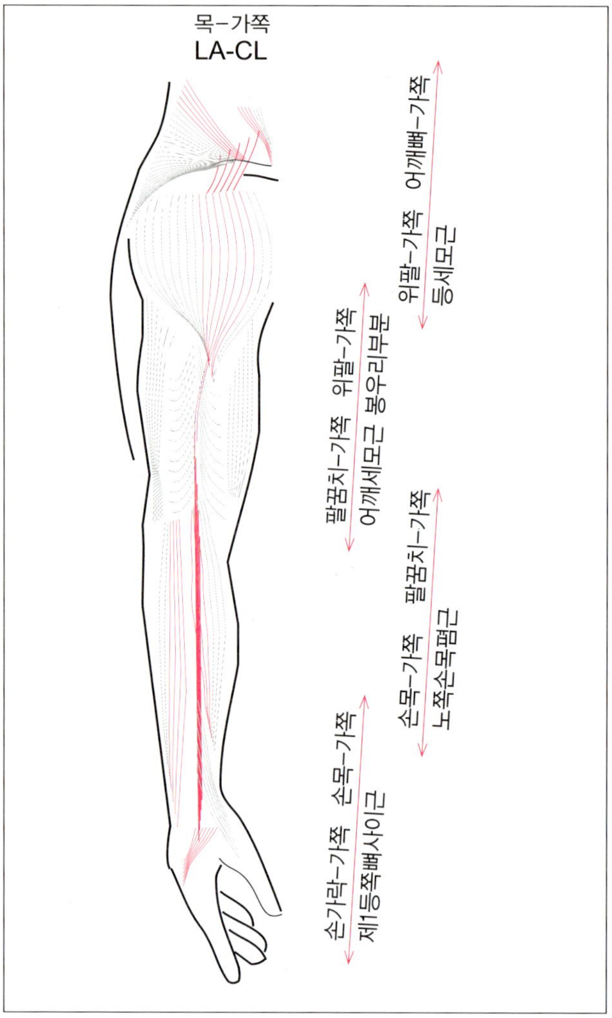

그림 92 팔의 가쪽운동 배열.

손가락의 가쪽운동(손가락-가쪽)은 등쪽뼈사이근에 의해서 조절된다(그림 92). 제1등쪽뼈사이근은 엄지손가락과 집게손가락의 손허리뼈 사이에 있다. 이 장소의 근막은 또 다른 등쪽뼈사이근 위로 뻗는다[156].

손에서는 6종류의 근막을 인지할 수 있다. 엄지두덩 또는 엄지굽힘근군의 근막(엄지손가락-앞쪽), 새끼두덩 또는 새끼벌림근의 근막(손가락-가쪽), 깊은 층 손바닥근막 또는 바닥쪽뼈사이근의 근막(손가락-안쪽), 깊은 층 등쪽근막 또는 등쪽뼈사이근의 근막(손가락-가쪽), 표층의 손바닥근막 또는 긴손바닥근의 근막(손가락-안쪽회전), 표층의 등쪽근막 또는 폄근힘줄의 근막(손가락-가쪽회전)이다.

제1등쪽뼈사이근은 긴 · 짧은노쪽손목폄근의 힘줄에서부터 시작하는 몇 개의 섬유를 갖고 있다[157]. 따라서 뼈사이근의 수축은 힘줄의 직접적인 신장에 의해서, 또는 그것들의 근막이나 집(sheath)의 신장을 거쳐 몸쪽 방향으로 넓어진다. 긴노쪽손목폄근(손목-가쪽)은 가쪽위팔근 사이 중격에서부터 시작하는 몇 개의 섬유를 갖고 있다. 한편, 짧은노쪽손목폄근은 아래팔근막에서부터 시작하는 몇 개의 섬유를 갖고 있다[158]. 이러한 수축은 먼쪽 방향에서 가쪽 중격을 견인한다(팔꿈치-가쪽).

다수의 어깨세모근섬유는 이 중격의 몸쪽 부분에 들어가고[159], 이 머리 쪽 방향으로 장력을 가한다. 경우에 따라서는 어깨세모근은 위팔을 내려가서 위팔노근의 섬유와 혼합되는 근섬유를 갖고 있다. 그러나 이것들의 섬유는 항상 존재하는 것은 아니다. 이것은 아마도 팔꿉관절의 가쪽운동이 큰 범위에서의 운동보다도 오히려 더 많은 고정 활동을 실행한다는 사실에 따른다.

어깨세모근은 수축할 때는 가쪽 중격을 신장할 뿐만 아니라, 가시위근 근막[160], 등세모근의 근막, 이에 이어지는 어깨세모근 근막도 신장시킨다.

등세모근은 어깨뼈의 가쪽운동(어깨뼈-가쪽)에 관여하, 목의 가쪽운동(목-가쪽)의 목빗근과 동시에 협동하여 작용한다.

---

156 등쪽뼈사이근으로서도 알려진 깊은 층 등쪽근막은 등쪽뼈사이근 공간으로 뻗는다. 엄지손가락과 새끼손가락의 가쪽손바닥 중격은 제3손허리뼈로 근막을 전개한다. 엄지모음근은 제3손허리뼈의 앞모서리에서부터 시작한다(Testut L. 1987).

157 때로는 제2등쪽뼈사이근은 집게손가락에서부터 시작하는 갈래를 갖는다. 제1등쪽뼈사이근은 노쪽손목폄근에서부터 부가적인 섬유다발을 받을 수 있고, 마찬가지로 제2등쪽뼈사이근은 짧은노쪽손목폄근에서부터 섬유다발에 의해서 접속할 수 있다(ChiaruCCgi G. 1975).

158 긴노쪽손목폄근은 위팔뼈 가쪽관절융기위능선과 가쪽 위팔근 사이 중격에서부터 시작한다. 짧은노쪽손목폄근은 위팔뼈 가쪽위관절융기와 아래팔 근막에서부터 시작한다(Chiargi G. 1975).

159 가쪽위팔근 사이 중격은 어깨세모근 거친면에 도달하고 어깨세모근의 섬유와 서로 혼합된다(Lang G. 1975).

160 어깨세모근 봉우리부분은 뭇깃근육(multipennate muscle)이다. 4개의 근육사이 힘줄 중격은 봉우리에서부터 아래쪽으로 확대되고 어깨세모근 거친면에서부터 위쪽으로 확대되는 3개의 힘줄 중격과 교차한다(Gray H. 1993).

팔의 안쪽회전운동 배열

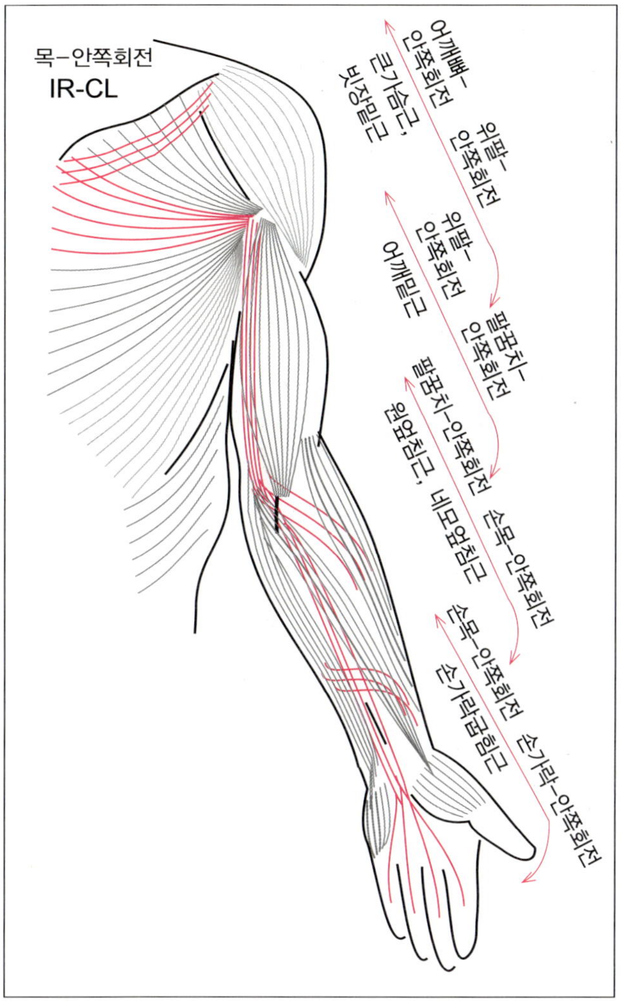

그림 93 팔의 안쪽회전운동 배열.

손가락의 안쪽회전운동(손가락-안쪽회전)은 손을 쥘 때의 또 하나의 운동성분이다(그림 93). 벌레근은 깊은손가락굽힘근힘줄에서부터 시작한다. 벌레근의 수축은 먼쪽 방향에서 근막에 장력을 가한다. 긴손바닥근은 손을 오므릴 때 몸쪽 방향에서 손바닥근막에 장력을 가한다[161]. 깊은손가락굽힘근은[162], 뼈사이막과 자쪽손목굽힘근의 공통널힘줄에서부터 시작한다. 뼈사이막에서부터의 이는곳은 손을 오므리는 작용을 다른 안쪽회전운동과 동시에 발생시킨다. 가쪽회전운동의 긴엄지폄근과 짧은엄지폄근은 반대쪽의 같은 막에서부터 시작한다. 깊은손가락굽힘근이 널힘줄에서부터 시작한다는 사실은 다른 근육과 마찬가지로 순수한 방향적인 운동보다는 손을 오므리는 운동양식에 있다는 것을 가리킨다. 안쪽회전운동에서는 손목운동은 팔꿉관절과 동조하지만 각각은 그 자체 근육의 근막단위에 의해서 조절된다. 손목-안쪽회전을 위한 네모엎침근과 팔꿈치-안쪽회전을 위한 원엎침근, 이 2개의 힘 사이의 근막 연속성은 깊은 층 아래팔근막과 뼈사이막에 의해서 주어진다. 원엎침근과 손가락굽힘근은 안쪽위관절융기와 안쪽위팔근 사이 중격에서부터의 공통의 이는곳에서 표면적으로 수렴한다[163]. 아래팔의 안쪽회전운동을 하는 동안, 이 중격은 앞쪽방향으로 장력이 가해진다. 이 견인은 어깨밑근(위팔-안쪽회전)[164]을 덮는 근막에서부터 시작하는 다수의 섬유의 반견인력에 의해서 중화된다. 일단 이 근막이 위팔두갈래근짧은갈래에 도달하면 그것은 빗장가슴근막(clavipectoral fascia)으로 앞쪽으로 뻗는다.

동시에 어깨뼈를 안정시키기 위해(어깨뼈-안쪽회전) 빗장가슴근막은 작은가슴근과 빗장밑근 쪽으로 겨드랑이에서부터 장력을 전달시킨다.

---

161 손바닥널힘줄 또는 손바닥근막에는 세로섬유와 가로섬유의 두 종류의 섬유가 있다. 세로섬유는 긴손바닥근의 연장이다. 이것들은 굽힘근힘줄에 대응한 형상이 되어 4개의 띠 모양 형태로 결부된다(Testut L, 1987).

162 깊은손가락굽힘근도 자쪽손목굽힘근과 자쪽손목폄근과의 공통널힘줄로부터 시작한다. 이것은 마찬가지로 뼈사이근의 앞면에서부터 시작한다(Gray H, 1993).

163 원엎침근은 안쪽뒤관절융기와 안쪽위팔근 사이 중격에서부터 시작한다. 긴손바닥근은 안쪽위관절융기(다른 근육과의 공통힘줄로서)와 인접하는 근육사이의 섬유성 중격과 아래팔근막에서부터 시작한다. 깊은손가락굽힘근은 자뼈, 아래팔근막과 뼈사이막에서부터 시작한다... 네모엎침근은 아래팔뼈와 뼈사이막에 부착한다(Chiarugi G, 1975).

164 어깨밑근의 다수의 섬유는 어깨밑근 근막의 깊은 층 표면에서부터 시작한다. 이 근육의 먼쪽 힘줄은 결절사이고랑에 도달한다(Chiarugi G, 1975).

빗장가슴근막은 큰가슴근 뒤쪽에 위치하고 있는 튼튼한 층판이다. 이것은 빗장밑근과 작은가슴근을 에워싸고 거기서부터 겨드랑이 근막과 결합하고 가쪽에서는 위팔두갈래근짧은갈래의 근막과 결합한다(Gray H, 1993).

위팔의 가쪽회전운동 배열

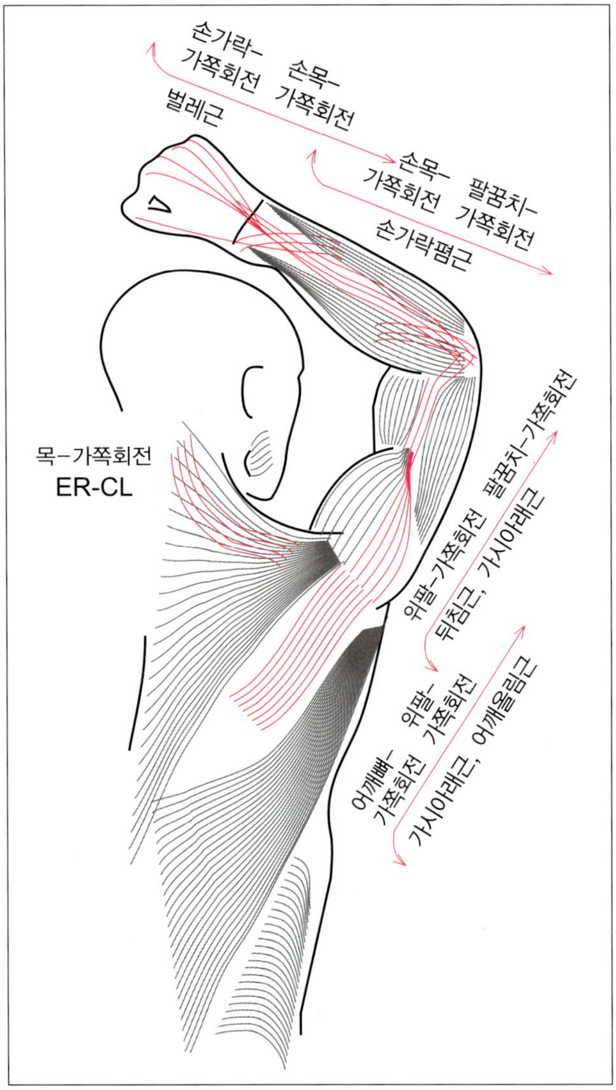

그림 94 팔의 가쪽회전운동 배열.

손가락의 가쪽회전운동(손가락-가쪽회전)은 손을 펴는 운동성분이다(그림 94). 이것들의 힘줄 확대부에서 손가락폄근의 힘줄은 손의 등쪽근막의 긴장근(tensor)이 된다[165]. 엄지손가락의 폄은 긴엄지폄근과 긴엄지벌림근에 의해서 일어나고 그것은 또한 손목의 가쪽회전운동(손목-가쪽회전)에 관여한다. 긴엄지폄근과 긴엄지벌림근은 뒤침근이 닿는곳의 아래에서 뼈사이막에서부터 시작한다[166]. 이 근육들이 어째서 뼈사이막에서부터 시작하는가에 대해서 의문을 가질 것이다. 그리고 이것은 뼈에서부터의 이는곳과 비교하여 안정된 고정하는 곳(anchorage)이 될 수는 없다. 이 근육들의 닿는곳은 이 작용을 뒤침근(팔꿈치-가쪽회전)의 활동과 동시발생을 시키기 위해 뼈사이근에 장력을 가한다. 게다가 이것들의 닿는곳은 같은 막의 반대 면에 부착하는 엎침근의 억제에 관여한다. 뒤아래팔근막, 손가락폄근의 표층부분, 긴엄지폄근의 깊은 층 부분, 그리고 뒤침근[167]은 가쪽위관절융기와 가쪽위팔근 사이 중격에서부터의 공통 이는곳으로 모두 수렴한다. 이 중격은 아래팔의 가쪽회전(뒤침)을 하는 동안 장력이 가해진다. 회건근개(위팔-가쪽회전)의 깊은 층 섬유와 어깨세모근의 뒤쪽섬유조직[168]은 뒤쪽방향으로 중격을 고정한다. 가쪽위팔근 사이 중격은 그것이 세로방향으로 잡아 당겨지는 벌림을 지각하여 조정한다. 같은 중격은 그것이 뒤쪽이나 수평방향으로 잡아 당겨지는 가쪽회전을 지각하여 조정한다. 어깨세모근 어깨뼈가시부분은 가시아래근 근막의 모서리 위에 부착한다. 어깨올림근은 이 근막의 몸쪽에 장력을 가한다. 등세모근과 함께 어깨올림근은 목이 고정되어 있는 경우 어깨뼈의 가쪽회전운동(어깨뼈-가쪽회전)을 일으킨다. 또는 어깨뼈가 지렛대작용의 고정점으로서 작용하는 경우 목의 가쪽회전운동(그 쪽의 뒤를 향한다)을 일으킨다(목-가쪽회전).

---

165 손의 얕은 층 등쪽근막은 옆면에서 새끼두덩과 엄지두덩의 근막과 연속적이며 먼쪽에서 폄근힘줄의 확대부와 혼합된다(Testut L. 1987).

166 긴엄지벌림근은 뒤침근이 이는곳의 아래쪽에서 자뼈, 노뼈, 뼈사이막 각각의 뒷면에서부터 시작한다. (Chiarugi G. 1975)

167 뒤침근은 가쪽위관절융기, 팔꿉관절의 가쪽곁인대, 몸쪽노자관절의 고리인대(annular ligament) 그리고 근육을 덮는 널힘줄에서부터 시작한다. 이 부분의 일부는 특정 이름이 부여되었다. 노뼈머리띠인대의 가쪽 및 안쪽 긴장근... (Gray H. 1993)

168 먼쪽의 어깨세모근힘줄은 위관절융기로 내려가는 위팔근막으로 확대한다. 가시위근은 가이위오목과 그 위에 가로놓인 근막에서부터 시작한다. 이것은 위팔뼈 큰결절의 가장 높은 면에 부착하여 관절주머니를 보강한다. (Gray H. 1993)

제 12 장
몸통의 근막배열

몸통은 가슴우리, 허리와 골반으로 구성된다. 근막 도수치료에서 목과 머리의 분절은 근육의 연쇄 또는 배열의 연속성을 고려하여 몸통에 포함시킨다.

몸통의 배열은 동시에 팔과 다리의 일방향성 배열을 연결한다. 예컨대, 물체를 한손으로 들어 올릴 때 팔의 앞쪽운동 배열이 활성화된다. 물체가 더 무거울수록, 또는 요구되는 힘이 더 클수록 다른 배열의 개입이 더 많아진다.

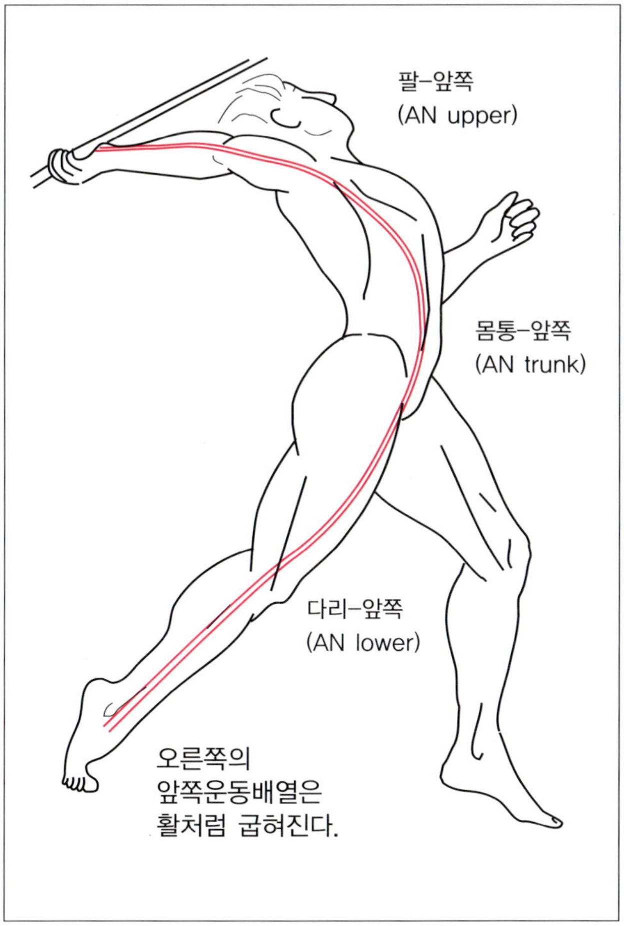

그림 95 창던지기는 앞쪽운동 배열의 합계의 결과이다.

창던지기에서는(그림 95) 앞쪽운동의 모든 근막단위가 동원된다. 준비단계의 몸통의 앞쪽운동의 배열에서는 상하 팔다리의 모두가 장력의 강화를 받는다. 동시에 이들은 하나의 굽은 활을 형성하고 최대까지 장력이 가해져 단 한 번의 던지기의 준비를 위해 에너지의 모두가 축적된다. 운동선수가 던지기에 집중하고 있는 동안 근막은 하나의 근막단위를 조직하고, 훈련을 통해서 강화된 근막의 연결이 응답한다[169]. 근막배열의 이 운동기억은 3면 모두(이마면, 시상면, 수평면)를 포함한다. 진화의 과정에서 그 대부분의 형성이 반복행위에 의해서 강화되어 왔다. 팔, 몸통, 다리의 3개의 앞쪽운동 배열을 동반하는 근막은 근방추의 신장을 거쳐 일방향성 근막단위[170]의 모두를 동시에 움직이게 하는 서보 모터(servomotor, 간접조속장치)라 할 수 있다.

창던지기는 주로 시상면에서 일어나기 때문에 이 면에 작용하는 배열이 활동하기 시작한다. 한편, 높이뛰기(high jump)(그림 96)는 그것을 실행하는 어떤 시점에서 옆굽힘 요소에 몸통의 최대 밀어올리기를 동반한다. 이것은 상하 팔다리의 가쪽운동 배열에 의해서 보조된다. 반대쪽이 그 가쪽운동 근막단위의 모두를 신장하는 것에 반해서 몸의 한쪽은 단축한다. 일방향성 근막단위의 모두를 서로 결합시키도록 배정되어 있는 배열은 각별히

---

169 근육군의 장력은 운동행위의 중추체계의 표출이다. 그리고 각 근육의 장력의 의미는 전체적인 동적인 상황에 관해서만 판단할 수 있다. 근육의 장력은 운동궤적의 시작하는 힘이 될 수 있다(Grimaldi L. 1984).

170 자연발생회로(autogenetic circuit)는 실질적으로 기능이 다양한 근육의 수용기에 의해서 추적 관찰되는 역학적인 변수를 조정하는 국소적인 피드백 루프이다. 변수는 근방추에 의해서 평가되는 근육의 길이와 골지힘줄기관에 의해서 평가되는 근력이다. 서보 모터(servomotor) 기전은 모든 운동행위에 관계한다(Houk JC. 1981).

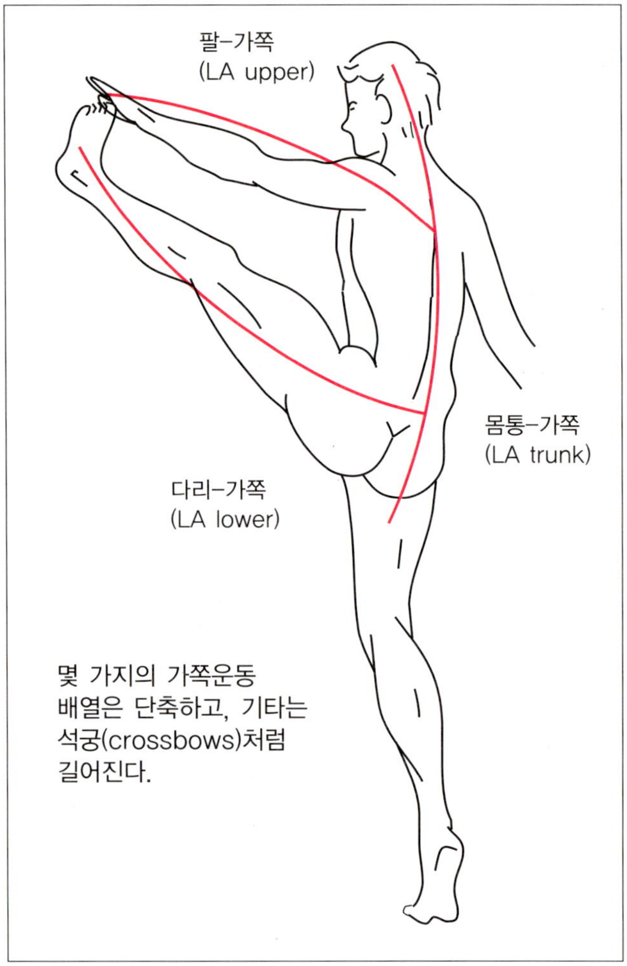

그림 96 높이뛰기는 가쪽운동 배열의 합계의 결과이다.

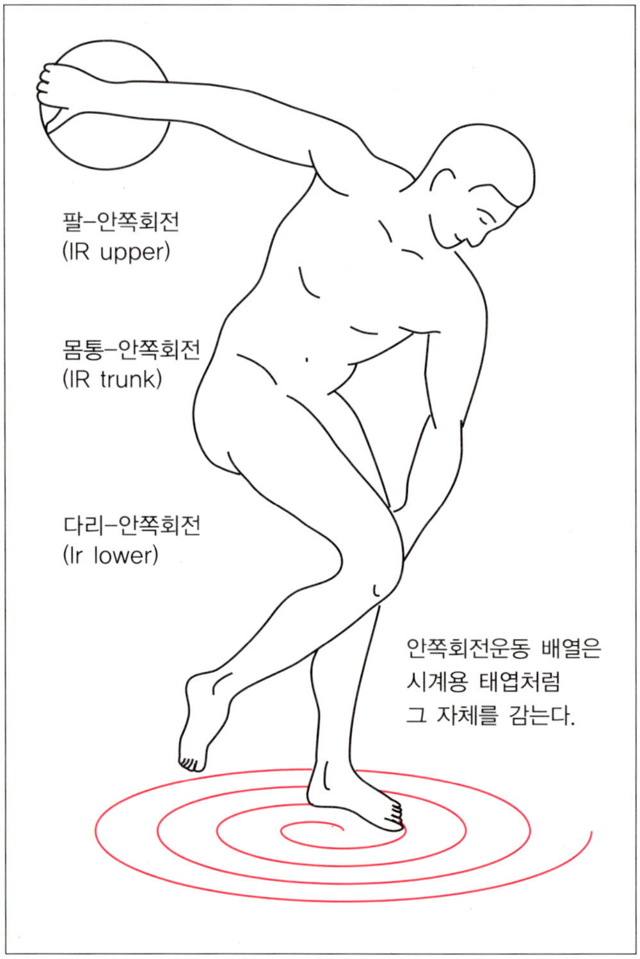

그림 97 원반던지기는 가쪽회전 배열의 합계의 결과이다.

강력한 운동행위 또는 정적 자세에서 개입한다.

수평면에 작용하는 배열은 원반던지기를 위해서 동원된다(그림 97). 장력 하에 가쪽회전운동의 배열을 배치하기 위해 시계의 태엽을 감는 것 같이 운동선수는 자신의 주위를 회전한다. 팔, 몸통, 다리의 안쪽회전운동은 던질 때에 대비하여 장력 하에 가쪽 근막을 배치한다.

근막배열은 이 종류의 일방향성 힘에 관여하는 신체의 다양한 부분의 운동체계에 대해서 역할을 실행한다. 배열이 신체의 특정 부분에 위치함으로써 운동의 활성화 동안에 이들을 신장할 수 있다[171].

근막배열은 스포츠행위의 준비단계에서 신장되고 이들의 배열을 따라서 근막단위를 활성화한다. 근막은 일정한 길이를 갖는다. 그러나 이것은 탄성섬유와 파도모양의 콜라겐섬유로 구성되기 때문에 견인을 받으면 길어지고, 신장이 끝나면 안정자세로 되돌아간다. 이 용수철 모양의 특성을 가진 신체 내의 참으로 유일한 조직이 근막이다. 에너지를 축적하고 그리고 해방하는 근막의 이러한 능력은 콜라겐과 탄성섬유가 기질의 범위 내에서 활주할 수 있는 경우에만 가능하다.

기질의 유동성은 글리코아미노글리칸(glycoaminoglycans)에 의해서 결정된다. 이것은 친수성 당과 피브로넥틴(근막섬유를 결합시키는 단백질)이다(The Lancet, vol. 357).

---

171 우리들은 하나의 근육보다는 오히려 구조를 조정하는 근육의 집단이 작용을 구성하는 최적의 단위라는 결론에 도달하였다. 이것은 힘과 길이 사이의 비율의 개개의 변화가 근육의 집단을 질량–용수철계(mass–spring system)로 바꿀 수 있는 경우에 인지된다. 힘이 토크(역학적인 모멘트로서도 알려져 있다), 즉, 각 근육의 지레의 팔(lever arm)에 의한 힘의 생성물로 변환되는 경우 그 합계는 유효하게 된다(Grimaldi L. 1984).

몸통의 앞쪽운동 배열

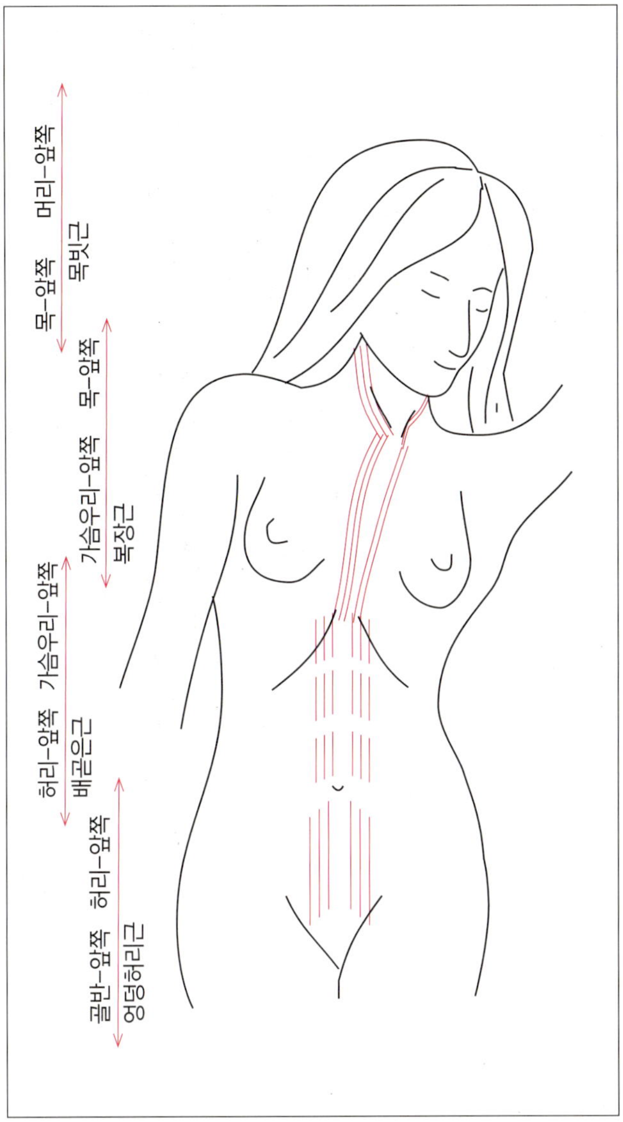

그림 98 몸통의 앞쪽운동 배열.

머리의 앞쪽운동(머리-앞쪽)은 3개의 하부단위로 형성된다. 첫째가 눈의 아래곧은근, 둘째가 입둘레근, 셋째가 두힘살근앞힘살이다.

앞쪽운동 궤도(뒤쪽운동 배열에 대한 대항근)에 연결되는 작은 얼굴근육은 넓은목근의 앞쪽운동 궤도에 그것들의 근섬유의 일부를 결부시킨다. 이 근육은 가슴근막과 얼굴을 결부시킨다(그림 99). 깊은 층 목 근막의 표층의 층판은 입을 벌릴 때에 가장 중요한 근육인 두힘살근을 덮는다[172]. 이 근막의 2중층은 목의 앞쪽운동(목-앞쪽)에 가장 중요한 근육인 목빗근을 에워싼다. 목의 가로중격은 목의 깊은 층 근육(긴목근, 긴머리근)을 깊은 층 목근막의 표층의 층판에 연결한다.

목빗근의 복장뼈 닿는곳은 때로는 일부의 잔류하는 세로섬유를 거쳐 배곧은근의 복장뼈 닿는곳에 연결한다(그림 98). 일부의 연구자는 이 섬유를 복장근(sternalis muscle)이라 부른다[173]. 이 근육은 복장뼈의 딱딱함 때문에 몸통의 앞쪽운동(가슴우리-앞쪽)의 기능을 실행할 수는 없다.

허리의 앞쪽운동(허리-앞쪽)은 좌우의 배곧은근에 의해서 야기된다. 3개 이상의 나눔힘줄(tendinous intersection)이 배꼽보다 위쪽에서 이 근육을 횡단한다. 이 나눔힘줄은 근막긴장근처럼 위에 가로놓인 근막 · 널힘줄과 연결한다[174].

골반의 앞쪽운동(골반-앞쪽)은 배곧은근의 두덩뼈 닿는곳에 의해서 부분적으로, 그리고 엉덩허리근에 의해서 부분적으로 야기된다. 엉덩근막은 하위 배곧은근의 내면을 덮는 가로근막과[175] 넙다리네갈래근의 안쪽넓은근의 근막(엉덩관절-앞쪽)과 연속적이다.

---

172 두힘살근의 중간힘줄은 목근막이 연장된 섬유고리에 의해서 고정된다. 두힘살근앞힘살은 깨물근, 날개근(익돌근), 고막긴장근과 함께 제1인두굽이(새궁)에서부터 파생된다(Chiarugi G. 1975).

173 복장근은 큰가슴근의 복장뼈 이는곳 가까이에서 찾아볼 수 있다. 더 전형적인 예에서는 위쪽을 목빗근의 복장뼈힘줄에, 아래쪽을 제5~7갈비연골에 연결한다(Chiarugi G. 1975).

174 배곧은근의 위 절반은 횡단하는 나눔힘줄에 의해서 나뉜다. 나눔힘줄은 근육을 에워싸는 섬유집(fibrous sheath)에 의해서 긴밀하게 결부되어 있다. 배곧은근의 닿는곳은 제3갈비뼈까지 연장되는 일이 있다. 이것은 제1갈비뼈에 부착하는 원숭이의 정상적인 생리학과 유사하다(Chiarugi G. 1975).

175 엉덩근막은 엉덩근을 덮고 있으며 성긴 복막바깥 결합조직에 의해서 복막에서부터 분리된다. 가쪽에서는 근막의 샅고랑인대와 가로근막과 연속하여 있다. 엉덩근은 엉덩뼈오목, 앞엉치엉덩인대, 엉덩허리인대에서부터 시작한다. 큰허리근과 엉덩근은, 예컨대, 바로 누운 자세에서부터 앉은 자세가 될 때의 유력한 척추의 굽힘근군이다(Gray H. 1993).

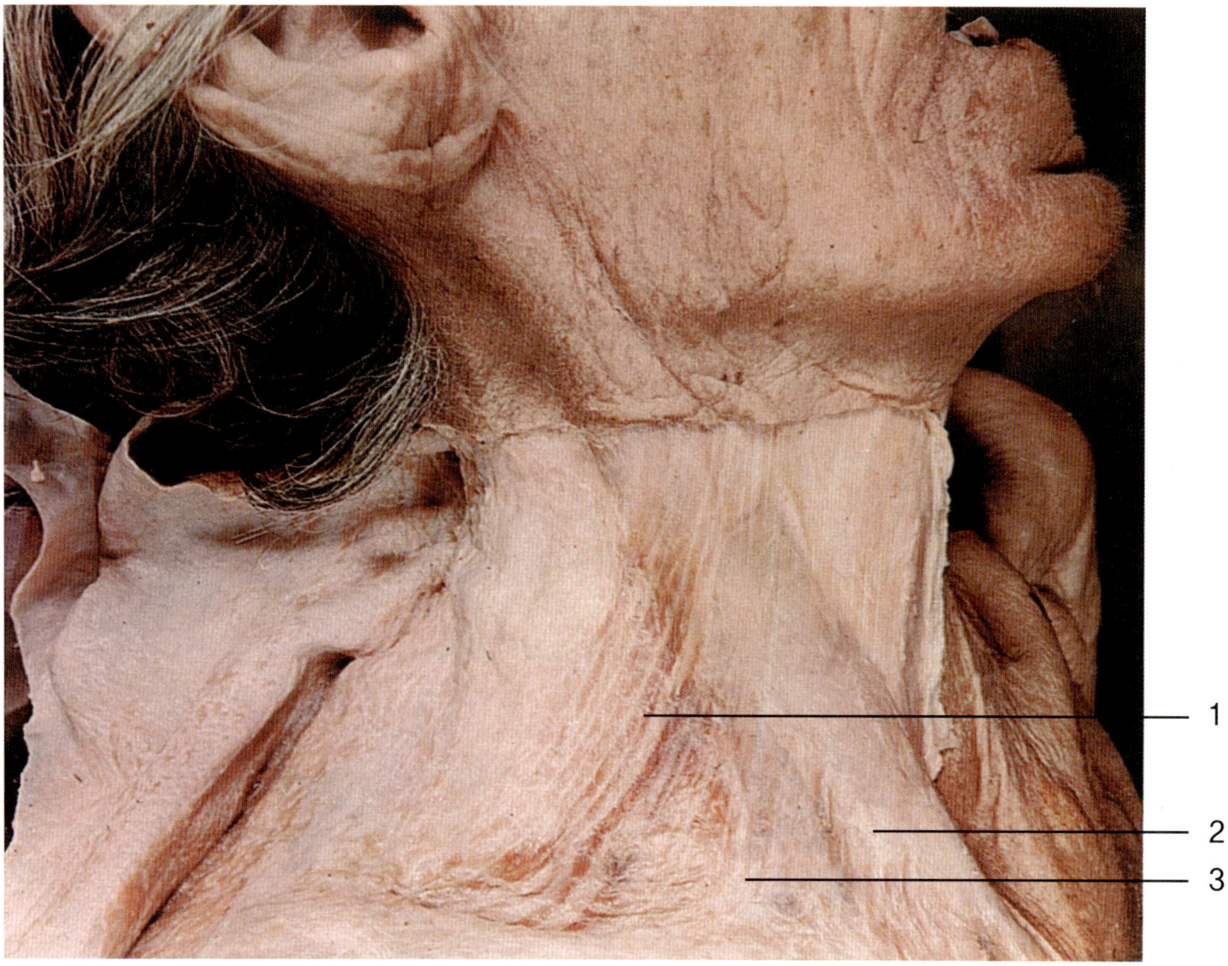

그림 99 A : 넓은목근과 깊은 층 목근막의 표층판
(Francesco Vallardi : Fumagalli-colour photographic atlas of macroscopic human anatomy. Piccin Nuova Libraria에서)

B. 목근막의 중간 및 깊은 층 층판의 긴장근섬유

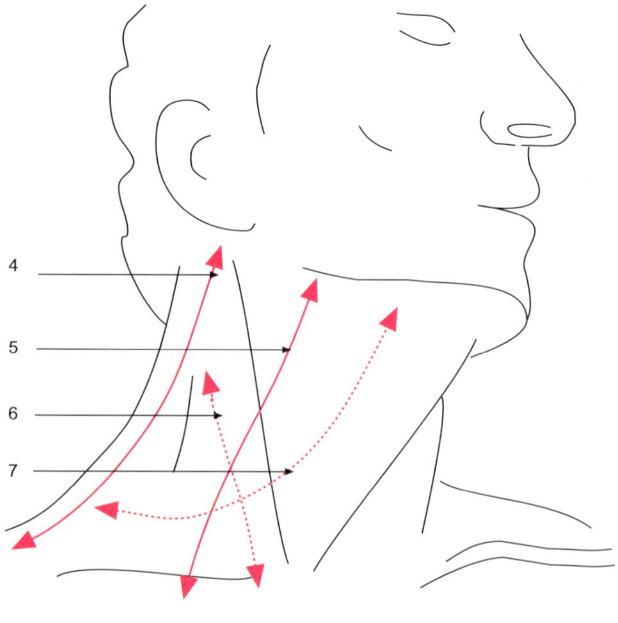

A 1. 모든 근막은 운동을 지각할 수 있도록 근육성 확대부에 의한 기저장력이 유지되어 있어야 한다. 넓은목근은 이는 곳인 가쪽가슴근 근막에서부터 닿는곳인 깨물근 근막과 얼굴근육 사이의 가교로서 작용하고 있는 목근막 위를 활주한다.

2. 깊은 층 목근막의 표층의 층판은 목빗근의 복장갈래에 의해서 앞쪽으로,
3. 등세모근과 함께 같은 근육의 빗장갈래에 의해서 가쪽으로 장력이 가해진다. 이것들은 이 층판의 2층에 의해서 에워싸인다.

B 4. 깊은 층 목근막(목덜미근막)의 깊은 층 층판은 목가장긴근에 의해서 뒤쪽으로 장력이 가해지고
5. 긴목근(목근막의 척추앞근막)에 의해서 앞쪽으로 장력이 가해진다.
6. 목근막의 중간 층판은 널판근과 어깨목뿔근에 의해서 장력이 가해진다.
7. 또한 목근막의 긴장근으로서도 알려져 있다.

몸통의 뒤쪽운동 배열

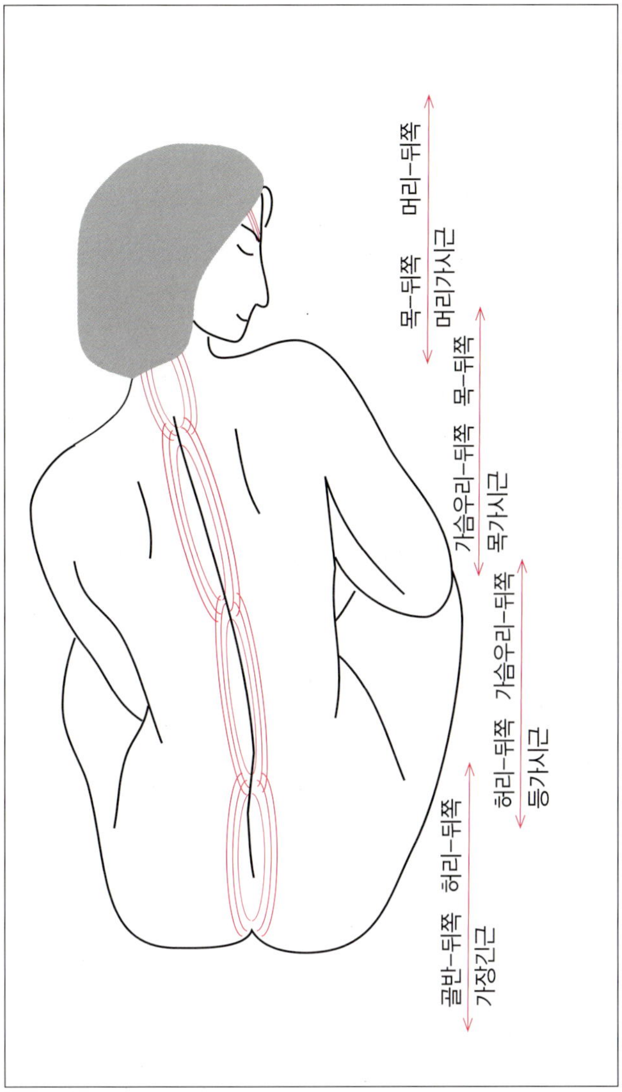

그림 100 몸통의 뒤쪽운동 배열.

머리의 뒤쪽운동(머리-뒤쪽) 배열은 눈썹의 안쪽모서리에서부터 시작한다(그림 100). 눈둘레근, 눈썹주름근, 눈의 위곧은근의 벡터는 이 점에서 수렴한다.

눈둘레근의 하위섬유조직은 위입술올림근과 눈살근(비근근)과 합류하기 위해 하행한다. 눈둘레근의 상위섬유조직은 뒤통수이마근(후두전두근)과 합류한다. 뒤통수근과 이마근은 두피에 부착하여 있는 머리덮개널힘줄(모상건막) 또는 표층의 머리근막 2개의 긴장근이다. 넓은목근처럼 뒤통수근과 이마근은 피하조직에 위치한다. 깊은 층 머리근막 또는 머리외피근막은 머리덮개널힘줄이 아래에서 성긴 결합조직의 두 층 사이에서 찾아볼 수 있다[176]. 성긴 결합조직의 이들 두 층은 두피의 활주를 간섭함이 없이 머리외피근막이 뒤통수영역에서부터 얼굴 또는 그 반대까지의 장력을 전도하는 것을 허용한다. 깊은 층 머리근막은 뒤통수 바닥부분에서 목덜미근[막177]과 연속하여 있다.

머리의 뒤쪽운동(머리-뒤쪽)을 하는 동안, 머리반가시근, 머리가시근, 머리가장긴근은 머리외피근막에 먼쪽으로 견인을 가한다.

목의 뒤쪽운동(목-뒤쪽)을 하는 동안, 목반가시근, 목가시근, 목가장긴근(가슴근막에서부터 시작한다[178])은 가슴근막을 몸쪽으로 견인하고 목덜미근막을 먼쪽으로 견인한다.

가슴우리, 허리, 골반의 뒤쪽운동(가슴우리-뒤쪽, 허리-뒤쪽, 골반-뒤쪽)을 하는 동안, 등허리근막은 유사한 장력을 받는다. 목덜미근막과 같이 연속적인 이 근막은 몸통의 뒤쪽운동(신체를 일으킨다)을 하는 동안, 다양한 신체분절을 동기화하는 가교(bridge)로서 작용한다.

엉치뼈의 높이에서 척주세움근과 큰볼기근은 등허리근막 위에 부착한다[179]. 큰볼기근은 넙다리가 고정되어 있거나 닫힌 운동연쇄인 경우는 골반의 뒤쪽운동에 관여한다. 등허리근막의 얕은 층 및 깊은 층에 의해서 에워싸이는 척주세움근의 근육연쇄는 몸통의 뒤쪽운동 배열을 형성한다. 큰볼기근은 이 배열을 다리의 뒤쪽운동 배열에 연결한다.

176 머리덮개널힘줄 하층의 결합조직은 3층으로 나뉜다. 중간층은 촘촘하고 그 닿는곳은 머리덮개널힘줄과 유사하다(Gray H. 1993).

177 목덜미근막은 얕은 층에서는 등세모근과 마름근의 사이에 위치하고 깊은 층에서는 널판근과 반가시근의 사이에 위치한다. 가쪽에서는 목덜미근막은 표층의 목근막에 이어지고 안쪽에서는 목덜미인대와 융합한다(Baldoni CG. 1993).

178 가장긴근은 엉치가시근(척주세움근)의 중간 근육기둥이다. 특히 이것은 가시돌기와 등허리근막의 앞면에서부터 시작된다(Chiarugi G. 1975).

179 큰볼기근은 엉덩뼈의 뒤볼기근선, 척주세움근의 널힘줄, 엉치결절인대, 중간볼기근을 덮는 근막에서부터 시작한다...(Gray H. 1993).

몸통의 안쪽운동 배열

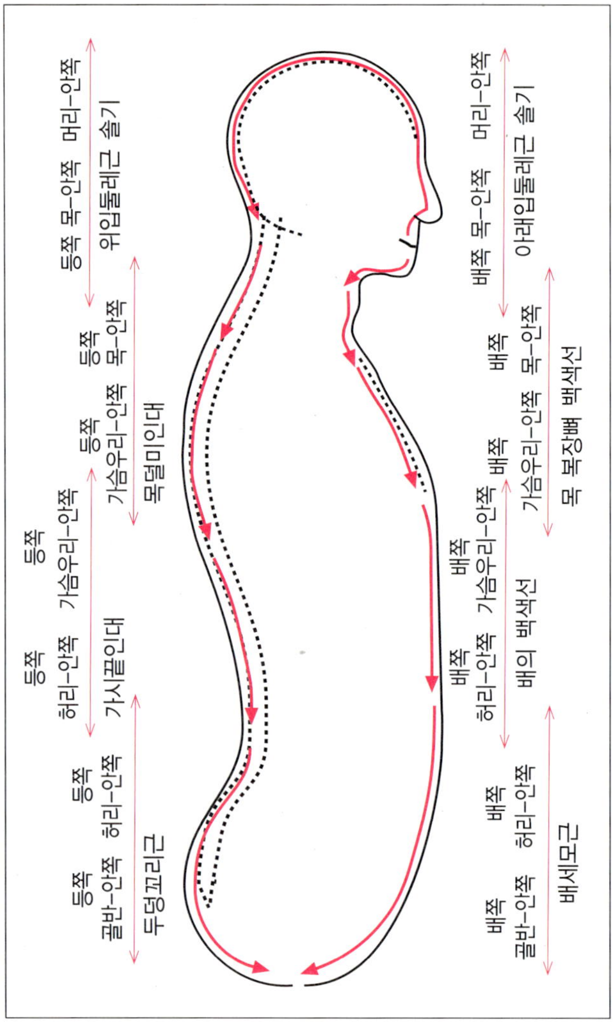

그림 101 몸통의 안쪽운동 배열

머리의 안쪽운동(머리-안쪽)은 뒤쪽의 바깥뒤통수뼈 융기에서부터 앞쪽의 윗입술에 도달하는 정중선에 대응한다. 그리고 머리를 완전히 대칭적인 절반으로 나눈다. 머리외피근막의 안쪽 콜라겐섬유는 뇌의 소뇌낫과 대뇌낫에 의해서 머리뼈의 안에서 짝으로 만들어진다. 입은 배열의 연속성을 중단하는 정중구멍(median aperture)이다. 물고기, 새 그리고 거의 모든 포유류에서 입은 신체의 가장 앞쪽에 배치된 부분이다. 대다수의 동물은 물체를 잡고, 조사하고 맛을 보기 위해 입을 사용한다. 그 근육은 직접 근막에 들어가기 때문에 입의 어떤 운동이 근접하는 근막에 전파된다. 입둘레근의 근육성 섬유는 대부분이 상하의 입술 중앙의 솔기(봉선)에 집중한다[180].

이러한 섬유는 안쪽운동 배열에 몸쪽으로 장력을 가한다. 먼쪽으로의 장력은 배세모근(두덩뼈)과 꼬리근(꼬리뼈 하부)에 의해서 유지된다.

아랫입술의 솔기는(그림 101) 목의 백색선과 연속적이다[181]. 윗입술의 솔기는 머리외피근막의 안쪽 콜라겐섬유와 연속적이고, 그 결과로서 목덜미인대(등쪽 목-안쪽)와 연속적이다[182]. 목덜미인대는 가슴우리(등쪽 가슴우리-안쪽), 허리부분(등쪽 허리-안쪽), 골반부분(등쪽 골반-안쪽)의 가시사이인대 및 가시끝인대와 연속적이다.

목의 백색선은 복장뼈 앞근막(배쪽 가슴우리-안쪽), 배꼽보다 위쪽의 백색선(배쪽 허리-안쪽), 배꼽보다 아래쪽의 백색선(배쪽 골반-안쪽)과 연속적이다. 골반부분에서 중앙의 콜라겐섬유는 근육성 긴장근을 갖는다. 앞쪽은 긴장근은 백색선에 부착하는 배세모근(추체근)이고[183], 뒤쪽은 꼬리뼈에서부터 시작하는 두덩꼬리근(치골미골근)이다.

넙다리 모음근의 근막은 골반격막의 근막(엉덩관절-안쪽)에서부터 시작된다. 위팔의 모음근(위팔-안쪽)의 넓은등근과 큰가슴근은 앞쪽에서는 복장뼈 근막에서부터 시작되고, 뒤쪽에서는 가시끝인대에서부터 시작된다.

---

180 5개의 근육이 입꼬리 가까이에 수렴한다. 입꼬리올림근(눈확아래구멍의 아래에서 시작한다), 큰광대근(광대뼈에서부터 시작한다), 입꼬리당김근(근막에서부터 시작하여 넓은목근 섬유에 결합한다), 입꼬리내림근이다. 턱끝근(턱의 피부를 연결한다)과 아랫입술내림근(아래턱뼈 좌우의 빗금에서부터 시작한다)은 입둘레근의 하위 접합부분 쪽으로 수렴한다(Basmajian JV, 1993).

181 얕은 층의 목 근막은 앞 정중선을 따라가는 목의 백색선이라 불리는 솔기를 형성하고 좌우를 연결한다(Chiarugi G, 1975).

182 목덜미인대의 뒤 모서리는 등세모근의 힘줄섬유와 혼합된다. 목덜미인대의 오른쪽 모서리 및 왼쪽 모서리는 다수의 닿는 곳이 되기 때문에 머리·목부분의 근육에 인접하여 있다(Testut L, 1987).

183 배세모근은 두덩뼈 앞면에서부터 시작하고 그 섬유는 백색선 안에 일련의 힘줄로서 닿는다(Chiarugi G, 1975).

몸통의 가쪽운동 배열

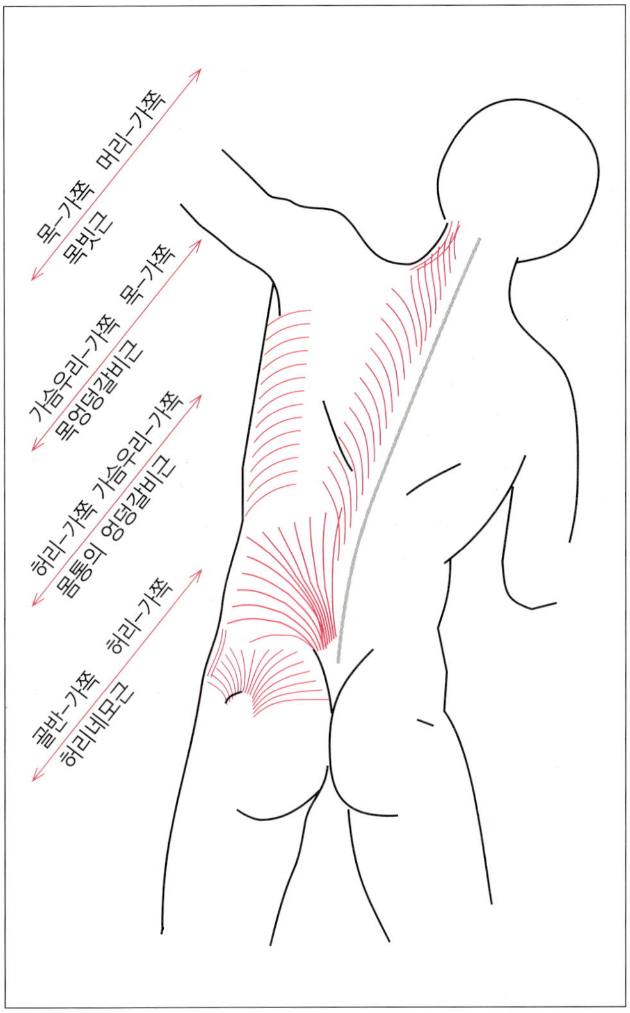

그림 102 몸통의 가쪽운동 배열.

머리의 가쪽운동(머리-가쪽)은 씹기근육(저작근) 특히, 깨물근의 근막에 연결한다. 이 근막은 아래턱뼈의 붓아래턱인대(경돌하악인대)를 거쳐 깊은 층 목의 근막 표층의 층판과 결합한다.[184] 목빗근은 깊은 층 목 근막 표층의 층판에 의해서 에워싸여 있으며 척추방향으로 이 근막을 연장하여 가쪽운동에 관여하는 다른 목부분 근육(목갈비근, 목엉덩갈비근)에 연결한다[185]. 엉덩갈비근은 목, 가슴우리, 허리의 가쪽운동(목-가쪽, 가슴우리-가쪽, 허리-가쪽)의 주요 벡터를 형성한다. 이 갈비뼈들에의 닿는곳은 속갈비사이근(물고기에서의 체절 옆굽힘 근육조직의 남은 부분)의 근막과 직접 접촉한다(그림 102). 속갈비사이근은 허리에서는 배속빗근과 배가로근에 의해서 대체된다. 뒤쪽에서는 이 근육들의 근막은 척추옆근육을 에워싼다[186]. 이와 같이 앞 가쪽 성분은 등허리근막 구획의 가쪽 모서리에 수렴한다. 앞쪽 근육(갈비사이근, 배빗근)과 뒤쪽 근육(엉덩갈비근, 허리네모근[187])의 닿는곳은 이 모서리를 따라서 분포한다.

골반의 높이에서(골반-뒤쪽) 볼기근육의 일부 섬유는 등허리근막에서부터 시작한다. 몸통이 옆굽힘을 할 때, 이 섬유들은 그것들을 지지하는 힘으로 넘어짐을 방지한다. 이 근막의 연속성은 몸통의 가쪽운동[188]의 정도의 어떤 증가에 적응하기 위해 볼기근육을 수축시킨다. 가쪽운동의 증가는 근막의 더 큰 신장을 결정한다. 따라서 더 많은 근방추는 활성화되어 근력의 더 큰 동원으로 연결된다.

184 얕은 층의 목근막은 아래턱뼈 아래모서리의 위쪽에 고정되고 귀밑샘 깨물근근막과 연속적이다(Chiarugi G, 1975).

185 얕은 층 목근막의 깊은 층 표면에서부터의 연장이 목뼈가 결절 위에 닿는 목갈비근 방향과 목갈비근을 에워싸는 근막집과 함께 넓어진다(Chiarugi G, 1975).

186 하부의 속갈비사이근은 배속빗근과 직접 접촉하여 있다. 이것들의 배빗근은 등허리근막의 공동 층의 뒷면에서부터 시작한다. 이 근막을 거쳐 최종적으로 허리뼈와 엉덩뼈능선에 연결한다(Chiarugi G, 1975).

187 허리네모근은 이전에 허리가로사이근을 구성한 근육분절에서부터 파생한다. 이것은 섬유성 집 안에 포함되고 그 뒤쪽 층은 배가로근의 닿는곳 널힘줄과 등허리근막의 앞쪽 층에 의해서 형성된다(Chiarugi G, 1975).

188 골반의 운동. 인간의 엉덩관절의 운동은 거의 항상 척주의 운동과 연관되어 있다. 큰볼기근은 엉덩뼈의 가쪽 면과 머리 쪽의 근막 · 널힘줄에서부터 시작한다. 근육은 다층성이고 꼬리뼈에서부터 시작하는 섬유는 거의 분리된 근육처럼 보이면서 자율성을 얻을 수 있다(Lang J, 1991).

몸통의 안쪽회전운동 배열

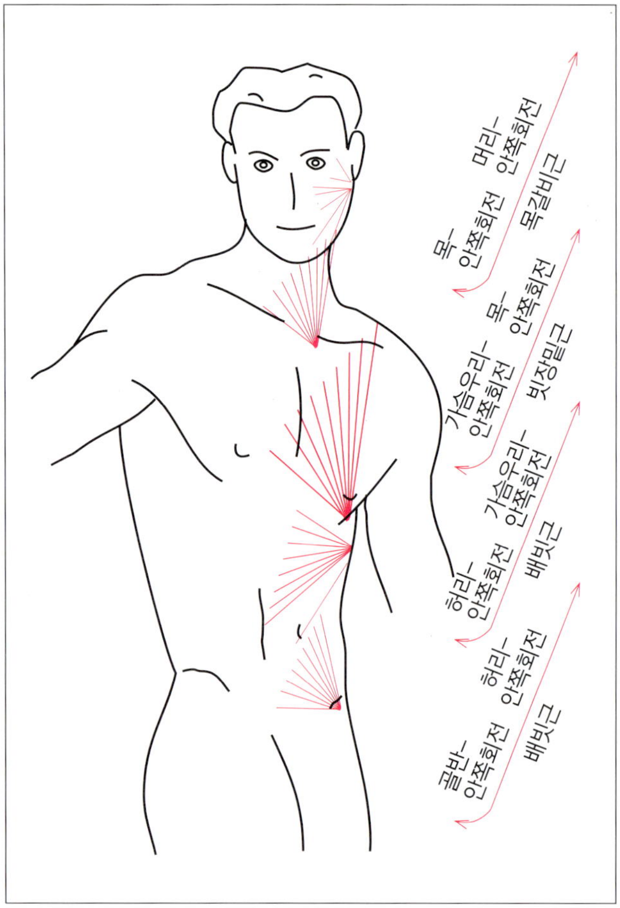

그림 103 몸통의 안쪽회전운동 배열.

머리의 안쪽회전운동(머리-안쪽회전)은 얼굴을 앞쪽으로 되돌리는 자기 자신의 의도에 대응한다. 수평면상의 몸통에서 실행되는 운동이 항상 짝힘의 결과인지에 관해서는 이미 언급하였다. 이것들이 일방향성의 활동에 관여하고 있을 때, 안쪽회전의 모든 근막단위 사이에 일어나는 협동작용에 대해서 여기서 언급한다.

아래턱뼈의 회전운동에서의 관여에 기초하면 중간날개근막[189]은 머리의 안쪽회전을 위한 지각 및 운동요소인 것 같다(그림 103). 나비아래턱인대(sphenomandibular ligament)는 목갈비근의 위에 가로놓인 깊은 층 목근막의 중간 층판과 연속하는 날개근막에 배치된다[190]. 목갈비근은 목빗근의 일부와 함께 목의 안쪽회전운동(목-안쪽회전)에 관여한다. 깊은 층 목근막의 중간 층판은 제1 갈비뼈에 부착하는 목갈비근을 동반하고 속갈비사이근의 근막에 이어진다[191]. 가슴우리의 안쪽회전운동(가슴우리-안쪽회전)을 야기하는 것은 복장뼈의 딱딱함이 있기 때문에 불가능하다. 속갈비사이근의 한쪽 수축은 목과 허리의 안쪽회전운동(목-안쪽회전, 허리-안쪽회전)을 가능케 하기 위해 가슴우리를 고정한다. 재차 가슴우리가 어떻게 다른 영역과 동시에 연결하는지가 확인될 가능성이 있다[192]. 배의 배빗근과 배가로근은 앞쪽으로 당기는 작용을 일으킨다. 배빗근은 골반의 샅고랑인대 위에 닿는다. 이 닿는곳 때문에 몸통의 안쪽회전운동의 협동과 인지에 관여하는 배빗근의 근막은 몸쪽에 장력을 발휘하는 것이 가능하다[193]. 근막의 부분은 활주할 수 있고, 이 근육에 의해서 장력이 가해지기 때문에 배바깥빗근 널힘줄에 결부되어 있다는 것이 강조되어야 한다.

---

189 중간날개널힘줄의 뒤모서리는 나비아래턱인대에 의해서 머리뼈 바닥부분에 고정시킨다. 더 등면에 위치하는 섬유는 고실아래턱인대라 불리고 있다.
하나의 가쪽날개근만의 수축은 그 옆에서 턱뼈머리를 앞쪽으로 당기고 아래턱뼈는 회전운동을 일으킨다(Chiarugi G, 1975).

190 앞목갈비근은 제3~6목뼈의 가로돌기 앞결절에서부터 시작한다. 그 주된 작용은 목의 같은 쪽 굽힘과 반대쪽 회전이다(Clarkson HM, 1996).

191 안쪽에서의 바깥갈비사이근의 결여는 바깥갈비사이근막에 의해서 대체된다. 갈비뼈각에서부터 안쪽의 속갈비사이근의 결여는 속갈비사이근에 의해서 대체된다. 이 근막들은 보호기능은 별도로 하고 운동의 목적에는 적합하지 않다. 바깥갈비사이근은 들숨근육(inspiratory muscle)이며 이것들의 한쪽이 수축하면 적절한 같은 쪽 회전의 작용을 갖는다(Pirola V, 1998).

192 가슴속근막은 3개의 부분으로 나뉜다. 1. 성긴 결합조직의 얇은 층, 2. 탄성섬유조직의 가슴속근막, 3. 성긴 결합조직의 얇은 층이다. 이것은 뼈막(모근막의 척추앞근막)과 복장뼈와 연속적이다(Testut L, 1987).

193 배의 얕은 근막 밑에서 섬유성 층판의 배바깥빗근 전체로 뻗는다. 이것은 배바깥빗근의 근막이라 불리고 있고 닿는곳 널힘줄과는 혼동되지 않는다. 이 종말널힘줄(근육의 참된 힘줄)은 백색선, 두덩뼈, 샅고랑인대에 닿는다(Testut L, 1987).

몸통의 가쪽회전운동 배열

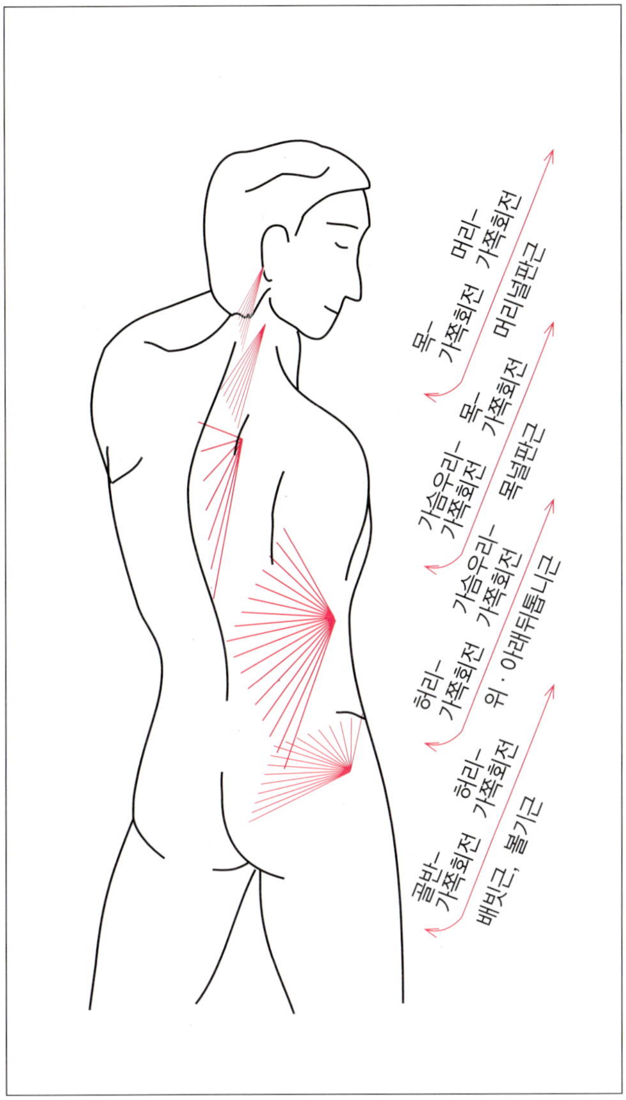

그림 104 몸통의 가쪽회전운동 배열

머리의 가쪽회전운동(머리–가쪽회전)은 귓바퀴근(이개근)[194]에 의해서 몸쪽 방향으로, 머리널판근[195]에 의해서 먼쪽 방향으로, 관자마루근막(측두두정근막)과 머리외피근막에 장력을 가하는 것에 대응한다(그림 104). 이 근막의 장력은 몸통의 뒤 가쪽부분을 따라서 중간볼기근까지 넓어진다. 널판근(목–가쪽회전)과 뒤톱니근[196](가슴우리–가쪽회전)의 근막은 주로 가쪽회전 방향으로의 장력이 가해진다. 아래뒤톱니근의 근막은 하부의 갈비뼈의 높이에서 배속빗근[197]의 근막과 연속적이다. 배속빗근은 허리 가쪽회전(허리–가쪽회전)의 주요 작용근이다.

배속빗근의 근막은 엉덩뼈능선에 닿고 부분적으로 중간볼기근의 근막으로 이어진다. 이 근육의 외부 섬유는 그 자체의 근막에 들어간다[198]. 그리고 이와 같이 그것은 가쪽회전의 배열의 먼쪽 긴장근이 된다. 중간볼기근의 근섬유는 골반 가쪽회전(골반–가쪽회전)에 관여하고, 아래쪽에서는 궁둥구멍근(엉덩관절–가쪽회전)의 섬유로 이어진다. 팔다리로부터의 몸통 배열을 분할하는 것은 각 배열의 부분적인 자율성을 설명함과 동시에 교육을 목적으로 하기 위해서이다.

---

194 꼭지널힘줄(mastoid aponeurosis)과 머리덮개널힘줄의 위쪽에서 관찰된다. 내면은 성긴 결합조직에 의해서 뼈막에 결부되어 있다. 뒤귓바퀴근의 2개의 가로섬유다발은 가쪽 면으로 들어간다. 아래쪽에서는 널힘줄은 꼭지돌기 위에 닿는 근육의 힘줄과 융화한다(Testut L. 1987).

195 널판근은 목덜미인대와 가시돌기에서부터 시작된다. 목널판근으로서 알려진 부분(어깨올림근의 깊은 층)은 제1–4목뼈의 가로돌기에 닿는다.

196 목 근육의 제2층은 4개의 근육(널판근, 어깨올림근, 마름근, 위뒤톱니근)으로 구성된다. 널판근이 단독으로 수축하면 머리를 펴서 같은 쪽에 얼굴을 돌리게 한다(Testut L. 1987).
가슴우리의 높이에서 4개의 근육층에 주목할 수 있다. 제3층은 위뒤톱니근(마름근의 깊은 층)과 아래뒤톱니근으로 구성된다. 이 2개의 근육들은 중간널힘줄이라 불리는 매우 저항력이 있는 섬유막에 의해서 서로 결부되어 있다(Testut L. 1987).

197 배속빗근은 Petit의 허리삼각에서 일시적으로 나타난다. 이것은 허리삼각에 가로놓인 근막의 세모꼴의 부분이다. 아래뒤톱니근의 꼬리 쪽 다발은 이 근막공간의 뒷부분을 덮는다. 배바깥빗근과는 달리 한쪽 배속빗근의 수축은 같은 쪽으로 가슴우리를 회전한다(Chiarugi G. 1975).

198 중간볼기근은 엉덩뼈날개(엉덩뼈능선의 바깥능선)의 가쪽표면과 앞쪽과 위쪽을 덮는 근막과 그것과 넙다리근막긴장근 사이에 들어가는 널힘줄에서부터 시작한다. 그 뒤모서리는 궁둥구멍근과 접하여 있다. 넙다리가 고정되어 있으면, 중간볼기근은 골반을 확대하여 같은 쪽으로 회전시킨다(Chiarugi G. 1975).

제 13 장
다리의 근막배열

아래의 두 종류의 근력은 생리학적으로 구별이 가능하다:

1) 폭발력 또는 신장되지 않는 근육의 수축(예: 뒷다리로 서는 말) (그림 105)
2) 플라이오메트릭 힘(pliometric force) (그리스어의 *pleion = more*에서부터) 또는 신장 후 수축.

플라이로메트릭 힘은 어떤 점탄성을 포함하는 화학과정의 결과이다. 그것은 안정 자세에 대한 근육의 신장을 포함하는 신장반사의 사용이다. 따라서 근방추의 신장 즉, 근육에 평행으로 배치되어 있는 탄성구조의 신장과 내부의 화학과정에 결부됨으로써 더 양호한 반응을 가져온다. 직렬로 연결되는 일방향성 근육의 근막단위가 이 리스트에 추가될 수 있다. 예로, 축구선수는 앞쪽운동 배열을 배치함으로써 공을 걷어찰 준비를 한다. 그리고 이것은 장력 하에서 일련의 엉덩관절, 무릎관절, 목말뼈(발목), 발가락 앞쪽운동 근막단위를 연결한다(그림 106).

이 준비단계에서는 장력 하에 앞결합조직 구조를 배치하는 것은 실제로는 대항근 배열(.뒤쪽운동)이다. "공을 걷어차시오"라는 운동지시가 신경계에 의해서 발생하였을 때, 앞쪽운동의 다양한 근막단위는 하나의 지렛대가

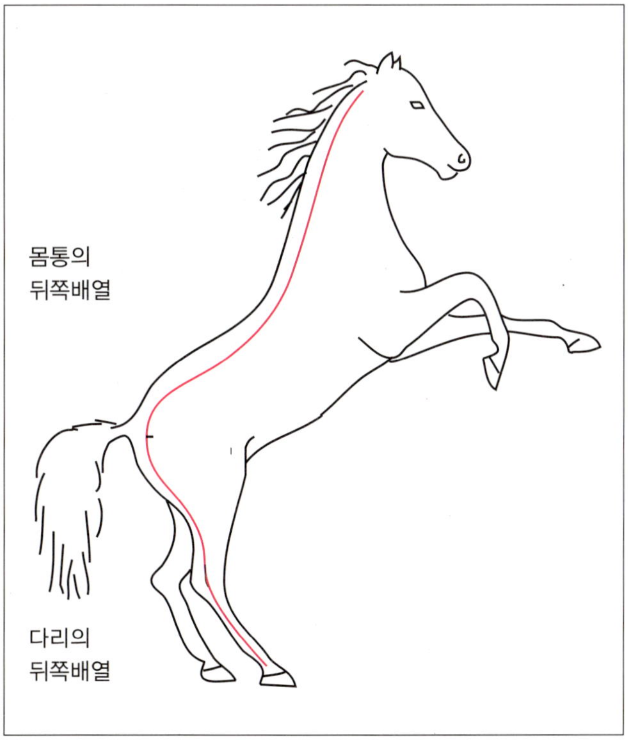

그림 105 몸통과 다리의 뒤쪽운동 배열의 폭발력.

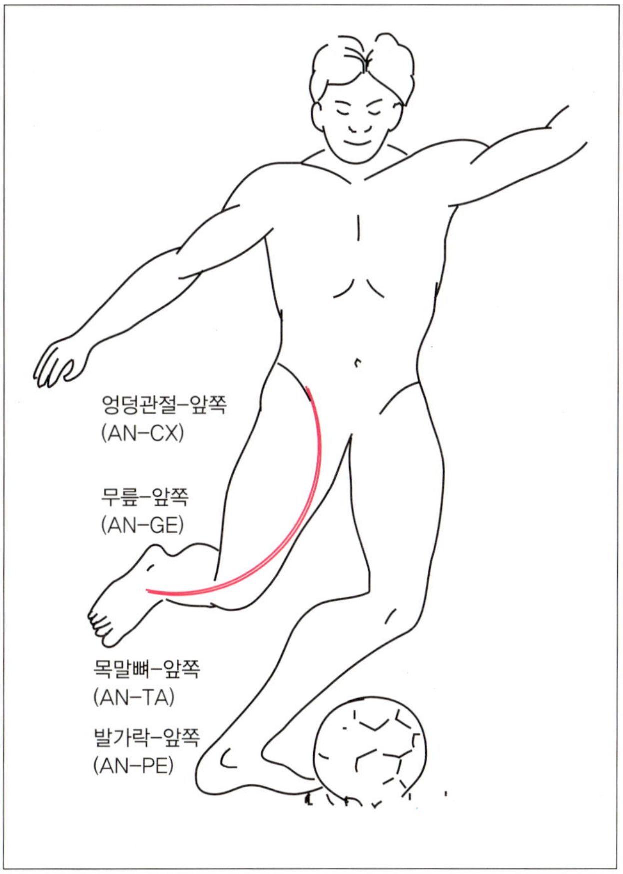

그림 106 다리의 뒤쪽운동 배열의 플라이오메트릭 힘.

되어 근막배열에 의해서 조절된다. 운동현상에서의 이 연쇄의 하나의 기능부전은 힘의 감소와 고유수용 정보에서의 불일치를 일으킬 수 있다. 최초의 신호가 무시되면, 협동불능에 의해서 관절장애가 일어날 수 있다. 예컨대, 축구시합 종료 후 하나 이상의 관절이 아프고 중창이 발생할 수 있다. 게다가, 배열을 조화시키기 위한 특정의 치료 대신에 진통제를 사용한다고 하면 계속 중인 협동불능이 관절구조, 인대 또는 근육에의 영속적인 손상으로 결부될 수 있다.

다리의 앞쪽운동 배열

발가락(발)의 앞쪽운동(발가락-앞쪽)은 대부분 종아리의 앞부분 구획의 강력한 근육에 의해서 야기된다(그림 107). 손과 마찬가지로 발의 작은 먼쪽 근육이 정교한 동작에 사용된다. 팔다리의 원동력은 종아리와 아래팔에 위치하는 근육이다. 앞쪽운동의 이 배열 때문에 발의 열쇠가 되는 근육은 짧은엄지폄근과 짧은발가락폄근 대부분의 안쪽부분이다. 폄근지지띠에서부터 시작하는 이 근육[199]은 앞종아리근막의 먼쪽에 장력을 가한다. 짧은엄지폄근은 상이한 운동기능뿐만 아니라, 나머지의 발가락폄근으로부터 해부학적 독립성을 갖는다[200].

목말뼈의 앞쪽운동(목말뼈-앞쪽)은 앞정강근, 긴발가락폄근, 긴엄지폄근에 의해서 야기된다. 이 근육들은 정강뼈 가쪽관절융기, 종아리뼈, 근육사이 중격, 위에 가로놓인 근막에서부터 시작한다[201].

넙다리네갈래근(무릎-앞쪽)의 힘줄 확대부[202]는 몸쪽으로 앞종아리근막에 장력을 가하는 것에 반해서 앞에서 언급한 근육은 먼쪽으로 견인한다. 넙다리근막(이것은 넙다리네갈래근 위로 넓어지고 부분적으로 그것을 넘어서 활주할 수 있다)은 엉덩허리근의 소수의 근섬유에 의해서 몸쪽 방향으로 장력[203]이 가해진다. 이것은 안쪽넓은근과 가쪽넓은근의 근육사이 중격에 닿음으로써 먼쪽으로 장력이 가해진다.

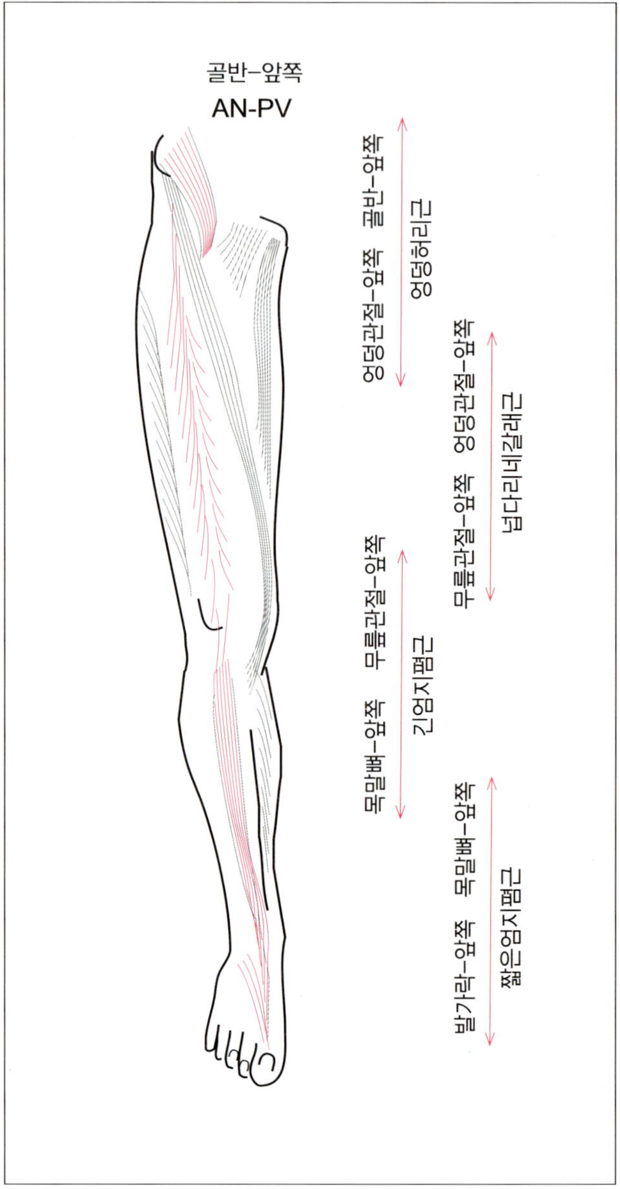

그림 107 다리의 앞쪽운동 배열 다리의 앞쪽운동 배열.

199 짧은발가락폄근은 발꿈치뼈의 윗면 앞쪽, 목말발꿈치인대 그리고 아래폄근지지띠의 가쪽부분에서부터 시작한다(Gray H. 1993).

200 엄지발가락 근육갈래(muscular head)는 몇 개가 있으나, 그 자체의 작용을 가진 것으로서 짧은엄지폄근이 있다(Chiarugi G. 1975).

201 긴발가락폄근은 정강뼈가쪽관절융기, 뼈사이막의 몸쪽부분, 종아리 근막의 깊은 층 표면, 근육사이 중격(긴발가락폄근과 앞정강근 사이)에서부터 시작한다(Gray H. 1993).

202 넙다리네갈래근의 공통힘줄은 무릎뼈바닥에 닿는다. 이보다 얕은 층의 섬유는 무릎인대를 형성하는 섬유와 연속적이다 (Chiarugi G. 1975).

203 작은허리근의 활꼴선(궁상선)에 들어가고 엉덩두덩융기와 엉덩근막에 도달한다. 이것은 척주의 굽힘에 공통으로 작용하고 엉덩근막에 장력을 가한다(Chiarugi G. 1975).

엉덩허리근막은 넙다리네갈래근의 안쪽넓은근을 넘어서 내려가고, 같은 안쪽넓은근에 의해 넙다리빗근과 함께 먼쪽으로 장력이 가해진다. 이것은 골반 앞쪽운동(골반-앞쪽)에 관계하는 근육이고, 몸쪽으로 연결되며 엉덩근과 작은허리근에 의해서 이 방향으로 장력이 가해진다.

다리의 뒤쪽운동 배열

발가락(발)의 뒤쪽운동(발가락-뒤쪽)은 발의 가쪽 구획에서 시작한다. 그리고 이것은 새끼벌림근과 짧은발가락굽힘근을 포함한다(그림 108). 이 근육들은 섬유의 일부가 근막구획에서부터 시작하므로 뒤쪽운동 배열의 먼쪽 긴장근이다[204]. 발의 뒤쪽운동은 발끝 이지(toe-off) 전에 모멘트가 활성화된다. 이 단계에서는 발은 약간 뒤침을 한다. 따라서 새끼벌림근으로 구성되는 가쪽 구획은 지면과 접촉하여 있다. 새끼벌림근은 종아리세갈래근(목말뼈-뒤쪽)의 아킬레스힘줄의 연속인 발바닥널힘줄에서부터 시작한다. 종아리세갈래근의 수축은 오금근막과 다음으로 그곳에 들어가는 장딴지근의 섬유를 잡아당긴다[205]. 오금근막과 종아리의 근막은 반힘줄모양근과 반막모양근의 일부 섬유와 마찬가지로 넙다리두갈래근의 일부 섬유에 의해서 몸쪽으로 장력이 가해진다[206](그림 110).

앞에서 언급한 3개 근육은 무릎관절의 뒤쪽운동(무릎관절-뒤쪽)과 엉덩관절의 뒤쪽운동(엉덩관절-뒤쪽)에 관여한다. 따라서 근육은 오금근막[207]만이 아니라, 엉치결절인대[208]에도 장력을 가한다. 이 근막의 연결은 각 스텝 이지기(push-off phase) 동안에 장력이 가해진다.

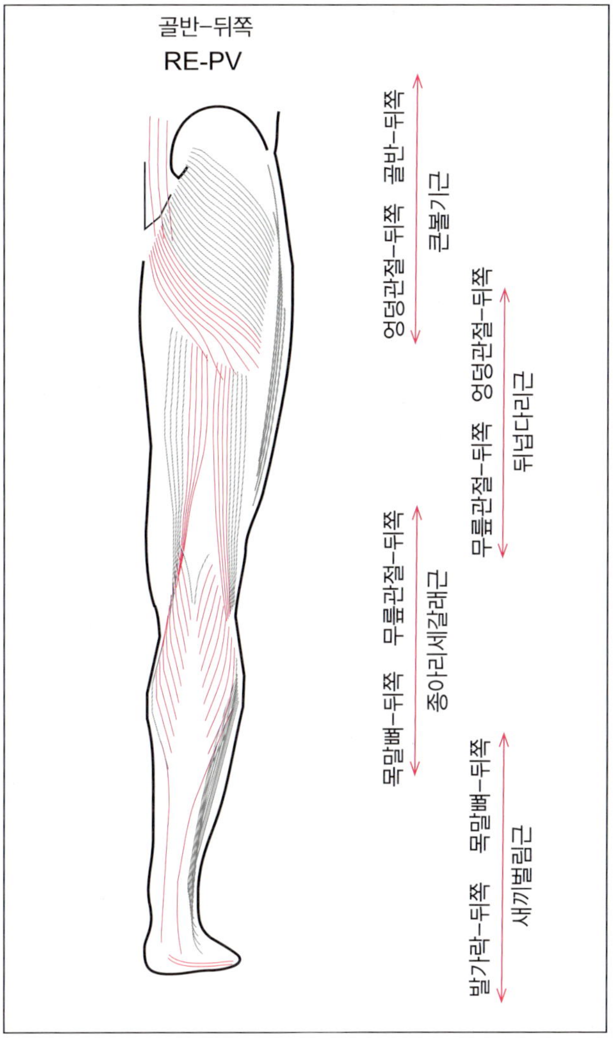

그림 108 다리의 뒤쪽운동 배열.

엉치결절인대는 몸쪽에서 등허리근막과 연속적이다. 척주세움근은 등허리근막[209]에서부터 시작하고 허리의 뒤쪽운동(허리-뒤쪽)을 하는 동안에 이것들은 다리의 뒤쪽운동 배열의 긴장근이 된다.

204 새끼벌림근은 발꿈치뼈융기 안쪽돌기, 발꿈치뼈융기 가쪽돌기, 발바닥널힘줄, 새끼벌림근과의 사이의 근육사이 중격에서부터 시작한다(Gray H. 1993).

205 아래에 가로놓인 힘줄로부터 오금근막을 분리하는 것은 매우 어렵다. 이 부위에서의 밀접한 부착은 다수의 섬유성 다발이 힘줄 근막 안으로 통과하여 그것을 강화한다는 사실에 기초한다. 경우에 따라서는 근막과 융합하거나 또는 더 정확히 근막 위로 직접 들어가는 이들의 힘줄다발은 작은 근육(이른바, 근막 긴장근)의 형성으로 이어질 수 있다(Testut L, 1987).

206 종아리의 깊은가로근막은 정강뼈의 안쪽모서리에서부터 종아리뼈의 뒤모서리에 이른다. 상부는 오금을 덮는 근막과 연속하여 있고 이것은 반막모양근의 힘줄에 결합한다. 하부에서는 굽힘근지지띠(파열인대)와 종아리근지지띠와 연속하여 있다. (Gray H. 1993)

207 반막모양근의 먼쪽 힘줄은 3개의 부분으로 나뉜다. 첫 번째는 정강뼈의 안쪽관절융기 앞쪽으로 뻗는다. 두 번째는 오금근의 근막과 연속적이다. 세 번째는 관절주머니(빗오금인대)의 뒷벽에 도달한다. (Platzer W. 1979)

208 큰볼기근 하부섬유는 엉치결절인대의 뒷면에서부터 시작한다. 인대의 일부 섬유는 넙다리두갈래근긴갈래힘줄과 연속적이다. (Gray H. 1993)

209 가슴가장긴근과 엉덩갈비근은 엉치뼈의 뒷면과 등허리근막의 얕은 층에서부터 시작하고 이것들은 위쪽으로 넓어진다. (Baldoni CG. 1993)

다리의 안쪽운동 배열

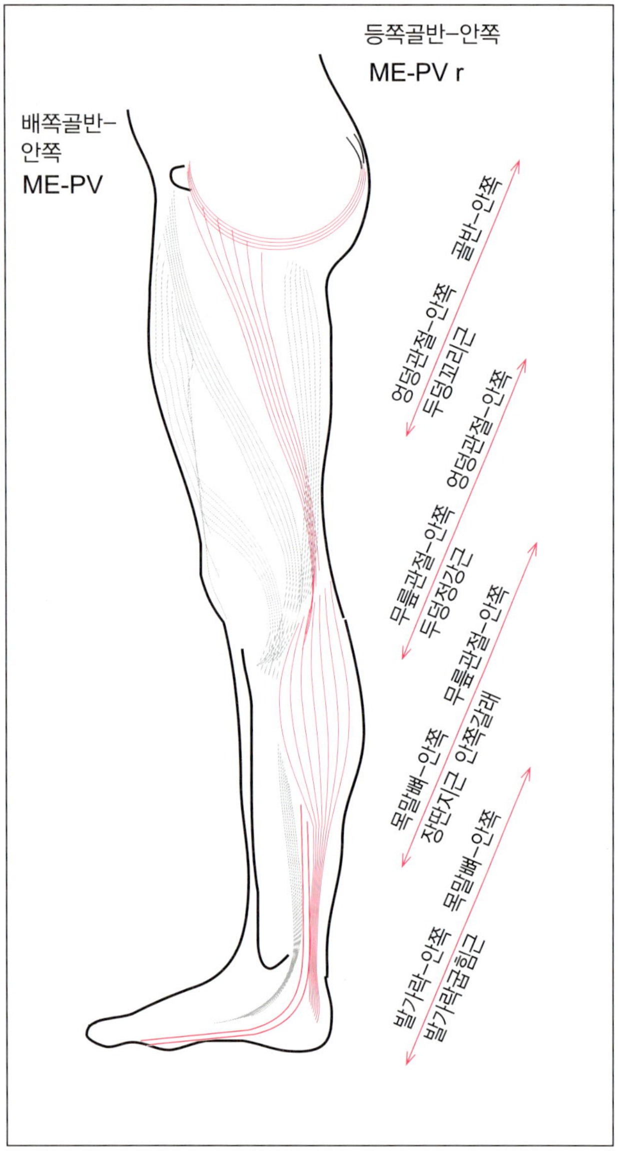

그림 109 다리의 안쪽운동 배열.

발가락(발)의 안쪽운동(발가락-안쪽)은 손가락의 모음과 같다. 발가락을 안쪽으로 움직이는 근육은 바닥쪽뼈사이근, 새끼맞섬근(새끼굽힘근의 부분)과 엄지모음근이다(그림 109). 이 세 근육은 발바닥근막의 상이한 3개 층에서 조정되어 세 근육 모두가 발바닥의 모음을 시킨다. 이것들은 다수의 섬유에 의한 발바닥근막과 그 인대 확대부[210]에서부터 직접 시작된다. 이 때문에 이것들은 안쪽운동 배열의 먼쪽 긴장근으로 간주할 수 있다. 바닥쪽뼈사이근과 접촉하고 있는 깊은 발바닥근막은 앞쪽에서 발허리뼈머리의 가로인대를 형성하고, 뒤쪽에서는 긴발가락굽힘근힘줄에 인접하여 근막으로 이어진다. 긴발가락굽힘은 정강뼈와 종아리의 깊은 근막에서부터 시작한다[211]. 이 근막은 두덩정강근이 일부의 힘줄 확대부를 보내는 오금근막의 깊은 층(그림 110)에서 위쪽으로 이어진다[212]. 정강뼈 안쪽관절융기에 들어가는 근육은 무릎을 안쪽으로 안정시킬 때에 공동으로 작용한다. 팔꿉관절과 마찬가지로 무릎관절에서는 안쪽운동의 참된 운동은 없다. 그러나 근막의 연속성은 안쪽 안정성을 보증하고 협동한다. 두덩정강근은 두덩뼈에서부터 정강뼈까지의 근막집에 의해서 에워싸인다. 이 근육은 2관절근이고 넙다리의 안쪽운동과 무릎관절의 안쪽 안정성에 관여한다. 넙다리의 모음근의 근막집은 배곧은근으로부터 근섬유에 의해서 몸쪽으로 장력이 가해진다[213].

뼈에 닿는곳만이 근육활동을 결정하는 수단으로서 검토되어 왔기 때문에 근섬유의 근막 닿는곳은 일반적으로 과거부터 무시되어 왔다. 근막은 탄성구조에 장력을 가할 뿐이므로 근막긴장근의 섬유다발은 뼈에 닿는 근육(그것은 많은 킬로그램 또는 톤도 들어 올려야 한다)보다 힘은 당연히 훨씬 작다.

210 새끼맞섬근은 발바닥인대에서부터 시작하고 제5발허리뼈에 닿는다. 엄지모음근은 긴발바닥인대에서부터 시작하고 앞쪽 그리고 안쪽으로 뻗는다(Baldoni CG. 1993).

211 긴발가락굽힘근은 정강뼈 뒷면과 뒤정강근을 덮는 근막에서부터 시작한다(Gray H. 1993).

212 두덩정강근은 두덩뼈의 안쪽 및 아래모서리와 궁둥뼈 위가시에거부터 얇은 널힘줄을 경유하여 시작한다. 이것은 정강뼈안쪽관절융기의 아래에 닿는다. 소수의 섬유는 먼쪽에서 종아리의 근막에 이어진다(Gray H. 1993).

213 배곧은근은 궁둥뼈능선에서 끝난다. 두덩결합 앞에서 양쪽으로부터의 안쪽힘줄이 교차하여 모음근의 근막집에 합쳐진다(Chiarugi G. 1975).

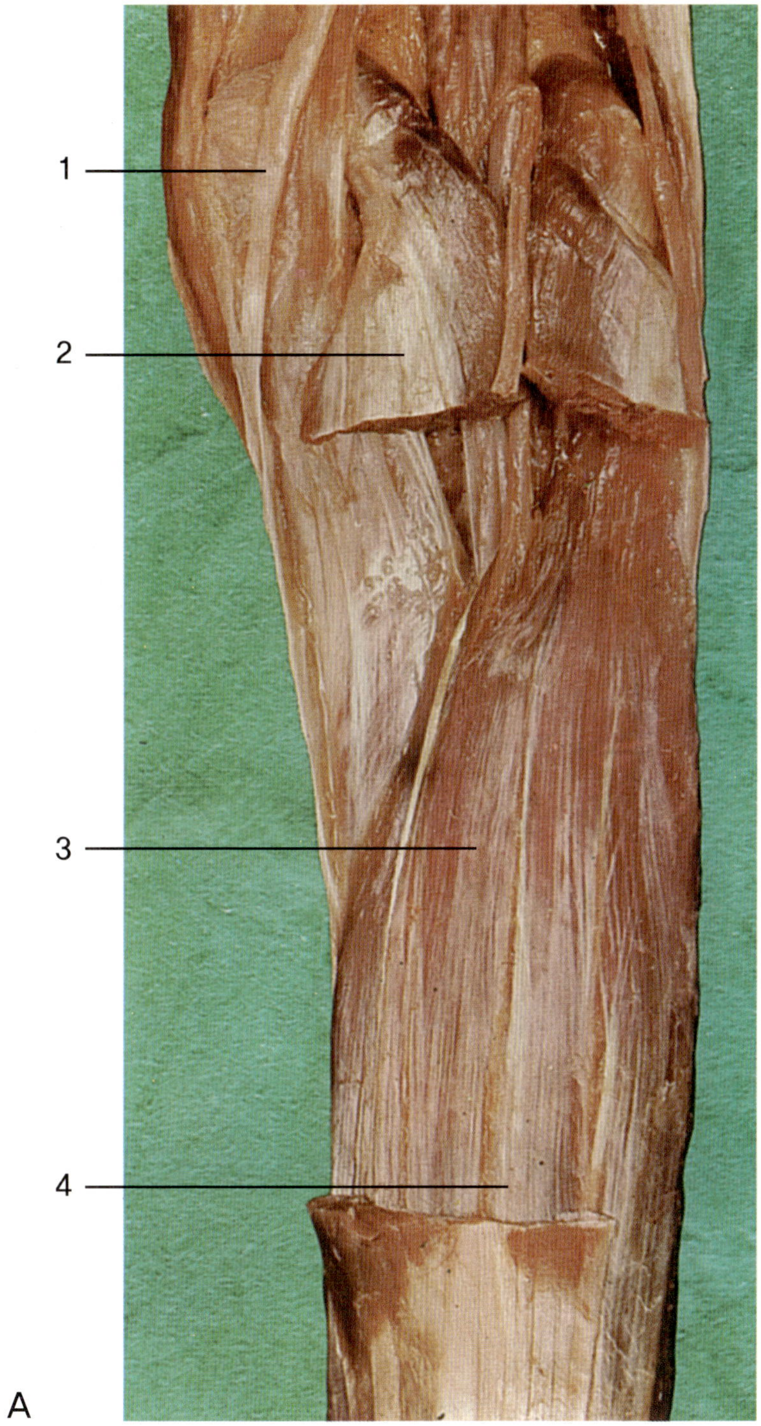

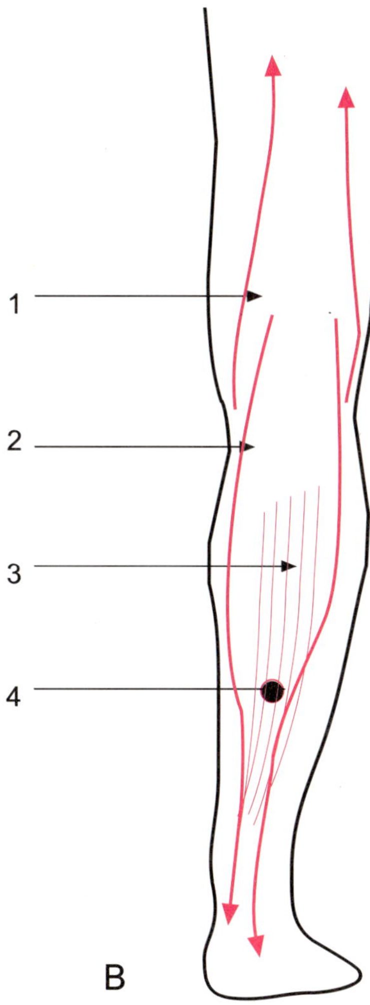

그림 110 A : **가자미근의 근외막**(Francesco Vallardi : Fumagalli-colour photographic atlas of macroscopic human anatomy. Piccin Nuova Libraria에서), B : **뒤쪽운동 배열의 장력 연결도.**

1. 반힘줄모양근힘줄은 두덩정강근과 함께 오금근근막(깊은 층)의 몸쪽을 견인한다. 두덩정강근은 목말뼈(목말뼈-안쪽)의 안쪽부분에서 끝나는 종아리의 깊은 근막과 연속적이다.
2. 절단된 장딴지근 안쪽갈래는 근외막 또는 유지근막(retained fascia)에 의해서 덮인 아래에 가로놓인 가자미근을 강조한다. 장딴지근은 오금근근막(표층) 위에 부착하고 그것을 먼쪽으로 장력을 가한다.
3. 콜라겐섬유에 의한 가자미근의 근외막은 아래에 가로놓인 근섬유의 견인에 의해서 정렬하여 있다. 깊은 근막(표층)의 다방향적인 섬유와는 달리 이들은 모두 세로방향이다. 근막은 콜라겐섬유의 비대에 의해서 여기서는 그다지 투명하지 않다.
4. 2관절근섬유(장딴지근)와 단관절근섬유(가자미근)로 형성되는 목말뼈 뒤쪽운동(목말뼈-뒤쪽)의 근막의 벡터는 이 점에서 수렴한다. 이 협동중심은 장딴지근의 근육힘줄부분 위에 있는 것 같이 보인다. 그러나 모든 분절의 협동중심과 같이 그 위치는 단관절근섬유(즉, 가자미근의 힘살)에 있다.

다리의 가쪽운동 배열

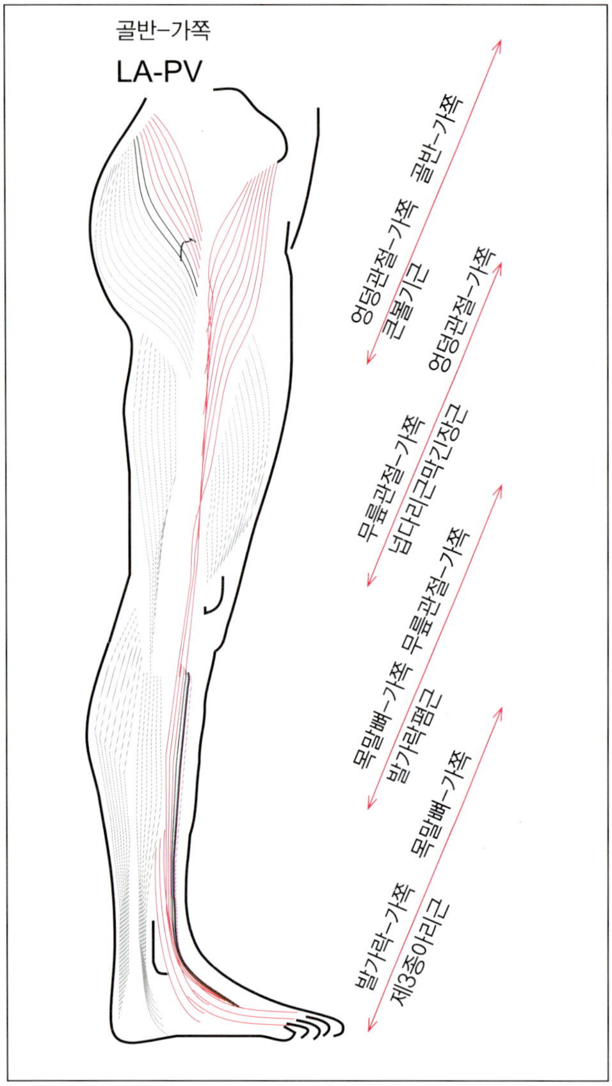

그림 111 다리의 가쪽운동 배열.

발가락(발)의 가쪽운동(발가락-가쪽)은 손가락의 벌림에 해당하고 발의 등쪽뼈사이근을 포함한다(그림 111). 이것들의 근육은 발가락(발)의 깊은 발등근막에 연결된다. 등쪽뼈사이근의 수축이 이 근막[214]에 먼쪽으로 장력을 가하는 것에 반해서 이 근막은 제3종아리근과 발가락폄근에 의해서 몸쪽으로 장력이 가해진다. 이것들의 두 근육 모두 앞근육사이 중격과 종아리의 근막[215]으로부터 다수의 섬유와 함께 시작하고, 이것들의 협동작용에 의해서 목말뼈(발목)의 가쪽운동(목말뼈-가쪽)을 일으킨다. 따라서 목말뼈가 가쪽운동을 하는 동안, 종아리의 몸쪽 가쪽근막은 장력이 가해진다. 넙다리근막긴장근의 엉덩정강인대의 힘줄 확대부는 이 근막에 들어간다[216]. 넙다리근막긴장근은 2관절근이며 무릎의 가쪽을 안정시킬(무릎관절-가쪽) 뿐만 아니라, 엉덩관절의 가쪽운동(엉덩관절-가쪽)을 일으킨다는 것으로부터 안쪽운동 배열에서의 두덩정강근에 상당한다[217].

넙다리근막긴장근은 엉덩정강근막띠를 통해서 종아리의 가쪽근막에 장력을 가한다. 이것은 또한 엉덩뼈능선에서부터 시작하고, 위에 가로놓인 넙다리근막에 직접 닿는 다수의 섬유에 의해서 넙다리근막 자체에 장력을 가한다. 큰볼기근은 엉덩정강근막띠 위에 닿음으로써 엉덩관절의 가쪽운동(엉덩관절-가쪽)과 골반의 가쪽운동(골잔-뒤쪽)에 관여한다. 이와 같이 골반의 가쪽 안정성은 다리의 가쪽 안정성과 동시에 발생한다[218]. 그러나 이 배열은 특히, 그 먼쪽부분은 근섬유가 매우 적기 때문에 발을 잘못 접지하면 발목관절의 가쪽인대 염좌(sprain)가 자주 발생한다.

---

214 깊은 발등근막은 등쪽뼈사이근 근막이라 불리는 것처럼 등쪽뼈사이근과 발허리뼈의 등면과 깊은 관계가 있다(Testut L. 1987).

215 제3종아리근은 종아리뼈와 앞근육사이 중격에서부터 시작한다. 이것은 제5발허리뼈바닥에 닿고 이 뼈의 축을 따라서 대개는 얇게 먼쪽으로 넓어진다. 긴발가락폄근은 종아리의 근막과 앞근육사이 중격에서부터 시작한다. 그 먼쪽의 발가락에의 확대부가 뼈사이근에서부터 일부의 섬유를 받는다(Gray H. 1993).

216 또한 무릎뼈 영역의 가쪽부분을 넘어서 긴장이 가해질 필요가 있다. 무릎의 근막은 엉덩정강근막띠(또는 Maissiat의 띠)로 구성되는 넙다리근막긴장근의 힘줄섬유에 의해서 강화된다. 이것들의 섬유는 닿는곳(insertion)에 의해서 분류된다. 뒤쪽에서는 종아리뼈머리로 세로방향으로 부분적으로 부착한다. 깊은 층의 전부섬유는 무릎인대에 부착한다. 표층의 전부섬유는 무릎의 안쪽에 도달하는 부채꼴의 확대부을 형성한다. (Testut L. 1987)

217 넙다리근막긴장근은 엉덩뼈능선과 넙다리근막의 깊은 면에서부터 시작한다. 이것은 먼쪽 넙다리근막의 엉덩정강근막띠의 2층 사이로 뻗어서 융합된다. 엉덩정강근막띠로서 이것은 정강뼈의 양 관절융기를 넙다리뼈와 고정한다. (Gray H. 1993).

218 큰볼기근의 얕은 층 부분은 엉덩뼈능선과 등허리근막에서부터 시작한다. 그 몸쪽부분은 엉덩정강근막띠에 도달한다.(Platzer W. 1979)

다리의 안쪽회전운동 배열

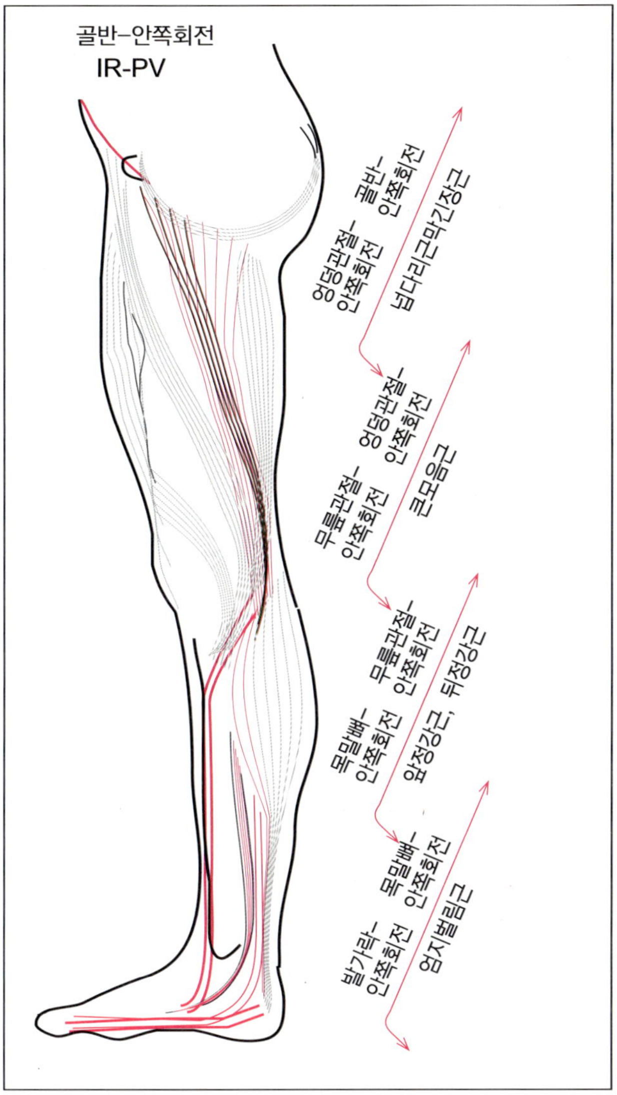

그림 112 다리의 안쪽회전운동 배열.

발가락(발)의 안쪽회전운동 또는 앞발부분의 안쪽 편위(internal deviation)는 주로 엄지벌림근에 의해서 야기된다(그림 112). 이것이 엄지벌림근의 유일한 운동기능이라면, 발꿈치뼈융기 안쪽돌기를 이는곳(origin)으로 하는 것만으로 충분할 것이다. 그러나 이 근육은 종아리의 근막에 장력을 가한다. 따라서 근막의 깊은 면만이 아니라, 굽힘근지지띠에서부터도 시작한다[219]. 이 지지띠는 2층으로 형성된다. 얕은 층은 엄지벌림근(발가락–안쪽회전)의 안쪽 구획에 도달하고 깊은 층은 발(발가락–안쪽)의 중간 구획과 연속적이다.

목말뼈(발목)의 안쪽회전운동(목말뼈–안쪽회전)은 앞정강근, 뒤정강근, 긴엄지굽힘근에 의해서 야기된다. 이 근육은 위로 가로놓인 근막[220]에 들어가기 때문에 수축하면, 종아리의 근막에 먼쪽으로 장력을 가한다. 이 근막은 정강뼈 안쪽관절융기의 아래로 들어가는 근육에 의해서 몸쪽으로 장력이 가해지고 무릎의 안쪽회전운동(무릎관절–안쪽회전)을 일으킨다.

넙다리빗근의 일부 섬유[221]는 넙다리근막긴장근의 일부 섬유와 함께 앞정강근의 근막에 도달한다. 넙다리근막긴장근은 큰모음근[222]과 함께 엉덩관절의 안쪽회전운동에 관여한다. 엉덩관절–안쪽회전의 협동중심은 큰모음근의 두덩뼈부분에서부터 위에 위치한다. 샅고랑인대는 넙다리의 안쪽과 가쪽의 안쪽회전력 사이의 중재로서 작용한다.

골반의 안쪽회전운동의 근막단위는 위앞엉덩뼈가시의 꼬리 쪽에 위치한다. 넙다리근막긴장근은 이 뼈의 융기에서부터 시작하고 넙다리가 열린 운동연쇄일 때는 엉덩관절의 안쪽회전을 일으킨다. 종아리가 지면에 확고하게 붙어있을 (닫힌 운동연쇄) 때에는 골반의 안쪽회전(골반–안쪽회전)을 일으킨다. 뇌는 이 2개의 근막단위 사이를 구별하지 않기 때문에 어느 한쪽의 활성화는 종아리와 골반이 받는 신장에 의해서 결정된다.

219 안쪽고리인대(파열인대 또는 굽힘근지지띠)는 일종의 주름이며 엄지벌림근을 에워싼다. 이 인대는 몸쪽에서 종아리 뒤쪽 영역의 깊은 구획과 연속적이다. 먼쪽에서는 발바닥의 안쪽과 중간의 구획과 연속적이다. (Testut L. 1987)

220 앞정강근은 정강뼈 가쪽관절융기, 뼈사이막, 종아리의 근막, 긴발가락폄근에서부터 분리하는 근육사이 중격에서부터 시작한다. 긴엄지굽힘근은 종아리뼈의 뒷면, 위에 가로놓인 근막과 근막 중격(종아리근과의 사이의)에서부터 시작한다. (Chiarugi G. 1975)

221 무릎의 앞부분 근막은 넙다리빗근의 섬유에 의해서 안쪽이 강화된다. 이 근육의 종말힘줄(terminal tendon)은 넓어지고 반힘줄모양근과 두덩정강근의 닿는곳 사이에 관절주머니의 얕은 층을 형성하는 근막과 융합한다. (Testut L. 1987)

222 큰모음근은 두덩뼈의 앞면, 궁둥뼈 아래가지, 궁둥뼈결절에서부터 시작한다. 안쪽관절융기 쪽에 닿는 부분은 안쪽회전근으로서 작용한다. (Platzer W. 1979)

다리의 가쪽회전운동 배열

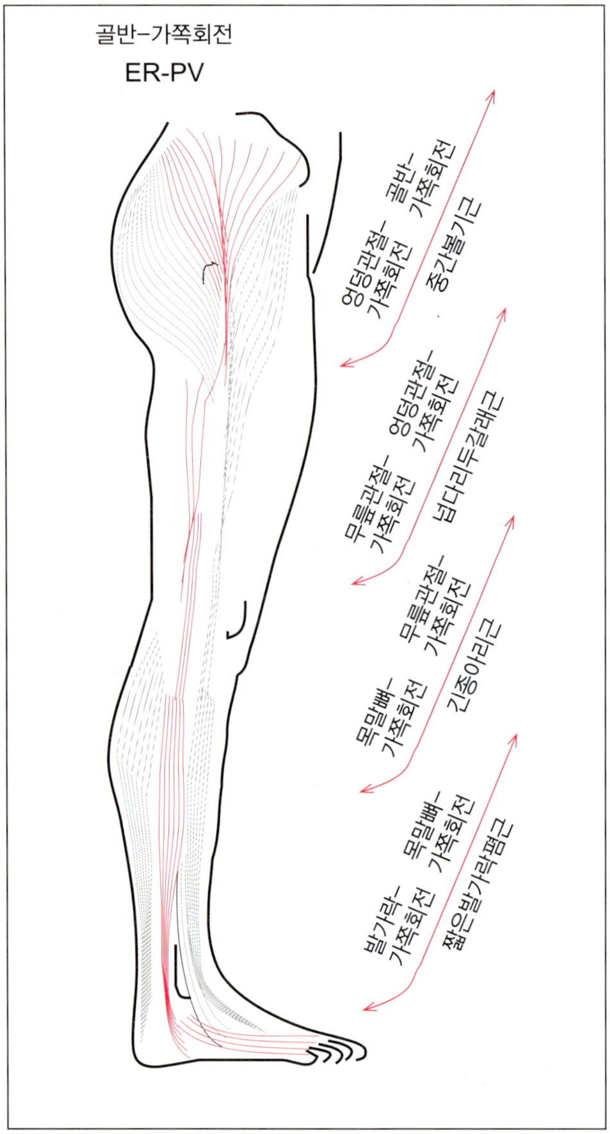

그림 113 다리의 가쪽회전운동 배열.

발가락(발)의 가쪽회전운동(발가락–가쪽회전) 또는 앞발부분의 가쪽편위는 짧은발가락폄근에 의해서 야기된다[223]. 이 근육은 짧은엄지폄근처럼 발꿈치뼈(발목뼈굴바닥)의 앞부분, 아래폄근지지띠의 가쪽부분, 뼈사이목말발꿈치인대에서부터 시작한다[224](그림 113). 이 인대는 다른 발목뼈로 목말뼈를 결부시키는 인대군의 일부이다[225].

긴종아리근과 짧은종아리근의 힘줄은 힘줄간막을 경유하여 연결되기 때문에 섬유성 구조의 몸쪽 긴장근이다.

종아리에서 긴종아리근과 짧은종아리근은 같은 이름의 근막구획에 에워싸여 있다. 이 근육들은 목말뼈를 가쪽회전(목말뼈–가쪽회전)을 하고 섬유의 일부는 위에 가로놓인 근막에서부터 시작한다. 따라서 이것들은 종아리근막의 먼쪽 긴장근이다[226].

종아리근의 근막구획은 이 근막 위에 들어가는 넙다리두갈래근의 다수의 섬유에 의해서 몸쪽으로 장력이 가해진다[227]. 넙다리두갈래근은 무릎의 주요 가쪽회전근(무릎관절–가쪽회전)이다. 넙다리두갈래근짧은갈래는 가쪽넙다리근육 사이 중격에 들어가서 넙다리두갈래근 근막집의 앞부분을 형성한다. 이 집(sheath)은 엉덩관절의 몸쪽부분에서 깊은 층의 볼기근막과 융합한다. 깊은 층의 볼기근막은 넙다리네모근, 폐쇄근, 궁둥구멍근, 볼기근에 의해서 형성되는 엉덩관절의 가쪽회전운동(엉덩관절–가쪽회전) 근막단위 위에 가로놓인다. 중간볼기근과 작은볼기근도 골반의 가쪽회전(골반–가쪽회전)에 관여한다. 그리고 다수의 섬유가 위에 가로놓인 근막에 들어가기 때문에 가쪽회전 배열의 몸쪽 긴장근이 된다고 생각된다[228].

---

223 짧은 폄근은 안쪽 4개의 발가락 첫마디뼈로 뻗고 이것들을 가쪽으로 당긴다(Chiarugi G. 1975).

224 뼈사이목말발꿈치인대는 발목굴에 위치하고 그 안쪽섬유는 외반을 하는 동안에 긴장한다(Gray H. 1993).

225 목말뼈를 다른 발목뼈에 결부시키는 인대는 다음과 같다. 목말발배인대, 뼈사이목말발꿈치인대, 가쪽목말발꿈치인대, 안쪽목말발꿈치인대. 뒤정강종아리인대. (Platzer W 1979)

226 긴종아리근은 종아리뼈머리, 종아리의 깊은 근막, 종아리의 앞 및 뒤쪽 근육과의 사이의 근육사이 중격에서부터 시작한다. 짧은종아리근은 종아리뼈몸통의 가쪽 표면, 종아리의 앞 및 뒤쪽 근육과의 사이의 근육사이 중격에서부터 시작한다. (Gray H. 1993)

227 넙다리의 많은 근육 특히 반힘줄모양근, 두덩정강근, 넙다리두갈개근은 근막 위에 다수의 강화성 섬유를 뻗고 이와 같이 하여 근막긴장근이 된다. (Testut L. 1987)

228 중간볼기근의 앞 2/3는 다수의 근섬유가 시작하는 깊은 근막으로 덮인다. 작은볼기근은 앞부분과 뒷부분으로 나눌 수 있다. 이것은 따로따로의 섬유다발에 의해서 궁둥구멍근과 위쌍둥이근에 결합하는 일이 있다. (Gray H. 1993)

제 14 장
근막배열의 도수치료

이 단원에서는 평가를 따라가는 방법과 복수의 분절을 포함하는 근골격계 기능장애의 치료에 대해서 검토한다. 다른 분절에서의 작은 통증을 동반하는 하나의 분절의 주된 통증은 하나의 분절만의 통증보다도 매우 일반적으로 출현한다. 광범위에 걸치는 통증인 경우, 협동중심의 고밀도화를 모두 치료하는 것은 아니다. 그러나 통증 분포의 정확한 분석은 치료를 시작하기 전에 항상 필요하다. 분석에 의해서 다음의 것을 드러내어 보일지도 모른다:

- 다양한 통증이 있는 영역이 배열을 따라서 분포한다. 예컨대, 통증이 어깨관절, 팔꿉관절, 손목관절의 가쪽부분에 있는 경우, 팔의 가쪽운동 배열의 기능장애를 가정할 수 있을 것이다.
- 다양한 통증이 있는 영역이 하나의 면에 분포한다. 예컨대, 오른쪽의 넙다리 가쪽과 종아리 안쪽의 통증이 있는 경우, 이마면 위의 기능장애를 가정할 수 있을 것이다.

평가 차트의 정확한 편집에서는 근막의 고밀도화를 상쇄하기 위해 선택된 신체의 보상 형태를 판단할 것이 요구된다.

종합 평가차트의 편집

이 평가 차트의 편집을 위한 방법은 분절적인 기능장애의 경우에 적용된 것과 유사하지만 여기서의 검사는 아래의 3가지 요소를 고려한다:

1. 동반하는 통증이 있는 영역 사이의 기존의 연관성 : 이것들은 하나의 배열을 따라서, 또는 하나의 면을 따라서 분포하는가?
2. 동반하는 통증이 있는 영역 사이의 원인과 결과의 관계 : 이것들의 보상을 유발하는 최초의 통증이 어디에 있었는가?
3. 주된 통증에 관여하는 무증상성 보상의 존재 : 자세 균형의 재확립에 간섭하는 숨겨진 부위는 어디인가?

데이터

주된 통증은 많은 경우 보상의 연쇄에 의해서 초래된 최종적인 결과이다. 예컨대, 환자가 한쪽 팔꿉관절의 힘줄염(건염)에 대해서 호소하는 경우, 검사는 하나의 분절에 한정할 것이 아니다. 그렇지 않으면 치료는 부분적으로 유익하게 될 뿐이다. 현재의 통증에 이른 보상의 경위를 밝히기 위해 분석은 동반되는 통증과 이전의 장애까지 거슬러 올라가야 한다.

보상과 균형 잡기

근막의 보상은 통증을 완화하거나 제거하기 위한 신체의 시도이다. 초기 통증은 협동중심의 고밀도화에 의해서 발생하고 신체는 배열을 따라서 장력의 균형을 가져옴으로써 이 통증을 중화하려고 한다. 이 무의식적으로 일어나는 신체적인 과정은 통증은 완화되어도 근막의 장력평형에서 실제로 불균형을 일으키게 된다. 처음에는 이 불균형은 하나의 배열을 따라서 일어난다. 그러나 차츰 하나의 면에서 자세를 조절하는 모든 배열을 포함하게 된다. 게다가 진통제를 복용하거나 통증이 나타날 때마다 치료하지 않고, 통증의 자연소멸을 기다린 경우는 보상의 과정이 촉진된다. 근막의 보상과 균형 잡기의 과정은 모든 다른 기관의 그것과 유사하다(그림 114):

1. 반복적, 강력한 기계적, 또는 화학적 그리고 열 스트레스(최초의 3개의 화살표)는 근막의 정상적인 탄성을 바꿀 수 있다.

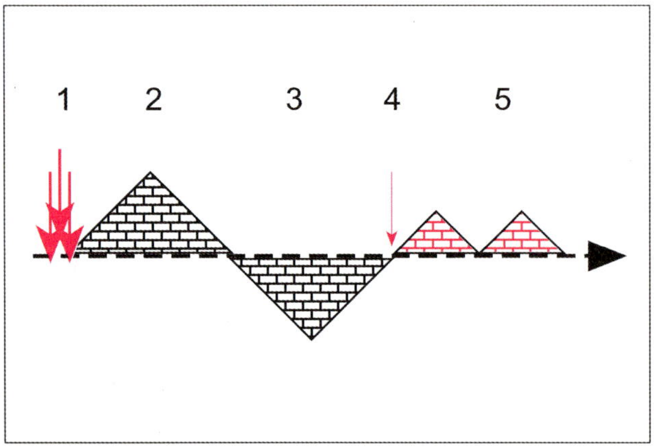

그림 114 근막의 고밀도화 후의 보상.

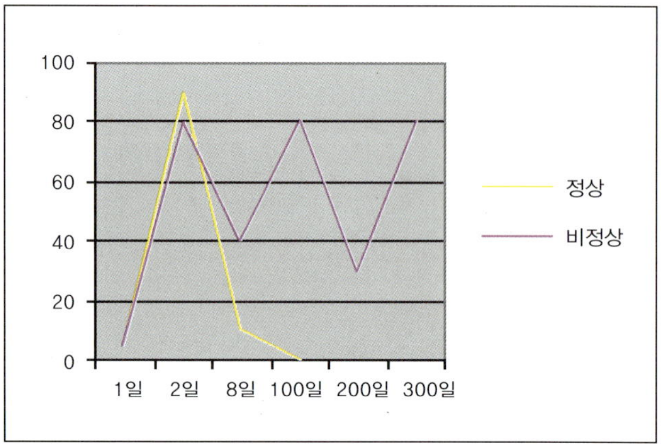

그림 115 치유과정의 경과.

2. 협동중심의 고밀도화는 관계되는 근막단위의 인지중심에 나타나는 최초의 국소 불균형을 일으킨다.
3. 이 통증을 중화하려고 하여 신체는 대항근 단위에서, 또는 같은 배열을 따라가는 더 많은 근막에서 반장력(counter tension)을 만들어냄으로써 균형을 잡는다.
4. 이 오히려 불안정한 평형은 작은 외상 또는 호르몬이나 온도 스트레스(가느다란 화살표)의 출현에 의해서 쉽사리 보상부전에 빠질 가능성이 있다.
5. 환자는 최근의 통증 원인을 더 최근의 외상 탓이라 생각하는 경향이 있다. 근막평형을 회복하기 위해 다양한 외상을 통해서 과거로 거슬러 올라가는 것이 치료사의 역할이다.

그림 115는 같은 외상이 1년간을 통해서 나타낼지도 모를 두 가지 가능성을 보여준다.

황색의 선은 정상적인 치유의 과정을 나타낸다. 연부조직에 대한 외상은 약 8일 동안에 걸쳐서 완전히 그 자체를 해소할 염증성 반응을 일으킨다.

적색의 선은 이상반응의 진행을 나타낸다. 국소염증은 근막의 과도한 고밀도화에 결부되는 자율신경계의 과잉반응을 일으킨다. 8일 후에 통증은 감소하지만 어느 정도의 운동장애와 지각의 장애가 존속한다. 몇 개월 후, 이 근막의 미소염증은 새로운 염증을 일으킨다. 그리고 이것은 더 많은 섬유증에 의해서 해소된다. 통증은 악화가 차츰 빈번해지고 이제는 만성적으로 된다.

급성 또는 염증기에 치료를 회피하는 것은 상당히 일반적이다. 그러나 급성관절주위염, 급성요통, 인대 염좌 등에 대해서 초기단계에 개입하여 완화시킬 수 있으면 유익해질 것이다. 근막 도수치료에서의 조기개입은 염증부위를 직접 치료하는 것이 아니더라도 그 몸쪽 또는 먼쪽 부위를 치료함으로써 가능해진다. 분명히 가장 적절한 배열을 따라서 가장 적절한 점만을 선별하면 고통을 경감할 수 있게 된다. 통증의 10%의 감소는 전신의 근막 장력만이 완화된다는 것을 나타내어 보여준다[229]. 치료 전의 통증의 50% 이상이 감소하였을 때 몇몇 특정의 존재적인 문제가 해결된 것이 된다.

동반되는 이전의 통증

일단 환자가 주된 통증 때문에 치료를 추구할 때에는 환자는 많은 경우, 동반되는 통증을 잊고 있거나 보고를 하지 않는다. 근막 치료사에 있어서 이들의 가벼운 통증 영역은 방해된 배열이나 면을 나타내는 데에 도움이 된다. 아래의 문진은 특히 중요하지 않다고 생각하고 있을지도 모르는 장애에 환자의 주의를 환기시키고 있다.

- "당신은 같은 팔다리나 신체부분에서 어딘가 따로 아픈 곳은 없습니까?"

이 질문들에서는 환자를 유도하여 자기의 가설을 확인하려고 하는 일은 하지 않고 공정하게 제시되어야 한다. 예컨대, 위팔뼈가쪽위관절융기염(상완골외측상과염)이

229 경우에 따라서는 예컨대, 팔 또는 다리의 증상을 경감하기 위해 침을 치료점에 찌름으로써 충분해질 수 있다(Mann F. 1995).

라 진단된 환자에 대해서는 가쪽운동 배열의 문제가 가정된다. 그러나 "어깨 가쪽부분에 통증은 없습니까?"와 같은 유도질문은 회피하여야 한다. 이러한 경우에는 "통증이 어느 부위에 있는지, 손가락으로 정확히 가리킬 수 있습니까?"와 같은 질문이 바람직하다. 동반되는 통증의 모두가 팔다리 · 분절의 가쪽부분을 따라서 존재하는 경우 가쪽운동 배열을 따라가는 장애를 가정할 수 있다. 통증의 모두가 앞쪽부분을 따라가고 있는 경우는 앞쪽운동 배열의 병발(involvement)을 가정할 수 있다.

- "신체의 다른 부분에서 어딘가 아픈 곳은 없습니까?"

이 질문은 어떤 보상이 하나의 면에서 자세를 조절하는 근막 전체의 장력평형에 영향을 미치는 배열이 다른 곳에 형성되어 있지 않은지를 확인하는 것에 있다. 환자는 통증이 있는 부위를 정확히 나타내어 보여야 한다. 예컨대, 무릎에 통증이 있는 경우, 무릎의 어느 부분인지에 대해서 정확히 가리킬 필요가 있다. 앞에서 언급한 위팔뼈가쪽위관절융기염의 예에서 이 2차성의 무릎통증이 관절의 안쪽(안쪽운동 배열) 또는 가쪽(가쪽운동 배열)에 있다면, 이마면 위에서의 불균형을 확인할 수 있다.

- "이 특별한 통증을 느끼기 전에 어딘가 다른 곳에 통증이 있었던 일이 있었습니까?"

환자는 많은 경우, 이전의 통증이 이미 끝난 통증이라 생각하고 있다. 그러나 이전의 통증(현재는 잠복 중)은 자주 현재의 급성통증의 원인이다. 근막은 많은 경우, 섬유의 증가와 고밀도화에 의해서 외상을 수복한다. 일단 이 한정적인 수복을 가져오면, 근막은 같은 배열을 따라서 장력을 연장함으로써 이 국소적인 탄성의 부족을 상쇄할 수 있다. 신체 자체도 약물치료도 이것들은 정상적인 콜라겐섬유이어서 부적절하다고 인식하지 않기 때문에 과도한 섬유를 파괴하는 물질을 만들어내지 않는다.

- "몇 개월 또는 몇 년 동안 어떤 골절이나 탈구 또는 운동기관의 수술을 받았습니까?"

많은 경우 환자는 이전에 며칠만 경험한 통증을 잊고 있다. 따라서 이 질문은 더 오래된 과거에 느끼고 있었던 통증을 생각해낼 때 보조로서 확실히 필요하다. 기억의 공백은 골절이나 수술과 같은 중요한 외상 조차도 연관성이 있다. 치료사는 일반적으로 생각할 수 있는 기간 내에 완전히 해소된 과거의 외상에 관해서 이것들을 기록하는 것을 게을리 할 가능성이 있다. 그러나 합병증이 발생한 경우는 오랜 회복시간이 필요해지고 영속적인 골관절 또는 자세의 장애가 일어나기 때문에 추가적인 질문이 최종적인 보상성의 경로를 이해하는 데에 필요하다.

- "당신에게는 찌릿한 느낌(pins and needles), 또는 경련이나 저림이나 손발의 변형이 있습니까? 또는 이전에 있었습니까?"

우리들은 각 배열이 특정 손가락이나 발가락에서 끝난다는 것을 알고 있다. 따라서 고밀도화를 보상하는 시도가 배열의 종말부분을 포함하는 단계에 도달하고 있는지 아닌지를 확인하는 것은 당연하다. 먼쪽 근막의 제한은 처음에는 신경수용체를 방해한다. 그리고 비정상적인 견인이 가해지고 일그러진 구심성 신경을 전달한다. 때로는 안정 시 체온의 약간의 저하가 일어나는 근막장력은 경련성 통증을 야기할 수 있다.

가설

치료사가 객관적 사실과 치료계획을 발전시키기 위해 처음에는 평가 차트 상에서 가설을 기록하는 것이 도움이 된다. 몇 가지의 치료 후에는 운동평가를 통해서 가설이 계속해서 변화할 가능성이 있으므로 이것은 불필요하다.

배열의 도수치료를 실행하는 어떤 증상사례에서 다수의 분절에 동반하는 통증이 인지되는 경우, 치료사는 몇 가지의 질문에 직면한다:

1. 통증은 하나의 특정 배열을 따라서 분포하고 있는 것인가? 그것은 어느 곳인가?
2. 통증은 하나의 특정 면을 따라서 분포하여 있는가? 그것은 어느 면인가?

하나의 가설을 확인하는 경우에는 아래의 요인을 생각한다:

- 이 배열의 몸쪽과 먼쪽의 어느 분절을 검사하는가?
- 대항근 배열은 무증상성 또는 잠복 중인 장력을 발생시켰는가?

2개의 가설을 확인하는 경우에는 아래의 요인을 생각한다:

- 이 면 위의 어느 분절이 불균형을 일으켰는가?
- 이 면 위의 어느 협동중심이 신체의 구조에 과도한 불균형을 발생시키지 않고 처치할 수 있는 부위(점)인가?

처음에, 모든 변수에 대한 생각은 근막 도수치료를 시작하려고 하는 치료사를 낙담시킬 수 있다. 그러나 실행에서 이 방법을 거의 무의식적으로 하게 된다. 가설의 형식화는 이 기술에서 의심할 것 없이 가장 어려운 부분이다. 평가 전체를 통해서 치료사는 가시적인 변수로부터 선택해야 한다. 치료 전체를 통해서 촉진정보는 정밀성이 요구된다. 가설의 단계에서는 치료사는 무한의 변수로부터 암시하는 바를 얻어내야 한다. 이것은 원래라면 존재하지 않는 통증이 개별적으로는 다양한 통증을 동반한다는 사실에 기인한다. 신체의 한쪽에 100 이상의 협동중심이 각 개인에 따라서 다양하게 결합하여 있을 가능성이 있다고 생각하면 거기서부터 일어날 수 있는 변수의 수를 이해할 수 있다.

검증

분절성 운동의 평가는 운동의 모든 3개 평면에서 하나의 관절만의 가동성을 검사한다. 가장 통증을 동반하는 운동 또는 방향이 어느 협동중심의 치료가 필요한지를 시사한다.

전체적인 검증을 통해서 2개 이상의 관절이 검토된다(표 14). 그리고 관절의 가동성은 운동의 모든 3개 평면에서 비교된다. 많은 분절에서의 가장 통증을 동반하는 운동은 배열 또는 운동의 면을 치료해야 함을 시사한다.

전체적인 운동평가를 위해 일반적으로 아래의 분절을 검사한다:

- 팔 : 위팔과 손목
- 다리 : 엉덩관절과 목말뼈
- 몸통 : 목과 허리

표 14 전체적인 운동평가

이마면	*시상면*	*수평면*
목–가쪽	목–뒤쪽*	목–가쪽회전
가슴우리–가쪽	가슴우리–뒤쪽**	가슴우리–안쪽회전*
허리–가쪽	허리–앞쪽**	허리–가쪽회전

배열을 따라가는 또는 운동 면 위의 통증이 모든 분절을 어느 정도 포함하므로 가장 가동하는 2개의 분절이 선택된다. 게다가 이것들의 주요 운동이 하나의 면에서 일어나므로 어깨뼈, 팔꿈치, 손가락, 발가락, 가슴우리, 골반과 무릎의 분절은 보다 적은 징후를 보인다. 의심이 있는 경우, 세 번째 분절을 검토한다. 더 가동성이 있는 관절이 다음의 이유 때문에 사용된다.

- 방해된 방향은 전체 3면에서 다른 관절보다도 가동성이 큰 관절을 검토함으로써 가장 잘 평가할 수 있다. 환자는 골반 또는 무릎에서 통증이 발생할지도 모르지만 평가는 허리와 엉덩관절에서 실행한다. 그러나 의심이 있는 경우는 무릎을 검토한다.
- 통증이 없는 관절을 검사함으로써 무증상성 협동중심(silent coordination centre)이 더 쉽게 명백해진다. 예컨대, 골반 또는 무릎의 통증이 최근의 반대의 보상일 가능성이 있고 원인은 현재의 무증상성 허리분절이다.

3개 면 위의 허리의 운동평가에서 가쪽운동의 통증이 명백해진 경우, 그것은 환자가 일상생활에서 무의식적으로 피하고 있는 운동일 것이다(무증상성 협동중심). 무증상성 협동중심이 반드시 치료되는 것은 아니며 이들은 시간과 더불어 안정적인 보상을 발전시킨다. 특히 통증이 빈번하게 재발할 때에는 무증상성 협동중심의 존재를 특정하여 치료해야 한다.

배열과 면을 위한 운동평가는 기본적으로 분절적 평가와 같은 방법을 사용하지만, 더 많은 분절을 서로 비교해 간다(표 14).

표 14에서 검사한 운동의 모두를 기록하는 것이 아니라 가장 통증을 동반하는 운동만을 기록한다. 예컨대, 목–앞쪽과 목–뒤쪽의 양쪽을 검사하지만 목–뒤쪽에 가장 통증이 있으므로 목–뒤쪽을 기록한다.

시상면의 치료를 표 14에서 시사하고 있다. 왜냐하면 중간의 열에서 가슴우리의 뒤쪽운동과 허리의 앞쪽운동에서 2개의 별표(** : 중등도의 통증)가 붙여져 있기 때문이다.

운동평가(그림 116)는 운동의 면을 시사하고 촉진평가는 그 면에서 치료되는 협동중심을 시사한다.

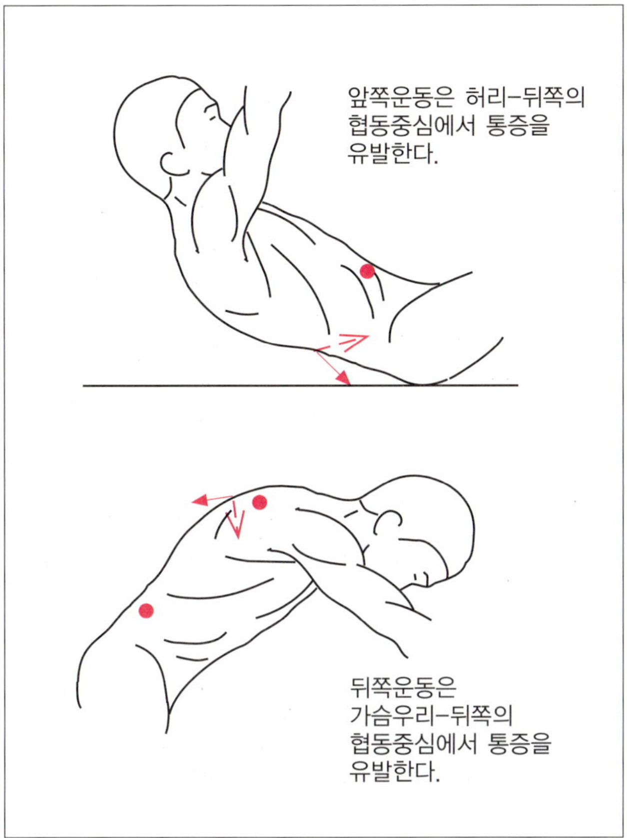

그림 116 시상면 위의 배열의 운동평가와 치료.

전체적인 치료의 촉진평가는 하나의 분절의 협동중심을 비교하는 대신에 관계되는 분절의 협동중심 모두를 평가한다는 사실을 제외하면 분절성 치료와 마찬가지이다. 평가 차트에서 표 자체가 과잉이 된다 해도 임상진료에서는 평가는 결코 간과해서는 안 된다.

치료

배열의 치료는 치료를 위해 선택되는 협동중심이 전체적인 자세평형을 회복하기 위한 계획을 시작해야 한다는 사실에 의해서 특징지어진다.

예컨대, 주로 시상면에서 목, 가슴우리, 허리, 엉덩관절의 통증이 있는 환자의 경우에는 분명히 관계되는 협동중심의 모두를 치료하는 것이 아니라, 치료부위의 선택이 필요하다.

- 몸쪽 협동중심과 먼쪽 협동중심을 선택한다. 뒤쪽운동 배열의 먼쪽 협동중심(목말뼈–뒤쪽)과 몸쪽 협동중심(허리–뒤쪽)의 두 가지가 근막장력을 풀어주기 위해 동시에 치료될 수 있다(그림 117).
- 대항근 배열(즉, 몸통 또는 다리의 앞쪽운동)의 하나

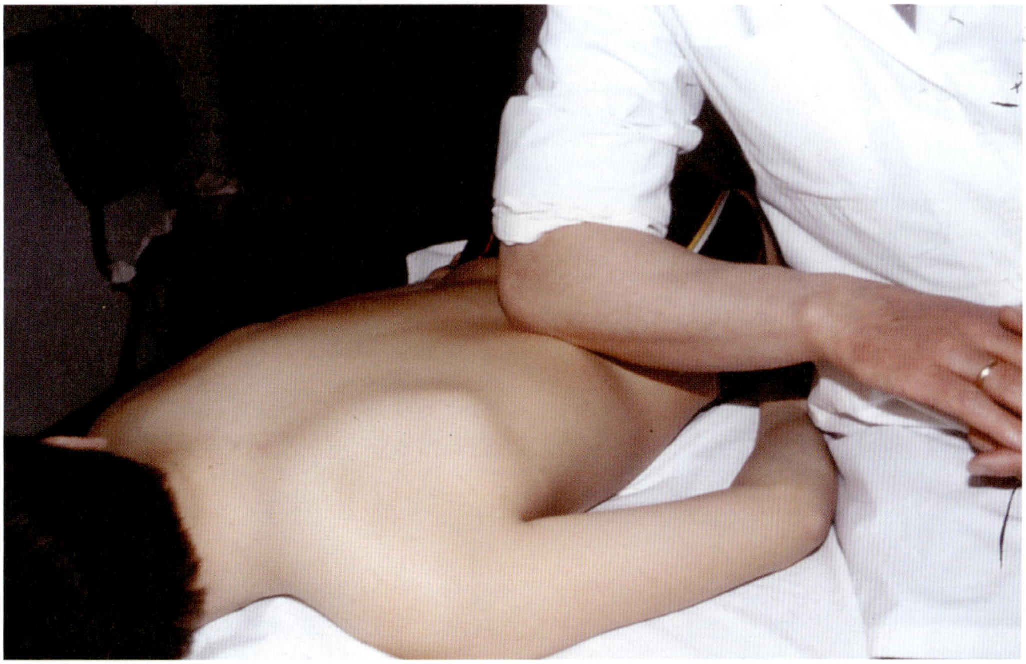

그림 117 팔꿉관절 부근의 자쪽 모서리에서 실행하는 촉진 도수치료. 넙다리와 몸통의 근육덩이는 팔꿈치에서 촉진과 치료를 실행한다. 얼마간의 실행 후 근막 유동성에서의 변화를 팔꿈치에서도 지각할 수 있다. 조직사이의 침투는 팔꿉관절의 굽힘각도에 따라서 바뀐다. 이 사진에서는 허리–뒤쪽의 협동중심을 치료하고 있다.

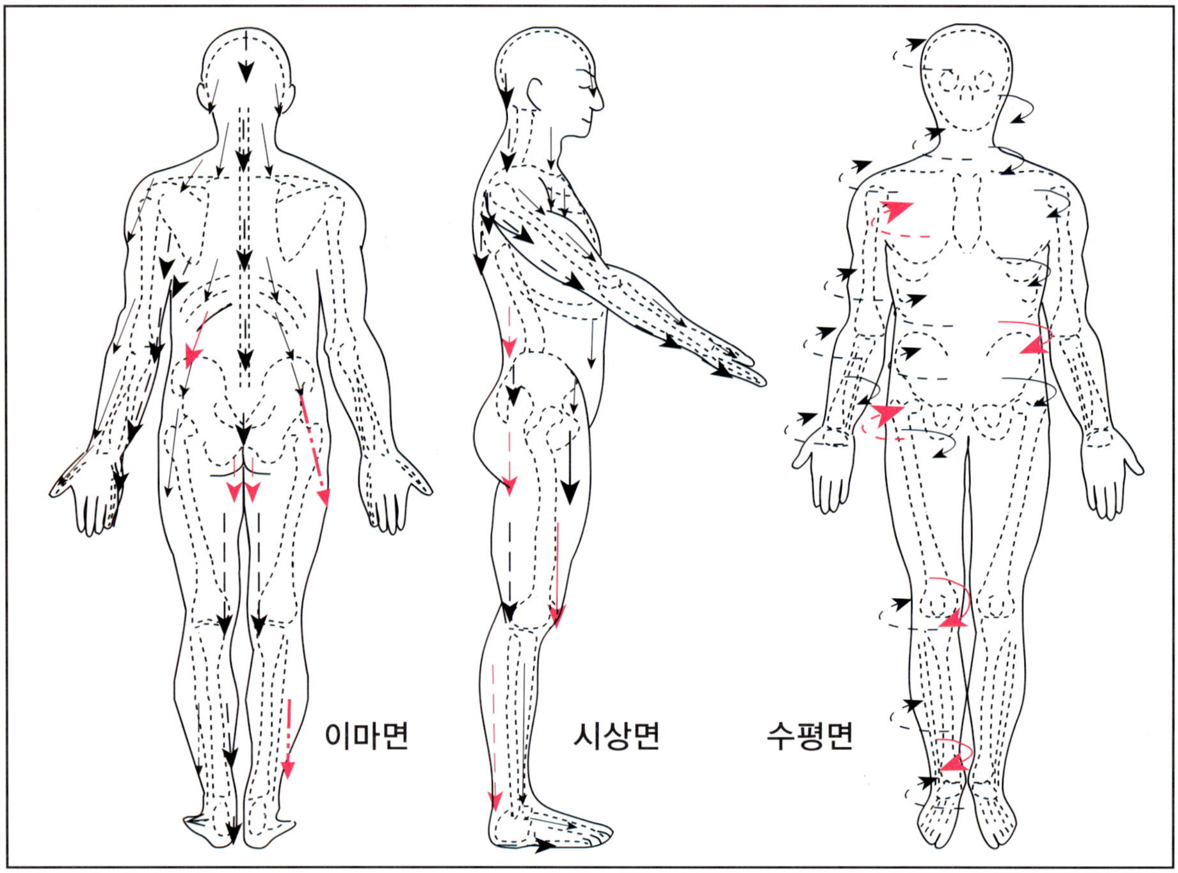

그림 118 일반적인 전신적인 기능장애에서 가장 흔히 있는 협동중심 오른쪽의 종아리증상(궁둥신경통과 같은)을 동반하는 등 통증(back pain).

이상의 협동중심을 선택한다. 이 선택은 운동평가에 의해서 이루어진다. 예컨대, 허리의 앞쪽운동에서 허리의 통증이 강조된다면 치료는 허리의 앞쪽운동(허리-앞쪽)을 목표로 한다.

이것들의 무증상성 협동중심이 발견되면 환자는 많은 경우 "아~, 이전에 북부에 통증이 있었던 일이 있다. 그렇지만 나는 그것이 대장염이었다고 언제나 생각하고 있었다"라는 것처럼 이전에 잊고 있었던 외상이나 장애를 기억해낸다.

두 요점을 따라서 도수치료를 실행한 후에 자기의 치료계획의 결과를 재평가한다. 증상이 개선되면 그 배열 또는 면에서 치료를 계속해도 된다는 것을 시사한다. 그렇지 않으면 자기의 선택을 정밀하게 재평가하는 것이 가장 좋다.

아래의 것은 전신의 기능장애에서 치료되는 가장 많은 협동중심의 예이다. 오른쪽의 종아리 증상을 동반하는 등 통증은 같은 기능장애가 어떤 공간평면의 보상에 의해서 일어날 수 있다는 것에 주목한다.

이마면(그림 118):

-오른쪽의 종아리증상을 동반하는 등의 통증 : 왼쪽 허리-가쪽, *양쪽 엉덩관절-안쪽*, 오른쪽 무릎-가쪽, 오른쪽 목말뼈-가쪽

시상면:

-오른쪽의 종아리증상을 동반하는 등의 통증 : 양쪽 허리-뒤쪽, *오른쪽 무릎관절-앞쪽, 오른쪽 엉덩관절-뒤쪽, 오른쪽 목말뼈-뒤쪽*

수평면:

-오른쪽의 종아리증상을 동반하는 등 통증 : 오른쪽 가슴우리-가쪽회전, *왼쪽허리-안쪽회전*, 오른쪽 골반-가쪽회전, 오른쪽 무릎관절-안쪽회전, 오른쪽 목말뼈-안쪽회전

무증상성 협동중심은 볼드체로 표기하였다. 이것들은 환자가 이전에 통증이 있었다고 인지하지 못한 점이다. 그러나 이 들은 근막 불균형을 해소하는 데에 많은 경우 매우 도움이 된다. 이 점들은 환자의 증상으로부터 추측하여 3면 위의 배열의 연속성에 대한 치료사의 정보를 사용해서 발견할 수 있다.

모든 치료점은 콜라겐이 과잉으로 축적하고 있으므로 깊은 부분에의 지속적인 압력에 의해서 치료한다. 이러한 종류의 도수치료는 근막과 근막 내 섬유 다발 사이의 활주운동을 방해하고 있는 고밀도화를 해소하는 것을 목표로 하고 있다. 한창 치료를 하고 있는 동안에 환자는 많은 경우, 배열을 따라서 방산하는 통증을 호소한다. 하나의 치료점이 해소되었을 때, 환자는 배열을 따라가는 전신의 장력과 마찬가지로 국소장력이 경감된 것을 알아차리게 된다.

근막 도수치료가 어디에 어떻게 작용하는가?

근막 도수치료는 주로 근막의 기질에 영향을 미친다. 기질은 세포를 결합하여 발달, 극성 그리고 거동에 영향을 준다. 이것은 GAGs(글리코사미노글리칸[230])로 구성되는 친수성 겔에 섞이는 다양한 단백섬유를 포함한다[231]. 섬유의 구성성분인 단백질은 구조단백질(콜라겐과 엘라스틴)과 접착단백질(피브로넥틴과 라미닌)로 나뉜다(표 15).

GAGs는 기본적으로 두 그룹으로 나뉜다. 히알루론산(비황산화)과 황산화 GAGs이다. 히알루론산은 성긴 결합조직에 더 풍부하고 형태발생과 조직수복과정을 통해서 세포이동을 촉진한다. 예컨대, 그것은 섬유모세포 성장인자의 활동을 증가 또는 억제할 수 있다. 황산화 GAGs는 고밀도로 압축된 결합조직이고 더 일반적이다[232].

230 세포외 기질의 고분자 성분은 결합조직의 섬유모세포, 연골의 연골모세포와 뼈 조직의 골모세포에 의해서 만들어진다 (Monesi B. 1997).

231 히알루론산 : 신체 전체에 미치는 윤활유와 완충장치로서 작용하는 무코다당류.
히알루로니다아제 : 과잉의 조직의 분해를 촉진하기 위해 특정 관절염의 치료에서 제안되는 가용성 효소. 이것은 외상 또는 수술 후 부종이나 혈종의 재흡수를 촉진하는 데에 사용된다(Stedman's. 1995).

표 15 기질조성

단백섬유.	구조	콜라겐 엘라스틴
	접착	피브로넥틴 라미닌
GAGs (글리코사민글리칸)	비황산화	히알루론산 콘드로이틴산
	황산화	콘드로이틴황산염 더마탄황산염 케라탄황산염

GAGs는 매우 젤라틴모양이고, 세포바깥 기질의 점성도(viscosity)에 대한 원인이 된다[233]. 히알루론산은 제외하고 GAGs는 프로테오글리칸이라 불리는 고분자를 형성하는 비콜라겐성 단백질에 부착한다[234]. GAGs는 많은 이온과 성질을 결합시킬 수 있다. 그리고 전해질의 농도는 고분자의 구조에 영향을 준다. 이것은 용액의 점성에 동반하는 변화이고 성긴 것에서부터 비틀린 것으로 변화할 수 있다. 게다가 프로테오글리칸은 결합조직섬유의 형태와 기능에 영향을 주는 콜라겐과의 정전기 부착을 통해서 상호작용을 할 수 있다. 피브로넥틴과 콜라겐의 결합은 다양한 GAGs에 의해서 조절될 수도 있다[235].

예컨대, 기질의 고밀도화는 상호간에 활주함으로써 정렬하는 콜라겐섬유를 저해할 뿐만 아니라, 적용된 견인

232 결합조직의 GAGs는 2개의 범주에 속하여 있다. 황산염(sulphate) 그룹은 콘드로이틴황산염(연골), 더마탄황산염(진피, 힘줄), 케라탄황산염(각막, 고밀도로 압축된 조직), 헤파란황산염(기저막)으로 구성된다(Monesi V. 1997).

233 일부의 흉터가 된 근막의 더마탄황산염 연쇄는 정상조직과 비교하여 더 높은 분자량을 나타내어 보였다(Kosma EM. 2001).

234 원섬유와 관련된 비구조적 콜라겐은 기질의 콜라겐원섬유와 다른 고분자 사이의 상호작용을 매개한다. 이와 같이 기질에서 원섬유의 조성을 결정한다(Alberts B. 1996).

235 피브로넥틴은 모든 척추동물에서 태아성 세포의 이동을 유도하는 단백질이다. 이것은 세포가 기질과 결합하는 것을 돕는다. 이 목적을 위하여 이동세포(migrating cell)가 그것에 의해서 완전히 고정되는 것이 아니라, 기질에 접착할 수 있도록 조절이 정확해야 한다(Alberts B. 1996).

에 반응하여 콜라겐섬유의 방향부여를 방해한다. 근막의 약화된 탄성은 하나의 근막단위 근섬유 사이와 근막배열의 근막단위 사이에 협동불능을 발생시킨다.

이것이야말로 근막 도수치료가 개입하는 부분이며 마찰 및 국소염증을 통해서 국소 열감을 만들어낸다. 열은 즉각 기질의 밀도를 변경한다. 세포로부터 국소적으로 분비되는 세포바깥 단백질분해효소가 기질단백질(콜라겐과 피브로넥틴)의 변성에 공동으로 작용하면서 염증이 몇 시간 동안 발생한다[236].

세포바깥 기질의 콜라겐과 다른 고분자의 대사회전은 매우 느리다[237]. 따라서 근막 도수치료와 같은 외부로부터 개입이 가해지지 않는 한 환자는 근막의 고밀도화에 의해서 발생한 통증으로부터 회복하는 데 몇 년이나 걸리게 되고 그 동안에 보상과 반대보상이 증가한다.

증상사례 연구

아래에 치료의 두 가지 예를 제시한다. 하나는 근막배열을 따를 뿐만 아니라, 대항근의 근막배열도 포함하는 기능장애, 또 하나는 하나의 면에서 다수의 분절에 분포하는 동반되는 기능장애이다.

근막의 배열을 따라서

G.A., 25세 남성. 작년부터 궁둥신경형 통증으로 고통을 받고 있으며 어떠한 치료에도 저항성이 있다.

기록 데이터에 따르면, 그는 과거에 등의 통증으로는 고통을 받지 않았다는 사실이 증명되었다. 그리고 CT에서는 척추원반탈출(prolapsed disc)은 없었다. 통증은 오른쪽 넙다리 뒷면과 장딴지(오른쪽 엉덩관절-뒤쪽, 오른쪽 목말뼈-뒤쪽, 1년**)를 따라서 존재하고 있었다. 통증은 크로스컨트리에서 달린 후 생기며 그 후 결코 완전히는 소실되지 않았다. 그러나 통증의 세기는 다양하였다. 통증은 달리거나 신체를 앞으로 굽히거나 하면 등쪽에서 심해졌다.

이제까지의 평가는 분절의 평가와 유사하다. 유일한 차이는 2개의 분절(엉덩관절, 목말뼈)이 통증의 부위로서 나타내어 보이고 있고, 통증은 두 분절의 뒷부분에 분포하여 있다는 것이다. 이것은 이미 뒤쪽운동 배열을 시사할 수도 있었지만, 그 원인을 고려하지 않고 현재의 상황만을 생각하였다는 것을 의미할 것이다. 엉덩관절-뒤쪽과 목말뼈-뒤쪽을 치료함으로써 확실히 어느 정도는 완화될 것이다. 그러나 달리기를 시도하자마자 통증은 반복될 것이다.

일반적인 질문으로 "신체의 또 다른 부분에 어떤 통증이 있습니까?", "과거에 신체의 어떤 부분에 통증이 있었습니까?"라 물어도 청년은 마치 그의 건강상태를 강조하는 것처럼 양쪽 모두를 부정하였다. 그리고 특정 질문으로 "젊었을 때에 당신의 오른쪽 무릎에 성장통증은 없었습니까?"라고 물으면 청년은 이에 반응하여 10세 무렵, 무릎에 통증이 있었던 것을 기억해 냈다(15년 전의 오른쪽 무릎통증). "이전에 발에 찌릿찌릿한 감각이상이나 경련, 저림, 변형(티눈을 포함)이 있었습니까?"라는 질문에 대해서 환자는 작년 이래 3회 정도 종아리에 경련이 있었다는 것을 기억해 냈다.

이 데이터로부터 뒤쪽운동 배열에서의 연축(spasm)이 대항근의 앞쪽운동 배열에 의해서 일어난 보상에 의한 것일 것이라는 가설을 세울 수 있게 되었다. 앞쪽운동과 종아리의 뒤쪽운동 배열 사이의 보상은 15년 동안에 어떠한 문제도 일어나게 하지 않았다. 이것은 크로스컨트리에서 달리는 것이 장력평형의 보상부전을 일으키는 것 같은 강력한 물리적 스트레스를 요구한 것에 의한다.

이 보상성의 기전을 분석하여 운동평가에 의해서 어떤 무의식적인 조정을 인지하게 되고 촉진평가에 의해서 즉각 가장 적당한 부위를 발견하는 것이 더 쉬워졌다.

운동평가는 엉덩관절과 무릎관절의 앞쪽운동 때의 넙다리 뒷면을 따라가는 통증을 밝혔고 촉진평가는 오른쪽 무릎-앞쪽, 엉덩관절-뒤쪽, 목말뼈-뒤쪽의 고밀도화를 밝혔다.

최초의 치료부위는 무릎-앞쪽이었다. 치료 후의 운동평가에서 넙다리 뒷면의 통증이 소실된 것이 입증되었다.

---

236 기질의 변성에 관여하고 있는 중요한 단백분해효소(proteinase)는 염증과 재구축의 부위에 축적하는 유로키나아제형 플라스미노겐(plasminogen) 활성화 인자이다(Alberts B. 1996).

237 세포바깥 기질의 고분자 대사회전의 조절은 많은 중요한 생물학적 방법에 있어서 중요하다. 성체동물의 얼핏 보기에 정적인 세포바깥 기질에서 조차 느리지만, 변성과 재생합성과 같은 현상에 의해서 지속성 대사회전을 도울 수 있다. 예컨대, 뼈로부터의 콜라겐 분자는 10년마다 퇴화하여 대체된다. 몇 가지의 금속단백분해효소(metalloproteinase)(예: 콜라겐분해효소)는 이것들이 소수의 한정된 부위에서 특정 단백질을 분해하므로 매우 특수하다(Alberts B. 1996).

다른 2개의 협동중심은 장력의 균형을 조정하기 위해 치료되었다.

환자에게는 최초의 치료 후에 통증이 없어졌기 때문에 아래의 조언을 하였다. "치료한 부위에 통증이 없어지면 당신은 달리기를 재개할 수 있다. 그러나 재개하는 경우 가볍게 실행하고 어떤 통증이 재발한 경우에는 중지하여야 한다. 그리고 2일 후에 재차 시도하시오. 통증이 재발하면 다음의 예약을 하시오" . 운동선수로부터는 10일 후에 "최초의 달리기에서는 어떠한 장애도 느끼지 않았습니다"라는 전화가 있었다.

하나의 면 위의 모든 것

G부인은 8일 전에 넘어진 후부터 왼쪽 어깨에 격렬한 통증이 있어 그것을 경감시키기 위안 유일한 방법인 것처럼 오른손으로 왼팔을 지지한 상태로 방문하였다. X선 사진에서는 어떤 뼈의 병변은 없고, 그녀는 통증부위에 아이스 팩을 실행하도록 지시를 받았다.

주관적인 검사에서는 통증은 주로 왼쪽 어깨의 가쪽부분에 인지되고, 가쪽운동 30°, 앞쪽운동은 50°로 제한되어 있었다(표 16). 환자로서는 어깨의 통증이 유일한 중요한 인자였다. 그러나 이야기를 들었더니 현재까지 2년간 머리 · 목 부분에 어느 정도의 통증이 있었다는 것과 오른쪽의 엉덩관절 가쪽부분의 통증으로 고통을 받았다는 것을 알게 되었다. 넙다리 · 엉덩관절의 통증은 연속적으로는 아니었으나, 월 1회, 어느 정도 정기적으로 재발하였다. 과거에는 환자는 간단한 등의 통증으로 고생하였으나 이 문제는 완전히 해소되어 있다. 환자가 즉각 보고한 찌릿찌릿한 감각이상에 관한 의문은 넘어진 후에 그녀의 오른손의 노쪽(엄지손가락과 집게손가락)에 지속성의 감각이상이 나타났다는 것이다.

이 데이터로부터 최근의 외상에 의해서 전체 분절의 불균형이 강조되었다고 가정하는 것이 가능하게 되었다. 어깨의 염좌는 다른 보상을 발견하지 못하였기 때문에 급성통증을 지속시키고 있었다. 최근과 과거의 양쪽의 반대보상(counter compensation)은 시상면(허리-뒤쪽, 엄지손가락의 찌릿찌릿한 감각이상) 및 이마면(위팔-가쪽, 엉덩관절-가쪽, 집게손가락의 찌릿찌릿한 감각이상)에서 널리 퍼진 것 같다. 어깨의 운동제한은 거의 모든 방향에 있었기 때문에 여기서는 나타내지 않았다.

표 16 이마면 위에서 장애를 나타내는 데이터에 의한 평가

환자가 나타내어 보이는 통증부위	위팔, 가쪽, 왼쪽, 외상에서부터 8일***
통증을 동반하는 운동	위팔-가쪽 30°, 위팔-앞쪽 50°
지속성 통증	목, 머리, 양쪽, 2년간* 엉덩관절, 가쪽, 오른쪽, 2년간에 월 1회 재발**
이전의 통증	허리, 양쪽
감각이상	찌릿찌릿한 느낌, 오른쪽 엄지손가락, 오른쪽 집게손가락
치료	
제1회	양쪽 목-가쪽, 위팔++, 왼쪽손목-가쪽, 경과 위팔+
제2회	오른쪽 위팔 · 어깨뼈 · 손가락-가쪽++ 경과 위팔++
제3회	왼쪽허리-가쪽+, 오른쪽 엉덩관절-가쪽+

2개의 면 중 어느 쪽이 더 문제인지를 분석하기 위해서 목과 엉덩관절의 운동평가를 할 것을 선택하였다. 이 평가는 반대보상이 이마면 위에서 진행된 것을 명확히 보여주었다.

결론으로 통증을 동반한 위팔뼈의 가쪽운동 협동중심을 최초에 치료하는 것이 아니라, 목의 가쪽운동(목-가쪽)을 치료하였다. 이 협동중심의 해소 후 목에 즉시 효과가 일어나 특히, 어깨통증이 현저하게 감소하였다. 이마면 위의 근막 연축의 해소는 몇 가지의 보상을 찾아내기 위해 염증을 발생시켰다. 제1 세션에서는 같은 배열을 따라가는 먼쪽 점(손목-가쪽)도 치료하였다. 제1 세션 후 바로 성취된 결과(위팔++)는 며칠간 완전하게는 유지되지 않았다. 그 결과 제2 세션에서는 위팔, 어깨뼈, 손가락의 가쪽운동 근막단위를 치료하기로 결정하였다. 즉시 결과는 매우 양호하였고 1주일 후도 그것은 유지되었다(경과 위팔++}.

제3 세션에서는 전신의 장력 평형을 회복하는 시도로 오른쪽 엉덩관절-가쪽과 왼쪽 허리-가쪽의 협동중심을 치료하였다.

전신적인 근막기능장애의 치료에서는 초심자가 알기

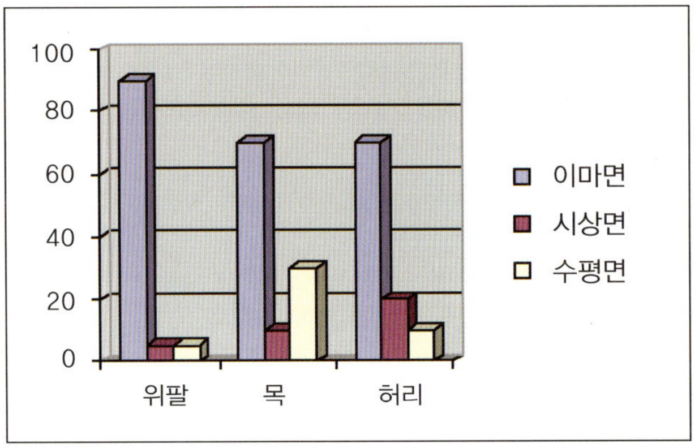

그림 119 3개 면 위의 운동 중인 3분절 통증의 백분율.

쉽게 이용할 수 있도록 평가 차트(그림 189)에서 "운동기관 기왕력" 칸을 "통증의 존재" 칸으로 대체하는 변경이 가능하다. 평가 차트에는 아래의 것을 기록한다. 첫째 줄에 이마면 위의 분절의 문제(허리-가쪽, 엉덩관절-안쪽, 위팔-가쪽, 팔꿈치-가쪽), 둘째 줄에 시상면 위(목-앞쪽, 가슴우리-뒤쪽)의 분절의 문제, 셋째 줄에 수평면 위(목말뼈-가쪽회전)의 분절의 문제.

또는 대안으로서 데이터를 그래프(그림 119)에 나타낼 수도 있다.

이와 같이 하면 대부분의 중요한 불균형이 어느 면에서 발견되는지 바로 명백해진다. 통증이 안쪽 또는 가쪽에 있는 경우, 제1 치료세션은 이마면에서의 치료이다(그림 120). 다음의 세션에서는 필요에 따라서 다른 면을 치료한다. 근막 치료사가 이 절차를 숙지하면 통증의 존재를 편집해갈 필요는 없으며 이 데이터를 통증부위와 통증을 동반하는 운동으로서 평가차트에 기록한다.

장래에는 도수에 의한 기술처럼 더 통증을 동반하지 않는 방법으로 기질에 유동성을 회복할 수 있는 기구를 개발하는 것이 반드시 가능해질 것이다. 저자는 자기 자신의 특정 경험과 전문지식에 기초하여 자유로이 다양한 방법을 이용함으로써 협동중심을 불활성화하기 위한 새로운 방법을 시도하려고 하는 모든 치료사를 격려하려고 한다.

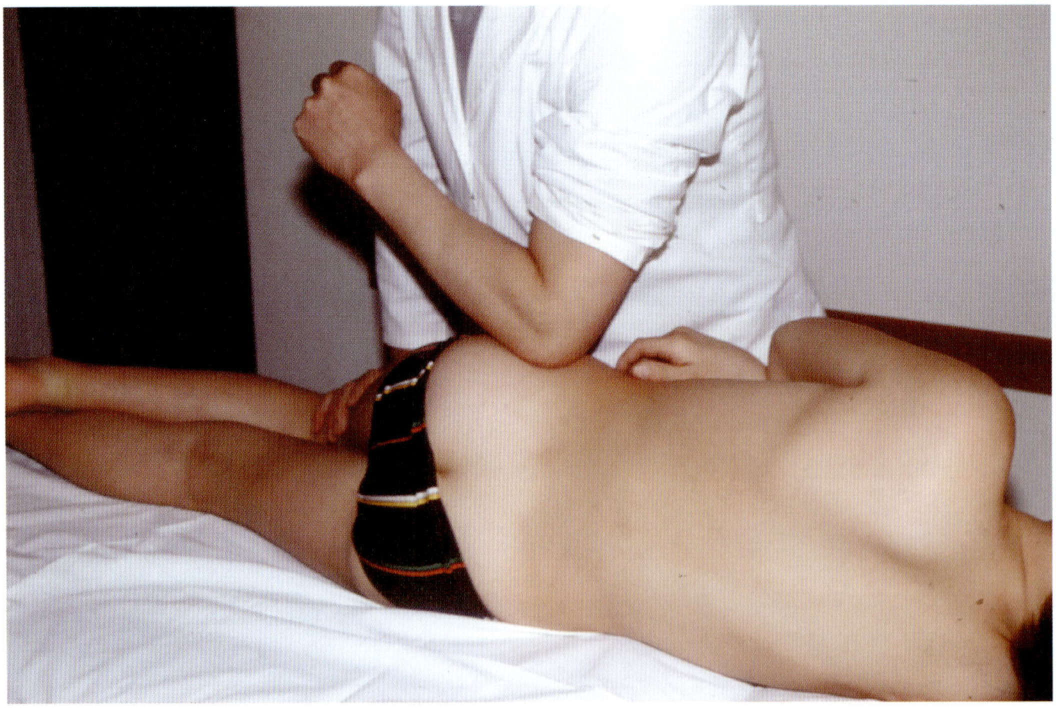

그림 120 팔꿉관절의 팔꿈치머리를 사용한 촉진과 도수치료. 팔꿉관절에 의한 도수치료는 치료에서 사용되는 가장 일반적인 기술이다. 치료사는 피로를 경감하여 장시간에 걸쳐서 1개의 점을 치료가 가능하도록 자기 자신의 체중을 이용해야 한다. 이것이 때로는 큰 표면상에 작용하기 때문에 환자는 팔꿉관절을 사용하는 도수치료를 선호한다. 이 사진은 골반-가쪽 협동중심의 치료이다.

제 III 부

근막나선
The Myofascial Spiral

제 15 장
근막나선의 해부학

이 책의 제1부에서는 근막단위에 관해서 논의하였다. 그것은 일방향성의 운동단위가 근막 위에서 발휘하는 장력의 결과라 생각된다. 근막단위는 하나의 분절의 운동체계에 관여하고 있다.

이 책의 제2부에서는 근막배열에 관해서 논의하였다. 그것은 일방향성의 근막단위가 근막 위에서 발휘하는 장력의 결과라 생각된다. 근막배열은 주로 자세조절에 영향을 준다.

이 제3부에서는 근막나선에 관해서 논의한다. 근막나선은 융합 협동중심이 근막 위에서 발휘하는 나선형 장력의 합이라 생각된다. 이 성분은 복잡한 운동활성 또는 행위의 조절에 개입한다. 근막단위는 깊은 부분의 콜라겐섬유를 이용하고 근막배열은 근막의 세로섬유를 이용하며 근막나선은 빗섬유(지지띠)를 이용한다[238].

이 모든 섬유는 기질의 범위 내에서 서로 독립하여 활주하는 것이 가능해야 한다. 일부에서는 근막과 분리 가능한 지지띠를 형성하고 가로로 뻗는 섬유조직에 의해서 이 독립성을 강화한다[239]. 지지띠는 각각의 위에 교차하고, 서로 독립하여 동시에 활주하는 섬유의 네트워크에 의해서 형성된다[240].

지지띠의 유일한 역할이 뼈의 가까이에 힘줄을 결합시키는 것뿐이라면, 섬유의 이 복잡성은 필요하지 않지만 실제로는 이에 더해서 아래와 같은 기능이 있다고 가정할 수 있다:

- 발의 위폄근지지띠는 종아리의 아래 1/3에 위치하고 힘줄은 구부러지지 않도록 아래폄근지지띠의 아래층에 있다.
- 발의 아래폄근지지띠의 유일한 역할이 구속이라면 그 섬유의 모두는 뼈 위에 부착할 뿐이지만, 실제로는 많은 섬유가 뒤쪽근막과 연결되어 있다[241].
- 무릎 주위의 무릎지지띠와 오금지지띠는 뼈 가까이에서 어떠한 힘줄도 유지하지 않는다.
- 손목관절에서 굽힘근지지띠는 사실상 독립하여 있고 가로손목인대는 굽힘근힘줄을 억제한다.

지지띠와 힘줄 사이에 있는 연결의 정밀한 연구에 의해서[242, 243], 말초운동계의 체계에 이것들이 관여한다는 가설이 성립한다(그림 121). 지지띠는 모든 관절에 존재하고 이것들은 힘줄에 연결되므로 지지띠가 그 자체에 가해지는 부하에 좌우된다는 것은 다소간에 명백하다.

---

238 아래팔근막은 주로 수직 및 빗섬유로부터 다양한 각도에서 각각의 교차하는 가로섬유에 의해서 구성된다. (Testut L. 1987)

239 발목뼈 등쪽영역의 위폄근지지띠와 아래폄근지지띠는 해부에 의해서 근막으로부터 분리할 수 있다. (Platzer W. 1979)

240 발목관절과 손목관절의 지지띠에서 다른 3개 층을 확인할 수 있다. 안쪽의 활주층(히알루론산을 분비하는 세포에 의한다), 두꺼운 중간 층(콜라겐다발, 섬유모세포, 분산형 엘라스틴섬유를 포함한다), 바깥층(맥관 통로를 포함하는 성긴 결합조직으로 구성된다)이다. 폄근지지띠의 이 기본적인 3개 층을 이룬 조직조성은 신체 전체를 통해서 해부학적 도르래를 재현한다. (Klein DM, 1999)

241 또한 어떤 때는 지지띠의 거의 모두는 정강뼈에 닿지 않고 인대는 종아리의 뒤근막으로 이어진다. (Testut, L, 1987)

242 23구의 시체와 하나의 신선 무릎에서의, 가쪽무릎지지띠의 섬유의 방향과 상호연결에 관한 해부에서 넙다리근막에서부터 무릎뼈까지 뻗고 있는 표층의 비스듬한 지지띠인대가 증명되었다. 이 깊은 부분의 구조에는 무릎뼈에 대해 따로따로 다른 가로띠(transverse band), 관절융기무릎띠(condylopatellar band), 무릎정강띠(patellatibial band)가 있다. (Fulkerson Jp, 1980)

243 팔꿉관절의 안쪽곁인대는 뒤침근, 폄근, 근육사이근막, 팔꿈치근에 밀접하게 부착하고 그것은 팔꿉관절의 가쪽곁인대에 대해서 뒤쪽으로 가로놓인다. (Imatani J. 1999)

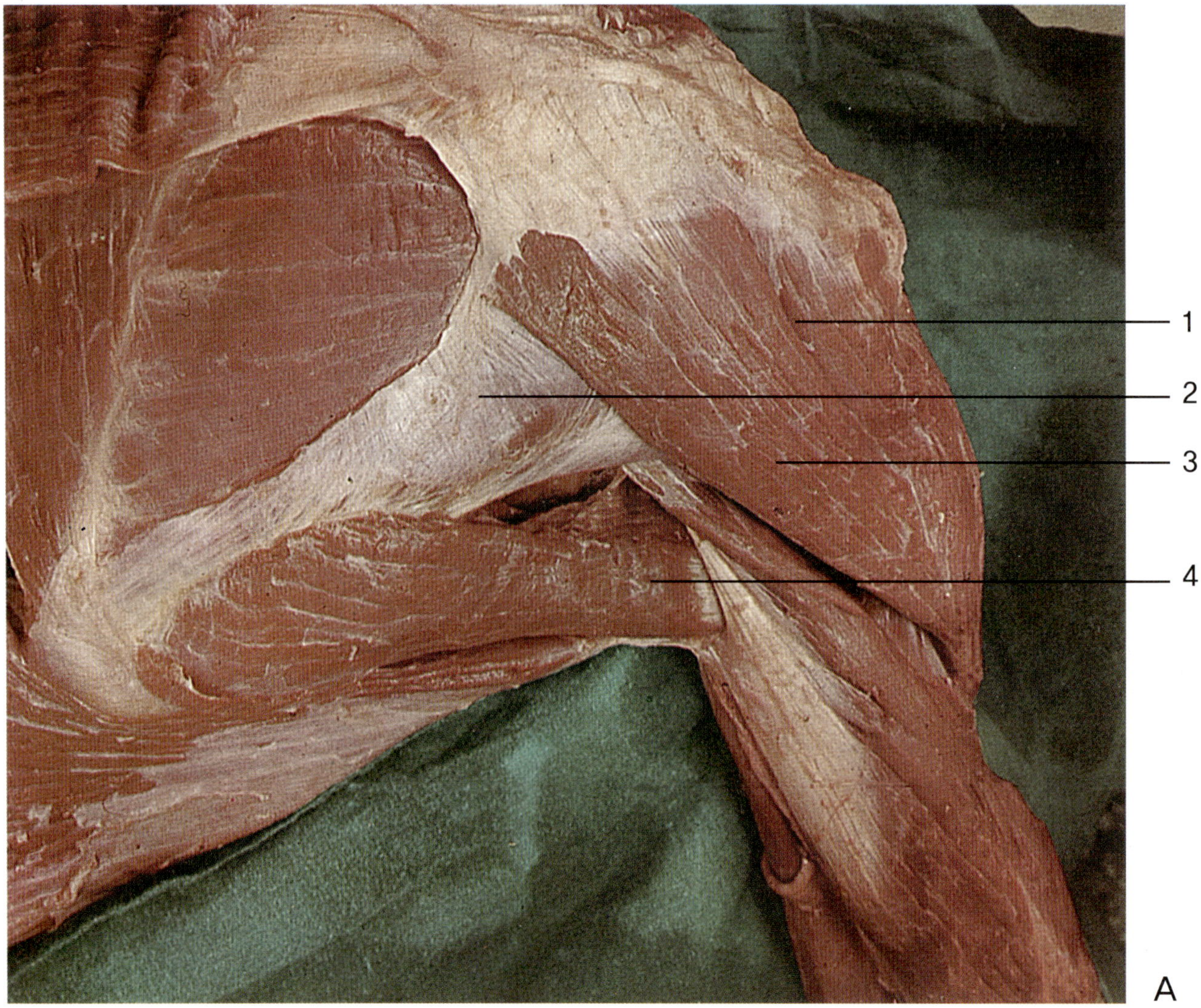

A

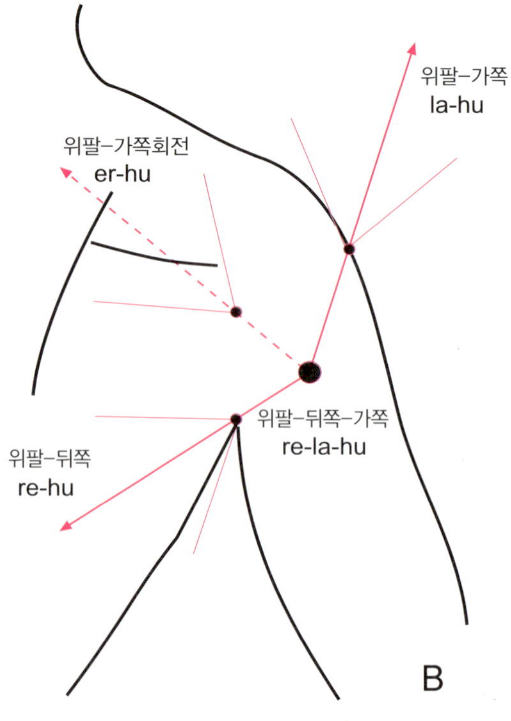

B

그림 121 A : 해부한 어깨근육의 등쪽 면(Francesco Vallardi : Fumagalli-colour photographic atlas of macroscopic human anatomy. Piccin Nuova Libraria에서), B : **분절성 협동중심과 비교하여 융합협동중심의 중간위치를 나타내는 선도.**

1. 어깨세모근막: 위팔-가쪽의 협동중심은 그 가쪽모서리에 있고 위팔두갈래근긴갈래와 어깨세모근 중부섬유(봉우리부분)의 벡터에 의해서 형성된다.
2. 가시아래근막: 가시아래근이 어깨세모근과 함께 닿고 위팔-가쪽회전의 협동중심을 형성하는 구역의 힘줄막이 된다.
3. 위팔-뒤쪽-가쪽의 운동방식을 작동시키는 융합협동중심. 합력은 뒤쪽운동 또는 가쪽운동을 우선하는지 아닌지에 따라서 더 높거나 낮은 위치가 된다. 뒤쪽과 가쪽의 근막단위가 같은 힘으로 작용하는 경우, 위팔-가쪽회전 근막단위의 합력은 위팔-뒤쪽-가쪽 융합협동중심의 합력과 일치한다.
4. 위팔-뒤쪽 협동중심, 즉 넓은등근, 큰원근, 위팔두갈래근긴갈래의 벡터에 의해서 형성되는 폭주점(point of convergence).

지지띠의 콜라겐섬유는 다양한 근막을 따라서 나선형 패턴을 취함으로써 관절에 끝나지 않고 연속한다[244].

분절성 운동방식

근막나선을 검토하기 전에 이것들의 기초를 학습할 필요가 있다. 즉, 이것들의 운동방식, 융합근막단위, 융합협동중심 그리고 운동대각선이다.

하나의 면에서 팔다리를 움직이기 위해 근막배열은 분절의 근막단위를 이용한다. 복잡한 운동 활성을 조절하기 위해 나선은 중간의 근섬유를 이용하여 새로운 근막단위와 함께 이것들을 융합한다. 이것들의 융합근막단위는 그 자체의 협동중심을 가지며 2개의 운동방향 사이에서 그 중간의 운동에 관여하고 있는 근섬유를 조정한다. 각 융합협동중심의 이름은 운동의 두 면의 합력과 같다(그림 121).

하나의 면과 그 밖의 면의 궤도의 융합된 용어는 가동분절의 이름과 하이픈(hyphen)에 의해서 나타낸다. 예컨대, 융합협동중심으로서 위팔-뒤쪽-가쪽과 같이 나타낸다. 예컨대, 어깨관절의 움직임에서 오른손을 왼쪽으로 움직이는 경우, 그 운동방식은 위팔의 앞쪽 동시에 안쪽 방향이다. 이 운동 프로그램을 조정하는 융합협동중심은 위팔-앞쪽-안쪽이라 호칭한다(그림 122).

수평면의 궤도는 나선모양 운동에는 항상 존재한다. 따라서 이것들은 융합의 협동중심의 명칭으로서는 나타내지 않고 항상 추론된다.

횡단면(그림 122)에서 알 수 있는 것처럼 몸통 중간의 운동은 신체의 1/4 영역에서 3개의 협동중심을 활성화한다. 몸통 근막나선의 운동체계는 작용근-대항근 작용의 법칙을 고려한다. 즉, 왼쪽의 목-앞쪽-가쪽 융합협동중심은 오른쪽의 목-뒤쪽-가쪽 융합협동중심과 대항적으로 작용한다.

따라서 융합협동중심의 명칭은 그 모멘트가 관절에 작동하는 운동방식을 나타낸다.

244 굽힘근지지띠는 위쪽에서는 종아리의 깊은 근막, 특히 가로근육사이 중격에 이어지고, 아래쪽에서는 발바닥널힘줄에 이어진다. 아래종아리근지지띠는 위쪽에서는 아래폄근지지띠의 분리하여 있지 않는 띠로 이어진다…(Lockhart RD, 1978).

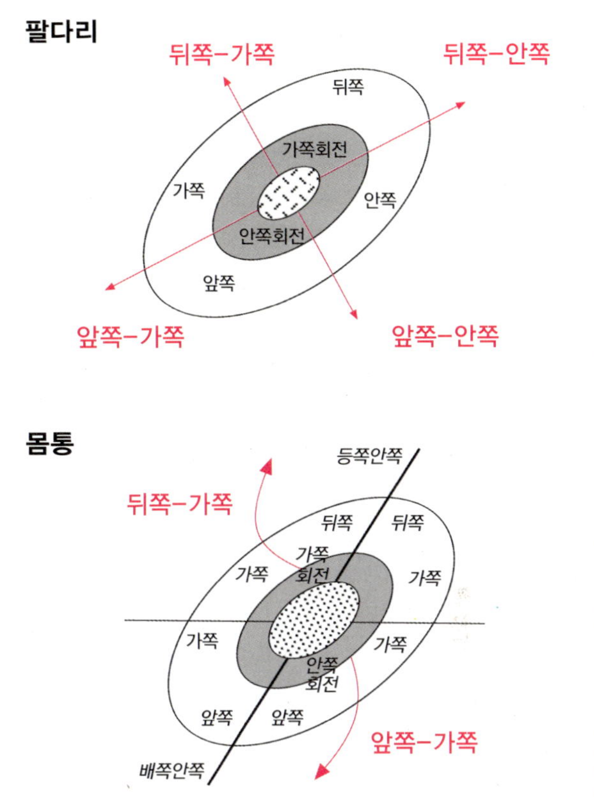

그림 122 융합협동중심의 명칭은 팔다리와 몸통의 횡단면의 분석에 유래한다.

이것들이 몇 가지의 기능을 병합하기 때문에 융합협동중심의 명칭이 이것들에 따라서 이름이 붙여진다:

- 이것들은 다른 근막단위의 벡터의 수렴 점이며 합력은 분절의 운동방식의 일부분이다(그림 123).
- 이것들은 융합근막단위의 벡터의 수렴 점, 또는 2개의 다른 방향의 중간의 근섬유이다.
- 이것들은 몸쪽 분절에서부터 온 벡터와 먼쪽 분절의 대항근 근막단위로 향하는 벡터의 수렴 점이다.

분절의 평가와 마찬가지로 전체적인 치료부위는 가장 통증을 동반하는 운동의 분석 후에 선택될 수 있다. 분절에서의 분석에서는 3개의 면 위의 관절운동은 직각으로 직교적인 관점(orthogonal viewpoint)에서 해석되지만, 전체적인 평가에서는 운동의 중간단계를 평가한다. 실제로 위팔뼈는 앞쪽(위팔-앞쪽), 가쪽(위팔-가쪽) 또는 뒤쪽 동시에 가쪽(위팔-뒤쪽-가쪽) 등으로도 움직인다. 게다가 이것들의 운동에서 위팔뼈는 안쪽회전 또는 가쪽회전의 어느 것에도 움직일 수 있다. 의식하고 있지 않아도 어떤 위치에서부터 다른 쪽으로의 각각의 전위에서는 항상 동시에 자동회전의 성분을 포함한다[245].

사람의 뇌가 하나의 관절에서의 이 모든 변수를 계속 파악하고 있어야 한다는 것은 에너지를 상당히 소비하게 될 것이다. 이 모든 변수를 조정해야 하는 경우에는 에너지를 더 소비한다. 이 조절이 근막구조(배열, 지지띠, 나선)와 신경근육 구조(근방추, 골지힘줄기관)의 장력의 교환에 의해서 제공될 수 있다. 이것들의 근막 도르래는 다양한 날개 끝 또는 균형 플랩(balancing flap)을 동시에 움직이게 하는 비행기의 조정간(joystick)의 전달벨트처럼 기능한다.

어깨관절을 예로 들면 90° 앞쪽운동(굽힘) 위치에서부터 90° 가쪽운동(벌림) 위치로 옮겨가는 것의 분석에서는 2개의 위치 사이의 중간의 단계가 운동단위에 의해서 가감저항기(rheostat)와 같이 연속하여 작용하게 된다.

그림 124에서 큰가슴근과 어깨세모근의 근섬유다발은 근주위막에 의해서 각각 명확하게 분리된다. 이리하여 이것들은 관절운동의 각도에 따라서 연속하여 활성화할 수 있다.

위팔뼈에 대해서 앞쪽에 위치하고 있는 운동단위가 활성화되면, 순수한 굽힘의 운동이 일어난다. 위팔뼈의 가쪽에 배치된 운동단위가 차츰 활성화되면, 굽힘-벌림 사이에서의 운동이 일어나 위팔의 가쪽의 위치(순수한 벌림)에 도달할 때까지 가쪽에 위치하는 운동단위의 동시 활성화가 일어난다(그림 123).

따라서 가쪽운동 근막단위의 운동단위가 차츰 활성화됨에 따라 앞쪽운동 근막단위 내의 활성화된 운동단위의 수는 서서히 감소한다[246].

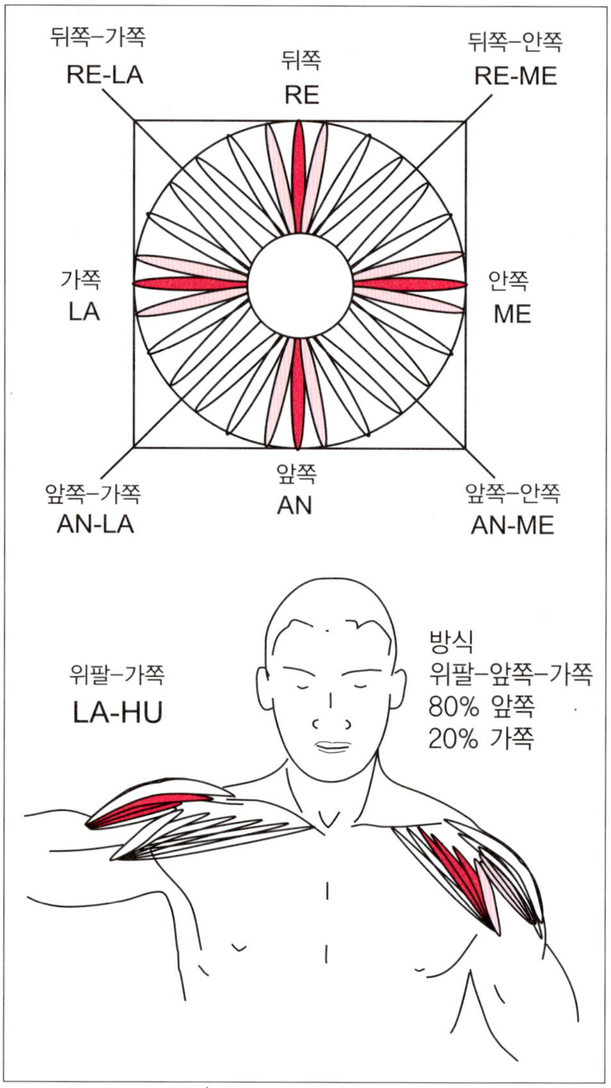

그림 123 2개의 근막단위의 중간섬유의 동원(가감저항기와 유사하다).

어떤 면에서부터 다른 면으로 옮겨가는 도중에 중간지역(no man' s land)이 만들어진다. 중간지역에서는 앞쪽운동 근막단위가 그 활동을 완료하였으나, 가쪽운동의 활동은 아직 시작하고 있지 않다. 융합근막단위가 이 영역에 위치하지만 그것은 힘의 감소하는 균형을 잡기 위해 신체에 만들어지는 것 같다. 융합협동중심은 융합근막단위의 근섬유 위와 2개의 분절의 근막단위의 힘줄 사이에 위치한다. 오케스트라의 지휘자처럼 그것은 한쪽의 근막단위의 *점증(crescendo)*과 다른 쪽의 *점감(diminuendo)*을 지휘한다. 이 협동은 지지띠에 장력을 가하는 힘줄에 의해서 야기된다. 이것은 힘줄의 장력에 동반하는 골지

245 Mac Conaill이 연합회전(combined rotation)으로서 정의한 그것은 관절의 2개의 축 주위에서 일어나는 연속된 운동으로서 기재되어 있다(Kapandji IA, 1983).

246 근육이 수축하는 힘은 양자택일의 법칙(law of all or nothing)에 따르고 주로 각 운동단위 기능으로부터 자극되는 운동단위의 수에 기초한다. H. Jackson은 중추신경은 근육에 대한 것은 아무것도 모르고 운동만을 알고 있다고 주장한다(Licht S, 1971).

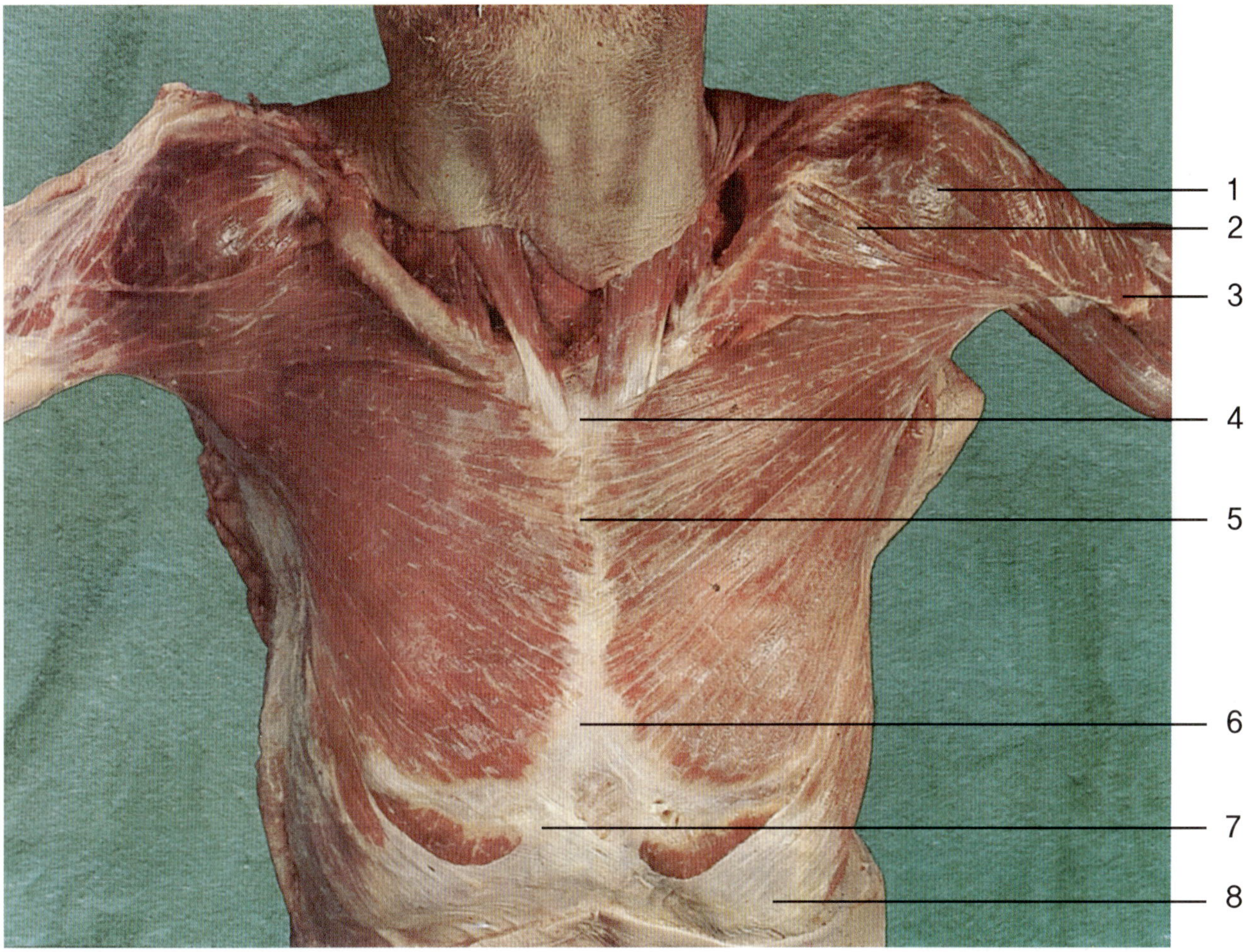

그림 124 가슴우리의 앞벽, 표층의 근육(Francesco Vallardi : Fumagalli-colour photographic atlas of macroscopic human anatomy. Piccin Nuova Libraria에서).

1. 큰가슴근 빗장갈래와 어깨세모근은 위팔-앞쪽 근막단위의 부분이다. 이 일방향성의 섬유그룹에 2개의 상이한 명칭을 붙이는 것이 오히려 자의적이라는 것을 이 사진으로부터 알게 된다.
2. 어깨뼈와 위팔의 앞쪽 근막과 다수의 근섬유는 목-앞쪽에 연결하는 표층의 목 근막에 연속한다.
3. 위팔-뒤쪽-안쪽에서부터 팔꿈치-앞쪽-가쪽에 걸치는 나선섬유에 의한 어깨세모근 근막.
4. 몇 개의 섬유는 목빗근의 복장뼈 닿는곳에서부터 가슴근 근막으로 통과한다. 그러나 가슴근 근막이 제거되어 있기 때문에 보이지 않는다.
5. 오른쪽 큰가슴근의 일부 섬유는 왼쪽 근섬유와 맞물린다. 이것은 팔의 모음에서의 완전한 양쪽 동시성(synchrony)을 가능케 한다. 근육이 폭력적으로 작용하는 것뿐이라면, 얼핏 보기에 여분의 섬유는 없고 닿는곳이 뼈 위가 될 뿐일 것이다.
6. 백색선과 복장뼈 위 근막은 그들이 신체의 양쪽 사이(안쪽운동)에서 평형을 조정하는 연직선(plumb-line)처럼 연속하여 작용한다.
7. 오른쪽 큰가슴근의 다수의 섬유는 배곧은근 널힘줄집(건막초)에 들어간다. 이것들은 신체의 반대쪽(나선)에 전달되는 장력을 발휘한다.
8. 배바깥빗근의 널힘줄은 근육의 힘을 전달하는 평행의 콜라겐섬유를 갖고 있다. 이 콜라겐섬유의 일부는 장력을 가하여 신체 전신의 상태에 관한 정보를 받기(feedback) 때문에 복부의 근막에 연결한다.

힘줄기관의 활성화와 동시에 일어난다.

운동이 근육을 기준으로서가 아니라, 방향적인 벡터를 기준으로 하여 프로그램화되는 것과 마찬가지로 이 말초 체계는 뇌의 수준에서 일어나는 체계와 유사하다.

Georgopoulos는[247] 특정 방향의 운동이 전체 신경단위 집단의 활동에 의해서 결정된다고 가정하였다. 그는 각 신경단위의 기여는 그 특정 방향에서 운동하는 동안에 나타내어 보여준다. 활동의 정도에 따라서 결정되는 벡터의 길이에 의해서 나타낸다는 것을 시사하였다. 따라서 하나의 세포 기여의 총합은 전체 신경단위집단으로서의 최종적인 벡터를 생성한다[248]. 또 다른 실험에서는 하나의 운동을 하는 동안에 근육으로 발사되는 신경단위는 같은 근육이 다른 운동을 일으킬 때에는 침묵을 한 채로라는 것을 보여주었다[249]. 이와 같이 근육이 직각방향(굽힘-폄, 모음-벌림)으로의 운동에 작용할 때에는 일정한 섬유를 활성화하고, 그것이 운동방식 또는 운동 프로그램에 작용할 때에는 다른 섬유를 동원한다. 앞에서 언급한 실험에서는 "신경단위의 전체"가 면에 직각으로 교차하는 방향(굽힘-폄, 모음-벌림)에서 활성화되고 다른 조화가 운동의 중간각도에서 활성화된다는 것을 나타낸다. 어떤 특정의 신경단위가 뇌의 수준에서 중간의 운동방식에 있는 경우, 말초에서도 이것들의 중간 방향을 위한 자극에 반응하는 근섬유가 있어야 한다.

대각선

운동방식은 2개의 직각으로 교차하는 방향 또는 면 사이의 중간의 각도에서의 하나의 분절의 운동과 같다.

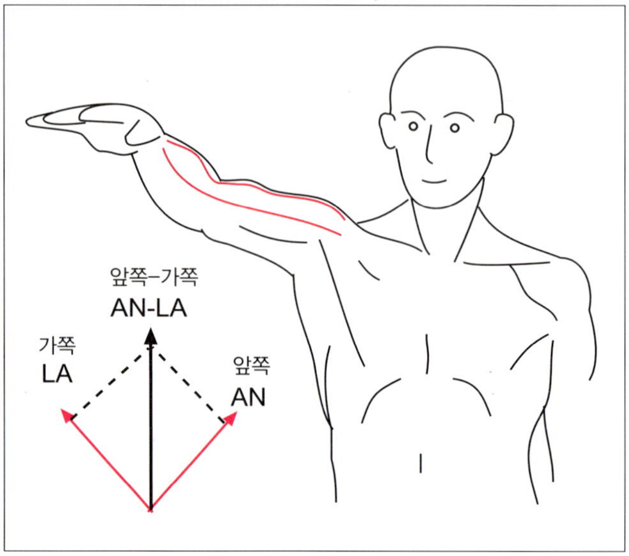

그림 125 2개의 인접한 배열의 대각선 또는 합력.

2개의 면 또는 2개의 인접한 배열 사이에 있는 방향에서 대각선은 팔다리 또는 몸통의 운동에 대응한다(그림 125). 대각선은 신경 임펄스에 의해서 활성화되는 다양한 분절의 융합 협동중심의 모두를 동기화한다. 예컨대, 팔의 앞쪽-가쪽 대각선에서는 어깨뼈-앞쪽-가쪽, 위팔-앞쪽-가쪽, 팔꿈치-앞쪽-가쪽, 손목-앞쪽-가쪽의 융합협동중심을 조정하고 가쪽과 앞쪽의 배열 사이에 있는 방향에서 팔을 움직인다(대각선에 관해서 그림 177, 178, 179, 180 참조). 이 운동을 하는 동안 팔다리를 더 한쪽으로 움직이고 싶다면 가쪽운동의 배열이 더 활성화된다. 팔다리가 앞쪽 위치에서부터 가쪽 위치로 이동함에 따라 어떤 배열의 활동이 증가하고 다른 배열의 활동은 감소한다. 이것은 양자택일의 법칙(all-or-nothing law)에 반응하는 신경자극에 의해서만 조절되는 단속적인 것은 아니고 원활한 연쇄이다. 융합 협동중심의 존재는 다른 점증(crescendo)에 관해서 어떤 배열의 점감(diminuendo)을 조절한다. 어깨뼈-앞쪽-가쪽, 위팔-앞쪽-가쪽, 팔꿈치-앞쪽-가쪽, 손목-앞쪽-가쪽 대각선의 융합협동중심은 이 운동을 하는 동안에 운동촉진성 임펄스 및 고유감각[250]을 조정한다.

247 신경단위 활동은 운동방향에서의 전위에 따라서 다르다. 이것들은 어떤 특정의 방향에서 실행되는 운동에서 활동적으로 발사하고 반대방향의 운동을 실행하여 발사를 끝낸다. 게다가 같은 겉질 전체에 배치되는 신경단위의 선택적인 방향은 매우 유사하다(Georgopoulos AP and others 1982).

248 겉질 신경단위는 운동방향으로의 감수성을 나타내어 보여준다. 그림은 8개의 다른 방향에서 운동의 실행을 통한 겉질 신경단위 활동을 예시한다(Kandel ER, 1994).

249 Roger Lemmon은 예컨대, 원숭이가 특정 힘을 발휘하여 엄지손가락과 집게손가락으로 작은 트랜스덕터(transductor)를 쥐어짤 때 발사되는 신경단위는 원숭이가 그 손가락으로 같은 힘을 발휘하여 막대를 잡아도 침묵을 한 채라고 언급하였다 (Kandel ER, 1994).

250 Roll과 Roll은 근방추 입력이 발에서부터 눈까지의 연속된 "고유수용연쇄"를 만들 가능성을 시사하였다. 이것은 연쇄의 어떤 수준에서 힘줄진동을 가함으로써 어떻게든 자세의 내부의 표현을 바꾸기 때문이다. 그러나 이 복수의 고유수용 정보가 집적되는 방법에 대해서는 거의 알 수 없다(Kavounoudias A, 1999).

직립자세의 유지에서 의지가 거의 포함되지 않는 곳에서는 이러한 종류의 조절은 더 중요하다. 몇 가지의 실험에서는 특정 근육점(muscle point)에 가한 진동이 신체의 같은 쪽 동요를 유발한다는 것을 나타내어 보였다. 발목관절 앞쪽의 근육자극은 신체의 앞쪽과 마찬가지의 원인이 된다. 가쪽의 근육자극은 신체가 같은 쪽으로 기우는 원인이 된다.

이것은 수의적인 과정이 아니라 말초조절 하에 있는 것이다. 앞에서 언급한 앞쪽과 가쪽의 근육에 동시에 진동을 가하면, 신체는 이 2개의 벡터의 합력의 방향으로 동요한다[251]. 이것은 2개의 직각으로 교차하는 평면 사이에 위치하고 있기 때문에 근막 도수치료에서는 이 합력을 대각선이라 부른다(그림 177~180).

인체에서는 대각선을 따라서 실행되는 운동이 많이 있다. 예컨대,

- 팔의 노쪽편위는 앞쪽과 가쪽운동의 합력이다.
- 자쪽편위는 뒤쪽과 안쪽운동의 합력이다.
- 보행주기에서의 다리의 이지(push-off)는 뒤쪽과 안쪽운동의 합력이다.

어떤 하나의 운동에서 배열, 대각선 또는 나선의 체계가 작용을 시작할 때를 명확히 나타내는 것은 곤란하다. 장래의 연구에서 선택적인 근막에의 장력이 분절 협동중심 또는 융합 협동중심을 활성화하는 방법을 정확히 나타내어 보일 것이 요구된다. 근막의 해부학적 연결에 동반하는 연관통의 분포는 정적 및 세로방향의 견인이 배열의 분절 협동중심을 활성화하고, 동적 및 비스듬한 방향의 견인이 나선의 융합 협동중심을 활성화한다는 것을 시사한다.

나선

대각선은 2개의 면 사이의 중간의 운동이고 팔다리(또는 몸통)의 다양한 분절이 융합한 일방향성 협동중심을 동기화시킨다.

251 하나의 앞뒤의 근육군이 다른 근육군과 동시에 자극되었을 때, 비스듬한 방향으로의 신체동요가 항상 유발되었다. 이것은 이 같은 근육을 따로따로 자극하였을 때 반응으로서 관찰된 2개의 직각으로 교차하는 신체동요의 합계에 대략 대응하였다. (Kavounoudias A, 1999)

나선은 더 몸쪽 분절에 관해서 먼쪽 분절에서 반대방향으로 작용하는 융합 협동중심을 동기화시킨다. 예컨대, 발가락-뒤쪽-가쪽의 나선은 동시에 목말뼈의 앞쪽-안쪽운동과 무릎의 뒤쪽-가쪽운동을 활성화한다(보행의 유각기를 참조).

근막의 나선체계를 이해하기 위해 결합조직 구조를 요약한 재검토가 요구된다.

인대는 지지띠와 같은 기능을 갖지 않기 때문에 같은 구조는 아니다.

ligament(인대), 이것은 라틴어인 ligamentum = bond(결합)에서부터 시사되는 것처럼 동시에 2개의 뼈를 결합시켜 견인의 상당히 균일한 선을 따라서 조정되는 섬유이고 저항성의 구조를 가진다[252].

retinaculum(지지띠). 이것은 라틴어인 rete = net에서부터 시사되는 것처럼 콜라겐섬유의 네트워크 또는 격자가 인대의 그것들과는 명확히 다른 기능이고, 견인의 복수의 선에 의해서 조정된다[253]. 해부학적 교과서에서는 2개의 구조의 다양한 생리학을 고려함이 없이 지지띠는 많은 경우 인대와 혼동하여 불리고 있다[254].

지지띠는 인대보다 더 근막과 연속하여 있다. 지지띠는 관절주변에서 고리구조를 형성하고 나선으로 조정되는 근막 내 콜라겐섬유를 거쳐 먼쪽 관절과 몸쪽 관절을 연결한다.

252 인대 = 섬유띠는 그 형상과 두께가 가변적이며 저항성이 있고 별로 신장할 수 없다. 이것은 2개의 뼈를 동시에 결부시킨다. 이것은 관절주변에 존재한다. (Stedman's, 1995)

253 무릎지지띠 : 안쪽넓은근과 가쪽넓은근의 널힘줄의 연장이 무릎뼈의 양쪽을 통과하여 무릎뼈와 무릎인대의 모서리에 부착하고, 뒤쪽에서는 곁인대에 부착하며 먼쪽에서는 정강뼈 관절융기에 부착한다. (Stedman's, 1995)

254 위폄근지지띠(superior extensor retinaculum) : 발목관절 몸쪽에서 폄근힘줄을 속박하는 인대. 이것은 종아리의 깊은 근막과 연속적이다. 그 밖의 명칭으로서 ligamentum transversum cururis, superior retinaculum of extensor muscles, transverse crural ligament, transverse ligament of leg가 있다.

아래팔굽힘근지지띠 : 노쪽손목관절의 바로 몸쪽에서 먼쪽아래팔근막의 비후이다. 아래팔의 모서리에서 폄근지지띠와 연속적이다. 이 구조는 가로손목인대와는 별개로 일반적으로 손목굴의 지붕을 형성하는 "굽힘근지지띠"라 불리고 있다. 그 밖의 명칭으로서 flexor retinaculum of forearm, palmar carpal ligament가 있다. (Stedman's, 1995)

유사한 나선구조는 손가락과 발가락의 근막에서 찾아볼 수 있다[255]. 각 손가락 또는 발가락의 근막은 가로섬유와 번갈아가며 나타나는 십자섬유에 의해서 형성된다[256].

섬유의 교대는 신체의 도처에서 반복된다. 발가락에서부터 목말뼈까지는 지지띠(고리모양 폄근지지띠)가 관절을 덮고 십자섬유(종아리의 뒤쪽근막의 8자형 십자섬유)는 뼈 몸통 위에 걸친다. 무릎 주위의 무릎지지띠는 가쪽넓은근과 안쪽넓은근의 섬유와 연속하여 있다. 마찬가지로 고리섬유는 몸통의 관절을 에워싸고 십자섬유는 등허리의 근막띠(lumbodorsal fascia belt)나 등목의 근막띠(cervicodorsal fascia belt)에 연결한다[257].

손에서 힘줄의 길고 짧은 힘줄끈(vincula of tendon)은 손가락의 지지띠 위에 들어간다[258]. 손목에서 폄근지지띠는 힘줄사이막에 도달하기 위해 윤활집 사이를 통과하는 중격을 형성한다. 말초운동성에 관해서 생각해보면, 이 연결 모두는 의미가 있다. 이 협동은 신장에 대한 감수성을 갖은 신경구조(골지힘줄기관)와 운동에 의해서 장력이 가해지는 근막구조(지지띠)의 조합을 이용한다.

지지띠는 그 지지띠가 이름이 붙여지는 같은 분절을 움직이는 힘줄의 닿는곳을 덮는다. 동시에 지지띠는 몸쪽 분절을 움직이는 근육의 이는곳 가까이에 있다. 나선형태의 근육(예: 넙다리빗근)의 근육집은 먼쪽 지지띠의 뒷부분과 몸쪽 지지띠의 앞부분을 연결한다.

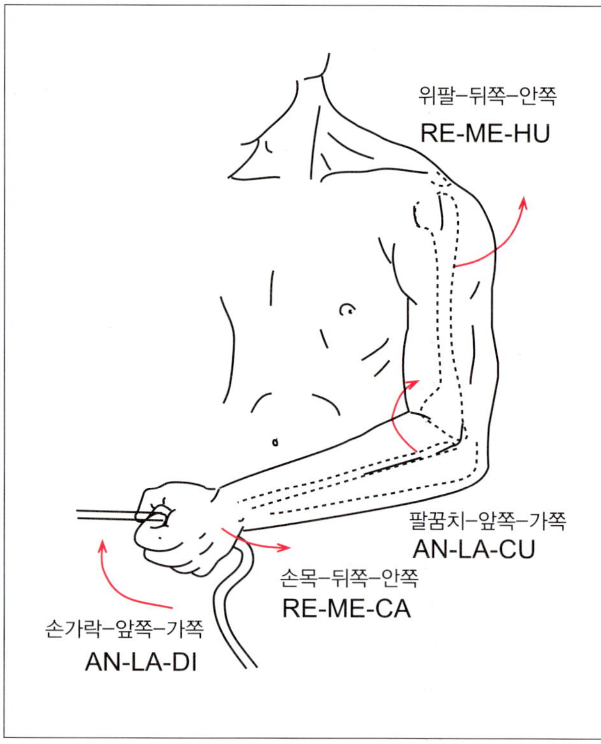

그림 126 나선에 의해서 조직화된 동적인 운동 또는 행위.

지지띠는 부분적으로 근막나선의 연속성을 중단한다. 나선이 연속하여 있으면, 반사와 유사한 틀에 박힌 형태의 행위를 실행할 수 있을 뿐일 것이다. 그러나 나선의 중단이 가능한 다양한 운동의 조합을 가능케 한다. 반사와 많은 자동운동은 진화를 통해서 인간에서 발달한 나선에서 조정되는 콜라겐섬유를 이용하고 있다.

이 근막나선들은 다수의 관절을 포함하는 운동을 실행할 때에 반대방향의 움직임을 조절한다. 예컨대, 로프를 당길 때, 손가락이 굽힘 · 벌림(손가락-앞쪽-가쪽)을 하고 손목관절은 폄 · 모음(손목-뒤쪽-안쪽)을 하며 팔꿉관절은 굽힘-벌림(팔꿈치-앞쪽-가쪽)을 하고 어깨는 폄 · 모음(위팔-뒤쪽-안쪽)을 한다(그림 126).

대부분의 경우, 복잡한 운동 활성은 앞에서 언급한 것처럼 조직화된다. 근막나선에 의한 말초운동 조절은 먼쪽에 배치된 근육의 흥분성이 어째서 몸쪽관절의 각도 변화에 의해서 바뀌는가에 대해서 설명할 수 있다. 예컨대, 넙다리네갈래근의 넓은근육은 엉덩관절이 90° 까지

---

255 5개의 고리도르래(annular pulley) 중, 2개는 손가락뼈 몸통의 가까이에 위치하고, 그 밖의 3개는 3개의 관절 가까이에 위치한다. 십자도르래는 뼈 몸통 가까이에 모두 위치하지만, 인접한 관절의 가까이에서 분명히 나란히 위치한다(Gray H. 1993).

256 굽힘근힘줄의 섬유성 힘줄. 피부와 피하조직 아래에서 굽힘근힘줄을 덮는 매우 저항성이 있는 섬유성 층판을 찾아볼 수 있다. 집(sheath)은 표층의 손바닥근막의 가로섬유와 연속하여 손허리손가락관절의 수준에서 시작한다. 구조를 고려하면 섬유성 집은 손가락 뼈 몸통 위의 가로섬유와 관절 위의 빗섬유 및 십자의 섬유로 구성된다(Testut L. 1987).

257 신체의 지지띠는 앞에서부터 뒤쪽으로의 전통적인 해부학적 연결이 아니라, 신체를 통한 기능적인 연결 구조를 나타낸다. 이것들을 보면 피부의 바로 아래층에 있는 띠(strap)라 할 수 있다(Schultz RL. 1996).

258 섬유집의 십자부분은 각각이 주름이 없는 규칙적인 방법으로 자신의 개개의 모서리에 정연하게 이어짐으로써 인접한 도르래에는 접합하지 않는다는 것을 보여주었다. 그러나 이것들은 오히려 이 구조의 표층 면에 결합하기 전에 두꺼운 영역의 얇은 층에 이어진다. 닿는곳의 가까이에서 힘줄은 이들 윤활집(synovial sheath)의 등쪽부분에 연결되고 끈이라 불리는 윤활막의 섬유성 띠에 의해서 가까이의 뼈나 인대 표면에 연결된다 (Gray H. 1993).

굽히는 또는 150° 까지 굽히는 경우에 다양한 흥분성을 나타낸다[259]. 이미 알려진 신경학적인 기전 또는 근육의 연속성으로는 이러한 종류의 조절을 설명할 수 없다.

한편, 나선의 연속성은 이 기전에 대한 설명을 제공할 수 있다. 복잡한 운동 활성에서 뇌는 손의 한 방향의 운동과 팔꿈치의 다른 방향의 운동이나 기타를 프로그램화할 수 없다. 손의 운동행위의 방향에 대해서 생각하면 다른 관절은 결과적으로 자체로 적응해야 한다. 세로방향으로 배열한 근막 내 콜라겐섬유에 의해서 동기화한다. 운동방식의 근막단위는 나선의 근막 내 콜라겐섬유에 의해서 동기화한다. 근막연결을 재평가함으로써 운동기관의 해부를 새로운 견지에서 재검토하는 것이 가능해진다.

어깨세모근의 뒤 가쪽부분의 사진을 관찰하면(그림 121) 큰 다발의 빗섬유가 관찰된다. 이 섬유들은 위팔-뒤쪽-안쪽의 융합 근막단위의 형성에 관여하기 때문에 앞쪽으로 진행한다. 이 섬유들의 일부는 앞위팔근막의 먼쪽에 닿고, 차례로 팔꿈치-앞쪽-가쪽을 유발하는 근육을 덮는다. 근막 자체는 이 견인을 받고 힘을 전달시킬 수 있는 섬유를 전개시킨다[260]. 팔다리와 몸통에서의 각 나선의 이들 빗근섬유의 존재와 근막의 범위 내에서 어떻게 나선 콜라겐섬유가 배열되어 있는지가 증명되어 있다. 같은 근막의 범위 내에서 세로섬유와 독립하여 뻗는 빗콜라겐섬유가 다수의 해부학적 교과서에 기술되어 있다[261].

생리적 관점에서부터 유사한 나선체계를 확정하는 실험이 있다. 자세학(posturology)에서 종아리세갈래근의 힘살에 가해진 진동이 신체의 뒤쪽 동요를 유발한다고 언급되어 있으나, 발꿈치에 가해진 진동은 반대방향으로의 경사를 유발한다[262].

같은 자극에 대한 운동반응의 이 다양성은 최초의 사례(종아리세갈래근의 힘살의 자극)와 같이 분절성 근막단위반응으로 설명할 수 있다. 또한 두 번째 사례(발꿈치 지지띠의 자극)에서는 근막나선의 전신적인 응답으로서 설명할 수 있다.

임상경험상, 연관통증은 세로방향의 배열에는 반드시 따르는 것은 아니더라도 많은 경우에 나선배열을 따라서 분포하는 일은 자주 인지된다. 예컨대, 하복부의 자극은 배곧은근을 따라서 세로방향으로의 통증을 발생시키고 또는 비스듬한 방향에서 허리에 통증을 발생시키는 일이 있다. 척주옆근육군이 자극될 때에 유사한 연관통증이 관찰된다. 배열이 포함되는 경우에는 통증은 세로방향으로 분포할 것이다. 나선이 포함되는 경우는 통증은 비스듬한 방향(예: 샅고랑 영역)에 분포할 것이다. 따라서 치료적인 관점에서는 복통은 등(back)을 치료함으로써 치유될 가능성이 있고, 그 반대의 경우도 마찬가지이다[263].

분절성 협동중심과 융합 협동중심과의 차이

- 분절성 협동중심은 힘살 위에 위치하고 이것들은 근외막, 근주위막과 근내막을 통해서 근막단위를 조정한다.
- 융합 협동중심은 힘줄 위에 위치하고 이것들은 지지띠와 근막나선을 통해서 운동방식을 조정한다.
- 분절성 협동중심은 3개의 공간평면과 일치하고 있는 신체부위에 위치한다.
- 융합 협동중심은 관절의 가까이에서 2개의 평면 사이의 중간구역(대각선)에 위치한다.

259 결과는 무릎의 단관절 폄근(가쪽넓은근과 안쪽넓은근)의 흥분이 계통적으로 엉덩관절 각도에 의해서 결정된다는 것을 보여주고 있다. 특히 흥분수준은 중간의 엉덩관절 각도(112°, 135°, 157°)와 비교하여 90°(앉은 자세)와 180°(누운 자세)의 엉덩관절 각도에서 더 높다. (Hasles EM. 1994)

260 스트레스선(stress line) 안의 결합조직 성분은 섬유생성을 증가하도록 자극되고, 섬유는 스트레스선을 따라서 조정된다. (Schultz RL. 1996)

261 깊은 근막으로 알려져 있는 근막의 대부분은 콜라겐섬유로 구성된다. 이것들은 더 치밀하게 배열되어 있어 깊은 근막이 힘줄 막조직과 많은 경우에 구별이 되지 않을 정도로 매우 정연한 방향 부여를 갖는다. 후자의 힘줄막에서는 하나의 층의 평행한 섬유가 연속된 층에 관해서 어떤 각도를 이룬다. (Gray H. 1993)

262 양쪽의 발꿈치를 자극하면 앞쪽의 신체경사를 유발하는 것에 반해서 종아리세갈래근 고유수용기의 자극은 반대방향으로 자세반응을 유발한다. 이 결과는 피부 또는 근육고유수용기로부터의 진동에 의해서 유발된 감각 메시지가 직립자세를 조정하기 위해 보상성의 전신운동반응을 유발할 수 있다는 것을 보여주고 있다. (Kavounoudias A. 1998)

263 배가로근과 배속빗근은 허리뼈에서 동적 및 정적 안정성의 제공에 있어서 중요하다고 생각된다. 게다가 이 근육군은 만성 요통환자에서 특히 영향을 받는다는 것을 보여주고 있다. (Hodges P. 1996)

- 분절성 협동중심은 힘이 요구될 때나 근막 위에 근육 닿는곳에 장력이 가해질(배열) 때에 동원된다.
- 융합 협동중심은 직접적(힘줄을 통해서) 또는 간접적(지지띠가 부착하는 뼈의 운동을 통해서) 지지띠의 장력에 의해서 동원된다.

운동방식을 조정하기 위해 분절과 융합의 협동중심은 이 근막단위들의 근섬유에 속해 있는 근방추와 골지힘줄기관에 장력을 가한다.

제 16 장

근막나선의 진화

근막은 세로 및 가로의 중격의 형성으로 각각 이마면 및 시상면의 신체지배에 관여하고 있다.

수평면을 지배하는 중간 근막의 역할을 여기서 검토한다.

수평면 위의 운동은 아래의 것을 가능케 한다:

- 운동방식 또는 2개의 면 사이의 중간 각도에 의한 하나의 분절 운동.
- 운동대각선 또는 2개의 면 사이의 중간 각도에 의한 전체 분절 운동.
- 나선운동행위 또는 반대방향으로의 같은 팔다리의 분절운동에 관여하고 있는 복잡한 운동 활성.

운동방식의 형성

척주세움근과 옆굽힘근군의 근막구획이 신체의 유일한 근막구획이라면, 운동은 뒤쪽운동과 가쪽운동으로 제한될 것이다(그림 127A). 2개의 면 사이의 90° 내에서의 어떤 운동은 불가능하다. 가쪽 위치에서부터 뒤쪽운동 위치로 조화를 이루면서 이동하는 것이 가능한 것은 회전의 성분에 의해서뿐이다.

따라서 운동방식은 하나의 면에서부터 다른 면으로의 분절의 이행(transition)이 된다. 이행에서 3개의 근막단위가 활성화된다. 개시인자(initiator) 근막단위(뒤쪽 또는 앞쪽), 목표 근막단위(가쪽 또는 안쪽), 회전 근막단위(안쪽회전 또는 가쪽회전)이다. 이것들이 중간의 근막에 연결되어 있기 때문에 수평면상의 근막단위는 이것들의 이행을 가능케 한다. 그리고 이것은 2개의 근육 면 사이의 볼베어링(ball bearings)의 층처럼 작용한다(그림 127B).

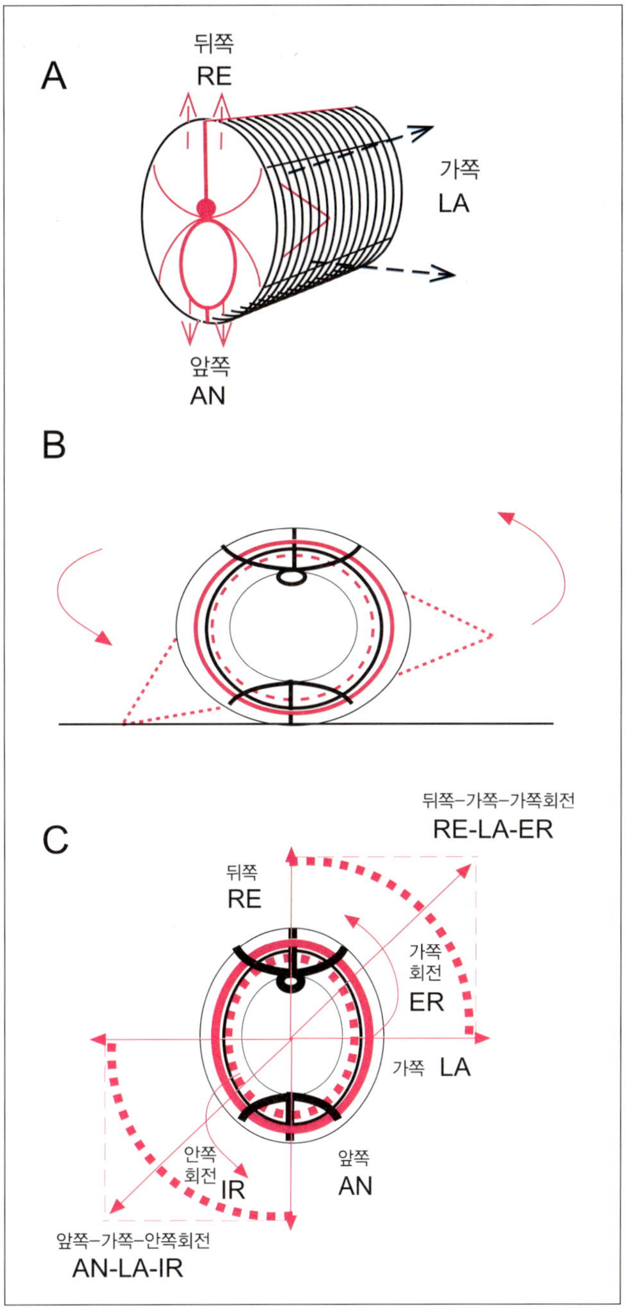

그림 127 회전의 성분은 운동방식에서 반드시 필요하다.

진화의 과정을 통해서 이 근육층들의 형성이 어떻게 신체를 시상면과 이마면 사이의 중간 각도를 지배시켰는지에 주목할 수 있다.

척추동물아문(cephalochordata)에서 근육계는 하나의 근절중격(myoseptum)에서부터 다음의 근절중격으로 근섬유를 세로방향으로 방향부여한 전형적인 체절이다.

원구류에서 근절은 굽어있고 꼬리모양으로 경사져 있다.

경골어류에서는 근절은 더 굽고 이것들은 깔때기처럼 서로 부착한다(그림 27). 이와 같이 근절이 수축할 때 그것이 위치하고 있는 2개의 척추에 영향을 미칠 뿐만 아니라, 조금 떨어진 척추에도 영향을 미친다. 물고기에서 근절의 거꾸로 향한(뒤쪽으로 향한) 경사는 몸통의 깊은 층과 얕은 층의 근육계 사이에 분화의 전구물질을 형성한다. 근절은 넓은 근육의 층판에 의해서 서서히 치환된다. 근육의 이 층 모양 형성은 신체의 축 아래(배쪽)와 축 위(등쪽)의 양쪽에 나타난다.

몸통 옆쪽에 위치한 지느러미는 수중환경에서 몸통의 가쪽 추진력을 강화한다(그림 127A). 물고기의 옆굽힘 운동은 지느러미가 팔다리로 진화하였다고 알고 있는 양생류의 기본적인 움직임으로 남는다. 그리고 이것은 몸통과 동조하여 움직인다. 양생류의 몸통은 지상에 받쳐지고 있기 때문에 신체를 전진시키기 위해 팔다리는 지면에 대해서 지레작용을 가한다(그림 127B). 처음에는 팔다리는 몸통의 한쪽에 위치하기 때문에 몸통은 지레작용에 의해서 아래쪽으로 회전해야 한다. 동시에 움직여지는 2개의 팔다리의 경우에는 몸통은 회전이 요구되지 않을 것이다. 그 대신에 몸통이 그 앞쪽운동을 촉진하기 위해 볼록한 쪽의 팔다리가 올라가는 것에 반하여 오목한 쪽의 팔다리는 내려간다. 이러한 절차는 바다표범이 단단한 지면을 이동하고 있을 때에 관찰될 수도 있다.

양생류(도롱뇽)에서 한쪽의 팔다리를 올리고 반대쪽의 팔다리를 낮추는 연속운동은 몸통근육의 독립된 층이 형성(회전)되도록 근육의 얇은 층의 형성을 증가시켰다(그림 127C).

이것은 배속빗근 및 배바깥빗근으로 분할하기 때문에 가쪽 근육계의 분할이 네발짐승에서 더욱 명백해진다[264]. 양막동물(amniote)의 가슴영역의 이 근육계의 구조는 갈비뼈의 존재에 의해서 복잡해진다[265]. 배바깥빗근은 2개 층으로 박리된다. 얕은 층은 갈비뼈 올림근이 되는 것에 반해서 바깥갈비사이근은 깊은 층에서부터 발달한다. 속갈비사이근은 배속빗근으로부터 발달한다. 양막동물에서 갈비사이근과 배빗근은 호흡에 있어서 중요하지만, 포유류에서는 그다지 중요하지 않다. 갈비밑근은 배가로근으로부터 형성된다. 네발동물의 어깨뼈 영역에서 배바깥빗근에서부터 분화하는 앞톱니근과 어깨올림근과 마름근을 찾아볼 수 있다[266]. 척주앞근육(prevertebral muscle)(축 아래)은 척주 가까이에서 긴목근, 허리네모근, 허리근의 굽힘의 연쇄 및 표층의 근육연쇄(복장근, 배곧은근)를 형성한다.

길고 얕은 층 및 깊은 층의 척추뼈사이근육계는 축 위(등쪽)쪽을 형성한다. 특히 포유류에서 척추뼈근육계의 이 새로운 구조는 등쪽 아치의 형성을 가능케 한다.

이 새로운 2층의 근막구조는 신체를 등쪽 아치의 위치(뒤쪽)에서부터 옆굽힘(가쪽)으로 건너가게 함으로써(그림 127B) 2개 면 사이의 중간 90°의 조절을 얻는다. 이미 뒤쪽운동 또는 가쪽운동의 하나의 근막단위의 활성화가 아니라, 한쪽의 근막단위 활동의 느린 증가가 다른 쪽의 근막단위 활동을 동시에 감소시킨다(점증과 점감). 이 운동의 조화는 융합 협동중심(뒤쪽-가쪽)에 의한 것 이외에는 이미 뒤쪽 또는 가쪽의 협동중심에 의해서는 지휘되지 않는다. 이 협동중심은 안쪽회전 및 가쪽회전운동의 협동중심과 동시에 형성된다. 수평면 상에서 작용하는 분절성 협동중심과 융합 협동중심은 많은 경우, 서로의 가까이에 위치하지만, 이것들은 운동체계에서 부분적인 독립을 유지하고 있다.

수평면 상에서 작용하는 근육은 팔다리에서도 형성된

264 양막동물에서 배바깥빗근은 2개 층으로 박리한다. 얕은 층은 갈비뼈 올림근이 되고, 깊은 층은 속갈비사이근은 배속빗근에서부터 발달하고, 갈비밑근은 배가로근에서부터 발달한다. 포유류의 어깨뼈의 앞톱니근과 올림근과 마름근은 배바깥빗근이 분화한 것이다(Stefanelli A. 1968).

265 양생류인 유미류는 축 위(등쪽) 및 축 아래(배쪽)의 원시적 분절을 유지하고 있다. 양막동물의 축 위 중격의 소실은 깊은 층 안에만 잔존하는 분절로서 척추가로돌기 위에 배치되는 긴 섬유다발의 발생으로 결부되었다(Kent CG, 1997).

266 앞톱니근과 어깨올림근과 마름근은 배바깥빗근에서부터 파생하고 어깨뼈의 지지띠(suspensory band)를 형성한다. 배쪽에서는 가슴근이 소정의 위치에 팔다리의 바닥부분을 유지한다 (Kent CG, 1997).

다. 이것들은 중간 층을 차지하고 있기 때문에 이것들이 독립적으로 수축할 가능성은 있어도 많은 경우는 운동 방식으로서의 운동에 이들의 활동을 결부시키고 있다. 융합 협동중심은 2개의 배열을 결부시키는 근막의 중간 부분에 위치한다. 이와 같이 앞쪽-가쪽의 협동중심은 앞쪽운동의 배열의 가쪽에 위치하고(그림 179), 앞쪽-안쪽의 협동중심은 앞쪽운동의 배열의 안쪽에 위치하고(그림 180) 있다.

2개의 별개의 배열의 벡터를 합계함이 없이 이것들의 협동중심의 존재는 운동합력의 즉각적인 조절을 가능케 한다[267].

근막대각선의 진화

해부학 교과서를 비교해도 운동대각선의 진화에 관한 정보는 많지 않다[268].

Bart는 인간의 근육계의 진화에 대한 연구를 통해서 몸통의 근육군은 대각선의 층에서 조정되어 있고, 전신 주위의 연속성을 추적하면 그것들이 2개의 교차한 나선층을 형성하고 있다고 결론지었다. 이 나선모양 배열은 팔다리에서도 찾아볼 수 있다. Kabat는 인체의 근육의 나선 입체구조 안에서도 인간의 운동의 대각선 및 나선의 특성을 인정하였다.

일반적인 근막 도수치료이론에서는 다른 많은 경우에 근육이나 신경조직의 구조에 기인한다고 생각되고 있는 것에 대해서 근막이 주는 구조에 관해서 나타내어 보여주는 것을 목적으로 한다.

이 목적에 대해서 인간의 운동기관(두발보행)의 최신의 업적을 여기서 언급한다. 근막의 관점으로부터의 선 자세의 제1단계는 아마도 근막대각선과 연속된 근막나선의 진화에 의해서 조직화되었다.

네발보행에서부터 선 자세로 옮겨가는 것을 설명하는 다양한 현재의 이론이 있으나, 그것이 실제로 어떻게 일어났는지에 대해서는 아직도 추측의 영역을 벗어나지 못하고 있다[269].

우리들은 유인원(폰기다에[Pongidae])과 인간의 일반적인 조상(프로컨설[Proconsul])이 전기 중신세시대(2,000만년전)에 존재하였다는 것을 알고 있다. 중기중신세시대(약 1,500만년전)의 시초에 사바나(savannah) 삼림지대의 환경의 확장으로 2개의 종(species)이 드리오피테쿠스(Dryopithecus)(원숭이)와 라마피테쿠스(Ramapithecus)(인간)로 분화하기 시작한 것이 일반적으로 알려져 있다. 원숭이 종은 나무를 이용한 긴팔원숭이나 치열을 발달시킨 개코원숭이와 같이 다양한 생존과 방어를 위한 전략을 채택하였다. 그러나 이러한 형태학적인 특징이 결여된 인류의 조상(hominids)은 육식동물에 대한 "자연스런" 방어로서 몸을 지키기 위해 나무나 긴뼈로 만든 도구나 무기를 사용하기 시작하였다. 돌의 화석만이 오늘날 알려져 있으나 잔존하여 있는 재료만을 기초로 하여 추측의 기초를 형성할 수는 없다. 왜냐하면 민족지적인(ethnographic) 비교나 귀납적 결과로부터의 모든 추론으로서 돌로 만든 도구가 만들어지기 훨씬 전에 뼈와 나무의 도구가 일상적으로 있었다는 것을 시사하기 때문이다.

이 동일한 시대에 네발보행에서부터 두발보행으로의 이행에서 주어진 운동기관의 변화는 중요하다. 동반되는 인자가 분명히 이 이행에 기여하였다. 그리고 현재의 이론에서는 열대우림과 비교하여 음식물이 풍부하지 않았던 환경에서 생존하기 위해 다른 것과 관계를 맺을 필요성과 나무 사이의 거리를 증가시키는 것 같은 측면을 고려하고 있다.

---

267 힘은 그 상태를 수정하면서 신체에 영향을 주는 것으로서 정의된다. 2개(또는 더 많은)의 힘이 동시에 같은 신체에 작용하는 경우, 이들 힘의 효과는 각각의 힘의 벡터의 합계와 같아진다. 평행사변형의 법칙에 따라서 유도되는 가장 단순한 예에서 합력은 다수의 벡터의 합계이다(Cromer AH, 1980).

268 포유류에서 모든 팔다리근육계는 근육분절(myotomes)로부터 독립한 이는곳을 가지는 것 같다. 팔다리근육계(내재 및 외재)는 2개의 대항근 그룹으로 나뉘고 물고기에서의 등쪽 및 배쪽 근육에 맞먹는다. 근육의 기능은 결합조직 근막에 의해서 도움을 받는다. 다리에는 회전이 있고…(Stefanelli A, 1968).

269 어떻게 변화가 일어났는가에 관해서 두 가지의 가설이 상정되었다. 1. 수평에서부터 차츰 수직 신체자세로의 느린 진화. 2. "양자택일(either or)"의 자세(우리들은 초기의 조상이 수평 또는 수직자세의 어느 것인가를 나타냈다). 정적 평형에서는 반직립자세는 근력의 관점에서만이 아니라 에너지 소비의 관점에서도 불리하다고 추정된다. 이들의 스트레스가 직립자세를 가능케 하고 손으로 물건을 운반하는 것이 자연도태에 의해서 연대적으로 유리해졌다. 직립자세까지의 중간 단계는 짧고 불확정의 단계였다. (Helmuth H, 1985).

이것은 인류의 조상이 막대 또는 긴뼈의 사용을 통해서(처음에는 방어를 위해서 그리고 계속해서 지지를 위해서) 두발동물이 되었다고 가정하는 것이 가장 타당할 수 있다는 시사점을 우리에게 가져다준다. 이 가설은 네발보행에서부터 두발보행으로의 이행에 대한 화제에 관해서 논의하는 것을 자극하는 것 같은 큰 주장은 아니다.

침판지는 막대를 잡고 공격자에게 그것을 던질 수 있다. 그러나 이 전략은 순간적인 방어뿐이다. 막대는 실제로 그것을 잡고 위협적인 방법으로 휘두름으로써 더 많은 방어로 연결된다. 예컨대, 소, 개 또는 어떤 다른 동물은 우리들이 큰 막대를 들고 무장한 것을 볼 때까지는 우리들의 명령을 듣지 않는다. 이러한 작용에 의해서 얻어지는 플러스의 피드백은 인류의 조상의 생존도 방어용 무기에 의존하고 있었다고 이해하는 것에 도움이 될지도 모른다.

의심할 것도 없이 인류의 조상이 사바나에 있었다면 위험이 발생한 경우에 적을 발견하는 것이 더 어려웠기 때문에 항상 막대를 갖고 있는 것이 필요하였을 것이다. 이와 같이 곤봉(나무 또는 긴뼈로 만들어졌다)은 라마피테쿠스(인간)에 있어서 떼어놓을 수 없는 무기가 되었다. 이 조상은 네발보행이었다. 이것은 뒷발은 발바닥걸음(plantigrade)이고 앞발(앞쪽 다리)은 전체 절지동물의 진화형인 주먹결절(knuckle) 보행이었다(그림 128). 양손을 번갈아 매달리며 건너가기(brachiation)에 의한 이동은 신체의 앞쪽부분을 들어 올리고 골반 쪽으로 중력중심을 이동시켰다. 앞쪽의 다리에 걸리는 체중의 감소에 의해서 라마피테쿠스는 곤봉을 하나의 손으로 잡고 이동하는 것이 가능해졌다. 네발로 이동하고 있을 때는 하나의 손으로 막대를 잡는 것은 어려우며 불쾌하고 주먹결절에 통증을 동반하여 뒷발로서도 장애가 되었다. 문제는 막대를 지팡이처럼 수직으로 유지함으로써(그림 128) 해결이 가능해졌다. 이것은 두발보행이 세발로 있는 기간 뒤에 있었다는 몇 가지 시사점의 설명이 될 수 있다[270]. 그리고 이러한 것은 다리 쪽으로 중력중심을 이동시키고 동시에 한쪽의 손을 다른 쪽에 대해서 우선적으로 사용하는 것을 촉진하였다[271]. 막대를 유지하고 있

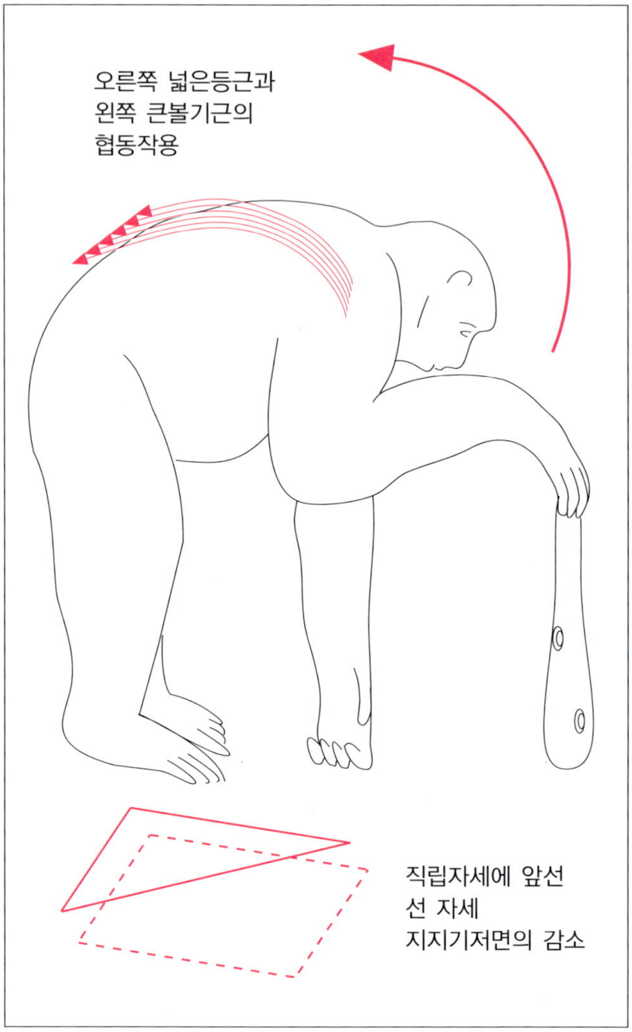

그림 128 두발보행으로의 진화.

270 인간에서의 contrahentes근(포유류에서는 제1, 2, 4, 5손가락에 있으나, 인간에서는 첫째 손가락뿐으로 엄지손가락(발가락)의 모음근에 해당한다)과 dorsiepitrochlearis근(인간에서는 등쪽 뼈사이근에 해당)의 근막화 및 중간마디뼈의 탈모, 손바닥의 물갈퀴형성(합지증), 아래팔 뼈사이막의 섬유의 방향, 미숙한 고리인대의 형상과 사람의 관절오목의 방향은 사람의 조상이 두발보행이 되기 전에 주먹결절 보행(knuckle–walking)을 하고 있었다는 것을 강력하게 시사한다. 두발보행이 중간의 세발의 단계를 통해서 달성되었다는 것을 시사하는 모델을 제시되고 있다. 모델은 사람의 해부학적 구조가 유인원(great apes)의 그것보다 더 비대칭이라는 사실에 기초한다(Kelly RE. 2001).

271 이 연구로부터 두발동물인 사람과 유인원과 갈색꼬리감기원숭이에서는 손을 뻗힐 때에 오른손을 사용하는 편향이 있다는 것을 알게 되었다. 네발동물인 유인원이나 갈색꼬리감기원숭이, 히말라야원숭이에 대해서 두발동물에서는 더 오른손을 사용하는 경향이 있다는 것을 인지하였다. 이러한 결과는 자세가 영장류의 손의 선택 지향성과 세기를 바꾸는 것을 시사한다. 그리고 두발보행은 사람에서 종의 전형적인 오른손잡이를 촉진하고 있을 가능성이 있다(Westergaard GC. 1998).

었던 쪽 팔다리의 가슴우리와 허리부분이 반대쪽 부분보다 높게 편위하였기 때문에 근막체계는 이로부터 천천히 바뀌었다. 이것은 이미 몸통이 뒤쪽운동 또는 가쪽운동만으로는 움직이지 않는다는 것을 의미하였다. 결과적으로 몸통의 회전[272]이 유도되어 운동방식(오른쪽 가슴우리-뒤쪽-가쪽과 왼쪽허리-뒤쪽-가쪽)이 발달하였다.

이 같은 가설에 이어서 긴 막대나 곤봉의 사용은 약탈자를 더 근접하지 않게 하기 위한 방어를 더 효율적으로 하였다. 다음으로 인류의 조상은 차츰 수직위치로 보행하게 되었다. 동시에 몸통의 직립자세를 유지하기 위해 볼기근의 배치보다도 자세를 안정시키는 것이 더 요구되었다. 유인원에서는 골반이 확대하고 차츰 볼기근의 가쪽 편위가 일어났다. 발에서 제3종아리근의 형성은 엎침과 체중지지를 향상시켰다[273]. 후기중신세시대(500만년전)의 마지막에 중력중심이 2개의 발 사이를 깔끔하게 지나는 두발의 오스트랄로피테쿠스(Australopithecus)가 이미 존재하고 있었다.

막대와 그 밖의 도구의 사용은 직립자세(homo erectus)의 습득에 기여하였을 뿐만 아니라, 지적인 능력의 발달(homo sapiens)에도 기여하였다. 호모 사피엔스 즉, 인간은 도구를 사용해서 바위를 움직이고 바위를 쌓아 주거지를 만드는 것을 학습하였다. 이러한 것은 빙하기(약 30만년전)에 생존하기 위해서는 의심할 것 없이 좋은 방어책이었다. 필요에 따라서 일반적인 도구의 발명이 활발해졌다. 이와 같이 긴뼈 또는 곤봉이 견과류를 깨는 망치, 바위를 움직이기 위한 지렛대, 과일을 나무에서 떨어뜨리기 위한 장대 또는 작은 포획물을 죽이기 위한 무기가 되었다.

이 모든 작용은 단순히 유전적인 결과로서 반사적으로 계승된 것이 아니라 상황변화에 따라서 적절한 평가에 의한 것이었다. 도구는 호모 사피엔스(인간)에게 주위의 환경을 판단하는 수단을 주고 말초반사보다도 뇌 시냅스(cerebral synapse)의 발달을 향상시켰다. 철학적인 관점에서부터 소아발달의 과정에서 영아는 다른 유형의 지지의 도움을 받아 직립자세를 습득하고 노화 또는 쇠퇴의 과정에서는 인간은 지지를 위해 자주 지팡이나 유사한 도구에 의지하고 걷는다는 지적은 흥미가 있다(그림 129).

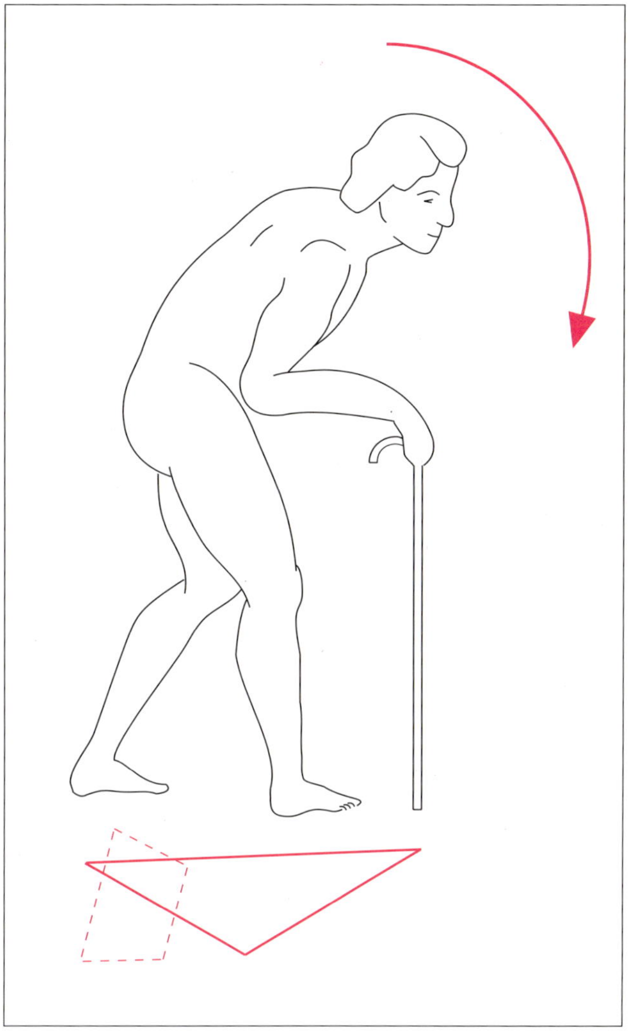

그림 129 직립자세의 쇠퇴.

272 돌고래는 허리뼈부분의 비틀림(torsion)에 대해서 작은 전단력(shearing force)만을 받는다. 그리고 꼬리날개의 시상면의 스트로크를 통해서 추진하는 동안에 주로 축성의 부하(axial loading)가 발생한다. 대조적으로 바다표범은 추진력에 뒷다리의 가쪽 스트로크를 발휘한다. 라마(llama)에서 엉치뼈에 대한 비틀림은 천천히 걸음으로써 예측되는 비틀림의 부족에서부터 보면 예상할 수 없었다. 침팬지에 관찰되는 두발보행은 둥근등(몸통의 후만) 자세 즉, 엉덩관절의 현저한 굽힘과 골반과 팔이음뼈의 역회전 부족에 의해서 실행된다. 인간의 두발보행에서는 허리뼈의 전만은 더 빨리 걷고 달림으로써 증가한 축 방향 하중 및 팔이음뼈의 역회전을 통한 비틀림의 중심이다(Bronek M. 2001).

273 유인원에서 손가락종아리근(peroneus digit)의 퇴축은 제3종아리근의 진화와 획득에 관계하고 있다. 제3종아리근은 초기의 계통 발생단계가 성취됨으로써 움직임이 있는 제5발가락 대신에 안정된 발허리뼈에 닿았다. 그리고 직립보행에 필요한 엎침과 등쪽굽힘에 강한 효과를 발휘한다(Reimann R 1981).

근막나선의 진화

나선모양으로 배열된 몸통의 근막 내 콜라겐섬유는 두발보행을 습득하는 것과 동시에 형성되었으나, 팔다리의 나선은 그 이전부터 발달하여왔다. 최초의 직립이동은 일부 두발보행의 원숭이에서 지금까지도 볼 수 있는 것처럼 몸통의 옆굽힘 운동과 연관되어 있었다.[274] 원시적 두발동물에서의 이동에서 완만한 보행방법에서는 2개의 같은 쪽의 팔다리의 가쪽운동을 몸통과 동기화시킨다(네발동물에서는 팔의 뒤쪽운동을 같은 쪽 다리와 동기화시킨다[275]). 한쪽 넓은등근의 일부 콜라겐섬유가[276] 반대쪽 큰볼기근의 근막에 연결하는 가시끝인대[277] 위에서 교차하였기 때문에 교차 또는 상호 팔다리 이동이 가능하게 되었다(그림 131).

이 교차형 협동작용 반복은 시간을 들여서 넓은등근을 반대쪽 큰볼기근에 연결하는 등허리근막의 범위 내에서 어떤 특정 콜라겐섬유의 형성을 촉진하였다(그림 128). 이 근막나선은 두발보행을 하는 동안 자동적으로 팔의 뒤쪽운동을 반대쪽 다리와 동기화시킨다.

같은 연결은 신체의 앞부분에서의 앞쪽운동의 근육사이에 존재한다(그림 130, 그림 155). 큰가슴근의 하부섬유(복부섬유)는 배빗근의 널힘줄에 의해서 형성되는 배곧은근의 근막집 위에 들어간다. 복부 근막의 S자 모양 콜라겐섬유는 반대쪽 다리의 근막과 연속적이다[278]. 앞부분의 콜라겐 연결은 보행할 때의 한쪽 팔의 앞쪽운동을 몸쪽 다리와 동기화시킨다(그림 132).

몸통의 2개의 육안적 지지띠는 다양한 관절주위 지지띠에 의해서 형성되는 팔다리의 나선과 연속하여 있다. 나선은 하나의 분절의 앞쪽–가쪽운동을 연속된 분절의 뒤쪽–안쪽운동과 동기화시킨다.

근막의 기능에 대해서 각별히 주목하면 운동기관의 발생(그림 133)은 아래와 같이 요약할 수 있다:

1. 척추동물 이전의 척삭동물을 고려하면, 우선은 두삭동물이 세로 중격에 의해서 나뉘는 일련의 동일한 체절에 의해서 형성되어 있다는 것을 알 수 있다. 한쪽의 근섬유는 가쪽운동의 하나의 근막단위를 형성하고, 다른 쪽은 이마면에서의 대항근 근막단위를 형성한다.
2. 상어류는 위에서 언급한 세로 중격 및 옆굽힘근군을 절반으로 나누는 가로 중격을 갖추고 있다. 이것이 2개의 벡터의 합력이기 때문에 옆굽힘은 연속해서 더 명확하다. 입(이미 단순한 흡입관이 아니다)은 아래턱뼈를 갖추고 있고, 몸통과 다른 시상면에서 작용하는 2개의 근막단위에 의해서 조절된다.
3. 진화의 단계에서 머리와 아래턱뼈의 증가한 운동의 독립성은 운동의 더 효율적인 체계를 가능케 하였다. 따라서 목의 형성이 근육계를 부분적으로 아가미근육으로부터 그리고 부분적으로 몸통근육으로부터 파생하여 일어났다. 축 아래(배쪽) 근육 및 축위(등쪽) 근육은 옆굽힘근으로부터 독립하였다(그림 133의 3).
4. 양생류에서 지느러미의 운동이 몸통의 운동과 결부되었기 때문에 지느러미가 팔다리에 의해서 대체되

274 사람의 기어가기는 네발의 진화 단계의 발생반복행위일지도 모른다. 그러나 운동학에 관해서 사람은 독특한 습관적인 직립 두발보행의 특성을 가질 뿐만 아니라, 탄생 후 1년간의 짧은 기간에는 기는 것에 의한 독특한 이동도 실행한다. 아장아장 걷는 영아의 팔다리 보행운동은 대부분은 오히려 경직되어 있고 팔은 벌림을 하고 있다. 그리고 대부분이 척추의 비틀림(두발보행의 골리라와 마찬가지로)에 의해서 실행되고, 팔은 매달린 흔들이처럼 움직이지는 않는다. 그러나 이것은 오히려 척추의 탄성을 비틀림 흔들이의 레버로서 작용한다(Niemitz C, 2002).

275 유미류(urodela)에서 넓은등근은 어깨의 영역에서 축 위(등쪽) 근절을 덮는 얇은 근막에서부터 시작하는 섬세한 세모꼴 근육이다. 파충류에서는 그것은 척추의 가시돌기(neural spine)와 결합시키는 견고한 근막의 등쪽에 고착하여 더 정합하여 있다. 이것은 그 축 모양의 이는곳에서부터 뒤쪽방향으로 차츰 뻗는다. 포유류에서의 경향으로서는 허리뼈와 결합하여 더 풍부하게 등쪽에 고착한다. 꼬리바닥 방향으로 뻗어간다(Kent CG, 1997).

276 등허리근막의 뒤쪽 층은 2개의 층판으로 구성되는 것을 알게 되었다. 넓은등근의 널힘줄에 의해서 형성되는 표층의 층판과 정중에서부터 꼬리 쪽과 가쪽으로 통과하는 섬유띠에 의해서 형성되는 깊은 층판이다. 양쪽의 층판은 등의 근육군을 구속하는 지지띠를 구성한다(Bogduk N, 1984).

277 개, 고양이 또는 개코원숭이의 검체에서의 육안적 또는 현미경적 소견에서부터 가시끝인대는 인간의 것과는 달랐다. 인간과는 달리 동물의 허리뼈에는 가시끝인대가 없고 허리의 하부에는 척주세움근힘줄의 교차가 없었다. (Heylings D, 1980)

278 Rizk(1980)는 41명의 사람과 다른 포유류의 75 사례에서 앞복벽의 근육계에 대한 광범위한 연구를 실행하였다. 사람에서 배바깥빗근의 주요 부분은 2층(bilaminar)이었다. 그리고 그 섬유는 백색선에서 끝나지 않고 반대쪽 절반에서 결합하기 위해 정중선을 넘어서 교차하였다. 이 교차 후 표층의 섬유다발은 깊은 층 섬유와 교차하여 아래쪽, 가쪽으로 연장한다(S자 모양). 일부의 섬유는 두덩뼈(갈고리인대)나 그 밖에 부착한다. (Gray H, 1993)

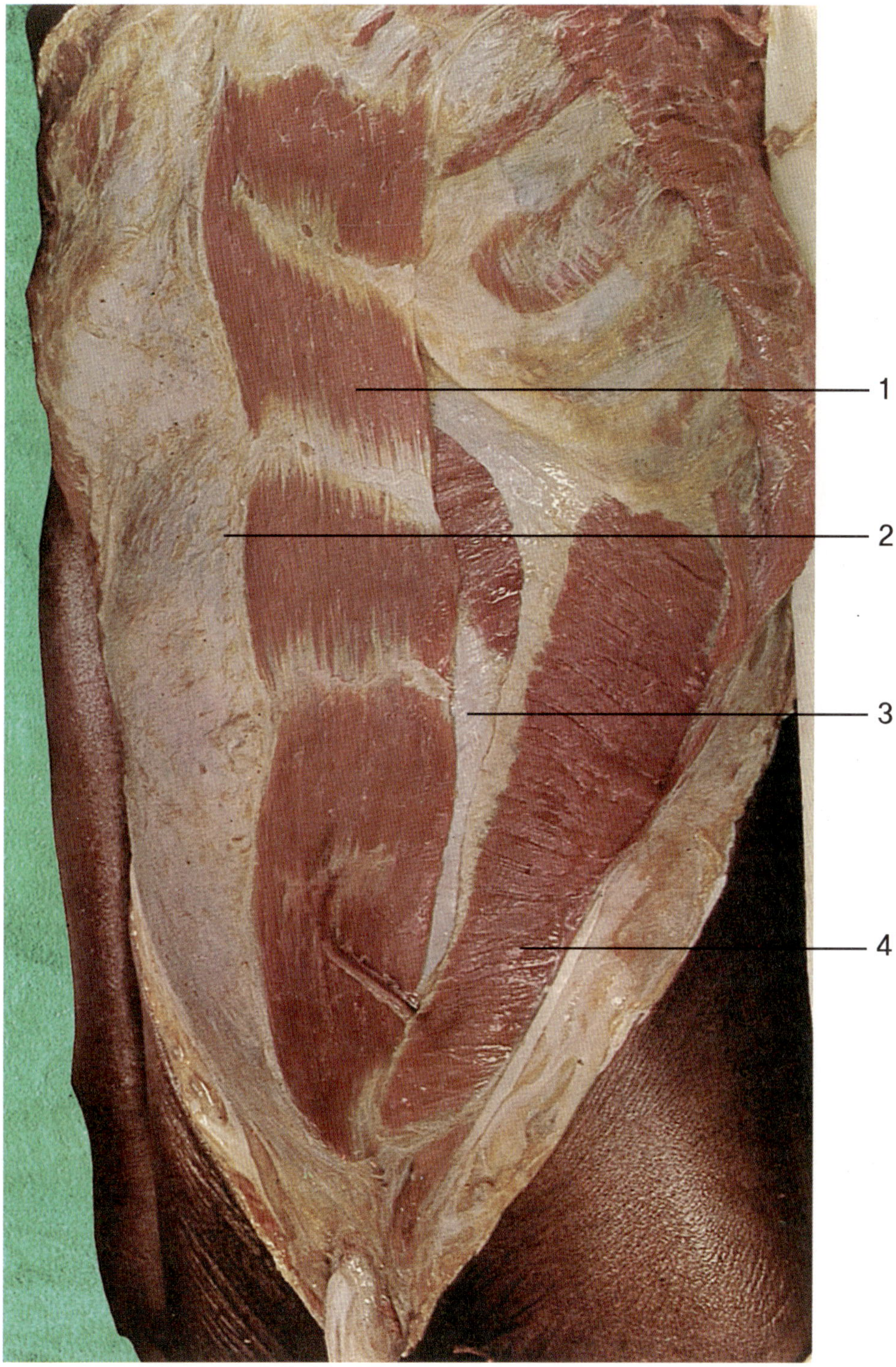

그림 130 배빗근, 배가로근, 배곧은근(Francesco Vallardi : Fumagalli-colour photographic atlas of macroscopic human anatomy. Piccin Nuova Libraria에서).

1. 배곧은근 근섬유는 몸통(앞쪽)의 앞쪽운동 배열의 분포에 따라서 세로방향으로 배열된다. 배곧은근 근외막의 콜라겐섬유도 이 같은 배열을 나타낸다. 이 근막은 나눔힘줄과 결합하고 안쪽에서는 백색선과 결합한다.
2. 배곧은근집의 얕은 층은 나선 패턴(허리-앞쪽-가쪽, 골반-앞쪽-가쪽)에서 배열되는 복부 근막의 콜라겐섬유로부터 형성된다.
3. 활꼴선(arcuate line)보다 위쪽에서 배가로근의 근막은 배곧은근집 뒤쪽을 통과하고, 이것은 반대쪽 배가로근의 근막과 연결한다. 콜라겐섬유와 근섬유는 허리-안쪽회전의 운동에 대응하도록 수평으로 배열된다.
4. 배속빗근섬유의 배열은 엉덩갈비근의 배열을 반영한다. 이것들의 섬유는 이와같이 몸통의 가쪽운동 또는 옆굽힘에 관여하고 있다. 배바깥빗근과 배속빗근과 배가로근의 근막은 백색선을 따라서 마찬가지로 배곧은근집에 가쪽에서부터 결합한다(대각선, 가슴우리-앞쪽-안쪽...)

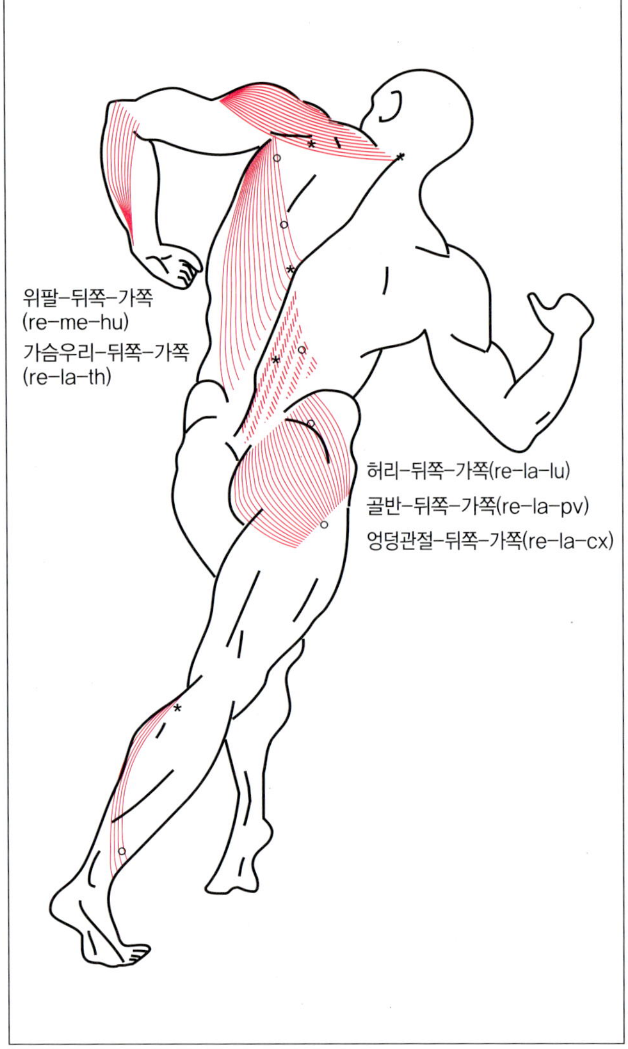

그림 131 엉덩관절-뒤쪽-가쪽의 운동궤적을 위팔-뒤쪽-가쪽의 운동궤적과 결부시키는 나선.

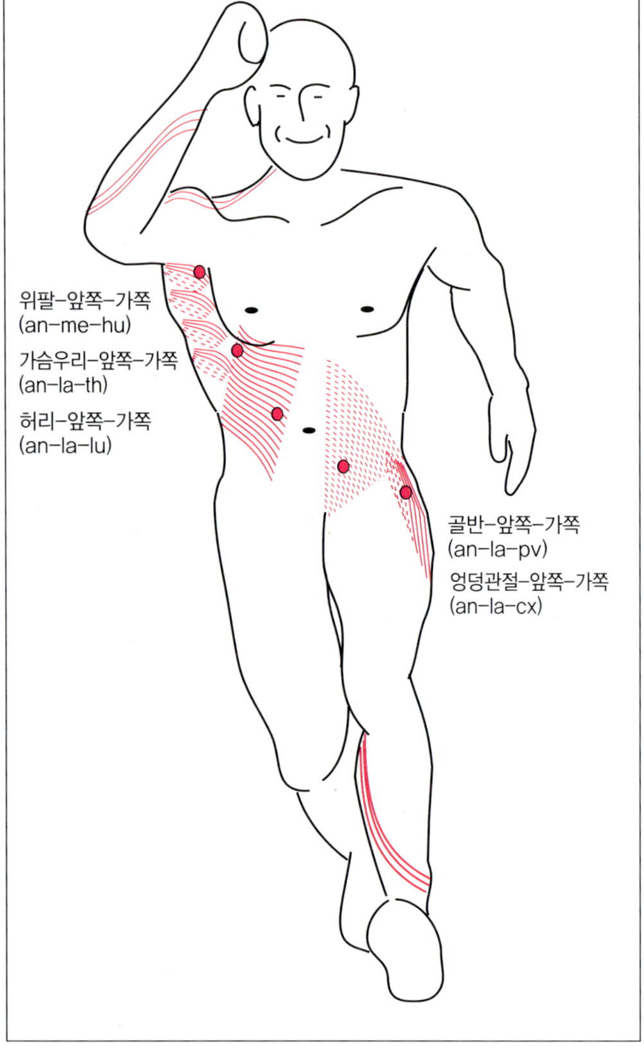

그림 132 엉덩관절-앞쪽-가쪽의 운동궤적을 위팔-앞쪽-가쪽의 운동궤적과 결부시키는 나선.

었다. 팔다리의 올림에 의해서 몸통의 회전을 유도하는 운동방식이 일어났다. 몸통근육 양쪽의 층판구조가 수평면에서 강조되었다.

5. 파충류에서 2개의 앞다리는 뒤쪽에서의 2개의 등세모근의 결합과, 복장뼈에서의 2개의 큰가슴근의 결합에 의해서 몸통으로부터 독립하여 움직인다. 분절성과 근절중격은 근막의 연속성(배열)에 의해서 대체되었다.
6. 팔다리가 더 많은 힘을 얻었기 때문에 몸통의 근육은 위축하였다. 몸통은 팔을 같은 쪽 다리와 동기화시키는 기능을 상실하였다. 이 협동작용은 넓은등근에 의해서 제공되고, 중간의 운동(대각선)을 위해 팔이음뼈와 다리이음뼈를 결부시켰다.
7. 많은 포유류에서 팔다리의 상반운동에 의한 이동능력이 더 세련되었다. 넓은등근의 근막은 반대쪽 큰볼기근의 근막과 결합하기 위해 정중선을 교차한다[279].

증가하는 복잡한 팔다리의 운동 활성의 종류 또는 행위는 지지띠로 연장되는 이 교차 패턴으로서 발달하였다(나선).

279 탄성 에너지로서 알려져 있는 등허리널힘줄은 전체 허리에 걸쳐서 있고 엉덩뼈능선과 가시돌기와 가시끝인대에서 각각 부분적으로 닿는다. 일정 수의 섬유가 정중선에 도달하고 반대쪽에서의 등허리넓힘줄을 강화하기 위해 교차한다는 것을 알게 된다(Testut L. 1987).

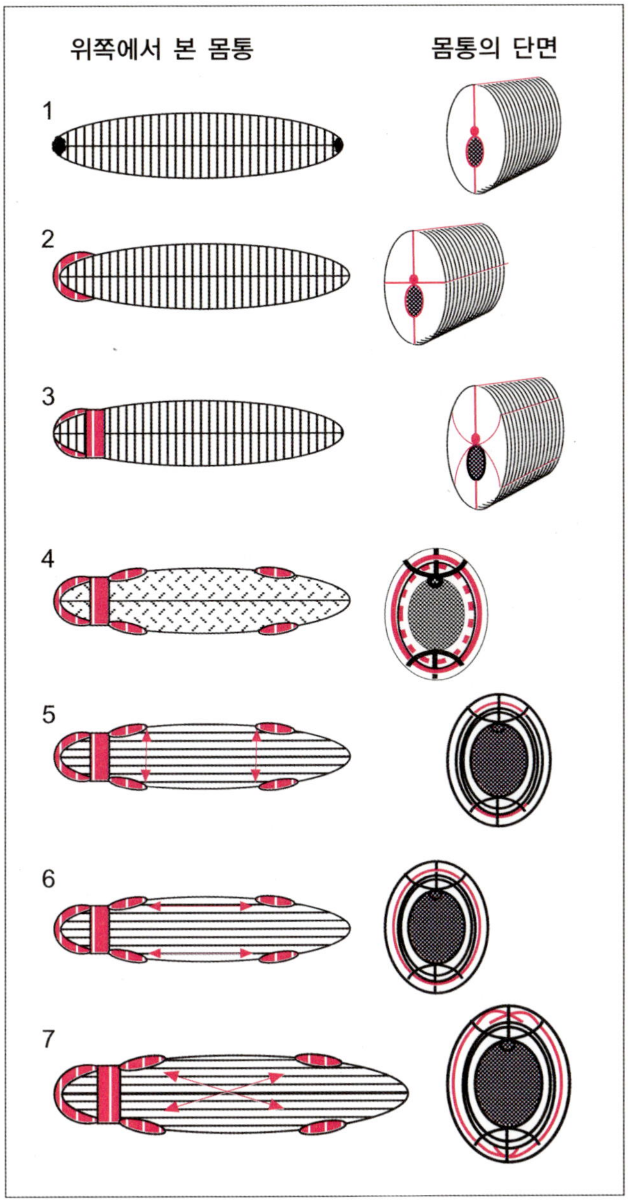

그림 133 분절성에서부터 나선으로의 진화.

아래의 단원에서는 몸통과 팔다리의 근막나선 사이의 연속성을 나타내는 근막 내 콜라겐섬유를 강조한다.

근막나선의 연속성은 근막배열의 연속성과 비교하면 별로 명확하지 않다는 것에 주의가 필요하다. 다리이음뼈에서 다리 나선은 다양한 약식으로 몸통양식과 교차한다. 예로, 엉덩관절-뒤쪽-가쪽의 나선은 몸통의 골반-뒤쪽-가쪽나선 또는 골반-뒤쪽-안쪽나선과 연속할 수 있다.

팔의 나선은 위팔뼈의 협동중심을 어깨뼈의 협동중심과 연속하여 배치한다[280]. 예컨대, 위팔-뒤쪽-가쪽의 나선은 대부분 어깨뼈-뒤쪽-가쪽과 연속적이다. 어깨뼈와 목 사이의 연속성은 다양하다. 예컨대, 어깨뼈-뒤쪽-가쪽은 같은 쪽 목-뒤쪽-가쪽의 나선, 또는 반대쪽 목-뒤쪽-안쪽의 나선과 연속할 수 있다.

다리이음뼈 및 팔이음뼈의 이 변동성은 별도로 하고 나머지의 신체는 몸통의 2개의 큰 근막나선과 팔다리의 나선에 관해서 그 자체를 조직화한다.

관절각도의 변화에 의한 근막 신장에 따라서 배열, 대각선 또는 나선은 각 단계 또는 각 운동에 의해서 활성화된다. 분절성 협동중심은 일방향성의 배열에 의해서 동원된다. 융합협동중심은 대각선에서 나선으로 배열된 콜라겐섬유로부터 일어나는 신장에 반응한다. 바꿔 말하면 두뇌가 운동방식을 시작하고 근막은 그 실현의 과정을 돕는다.

나선의 통로는 대각선의 존재가 틀렸음을 입증하는 것처럼 보이지만 실제로는 아래의 근막구조를 완성시킨다:

- 깊은 층에서 근막과 단관절근(가시사이근, 가로돌기사이근)은 근막단위와 일방향성 배열의 분절성 협동중심에 관여하고 있다.
- 중간 층에서 세로방향의 2관절근(가장긴근, 엉덩갈비근, 배곧은근)은 근막배열의 형성에 관여한다.
- 얕은 층에서 근막과 다관절의 비스듬한 근육군(넓은등근, 큰볼기근, 배바깥빗근)은 근막나선을 형성한다. 이 나선들은 복잡한 운동 활성(예: 걷다)을 실현하는 가운데 동시에 융합협동중심을 결부시킨다.

포유류에서 보행속도의 차이는 이동 및 관절의 관계에서 실질적인 조정을 실행한다. 네발보행은 지면에서 3개의 동시 접촉점을 동반한다. 속보(trot)는 2점의 접촉이고, 질주(gallop)는 1점이 된다. 운동 프로그램의 어느 것에 동원이 실행되는가에 관해서는 그때의 의지보다도 오히려 근막의 틀에 장력이 가해진 것에 영향을 받는다. 사람에서 조차 보행속도가 매초 3미터보다 빨라지면 정상적 보행 패턴을 유지하는 것은 거의 불가능해지고 의도함이 없이 달리기 시작한다.

280 위팔뼈의 가쪽회전과 안쪽회전, 어깨가슴우리의 앞경사와 뒤경사, 어깨뼈의 내밈(protraction)과 뒤당김(retraction)의 각도는 피험자에 따라서 다르다. 그러나 본 연구에서 명확히 언급되는 것처럼 어깨위팔리듬에 의미 있는 영향 즉, 어깨위팔리듬이 운동학적 짝이라고 나타내어 보여주지는 못하였다(McQuade KG, 1998).

제 17 장
근막나선의 생리학

분절의 근막장력은 근막단위의 장력을 조정하고 상반억제를 통해서 길항근 근막단위를 억제한다.

일방향성 근막단위의 활성화(방사 또는 넘쳐흐름을 통해서)는 근막배열에 장력을 가함으로써 동기화한다. 배열 사이에 있는 상반하는 장력은 신체의 자세를 조정한다(표 36).

나선과 대각선에 장력을 가하는 것은 몇 가지의 반사적인 활동과 모든 복잡한 운동 활성(연속적인 유도)에 개입하게 된다.

근막(근막단위, 근막배열, 근막대각선, 근막나선)은 이제까지 신경계에 완전히 기인하고 있었던 운동기능에 중요한 말초의 지지를 제공한다. 이것들이 서로 의존하여 있다는 것은 말할 것도 없다.

근막대각선과 운동방식

대각선에 의해서 조직화되는 운동방식과 근막나선에 의해서 조직화되는 운동방식은 아래와 같이 구별할 수 있다. 전자는 2개의 면 사이의 특정 대각선이고 팔다리(또는 몸통의)의 모든 분절의 동시 활성화를 포함한다. 후자는 반대방향에서 2개의 인접한 분절의 운동을 포함한다.

해부하면 몇몇의 근육이 세로방향으로 배열하고, 다른 것은 나선구성으로 배열되어 있음을 주목할 수 있다[281].

세로섬유는 정확한 면(배열)의 운동과 2개의 면 사이의 중간 벡터(대각선)를 따라가는 운동으로 활성화된다. 이러한 종류의 양쪽 운동의 순수한 형태가 정상적인 인간의 운동으로서 일반적이지 아니라는 것은 분명하다. 그럼에도 불구하고, 운동의 더 단순한 성분에 대한 이해는 더 복잡한 운동 활성의 해부에 도움이 된다.

4개의 대각선의 하나는[282], 팔꿉관절 또는 무릎관절 폄 위치에서의 상하 팔다리의 굽힘-벌림-회전이다. Knott와 Voss에 의해서 제창된 거처럼 이 패턴은 안쪽회전 또는 가쪽회전으로 실행될 수 있다(그림 134).

앞쪽-가쪽의 대각선은 앞쪽운동과 가쪽운동의 근막단위와 회전배열의 근막단위의 동시 활성화를 포함한다. 결과적으로 일어나는 운동은 중간영역 또는 대각선의 운동이다. 하나의 배열만으로는 중간의 운동을 조정할 수 없다. 그리고 조절하기 위해서는 운동겉질로서 너무나 많은 변수가 필요하다. 적절한 말초의 장력구조에 대한 요구(need)는 융합협동중심에 의해서 충족된다. 전신을 통해서 주요 배열 사이의 중간정도에 위치하고 있는 융합협동중심은 중간운동의 관리에 개입한다.

앞에서 언급한 대각선에 대한 대항근은 뒤쪽-안쪽(폄-모음)의 대각선이고 복위운동(return movement) 때에 활성화된다. 팔이 올림 · 벌림을 하면 위팔-뒤쪽-안쪽, 팔꿈치-뒤쪽-안쪽, 손목-뒤쪽-안쪽의 융합협동중심이 반대방향의 저항을 이겨내기 위해 활성화되고 그것에 의해서 팔을 출발자세로 되돌린다.

---

281 근육은 그 섬유의 방향부여에 따라서 분류할 수 있다. 그리고 그것은 견인의 방향에 관해서 평행이거나 비스듬하거나 나선모양으로 되어있을 수 있다.
평행 : 네모근, 리본모양근, 방추모양근, 나눔힘줄. 비스듬함 : 어깨세모근, 깃근(반깃근, 깃근, 뭇깃근). 몇 개의 근육은 나선형상이거나 "비틀려 있다". 등세모근의 2개의 닿는곳 사이는 90° 의 나선이며 큰가슴근과 넓은등근의 복장갈비섬유는 180° 의 나선이다. 근육이 수축할 때 이것들은 부분적으로 풀린다. 그 밖의 나선모양근(목빗근, 큰모음근 등)은 층을 횡단하는 2개 이상으로 구성된다. (Gray H, 1993)

282 각 패턴은 벌림 또는 모음과 2개의 회전 성분과 관련된 주요 굽힘근 또는 폄근 성분을 갖는다. 2개의 운동 대각선이 있으며 각 대각선은 서로 대항하는 2개의 패턴으로 구성된다. 예컨대, 저항에 대한 다리의 3관절의 3중굽힘에 의한 발목관절 등쪽굽힘의 촉진이다. (Licht S, 1971)

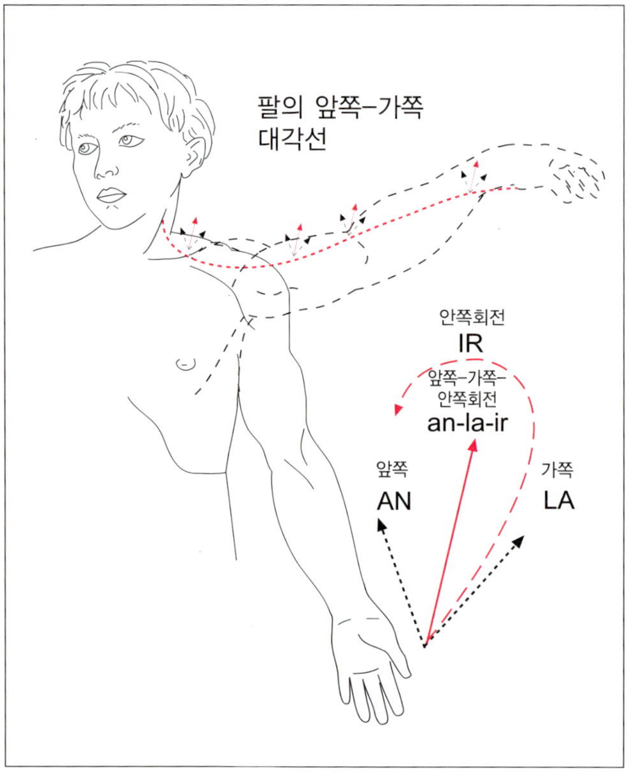

그림 134 팔의 대각선운동.

그 밖의 대각선 · 궤도는 앞쪽–안쪽과 뒤쪽–가쪽이다. 예컨대, 다리에서 이들의 대각선은 처음에 엉덩관절, 무릎관절, 목말뼈, 발가락의 앞쪽–안쪽 융합협동중심의 활성화를 포함하고 이어서 같은 분절의 뒤쪽–가쪽의 융합중심의 활성화를 포함한다.

몸통에서 신체 한쪽의 앞쪽–가쪽 운동은 복위운동을 위한 신체 반대쪽 뒤쪽–안쪽의 대각선과 짝을 이룬다(그림 177~180). 대신에 몸통 한쪽의 뒤쪽–가쪽의 대각선이 활성화되고 이어서 중앙의 위치로 몸통을 되돌리기 위한 작용으로서 앞쪽–안쪽의 대각선이 활성화된다. 신체의 앞부분 절반에 있는 같은 대각선은 신체의 뒷부분 절반에서 재현되고, 이것에 의해서 신체의 완전한 좌우 대칭성을 유지한다.

중간 운동의 반복을 통해서 근막은 다양한 신장을 받고 결과적으로 그 가소성에 의해서 다른 콜라겐섬유를 형성하였다[283]. 배열과 평행인 세로섬유는 대각선운동을 하는 동안 융합협동중심을 조정하는 역할을 형성하였다. 나선형태(근막나선)로 배열하는 콜라겐섬유는 인접한 분절의 반대방향의 운동을 하는 동안 융합협동중심을 조정한다.

근막나선과 반사적 활동

반사는 운동체계의 최초의 수준을 구성한다[284]. 반사적인 활동은 대뇌겉질에서부터 일어나는 운동명령에 통합된다. 근막의 구조는 역학적인 측면에서부터 반사가 어떻게 작용하는가를 설명하는 데 도움이 된다.

근골격계에서 분절성 및 전체분절성 반사를 찾아볼 수 있다.

- 분절성 반사는 하나의 근막단위만을 활성화한다. 이 활성화는 힘줄(근막단위의 인지중심)의 고타(percussion)에 의해서 일어나고, 또는 힘살(근막단위의 협동중심)의 스트로크(stroking)에 의해서 일어날 수 있다.

◇ 깊은힘줄반사(인지중심)
- 위팔두갈래근 (팔꿈치–앞쪽, an-cu)
- 위팔세갈래근 (팔꿈치–뒤쪽, re-cu)
- 무릎힘줄 (무릎–앞쪽, an-ge)
- 아킬레스힘줄 (목말뼈–뒤쪽, re-ta)

◇ 표층반사 또는 피부반사(협동중심)
- 어깨뼈 사이(가슴우리–뒤쪽, re-th)
- 발바닥 (발가락–안쪽, me-pe)
- 상부복벽 (허리–앞쪽, an-lu)

- 전체분절성 반사(global reflex)는 배열 또는 나선을 활성화한다. 근막배열의 개입을 예시하기 위해, 상위 신경세포 장애로 출현하는 몇 가지의 병적 반사를 여기서 검토한다. 말초체계에는 더 높은 겉질 조절이 결여되어 있다는 것이 명백하다.

283 연부조직은 순응성이 있어 많이 잡아당겨지면 길어지고 많이 수축하면 짧아진다. 이것들의 새로운 위치와 운동패턴에 적응함에 따라 연부조직은 사용에 기초하여 새로운 형상이 된다. 통증이 없어진 후에서조차 통증에 의해서 생긴 재구축에 기초하는 통증회피 패턴에 매달릴 수 있다. 재균형(rebalancing)은 근육이나 힘줄 등에 있어서 불쾌한 기간을 경험할 수 있다. 재균형에 의해서 고유의 크기와 위치가 재구성된다(Brourman S, 1998).

284 보행 시의 다리의 수의적 폄은 양성 지지반사에 의해서 촉진될 수 있으며 이것은 발바닥의 자극에 의해서 유발되는 폄근반사이다. 이 자극은 걸음마다 추동력(impetus)을 제공한다 (Licht S. 1971).

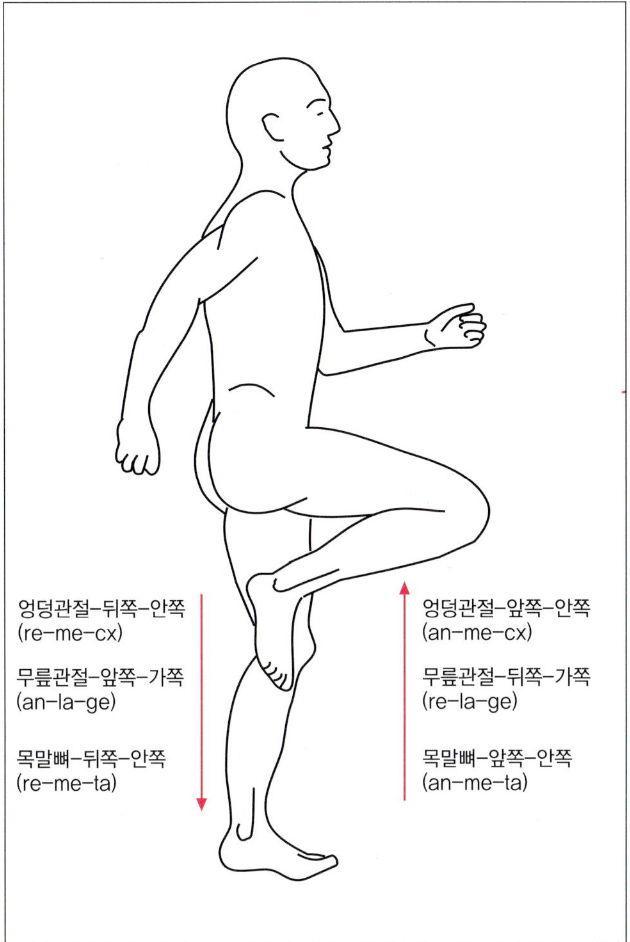

그림 135 오른쪽 다리의 3중 굽힘반사, 왼쪽 다리의 3중 폄반사 또는 교차성 폄반사.

◇ 배열과 대각선의 반사

- 다리의 레이미스트징후(Raimiste' s sign)(배열의 양쪽 연속성)[285]
- 앞정강근징후(목말뼈-앞쪽의 근막단위에 엉덩관절-앞쪽의 방사)[286]
- Sterling' s sign(두 팔다리의 2개의 일방향성 배열의 사이)[287]

◇ 나선반사

- 보행 시 다리의 앞쪽운동에 상당하는 굽힘근반사
- 보행주기의 입각기와 유사한 폄근반사

굽힘근반사[288]에서의 나선근막구조가 실행하는 역할을 여기서 검토한다. 근막 도수치료에서 사용되고 있는 것처럼 굽힘을 위한 새로운 방향적인 용어가 적용된다는 것에 유의한다. 즉, 통증을 동반하는 자극은 3중 굽힘보다는 오히려 엉덩관절의 앞쪽운동, 무릎관절의 뒤쪽운동, 목말뼈의 앞쪽운동이다(그림 135). 운동은 하나의 나선 또는 2개의 나선에 의해서 조절될 수 있다. 분석을 단순화하기 위해 하나의 나선만을 생각한다. 동적인 운동에서 엉덩관절의 앞쪽운동은 엉덩관절-앞쪽-안쪽의 융합협동중심에 의해서 작동하고 무릎관절의 뒤쪽운동은 무릎-뒤쪽-가쪽의 융합협동중심에 의해서 작동한다. 목말뼈의 앞쪽운동은 목말뼈-앞쪽-안쪽의 융합협동중심에 의해서 작동한다.

이와 같이 동적인 운동은 융합협동중심을 포함할 뿐이다. 게다가 갑자기 특정 방향으로의 힘이 요구되는 경우에만 분절의 근막단위가 이들의 운동과 연관성을 갖는다[289]. 예컨대, 목말뼈-앞쪽 분절의 근막단위가 운동을 강화하기 위해 활성화된다.

한쪽 다리의 3중 굽힘을 하는 동안 반대쪽 다리는 부

285 바로 누운 자세에서 건전한 다리를 벌림(또는 모음)을 하면 마비된 다리에 마찬가지의 벌림(또는 모음)이 유발된다(Chusid GJ. 1993).

286 스트럼펠(Strumpell)현상. 뻗은 다리에 대해서 검사자가 폄방향으로 미는 힘에 저항하여 엉덩관절을 강하게 굽히려고 힘을 주면 발목관절이 등쪽굽힘을 한다(Chusid GJ. 1993).

287 건강한 다리의 모음에 저항을 주었을 때에 일어나는 마비된 다리의 모음(Chusid GJ. 1993).

288 굽힘근반사는 팔다리의 3개의 주요 관절의 동시굽힘이다(다리에서는 엉덩관절, 무릎관절, 발목관절의 3중 굽힘). 이것은 팔다리 자체에 통증을 동반하는 자극을 가함으로써 무손상 동물과 대뇌제거 동물에서 일어날 수 있다. 자극된 팔다리 관절의 3중 굽힘과 동시에 반대쪽 팔다리의 폄(교차성 폄 반사)도 관찰된다(Baldissera F. 1996).

289 이러한 명령은 입력 시의 배경에 대한 상황에서 개입하고 있기 때문에 최종결과는 상태에 따라서 필연적으로 변경되지만 대뇌겉질은 그 명령의 결과를 인지하지 못한다(Turvey MT. 1982).

290 척수동물과 무손상 동물에서의 이동 시 팔다리의 근육활동에 대한 비교는 실질적인 차이를 나타내어 보이지 않는다. 이러한 것은 척수 단독으로 팔다리의 이동 활성화의 조정 및 효과적인 배열을 발생시킬 수 있다는 것을 시사한다(Baldissera F. 1996).

291 유각 종기에 먼저 발꿈치가 접지하고 다음으로 바닥쪽굽힘을 하여 발바닥 접지가 된다. 일단 접지가 이루어지면 엉덩관절은 펴지기 시작한다(볼기근의 수축). 그리고 무릎은 넙다리네갈래근의 수축에 의해서 폄이 유지된다(Baldissera F. 1996).

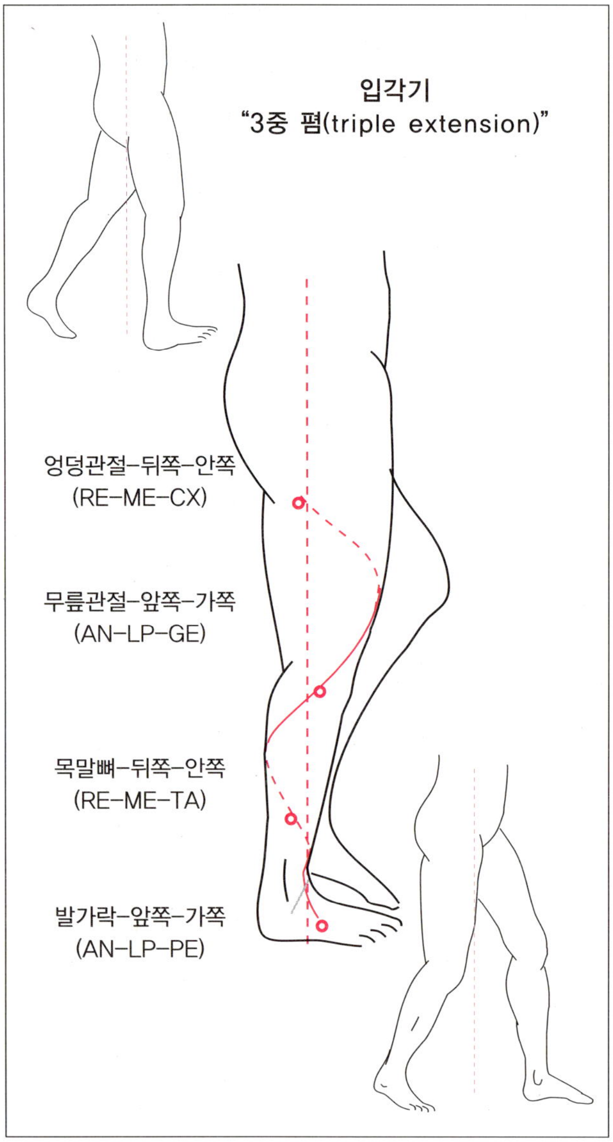

그림 136 입각기를 관리하는 동안의 나선의 발가갈-앞쪽-가쪽.

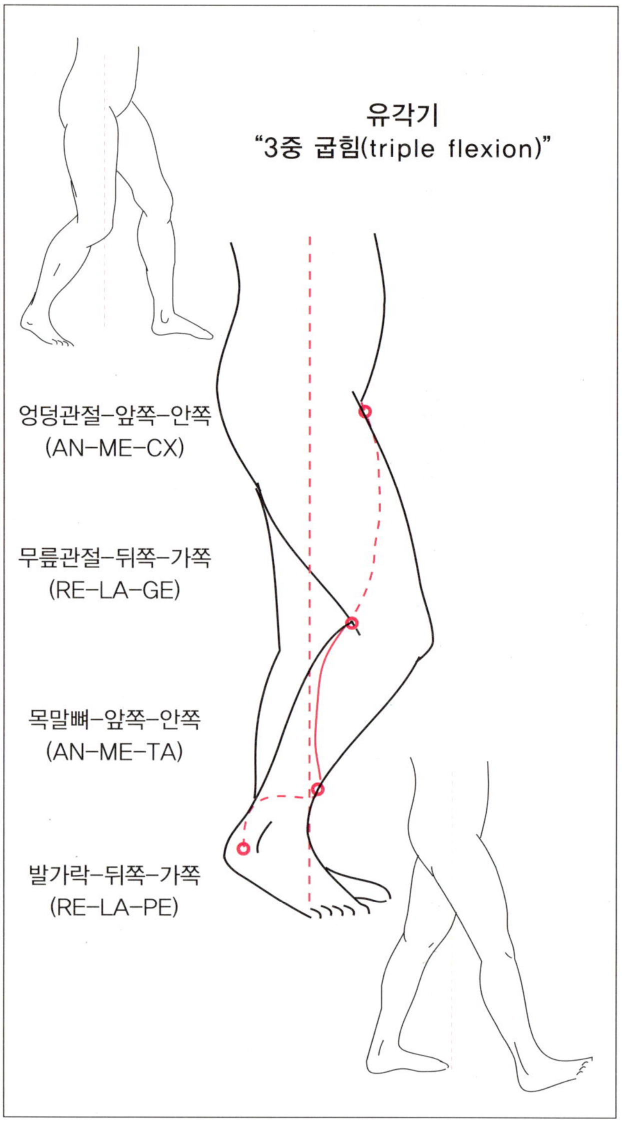

그림 137 유각기를 관리하는 동안의 나선의 발가락-뒤쪽-가쪽.

과되는 체중을 지지하기 위해 교차성 폄반사에 맡겨진다. 이 반사는 목말뼈의 뒤쪽운동, 무릎관절의 앞쪽운동(무릎의 폄을 유지하기 위한 넙다리네갈래근 수축), 엉덩관절의 뒤쪽운동(골반은 앞쪽으로의 넘어짐을 회피하기 위해 안정된다)으로 구성된다. 이 반사는 목말뼈-뒤쪽-안쪽, 무릎관절-앞쪽-가쪽, 엉덩관절-뒤쪽-안쪽의 나선을 포함한다.

근막의 관점으로부터의 보행분석

굽힘근반사와 폄근반사의 이 운동체계는 보행주기에서의 몇 가지의 특정한 수정으로 찾아볼 수 있다[290]. 보행은 입각기와 유각기로 나뉜다.

입각기[291](그림 136)는 엉덩관절의 뒤쪽운동(엉덩관절-뒤쪽-안쪽), 무릎을 안정시키는 넙다리네갈래근 활동(무릎관절-앞쪽-가쪽), 발목관절에서의 안정(목말뼈-뒤쪽-안쪽)을 필요로 한다.

유각기(그림 137)는 무릎관절-뒤쪽-가쪽 근막단위의 수축에서부터 시작하고 엉덩관절의 앞쪽운동(목발뼈-앞쪽-안쪽)이 동시에 활성화한다. 발은 뒤쪽-가쪽위치에서 유각기를 시작하고 앞쪽-가쪽 위치로 이동한다.

한걸음 한걸음을 통해서 다리의 나선모양으로 배열된 콜라겐섬유는 그 자체를 서로 "감아올리기", "되감기(풀기)" 과정을 실행한다. 반대방향의 다양한 분절의 운동은 지지띠에 장력을 가함으로써 동기화하고 차례로 근막나선으로 연결된다[292].

신경생리학자에 따르면, 이동의 척수성 체계는 더 고도의 신경중추를 운동의 상세 체계로부터 해방한다. 그러나 겉질중추는 그 과정의 시작, 지시, 정지의 책임을 진다.

하행성 명령을 이동의 율동적 및 협동적 활동으로 바꾸는 척수중추의 능력은 신장반사궁의 건강 상태에 좌우된다. 척수신경 뒤뿌리가 절단되었을 때에도 이 율동적 활동이 지속된다는 것이 다수의 동물에서 나타내어 보였다[293].

근막 내 나선의 체계는 이 반사적인 활동에 설명을 제공한다. 실험에서는 고양이의 신경뒤뿌리를 절단한 후에도 팔다리가 협동된 양식으로 계속 움직인다는 것을 알게 되었다. 구심성 임펄스가 없는데도 원심성 신경 임펄스가 번갈아 2개의 팔다리를 활성화하는 방법에 관해서는 의문이 제기되었다. 그 하나의 가설로서는 골지힘줄기관의 나선의 영향을 생각할 수 있고 활성화되는 임펄스와 억제되는 다른 임펄스를 가능케 하는 것이 근막의 장력이라고 가정할 수 있다.

292 근육의 관절 모멘트와 초기의 관절 각속도는 유각기에서의 무릎 굽힘의 피크에 대한 각각의 작용을 결정하기 위해 변화되었다. 예상한 대로 시뮬레이션에서는 무릎 폄의 모멘트를 증가시키거나, 발끝 이지의 감소를 나타내고 무릎의 굽힘 속도는 무릎 굽힘의 피크를 감소시켰다. 엉덩관절 굽힘 모멘트의 감소 또는 발끝 이지의 증가로 엉덩관절 굽힘 속도도 무릎 굽힘 피크의 실질적인 감소를 야기하였다. 넙다리곧은근은 무릎 굽힘을 조정하는 데에 중요한 역할을 실행하였다. 모델로부터의 넙다리곧은근 작동장치의 제거는 무릎의 과다굽힘을 일으켰으나 넙다리곧은근 작동장치에의 흥분입력 증가는 무릎 굽힘을 감소시켰다. Piazza SJ, 1996)

293 척수 및 중간뇌 조직표본의 이동중추 활동은 척수신경 뒤뿌리를 절단한 후에서조차 지속된다. 이것은 보행리듬이 운동 그 자체에 의해서 일어나고 있는 구심성 신경에 의해서 발생한다는 가능성을 배제한다. (Baldissera F, 1996)

신장반사궁(stretch reflex arc)(이것은 구심성 신경임펄스에 응답하여 하나의 근육의 수축에 대응한다)은 이동하는 동안 신체 모두를 동기화시킬 수 있는 것은 아니다. 종아리 앞쪽운동은 보통 같은 쪽 골반의 앞쪽운동과 반대쪽 가슴우리와 위팔의 뒤쪽운동과 연관성이 있다[294]. 근막나선의 연속성만은 신체분절의 모든 사이에서의 운동의 동기화를 설명할 수 있다.

근막나선과 운동 활성

나선은 중심축 주위에 만곡하여 연속적으로 뻗는 나선형 선이다.

나선 구조는 접지 않고 굽힐 수 있고 부수지 않고 늘일 수 있으며 변형하지 않고 회전을 할 수 있다. 세로방향의 배열과 같은 직선구조는 길어지거나 비틀리는 것에는 별로 적응할 수 없으나 더 많은 안정성과 내구력을 제공한다.

분절성 협동중심은 대부분은 근방추로부터의 피드백을 통해서 근막단위의 운동단위를 조정한다[295].

융합 협동중심은 대부분은 골지힘줄기관으로부터의 피드백을 통해서 3개의 근막단위를 조정한다[296].

분절성 협동중심은 힘살 위에 있고 융합의 협동중심은 지지띠와 힘줄 위에 위치한다.

294 성인의 보행운동의 충당(appropriation)에 동반하는 세 번째 변경은 몸통회전의 출현이며 이것은 팔다리의 앞쪽으로의 운동을 돕는다. 다리이음뼈는 앞쪽으로 이동하는 다리 쪽을 내밀기 위해 수직축 주위에서 약 5° 회전한다. (Baldissera F, 1996)

295 근전도 검사법에서는 부수적인 협동근육을 사용하지 않고 실행되는 운동을 분석한다. 그럼에도 불구하고, 태반의 복잡한 운동은 중력을 포함하는 외력과 다양한 조직의 수동적인 역학적 특성 사이의 느린 상호작용과 장력의 변화와 prime mover, 대항근, 협동근육, 고정근육의 길이의 통합된 작용으로부터 일어난다. 다른 조직(결합조직, 관절주위조직, 근육)에 위치하는 수용기를 경유하여 이것들의 모델과 관절위치에 관한 끊임없는 피드백이 있다. 이와 같이 이것들은 중추신경계의 모든 수준에서 통합과 조절에 밀접하게 결부된다. (Gray H, 1993)

296 변화한 고유감각은 많은 비대칭성을 강조한다. 골지힘줄기관은 과정에 관여하는 중심에 있다. 골지힘줄기관은 관절, 근막집, 널힘줄을 포함하는 모든 연부조직에 널리 미친다. 골지힘줄기관은 "on 또는 off"의 어느 쪽인가에서 신경가소성을 나타내어 보이지 않기 때문에 이것들은 즉각 외부의 힘(예컨대, 도수치료)에 반응한다. (Basmajian JV, 1993)

분절성 협동중심은 일방향성 근막배열 속에서 하나의 분절의 작용을 다른 분절의 활동과 동기화시킨다.

융합협동중심은 근막나선에서 요구되는 것에 의해서 분절의 작용을 조정한다.

제한이 없는 운동일수록 나선체계는 더 개입하고, 힘이 요구될수록 근막배열은 더 동원된다고 할 수 있다.

넙다리네갈래근의 구조를 검토함으로써 이것들의 개념에 대한 이해가 심화된다. 이 넙다리네갈래근은 앞쪽운동의 힘을 정강뼈와 다리(배열) 앞쪽 구획의 근막에 전달시키는 세로의 힘줄(무릎힘줄)이 있다. 안쪽넓은근의 일부 섬유는 무릎지지띠에 이어지고, 다시 정강뼈의 가쪽으로 뻗는다. 가쪽넓은근의 일부 섬유는 무릎지지띠의 형성에 관여하고, 다시 정강뼈의 안쪽으로 뻗는다. 힘줄의 3개 부분의 어느 것인가 하나의 활성화는 관절각도에 따라서 결정된다. 무릎지지띠의 긴장된 힘은 종아리 후부근막의 나선모양으로 배열한 콜라겐섬유에 전달되고, 여기서부터 발목관절의 지지띠(십자형 지지띠)로 전달된다. 이와 같이 보행주기 동안에 무릎의 앞쪽-안쪽운동은 목말뼈의 뒤쪽-가쪽운동을 쉽게 한다. 넙다리네갈래근의 유일한 기능이 무릎의 폄이었다면, 넙다리네갈래근은 다수의 힘살에 의해서 형성되지 않고 하나의 근육덩어리이었을지도 모른다. 게다가 넙다리네갈래근은 많은 운동단위에서 다른 신경뿌리에 의해서 신경이 분포된다. 그리고 하나의 운동단위를 필요로 하는 하나의 기능(무릎폄)보다도 기능의 복잡성을 나타낸다. 나선모양 배열을 상정한다면 위에 가로놓인 근막섬유는 운동 활성에 의해서 긴장 또는 이완한다[297]. 무릎을 굽힐 때, 앞 가쪽 콜라겐섬유는 장력 하에 있으며 종아리의 후부섬유는 이완한다. 무릎이 서서히 펴지면, 앞 가쪽섬유는 이완하고 후부섬유는 딱딱해진다. 어떤 특정의 운동 활성에 관여하고 있는 다양한 근막단위의 융합 협동중심이 이 기전에 의해서 번갈아 동원된다.

모든 운동 활성의 동안에 분절의 근섬유 또는 하나의 팔다리를 위해서만이 아니라, 신체 전체를 위해서 설정의 변화가 역할의 갑작스런 변화를 요구하게 될 수도 있다. 예컨대, 사람이 달릴 때 발을 헛디디었을 때는 넘어짐을 방지하기 위해 나선방식은 즉각 방향적인 배열에 의해서 치환된다. 따라서 동적인 힘(나선)이 방향적인 힘(배열)과 통합될 필요가 있다는 것은 명백하다. 세로 및 빗 콜라겐섬유는 같은 근막의 범위 내에 포함된다. 섬유의 장력의 변화가 일어날 때, 근막체계는 따로따로 또는 동시에 활성화될 수 있다. 구심성 정보의 변화가 다양한 척수성 운동방식에 관련되기 때문에 상황에 걸맞은 원심성 반응이 일어난다[298].

마찬가지의 운동 활성 또는 협동이 팔에서도 발견된다. 물체를 잡기 위해 엄지손가락은 굽혀서 모음을 한다. 그리고 다른 손가락은 꽉 쥐기 위해서 굽힘과 벌림을 하도록 자극을 받는다. 손가락은 쥐기를 강화하기 위해 손목의 등쪽굽힘을 요구한다[299]. 이러한 변화에 작용하기 위해 뇌는 엄지손가락을 위한 하나의 방향의 벡터와 손가락 사이의 반대방향의 벡터를 조직화해야 한다. 말초요소가 이러한 행위를 지각하여 동기화시키는 것은 더 개연성이 있다. 예컨대, 손목(손목관절)의 앞부분에서 굽힘근지지띠(세로 및 가로섬유에 의해 형성되는[300])는 두 층으로 분리할 수 있다. 세로섬유가 배열에 관여하는 것에 반해서 가로 및 빗 섬유는 근막나선으로서 이어진다.

297 팔 또는 다리와 같은 부속기관은 생체운동학적 연쇄(biokinematic chain)이다. 즉 이것은 다수의 관계가 있는 연관성(link)으로 구성되고 어떤 하나의 연관성의 변화가 모든 다른 연관성에 영향을 준다. 관절의 모두가 연결되어 있기 때문에 어깨관절의 분리된 능동운동은 어떠한 방법으로 필연적으로 다른 팔을 변화시킨다(Turvey MT. 1982).

298 척수의 분절기관은 하행성 명령을 수동적으로 재생하지 않는 능동적 기관이다. 자율체계에서 척수에 제공하는 개재신경세포를 통해서 수평 및 수직의 연결이 있다. 구심성 신경을 통하여 일어나는 신호는 말초에서 일어나고 있는 실제의 상황에 따라서 전달하는 임펄스를 적응시킨다. 신호는 근육의 장력이나 근육길이 등에 관해서 운동겉질에 전달한다. 지각 상태의 가능한 조합의 모든 가능성이 모멘트에 의해서 산출되는 모멘트라면 구심성 신경 중재에 의해서 작업을 실행하고 있는 사람에게 끊임없이 변화하는 부담을 지울 것이다(Grimaldi L. 1984).

299 손가락을 동시에 오므리는 동작(굽힘)과 벌리는 동작(폄)을 손목관절의 굽힘(바닥쪽굽힘) 및 폄(등쪽굽힘)과 함께 관찰하면 손가락을 이완한 상태로 손목관절을 완전히 굽힐 때, 손가락은 펴져서 떨어지려고 하는 것을 알게 된다. 손목관절의 완전한 폄에서는 정반대의 움직임으로 손가락이 굽는다(Pirola V. 1998).

300 구조에 관해서 손목관절의 가로손목인대는 두 층의 섬유로 구성된다. 깊은 층(가로섬유에 의해서 형성된다)과 얕은 층(긴손바닥근힘줄과 새끼두덩과 엄지두덩이 근육이 시작하는 힘줄에 밀접하게 연관성이 있다. 수직 및 빗섬유에 의해서 형성된다)이다(Testut L. 1987).

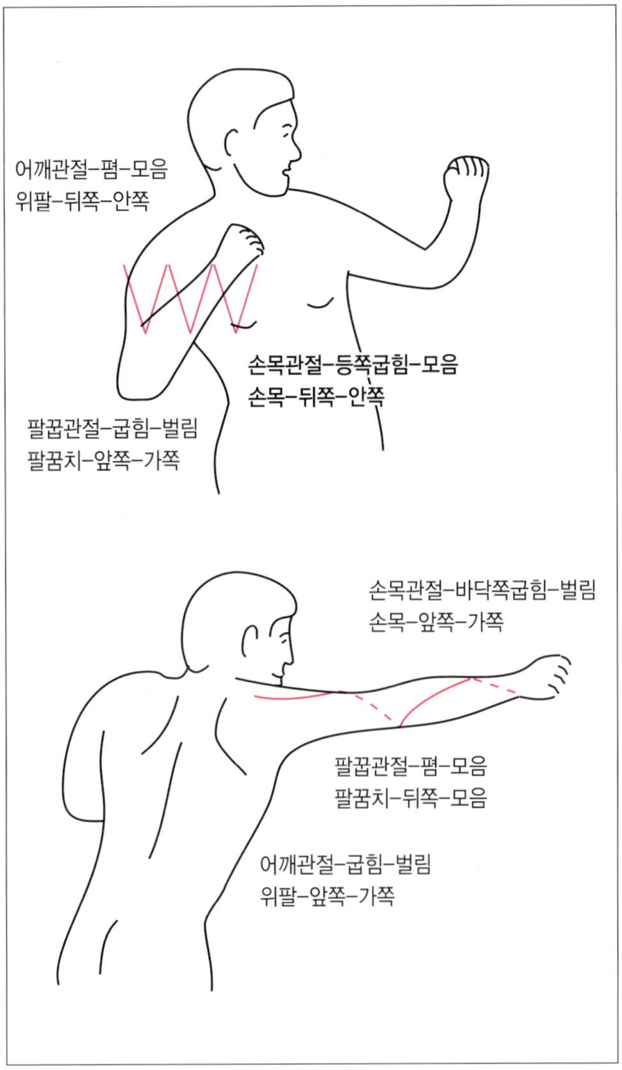

그림 138 나선은 동적 행위에서 에너지의 축적을 유도한다.

이미 언급한 것처럼 배열이 일방향성 근막단위의 힘을 조정하는 것에 반해서 나선은 동적인 운동을 조정한다.

근육이 더 빨리 단축할수록 더 작은 힘으로 실행할 수 있다는 사실은 근막배열과 나선 사이에서의 작업의 분할을 어느 정도 확실히 해준다.

한 포대의 시멘트를 들어 올리는 사람은 더 많은 시간이 걸리며 일반적으로 단순하고 일방향성으로 움직이는 경향이 있다. 사람이 주먹으로 칠 때는 빠르고 복잡한 운동방식을 이용한다. 이 동작 전에 에너지를 축적하는 반대운동(counter movement)이 있다[301]. 팔은 위팔을 뒤쪽-앞쪽운동의 위치에 두고 팔꿈치를 앞쪽-가쪽으로, 손목을 뒤쪽-앞쪽운동의 위치에 둔다(그림 138). 운동에너지가 작용될 때(운동) 팔은 앞쪽-가쪽운동, 팔꿈치는 뒤쪽-안쪽운동, 손목은 앞쪽-가쪽운동으로 옮겨간다. 팔의 다양한 분절사이의 교대적인 운동은 근막 내 콜라겐섬유의 나선에 의해서 결부된다. 이 나선은 준비단계(위치에너지)에서 "감아올리기", 그리고 동적 단계에서 되감기(풀다)"가 된다. 준비단계에서는 힘줄은 잡아당겨진다. 그리고 방향과 운동에 관여하고 있는 근막단위의 동기화마다 어떤 특정의 신경수용기를 활성화시킨다.

근막나선과 근육힘줄 경락

임상진료에서 환자는 자주 아래와 같이 궁둥신경형 통증을 설명한다. "나의 통증은 허리에서부터 시작하고 넙다리의 앞과 무릎의 안쪽을 지나 발꿈치 뒤쪽에 도달한다". 그리고 또 다른 환자는 "통증은 허리에서부터 시작하고 종아리 뒤쪽으로 똑바로 내려간다"라 설명한다. 첫 번째 증상사례의 통증분포는 나선의 통로에 있고 두 번째 증상사례는 뒤쪽운동 배열에 대응한다. 협동중심의 압박은 세로방향 또는 나선패턴으로 방산하는 통증을 일으킨다. 이러한 종류의 통증분포를 기초로 하여 고대의 침술사는 2개의 다른 경락을 설명하였다. 그것은 세로방향으로 뻗는 주요 경맥과 나선패턴을 따르는 근육힘줄경락이다. 12개의 주요 경맥이 다른 12개의 구별되는(또는 기준에서 벗어난) 경맥과 연동한다.[302] 그리고 표면 위에 12개의 근육힘줄 경락이 있다.

301 운동과 위치에너지의 양쪽이 최소한일 때, 탄성에너지의 축적은 최대이다. 이와 같이 힘줄 탄성에 기초하는 계산에서는 근육에서 발휘되어야 하는 힘이 40% 감소한다는 것을 보여준다(Baldissera F, 1996).

302 중국인은 신체의 평면을 에너지가 순환하는 5개 층으로 나눈다. 근육힘줄경락(musculotendinous meridians)은 힘줄과 근육사이에 형성된 고랑이며 신체 안의 표면을 뻗는 락맥(絡脈)이다. 이것들은 표면 위를 리본처럼 주요 경맥(經脈)으로 이어진다(Labarbier A, 1980).

303 경혈은 성긴 결합조직으로 싸이는 육안으로 볼 수 있는 신경-혈관다발에 의해서 그 특성을 나타낸다. 피부에 도달하기 전에 각 신경-혈관다발은 폭이 좁은 경로를 빠져나가야 한다. 대부분의 경우, 이 협소함은 표층의 콜라겐 신체근막의 천공에 의해서 형성되어 있다. 신경-혈관다발의 중간엽 외피는 쉽게 염증을 일으킬 수 있다. 경혈 경로 내의 염증성 반응은 심한 통증이 피부에 방산하여(통증유발점) 대응하는 신경-혈관다발의 압박을 발생시킬 수 있다(Bauer J, 1998).

표 17 경락(경맥)에 대응하는 근막배열의 명칭

경락(경맥)	약어(기호)	배열
손의 태음폐경 (太陰肺經)	LU	팔 앞쪽
손의 양명대장경 (陽明大腸經)	LI	팔 가쪽
발의 양명위경 (陽明胃經)	ST	다리 가쪽 몸통 가쪽
발의 태음비경 (太陰脾經)	SP	몸통 융합과 앞쪽
손의 소음심경 (少陰心經)	HT	팔 안쪽
손의 태양소장경 (太陽小腸經)	SI	팔 뒤쪽
발의 태양방광경 (太陽膀胱經)	BL	다리 뒤쪽 몸통 뒤쪽
발의 소음신경 (少陰腎經)	KI	다리 안쪽과 몸통 융합
손의 궐음심포경 (厥陰心包經)	PC	팔 안쪽회전
손의 소양삼초경 (少陽三焦經)	TE	팔 가쪽회전
발의 소양담경 (少陽膽經)	GB	다리 가쪽회전 몸통 가쪽회전
발의 궐음간경 (厥陰肝經)	LR	다리 안쪽회전 몸통 안쪽회전
임맥(任脈)	CV	몸통 안쪽
독맥(督脈)	GV	등쪽 몸통 안쪽

주요 경맥은 일방향성의 근막배열에 대응하고(표 17) 힘살 위에 위치하고 있는 경혈은 분절성 근막단위의 협동중심에 대응한다[303].

초기의 근막 도수치료기술은 새로이 형성된 결합조직으로부터 자유 신경종말을 개방하는 것을 의도한 분절성 치료였다. 처음에는 주요 경맥만을 고려하고 있었기 때문에 치료는 힘살 위에 위치하고 있는 분절의 부위(점)에 한해서 실행하고 있었다. 그러나 임상진료에서 신체는 하나의 생물이고 일련의 연결이 안 되는 분절은 아니라는 사실을 강조하였다. 그 시기에 각 협동중심 사이의 관계를 검토하였다. 그리고 하나의 면 위의 배열의 협동중심이 동시에 많은 경우에 고밀도화 한다는 것을 알게 되었다. 고대의 중국인은 주요 경맥을 발전시키기 위해 직렬로 동시에 이들을 접합한다는 상이한 방법을 실행하였다[304](표 18).

예컨대, 태양경(太陽經)은 연속적으로 발의 태양방광경(太陽膀胱經)과 손의 태양소장경(太陽小腸經)을 연결하여 시상면(몸통, 팔, 다리의 뒤쪽배열)의 후부에 대응한다. 대음경(太陰經)은 연속적으로 발의 태음비경(太陰脾經)과 손의 태음폐경(太陰肺經)을 연결하고 시상면(몸통, 팔, 다리의 앞쪽배열)의 앞부분에 대응한다.

임상진료를 하는 동안에 그 밖에 알게 된 것은 통증이 반드시 정확한 평면의 운동에서 유발되는 것이 아니라, 많은 경우 중간의 궤도(대각선)에서 발현한다는 것이다. 처음에는 2개의 인접한 배열이 동시에 개입할 가능성을 가정하였으나, 이것은 2개의 상이한 면에 작용하는 2개의 배열이 결합한다는 것을 의미하고 있었다. 실제로 이 점은 분절성 협동중심과는 달리 중간의 이행(transition)의 협동에 관여하고 있다는 것을 알게 되었다. 중국인은 이들을 락혈(絡穴)[305]과 교차점이라 불렀다. 그리고 그들은 이러한 점이 음경맥(陰經脈)을 양경맥(陽經脈)에 결부시키는 것을 발견하였다[306]. 근막 도수치료의 생리학에서 2개의 배열 사이의 협동작용은 융합 협동중심과 함께

304 12개의 주요 경맥은 하늘과 땅(바꿔 말하면 하늘과 땅의 에너지)을 결부시키는 선과 연관성이 있다(Lebarbier A. 1980).

305 세로방향의 락혈에는 보조 및 평형기능이 있다. 가로방향의 락혈은 연결하는 주요 경맥 사이의 문합작용을 발휘한다. 락맥은 전개하여 락혈이라 불리는 이들 경맥 특유의 점을 나타낸다 (Di Concetto G. 1992).

306 양경맥(陽經脈)의 락혈로부터 제2의 경로로서 주요 음경맥(陰經脈)의 유혈(兪穴)로 이동한다(Lebarbier A. 1980).
다른 경락의 첫째 짝은 오금에서 발의 태양방광경(太陽膀胱經)과 발의 소음신경(少陰腎經)의 주요 경락에서부터 시작한다. 둘째 짝은 무릎관절과 두덩뼈 영역의 가까이에서 발의 소양담경(少陽膽經)과 발의 궐음간경(厥陰肝經)에서부터 시작한다. 셋째 짝은 샅고랑 영역 가까이에서 발의 양명위경(陽明胃經)과 발의 태음비경(太陰脾經)에서부터 시작한다. 넷째 짝은 어깨의 가까이에서 손의 태양소장경(太陽小腸經)과 손의 소음심경(少陰心經)에서부터 시작한다. 다섯째 짝은 목의 영역에서 손의 소양삼초경(少陽三焦經)과 손의 궐음심포경(厥陰心包經)에서부터 시작한다. 여섯째 짝은 손의 양명대장경(陽明大腸經)과 손의 태음폐경(太陰肺經)에서부터 시작한다(Di Concetto G, 1992).

표 18 하나의 면의 배열에 대응하는 직렬의 경락(경맥)

주요 경락(경맥) 사이의 에너지 경로	*일방향성 배열 사이의 연속성*
발의 태양방광경(太陽膀胱經)과 손의 태양소장경(太陽小腸經) 사이의 태양경(太陽經)	시상면 뒤쪽배열 팔 + 다리 + 몸통
발의 소양담경(少陽膽經)과 손의 소양삼초경(少陽三焦經) 사이의 소양경(少陽經)	수평면 가쪽회전배열 팔 + 다리 + 몸통
발의 양명위경(陽明胃經)과 손의 양명대장경(陽明大腸經 사이의 양명경(陽明經)	이마면 가쪽배열 팔 + 다리 + 몸통
발의 태음비경(太陰脾經)과 손의 태음폐경(太陰肺經) 사이의 태음경(太陰經)	시상면 앞쪽배열 팔 + 다리 + 몸통
발의 궐음간경(厥陰肝經)과 손의 궐음심포경(厥陰心包經) 사이의 궐음경(厥陰經)	수평면 안쪽회전배열 팔 + 다리 + 몸통
발의 소음신경(少陰腎經)과 손의 소음심경(少陰心經) 사이의 손의 소음경(少陰經)	이마면 안쪽배열 팔 + 다리 + 몸통

표 19 근막 대각선에 대응하는 유사한 경락

음경맥과 양경맥 사이에서의 에너지의 교환	*2개의 배열의 협동작용으로부터 발생하는 대각선*
발의 태양방광경–발의 소음신경	다리 뒤쪽–안쪽 = 다리의 뒤쪽운동
발의 소양담경–발의 궐음간경	몸통 짝힘 = 가쪽회전–안쪽회전
발의 양명위경–발의 태음비경	다리 앞쪽–가쪽 = 다리의 앞쪽운동
손의 태양소장경–손의 소음심경	팔 뒤쪽–안쪽 = 자쪽편위
손의 소양삼초경–손의 궐음심포경	힘의 협동작용 = 회전의 운동방식
손의 양명대장경–손의 태음폐경	팔 앞쪽–가쪽 = 노쪽 편위

중간의 대각선을 형성한다. 이것들의 대각선은 많은 생리적 운동(예컨대, 아래팔의 자쪽편위 또는 노쪽편위)에서 쉽게 식별이 가능하다(표 19).

더 진전된 것으로서는 융합협동중심이 개별적이 아니라, 언제나 서로 연관성을 갖고 작용한다는 사실의 관찰에 의한 근막계의 이해가 이루어졌다는 것이다. 특히 2개의 측면이 이 결론으로 유도되었다.

1) 임상진료에서 이러한 점이 나선경로를 따라서 증상을 방산한다는 것을 알게 되었다.
2) 해부학적 연구로부터 협동중심이 지지띠의 위에 위치한다는 것을 알게 되었다. 그리고 그 모두는 나선 모양으로 배치되어 있었다.

마찬가지로 침술에서 근육힘줄경락은 관절 및 비선형 경로의 가까이에 교차점을 갖는다. 융합협동중심은 드물게 대각선(예: 손목–앞쪽–가쪽, 팔꿈치–앞쪽–가쪽, 어깨–앞쪽–가쪽)을 따라서 치료되지만, 많은 경우 동시에 나선(예: 손목–앞쪽–가쪽, 팔꿈치–뒤쪽–안쪽, 위팔–앞쪽–가쪽)에 관여하고 있다. 실제로 운동은 보다 일반적으로 나선양식으로 조직화된다.

근육힘줄경락과 근막나선 사이의 몇 가지 유사성에 대해서 여기서 검토한다:

– 근육힘줄경락 또는 인대경락[307]은 주요 경락보다도 더 표면에 있다. 그리고 몇 가지의 융합협동중심에 대응하는 교차점을 갖는다(표 20). 3개의 음경맥의 교차점은 앞쪽–안쪽–안쪽회전의 운동방식에 대응한다. 3개의 양경맥의 교차점은 뒤쪽–가쪽–가쪽

307 근육힘줄경락은 2차 경맥 중에서 가장 표면에 있는 에너지 경로이다. 주요 12경맥에서부터 근육과 힘줄까지 기(氣)를 분포시켜서 정상적인 운동을 유지한다. 이것들은 팔다리 말단(손과 발)에서부터 시작하고 중심으로 뻗어감에 따라 큰 관절을 포함한다(Di Concetto G, 1992).

근육힘줄 경락은 4개의 그룹으로 나뉜다. 각 그룹은 3개의 경맥으로 구성되는 계통을 나타낸다. 손의 3개의 양경맥(陽經脈)은 머리 선(.hairline)에서 문합한다(GB 13 : 본신[本神]). 손의 3개의 음경맥(陰經脈)은 겨드랑이 아래의 영역에서 문합한다(GB 22 : 연액[淵腋]). 발의 3개의 양경맥(陽經脈)은 아래턱뼈의 가까이에서 문합한다(SI 18 : 관요[觀髎]). 발의 3개의 음경맥(陰經脈)은 두덩뼈에서부터 위의 영역에서 문합한다(CV 3 : 중극[中極])(Di Concetto G, 1992).

표 20 근육힘줄경락의 교차점과 나선의 융합협동중심

근육힘줄경락	교차점	융합의 협동중심
위턱뼈 위에 결합하는 발의 3개의 양경맥 (발의 태양방광경근 · 발의 소양담경근 · 발의 양명위경근)	SI 18 (관요[[觀髎])	머리-앞쪽-가쪽 앞쪽과 가쪽의 배열의 수렴
두덩뼈 위쪽에서 결합하는 발의 3개의 음경맥 (발의 태음비경근 · 발의 소음신경근 · 발의 궐음간경근	CV 3 {중극[中極])	골반-앞쪽-안쪽 앞쪽과 안쪽의 배열의 수렴
관자오목에서 결합하는 손의 3개의 양경맥 (손의 태양소장경근 · 손의 소양삼초경근 · 손의 양명대장경근)	GB 13 (본신[本神])	머리-뒤쪽-가쪽 뒤쪽과 가쪽의 배열의 수렴
겨드랑이의 가까이에서 결합하는 손의 3개의 음경맥 (손의 태음폐경근 · 손의 소음심경근 · 손의 궐음심포경근)	GB 22 (연액[淵腋])	위팔-앞쪽-안쪽 앞쪽과 안쪽의 배열의 수렴

회전의 운동방식에 대응한다.

- 근육힘줄경락에서 에너지의 순환은 아래에서부터 위쪽이다. 나선은 팔다리에서 시작되고 몸쪽으로 확장된다. 이것은 손이나 발에서부터이고 나머지의 팔다리는 손이나 발의 요구(needs)에 적응할 것을 필요로 한다. 근막배열은 그 기저면 상에 신체 중력중심을 유지한다. 따라서 이것들은 몸통에서부터 시작하여 팔다리로 확장된다.
- 근육힘줄경락은 닿는 점에서 주요 경맥과 문합한다[308]. 이러한 점은 다리의 발목관절, 무릎관절, 엉덩관절이나 팔의 손목관절, 팔꿉관절, 어깨관절과 같은 큰 관절주변에서 발견된다. 나선의 융합협동중심은 같은 관절의 지지띠에도 위치한다. 골지힘줄기관에 연결되는 이것들의 융합협동중심은 근방추에 의해서 밀접하게 연결되는 분절의 협동중심과 서로 영향을 미친다.
- 근육힘줄경락은 띠 모양의 경로가 있으며 기능적으로 미리 정해진 점에서 3개의 그룹을 결부시켰다. 나선모양으로 배열된 콜라겐섬유와 지지띠는 근막배열의 세로방향의 형성과는 완전히 다르며 리본모양의 형상을 갖는다. 이것들의 나선은 큰 관절의 가까이에서 역할을 통합시키고 교환한다.
- 근육힘줄경락에는 주된 경로에서부터 분리되는 다수의 가지형성(ramification)과 가지가 있다. 한쪽 경락의 가지형성을 반대쪽에서 연결함으로써 일종의 연속성을 형성하고 있다는 것을 알 수 있다. 그리고 이것은 근막나선과 유사하다. 다른 경맥과 팔의 근육힘줄경락은 다리의 이것들과 직접 연결된다.

나선과 근육힘줄경락 사이에 있는 일정한 유사성에 대해서 위(stomach)의 근육힘줄경락(발의 양명위경근)에 대해서 여기서 검토한다(그림 139). 이 경락은 둘째발가락에서부터 시작하는 주요 경맥과는 대조적으로 둘째~넷째발가락에서부터 시작한다. 이러한 것은 근육힘줄경락이 어떻게 띠 모양의 경락을 갖고 있고, 주된 경락과 같은 선형은 아니라는 것을 나타내어 보여주고 있다. 게다가 근육힘줄경락의 경로는 주요 경맥 밖에 있는 다수의 부위(점)를 포함한다[309]. 실제로 발목관절의 가까이에서

308 근육힘줄경락의 경로는 팔다리(손가락 또는 발가락)에서 시작하고 상행하여 팔다리의 더 큰 관절을 포함한다. 이와 같이 정력적인 측면에서부터 운동을 위해 요구되는 관절연결이 보증된다. 심부조직에 의한 문합은 주요 경맥에서 닿는 점(points of insertion)을 통해 발생한다. 근육힘줄 경락은 띠 모양이라고 평할 수 있도록 그 자체에 충분하고 동시에 광범위한 경로가 있다(Di Concetto G, 1992).

309 근육힘줄경락은 어떤 특정 집합영역 주변의 3개 그룹으로 기능적으로 재결합한다. 이것들의 영역은 하나의 부위(점)가 아니라, 근육힘줄경락의 리본모양 경로에 의한 적어도 2개의 경혈과 일치한다(Di Concetto G, 1992).

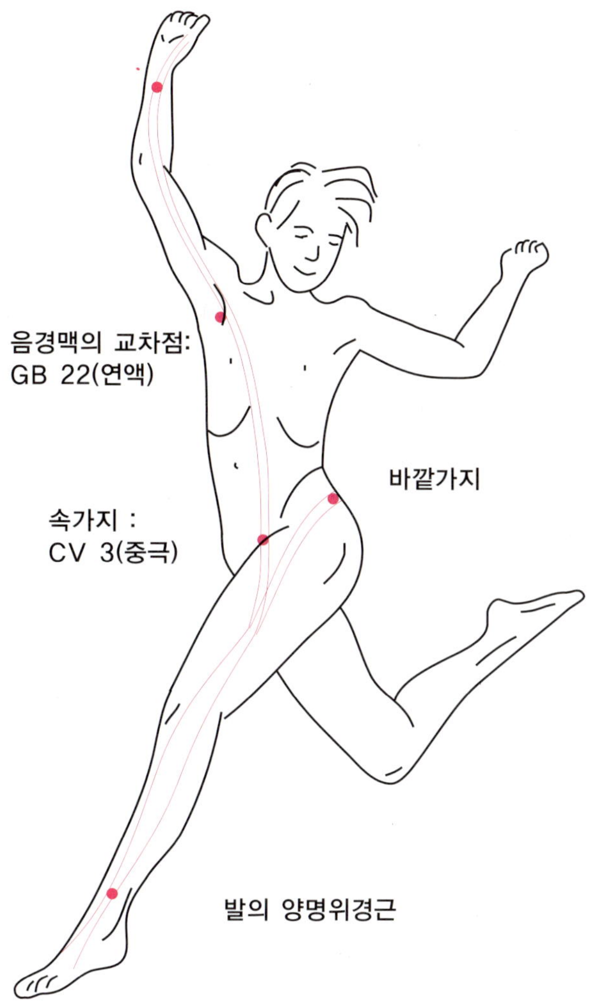

그림 139 근육힘줄경락과 근막나선.

위(stomach)의 근육힘줄경락(발의 양명위경근)은 2개로 분지하고[310], 이것은 펌근지지띠의 세분된 구획에 대응한다. 연속된 경로는 앞쪽운동과 가쪽운동의 배열 위에 겹칠 수 있다. 종아리와 넙다리의 가쪽부분을 따라서 뻗는 분지는 가쪽운동의 배열과 유사하다. 일단 이것이 몸통에 도달하면 복부와 가슴우리의 앞부분에 이어지는 속가지(internal branch)는 앞쪽운동의 배열과 유사하다. 큰볼기근 그리고 뜬갈비뼈(floating rib)로 뻗는 바깥가지(external branch)는 가쪽운동의 배열에 대응한다. 나선형성은 신체의 한쪽에서부터 다른 쪽까지 2개의 분지의 계속을 추적함으로써 드러난다. 일단 속가지[311]가 샅고랑부분에 도달하면, 이것은 반대쪽의 속가지로 수렴하는 백색선으로 수렴한다. 왼쪽다리의 속가지와 몸통의 오른쪽 속가지가 연속함으로써 앞쪽나선의 경로가 형성된다(그림 139). 가슴우리에서 위(stomach)의 근육힘줄경락(발의 양명위경근)의 ST 12(결분[缺盆])는 발의 소양담경에 연결된다. 이 경맥 위에서 팔의 3개의 음경맥락은 GB 22(연액[淵腋])에 수렴한다. 겨드랑이에서는 방광의 근육힘줄경락(발의 태양방광경근)의 분지도 있다. 근육힘줄경락을 근막나선 위에 서로 겹칠 가능성은 근막나선이 복수의 방향 또는 운동방식에 연결된다는 것을 나타내어 보여준다. 고대의 중국인은 생물체를 복잡하게 만들려고 근육힘줄경락을 정교하게 만들어내지는 않았다[312]. 그러나 주요 경맥을 배치함으로써 연관통증이 많은 경우 다른 경로로 이어진다는 것을 알게 되었다.

---

310 바깥가지는 뜬갈비뼈에 도달하기 위해 무릎관절과 엉덩관절의 외부로 이어지고 척주에서 끝난다. 속가지는 발목관절에서부터 무릎뼈의 아래로, 그리고 넙다리 앞부분의 근육에 걸쳐서 생식기부분(CV 2 : 곡골[曲骨])에서 수렴한다(Di Concetto G, 1992).

311 많은 경로는 1점(이른바 교차점)에서 교차한다. 그리고 이것은 다른 경로에 공통적인 치료적 특성을 얻는다. 예컨대, 발의 3개의 음경맥은 하복부에서 교차한다(CV 3 : 中極). 결과적으로 3개의 음경맥을 따라간 점이 골반장애의 치료에서 사용될 수 있다(Lebarbier A, 1980).

312 고대 중국의 학자가 다음과 같이 말하였을 가능성이 있다. "우리들이 치술치료를 거의 이해할 수 없도록 복잡하게 할 수 있다면 우리들은 힘을 가질 것이다!"(Mann F, 1995).

제 18 장
팔의 근막나선

팔은 다리보다 풍부하고 복잡한 운동 활성의 종류를 갖고 있다. 인생을 통해 걷는다는 것은 다리에 있어서 가장 지배적인 활동이다. 이 활동은 눈으로 쉽게 볼 수 있고 해부학자에 의해서 널리 기술되어 있는 것처럼 십자형 섬유, 팔 지지띠, 다리 지지띠, 무릎 지지띠 등의 근막 내 콜라겐섬유 연결을 강화한다. 팔의 근막에서도 나선모양으로 배열된 콜라겐섬유를 찾아볼 수 있으나 팔다리는 어떠한 하나의 특정 배열도 강화되지 않는 다양한 종류의 운동을 실행한다. 해부학자는 서로 교차하는 다방향의 콜라겐섬유의 조성에 대해서 근막구조의 설명에는 한계가 있었다. 그러나 이러한 십자형 섬유가 운동 활성에 기인하는 견인의 결과라는 것을 검토하면 적절하게 프로그램화가 된 나선의 존재가 명백해진다. 예컨대, 물체를 잡을 때, 손가락은 노쪽으로 굽고(손가락 –앞쪽–가쪽) 엄지손가락은 자쪽으로 굽는다(엄지손가락–앞쪽–안쪽). 이 행위의 반복은 굽힘근지지띠를 강화하여왔다.

수의적인 개입이 없이 손가락이 굽을 때는 손가락은 언제라도 등쪽굽힘을 한다[313]. 무의식적으로 굽힘근지지띠에서부터 폄근힘줄로 뻗는 근막 내 콜라겐섬유의 연속성에 의해서 2개의 분절은 반대방향으로 동기화한다[314].

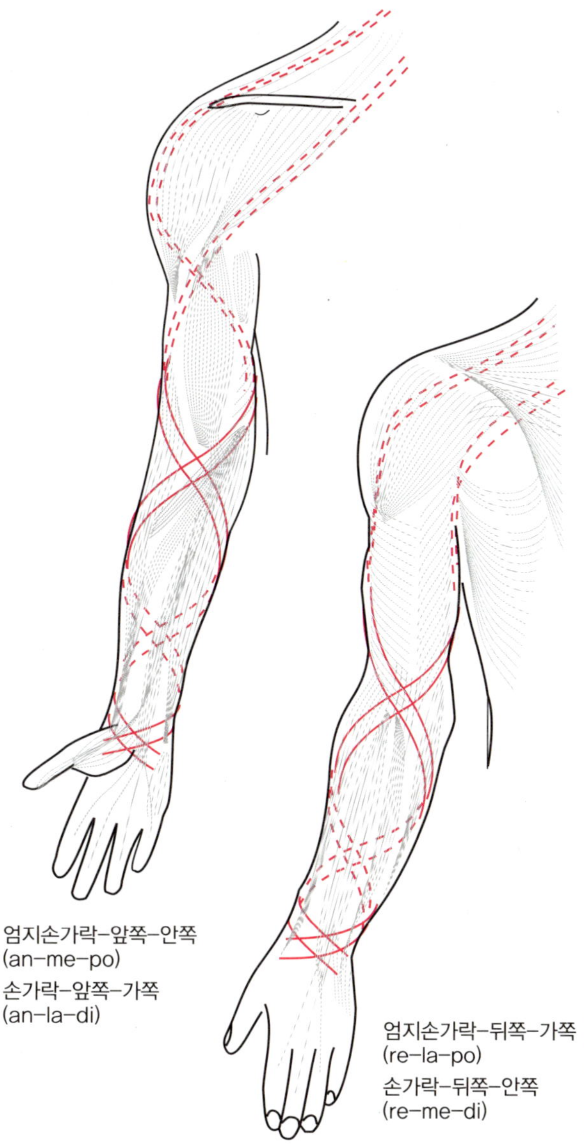

그림 140 나선사이의 협동작용.

그림 140은 앞쪽에서부터 시작하는 팔의 2개의 나선과 뒤쪽에서부터 시작하는 2개의 나선 사이의 협동작용

---

313 파지동작 때 최적의 손목관절 기능은 약 40°의 등쪽굽힘과 동시에 약 10°의 자쪽편위이다. 이것은 다관절근의 힘줄작용에 의해서 초래된다. 그리고 이것은 동시발생 또는 반대방향의 운동 또는 작용근과 대항근 협동작용으로 나뉜다(Pirola V. 1998).

314 깊은 근막이 모든 피하 뼈 부분에 부착한다는 규칙을 무시하고, 폄근지지띠의 더 몸쪽 섬유는 자뼈머리 주위를 굽고 아래팔의 배쪽 표면의 깊은 근막으로 이어진다(Basmajian JV, 1984).

을 보여주고 있다. 이것들의 나선은 다리에서 상대부분처럼 동시에 작용할 수 있다.

엄지손가락-뒤쪽-가쪽 나선

엄지손가락-뒤쪽-가쪽 나선은 해부학적 코담배갑의 중심에서부터 시작하고 자뼈의 안쪽부분까지 폄근지지띠의 콜라겐섬유[315]와 함께 상행한다(그림 142). 이것은 굽힘근지지띠의 몸쪽 섬유에 이어진다. 이것은 그 섬유가 자뼈에 부착하지 않고 전체의 손목관절 주변에서 고리모양 구조를 형성하고 있기 때문에 고리인대로서 알려져 있다. 인대와 분리하여 아래팔 근막에 이어지는 콜라겐섬유에 의해서 나선은 아래팔의 가쪽부분으로 뻗는다는 것을 알 수 있다. 여기서는 이것은 위팔세갈래근 안쪽갈래의 견인에 의해서 정렬하는 콜라겐섬유와 접합한다. 이미 언급한 것처럼 위팔세갈래근힘줄의 일부는 뒤아래팔근막으로 이어진다. 닿는곳의 빗섬유가 이 근막나선에 관여하고 있는 것에 반해서 근막의 닿는곳의 세로섬유는 근막배열의 연구와 함께 고려되었다. 위팔세갈래근 안쪽갈래의 힘의 선을 따라서 정렬하는 섬유에 이어짐으로써 나선은 안쪽위팔근 사이 중격에 도달한다(그림 144). 중격은 겨드랑이 근막의 계속이며[316], 큰가슴근[317]과 작은가슴근[318]의 힘줄 확대부에 의해서 장력이 가해진다. 가슴근의 견인에 의해서 영향을 받는 근막나선은 이것들의 위를 통과한다.

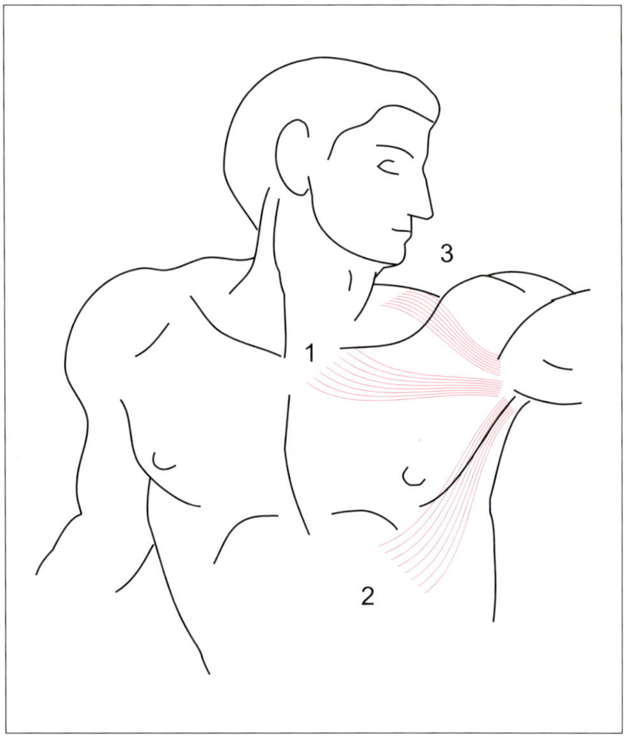

그림 141 엄지손가락-뒤쪽-가쪽 나선이 연장될 가능성.

나선의 경로는 다음과 같이 진행할 수 있다(그림 141):

1. 어깨뼈-앞쪽-안쪽의 협동중심이 위치하는 가슴근 근막 위로 이어진다. 여기서부터 이것은 반대쪽 목빗근의 복장뼈 닿는곳으로 뻗는 섬유로 이어진다.
2. 큰가슴근에서부터 배근육군 위로 하행하는 콜라겐섬유와 접속한다(보행의 교차하는 동시성(cruciate synchrony)에 필요한 다리와의 연결을 형성한다. 한쪽의 엉덩관절-앞쪽운동과 동시에 반대쪽 위팔-앞쪽운동).
3. 어깨뼈-뒤쪽-가쪽 대항근의 융합협동중심에 연결하기 위해 어깨세모근 빗장부분에 결합하는 등세모근 앞부분의 콜라겐섬유와 연속된다.

융합협동중심과 다른 방법으로부터 제시된 부위(점)의 위치에 관한 균일성은 많은 경우에 명확하지는 않다. 그러나 이것들의 차이는 같은 기능장애가 다른 원인에 기인하고 있을 수 있다는 사실을 강조하고 있다. 에너지(침술치료), 근육(Travell), 척주(Maigne) 또는 힘줄(Cyriax)이다.

---

315 폄근지지띠(등쪽손목인대)는 가로섬유, 수직섬유, 십자형 섬유로 구성된다(Testut L, 1987).

316 겨드랑이근막은 큰가슴근의 아래모서리(앞겨드랑이 주름)를 따라서 큰가슴근에서부터 분리하는 가슴근근막의 연속이다. 이것은 넓은등근의 아래모서리(뒤겨드랑이 주름)에서 접합하는 겨드랑이의 아래를 가로지른다. 여기서부터 이것은 넓은등근의 근막으로 이어진다. 위팔 쪽에 오목한 섬유성 힘줄띠(섬유성 겨드랑이 아치)는 외부에 전면적인 섬유성 모서리에서 겨드랑이근막을 형성하고 겨드랑이 쪽에 오목한 섬유성 힘줄띠(섬유성 위팔아치)는 위팔근막에 의해서 형성된다(Chiarugi G, 1975).

317 넓은등근의 겨드랑이 아치는 부리위팔근과 위팔두갈래근의 근막의 높이에서(가슴근의 겨드랑이 아치) 큰가슴근 배부분과 함께 위팔뼈에 부착할 가능성이 있다(Lang J, 1991).

318 겨드랑이 걸이인대(suspensory ligament)(Gerdy인대)의 안쪽모서리는 작은가슴근의 근막과 결합하고, 가쪽모서리는 부리위팔근의 근막과 결합한다(Testut L, 1987).

엄지손가락-뒤쪽-가쪽나선의 근막단위

엄지손가락-뒤쪽-가쪽의 융합협동중심

- 협동중심은 노뼈 붓돌기 먼쪽의 해부학적 코담배갑에 위치한다. 여기서부터 긴엄지폄근(뒤쪽)과 짧은 엄지폄근(뒤쪽), 긴엄지벌림근(가쪽)의 힘줄을 조절한다(그림 142, 표 32).
- 협동중심은 경혈 LI 5(양계[陽溪])와 Cyriax가 초기의 관절염 또는 엄지손가락의 외상에 기인한 관절염을 위해서 제시한 치료점에 대응한다[319].

손목-앞쪽-안쪽의 융합협동중심

- 협동중심은 긴손바닥근(안쪽)과 손가락굽힘근(앞쪽)의 힘줄 사이에 있고 굽힘근지지띠의 몸쪽에 있다.
- 협동중심은 경혈 PC 5(간사[間使]) [팔의 음경맥 그룹의 락혈(絡穴)]에 대응한다. 이것은 또한 Cyriax가 과다사용에 기인한 손가락굽힘근의 힘줄윤활막염(tenosynovitis)을 위한 치료점에 대응한다.

팔꿈치-뒤쪽-가쪽의 융합협동중심

- 협동중심은 가쪽위관절융기와 팔꿈치머리 사이의 아래팔의 가쪽 근육사이 중격을 따라서 위치한다. 여기서부터 위팔세갈래근힘줄에 의해서 야기되는 팔꿈치의 뒤쪽운동 성분과 위팔노근(가쪽)에 의해서 야기되는 가쪽운동 성분을 조직화한다.
- 협동중심은 경혈 TE 9(사독[四瀆])와 팔꿈치근의 통증유발점에 대응한다. 이것은 Cyriax가 위관절융기염(상과염)의 치료를 위해 제시한 4개 부위 중 하나에 해당한다.

위팔-앞쪽-안쪽의 융합협동중심

- 협동중심은 겨드랑이지지띠의 가슴우리 모서리에 위치하고 여기서부터 큰가슴근, 부리위팔근(앞쪽), 넓은등근(안쪽) 사이의 협동작용을 조직화한다[320].
- 협동중심은 경혈 GB 22(연액[淵腋])에 대항한다. 이것은 Maigne가 제시한 관절주머니 병변에 대한 치료부위와 마찬가지이다[321].

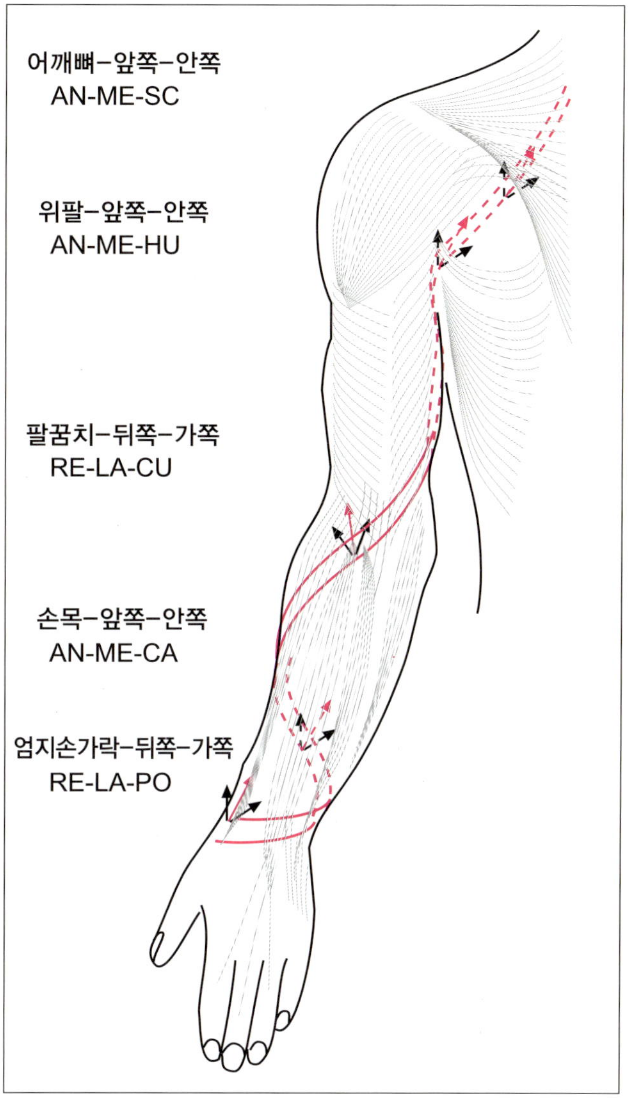

그림 142 엄지손가락–뒤쪽–가쪽 나선의 융합협동중심.

어깨뼈-앞쪽-안쪽의 융합협동중심

- 이 협동중심은 큰가슴근 복장갈비부분의 중심(제2 갈비사이공간)에 있다. 여기서부터 부리빗장–겨드랑이근막(앞쪽, 안쪽회전)과 큰가슴근 근막(안쪽)을 동기화시킨다.

---

319 제1손목손허리관절의 관절염의 질병 특유의 또는 특징적인 징후는 뒤쪽으로 수동적 폄 운동 때의 통증이다. 왜냐하면 이것은 관절주머니가 주로 관여하기 때문이다.

320 안쪽 중격은 몸쪽 부리위팔근의 닿는곳 구역까지 뻗는다. 그리고 때론 강화성 섬유를 받는 넓은등근 닿는곳의 힘줄에 도달하기 위해 사이에 있는 고랑의 가교역할을 한다(Lang J. 1991).

321 촉진(palpation)의 목적은 "Pince roule(집어서 굴리다)"를 사용한 피부 면에 있다. 겨드랑이 앞부분의 도려내는 것 같은 통증(piercing pain)의 존재는 관절주머니의 병변을 시사한다 (Maigne R. 1979).

- 협동중심은 경혈 ST 15(옥예[屋翳])에 대응한다. 이곳은 큰가슴근 복장갈비부분의 제3통증유발점과 마찬가지이다.

손가락-뒤쪽-안쪽나선

손가락-뒤쪽-안쪽나선은 등쪽손목인대의 자뼈에서 시작한다(그림 144). 이것은 노뼈의 가쪽모서리에 도달할 때까지 폄근지지띠 표면의 섬유로서 연속한다(그림 145). 여기서부터 나선은 굽힘근지지띠의 몸쪽 빗섬유로 이어지고 아래팔의 안쪽부분 쪽으로 굽는다. 이 지지띠는 아래팔 근막과 연속적이다[322]. 다양한 운동견인으로 연속하여 있는 이 근막의 범위 내에서 다른 각도로 각각 교차하는 섬유가 있다. 이러한 견인은 지지띠가 부착하는 뼈의 수동적 운동 또는 근막으로 들어가는 근육에 의한 능동적 운동에 의해서 야기된다. 팔꿉관절의 안쪽부분의 가까이에서 나선은 위팔세갈래근 가쪽갈래[323]의 견인으로부터 형성되는 콜라겐섬유[324]로 이어진다(그림 143). 이 근육부분은 가쪽위팔근 사이 중격에서부터 시작하고 다음으로 어깨세모근 근막과 연결된다[325]. 어깨세모근힘줄 위의 근막은 지지띠를 형성한다. 왜냐하면, 어깨세모근 빗장부분의 굽힘근, 어깨뼈가시부분의 폄근, 세로방향의 봉우리부분 벌림근에 의한 견인이 이 영역에 모두 전달되기 때문이다. 굽힘근 장력에 의해서 영향을 받는 나선은 어깨세모근의 앞 가쪽부분에서부터 위로 뻗는다. 어깨세모근 빗장부분은 빗장뼈에서부터 시작한다. 이 섬유들로부터의 나선은 빗장위오목(쇄골상와)을 통과하고 앞쪽 등세모근의 빗장뼈 닿는곳으로 이어진다[326]

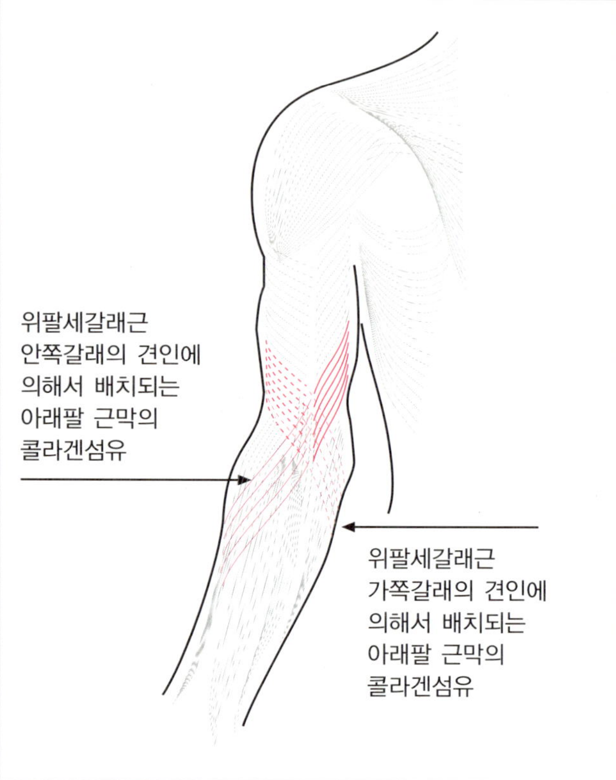

그림 143 팔꿈치머리 근막의 빗섬유.

나선은 아래의 것으로 이어진다:

1. 어깨뼈의 공동의 융합협동중심으로서 등세모근의 앞쪽부분으로 이어지고 나서 목의 같은 쪽 부분의 융합협동중심으로 상행한다.
2. 등세모근의 뒤쪽부분으로 이어지고 대항근의 융합협동중심으로서 결합할 수 있다.

각 관절의 각 지지띠는 근막나선의 경로에 변화를 가져온다. 근막은 근육에 의해서 요청되는 운동에 기초하여 말초운동체계를 조정한다. 여기서 기술한 나선은 가장 빈번한 반복운동행위에 대응한다. 그러나 요청된 다양한 운동에 의해서 근막으로의 견인이 바뀌고 근섬유의 다양한 억제나 촉진이 일어난다.

322 아래팔 근막은 등쪽의 폄근지지띠와 바닥쪽의 굽힘근지지띠를 형성하는 가로섬유에 의해서 아래팔의 먼쪽 부분에서 강화된다(Platzer W. 1979).

323 위팔세갈래근의 구조는 2개의 힘줄막 층판으로 구성된다. 2층은 근섬유를 받은 후에 재결합하고 많은 섬유는 아래쪽으로 이어지며 팔꿈치근을 덮고 아래팔근막에 결합한다(Gray H. 1993).

324 아래팔근막의 구조는 3종류의 섬유로 구성된다. 이것들은 세로방향으로, 고리모양으로 또는 풍부한 종류의 십자형 섬유에 의해서 비스듬히 뻗는 것이 가능하다(Chiarugi G. 1975).

325 가쪽 위팔근육사이 중격은 어깨세모근힘줄과 결부된다(Gray H. 1993).

326 등세모근 아래쪽의 닿는곳은 어깨세모근 위쪽의 닿는곳에 대응한다. 따라서 2개의 근육이 같은 계통의 부분이라고 가정할 수 있다. 이 가정은 빗장뼈가 없는 동물에서 등세모근의 앞부분이 어깨세모근이 대응하는 부분과 함께 하나의 근육을 형성한다는 사실에 의해서 확인된다(Chiarugi G. 1975).

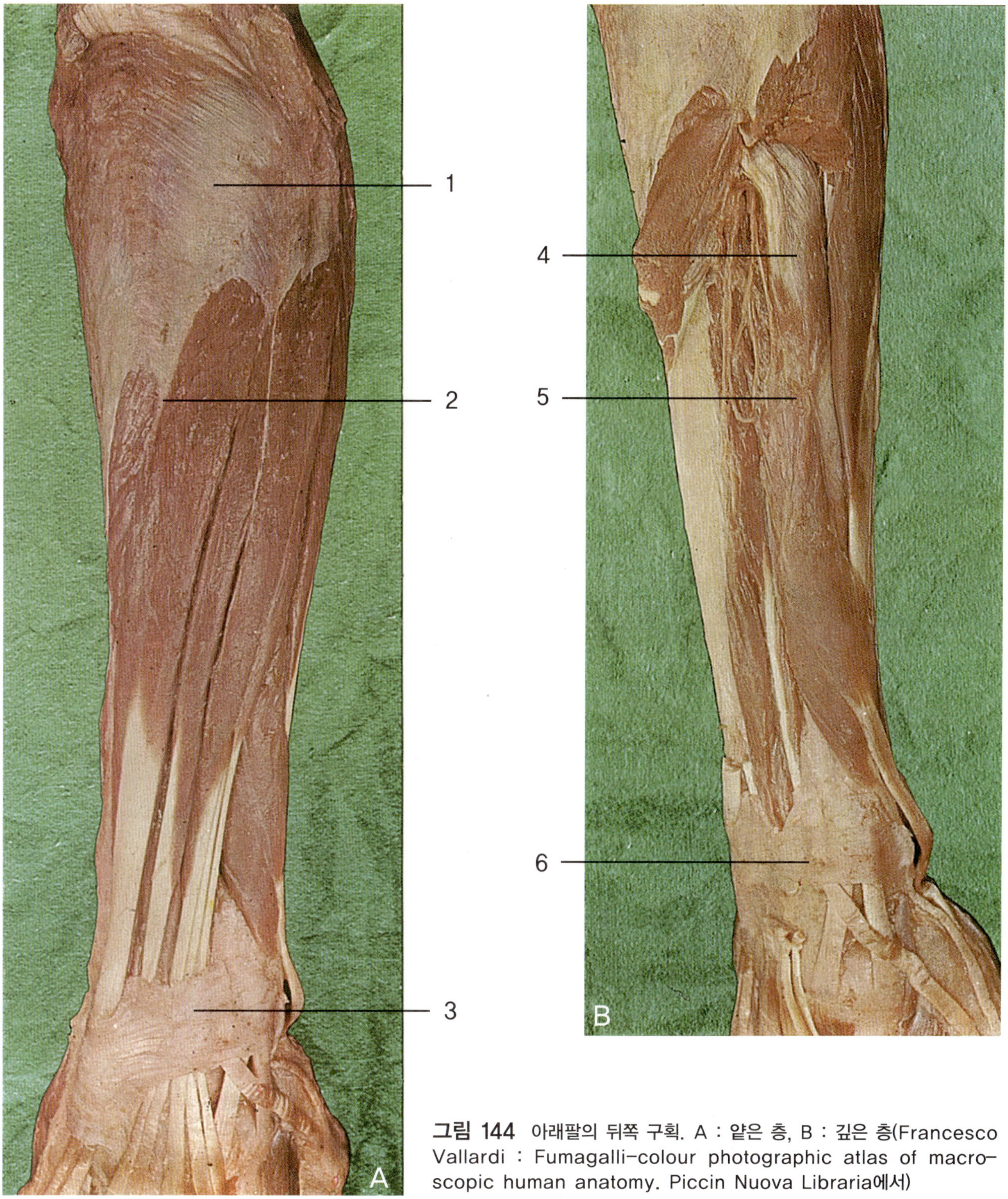

그림 144 아래팔의 뒤쪽 구획. A : 얕은 층, B : 깊은 층(Francesco Vallardi : Fumagalli-colour photographic atlas of macro-scopic human anatomy. Piccin Nuova Libraria에서)

1. 위팔세갈래근 안쪽갈래에 의해서 발휘되는 견인에 일치하고 팔꿈치-뒤쪽-가쪽에서부터 앞쪽-안쪽으로 뻗는 아래팔근막의 나선배치 섬유.
2. 위팔세갈래근힘줄의 닿는곳이 자쪽손목폄근(뒤쪽운동 배열)의 구획에서 발휘하는 견인에 의해서 그 자체를 정렬 배치하는 뒤위팔근막의 세로섬유.
3. 폄근지지띠의 나선배치 섬유. 여기서는 깊은근막은 근외막으로부터 독립한 후에 힘줄과 재접속한다.
4. 긴엄지벌림근의 근막과 연속하는 뒤침근의 근막. 가쪽회전 배열은 깊은 경로를 따라간다.
5. 긴엄지벌림근의 몸쪽 섬유. 이들의 배열은 먼쪽 섬유의 배열과 다르다. 몸쪽 섬유는 손목의 가쪽회전근으로서만 작용 가능하다.
6. 엄지손가락에서부터 상행하는 경로에 따른 폄근지지띠. 해부학자는 사진 A에서 몇 개의 콜라겐섬유(손가락-뒤쪽-안쪽나선)를 입증하였고 사진 B에서는 다른 콜라겐섬유(엄지손가락-뒤쪽-가쪽나선)를 입증하였다.

손가락-뒤쪽-안쪽나선의 근막단위

손가락-뒤쪽-안쪽의 융합협동중심

- 이 점은 손가락폄근과 새끼폄근의 힘줄 사이에 있고 손목뼈 위에 위치한다. 여기서부터 힘줄의 폄근궤도 및 자쪽손목굽힘근과 자쪽손목폄근에 의해서 작용되는 자쪽편위 성분을 조절한다(그림 145, 표 33).
- 협동중심은 경혈 SI 5(양곡[陽谷])과 자쪽손목폄근의 치료부위로서 Cyriax가 제시한 제5손허리뼈바닥의 치료점에 대응한다.

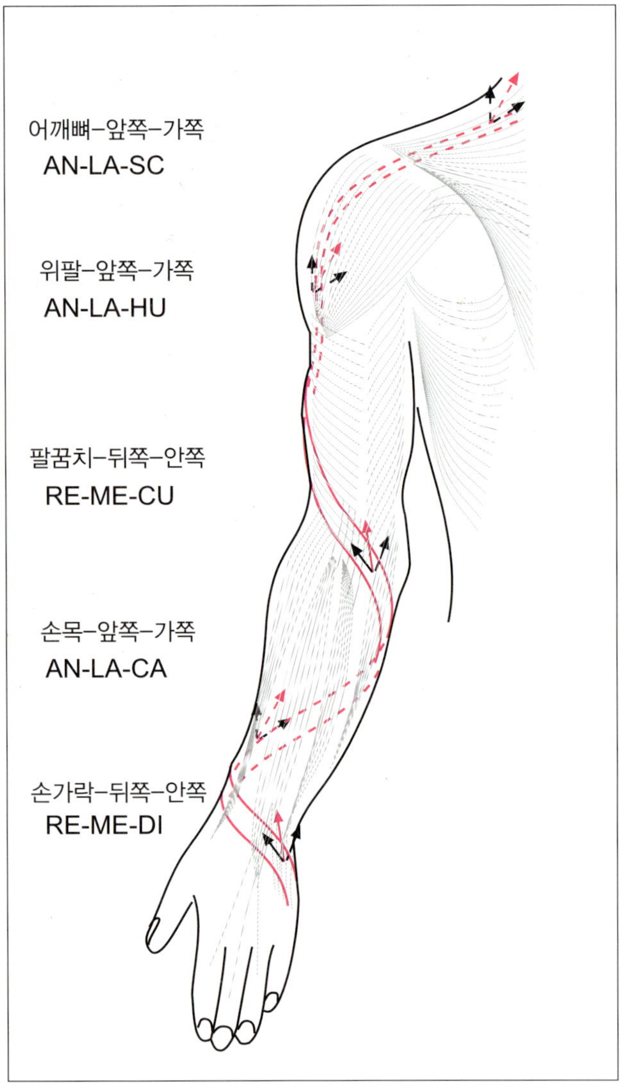

그림 145 손가락-뒤쪽-안쪽나선의 융합협동중심.

손목-앞쪽-가쪽의 융합협동중심

- 이 점은 긴엄지굽힘근 위에서 굽힘근지지띠가 끝나는 부분에 위치한다.
- 협동중심은 경혈 LU 7(열결[列缺]) (대장 유래의 세로방향 및 가로경로로부터의 락혈)에 대응한다. 이것은 또한 힘줄윤활막염의 치료를 위해 Cyriax가 제시한 치료구역에 대응한다.

팔꿈치-뒤쪽-안쪽의 융합협동중심

- 이 점은 안쪽위관절융기와 팔꿈치머리 사이에 있고 위팔세갈래근힘줄의 안쪽에 위치한다. 여기서부터 안쪽위팔근 사이 중격으로 들어가는 근육의 모음근 성분과 위팔세갈래근의 폄근 성분을 조절한다.
- 협동중심은 경혈 SI 8(소해[小海])과 Maigne가 제시한 안쪽위관절융기염(내측상과염)의 치료부위에 대응한다[327].

위팔-앞쪽-가쪽의 융합협동중심

- 이 점은 어깨세모근 닿는곳의 몸쪽 및 앞부분에 위치한다. 여기서부터 어깨세모근의 벌림근 성분과 큰가슴근의 굽힘근 성분에 영향을 준다.
- 협동중심은 경혈 LI 14(비뇌[臂臑])와 위팔두갈래근 힘줄 병변의 치료를 위해 Cyriax가 제시한 치료구역에 대응한다[328].

어깨뼈-앞쪽-가쪽의 융합협동중심

- 이 점은 등세모근의 빗장뼈 닿는곳 가까이의 빗장위오목에 위치한다. 이것은 어깨뼈의 가쪽운동 또는 등세모근의 벌림근력 및 어깨목뿔근(견갑설골근)의 앞쪽운동의 힘을 조절한다.
- 협동중심은 경혈 ST 12(결분[缺盆])에 대응한다.

---

327 위관절융기염(상과염)에서는 많은 경우 팔꿉관절 수동 가동범위 제한이 있다. 그리고 이것은 가쪽 가동술(mobilization)과 코르티손(cortisone)의 관절 내 주사의 양쪽 또는 한쪽으로 치료할 수 있다. 목 유래는 "C7/T1,의 목부분 장애"에서 발견될 가능성이 있다(Maigne R. 1979).

328 대부분의 경우 힘줄은 위쪽부분에서 손상을 받는다. 그러나 치료사는 정확한 부위(점)를 찾아내기 위해 그 전체의 길이를 따라서 촉진해야 한다. 그 다음에 스테로이드 침윤이 거의 소용이 없게 되는 것 같은 오랜 세월의 증상사례에서 조차 마사지는 즉시 효과가 있다(Cyriax J. 1997).

이곳은 다리의 근육힘줄경락, 팔의 락맥의 교차점, 양경맥의 통과점의 문합부분이다.

엄지손가락-앞쪽-안쪽나선

엄지손가락-앞쪽-안쪽나선은 노쪽손목굽힘근힘줄과 노뼈 붓돌기 사이의 가로손목인대 위에서부터 시작한다. 엄지손가락의 굽힘과 모음운동을 야기하는 근육은 이 인대 위에 부착한다[329]. 따라서 이 인대(굽힘지지띠)는 엄지손가락의 맞섬운동방식(엄지손가락-앞쪽-안쪽)을 인도한다(그림 146). 앞에서 언급한 근육에 의해서 발휘되는 견인은 엄지두덩에서부터 자뼈로 뻗는 콜라겐섬유를 형성한다. 나선은 굽힘근지지띠와 연결하는 자뼈의 안쪽 부분으로 이행하는 섬유로 이어진다. 이 지지띠는 실제로는 폄근지지띠의 연장이다. 몸쪽 방향에서는 지지띠는 아래팔 근막으로 이어진다. 나선은 아래팔의 가쪽모서리쪽으로 뻗는 근막 내 콜라겐섬유[330]로 이어진다. 여기서부터 원엎침근의 견인에 의해서 만들어지는 섬유로 이어진다(그림 148).

위팔뼈 안쪽위관절융기로부터의 나선은 상행한다. 그리고 뒤쪽 위팔근막의 빗섬유 특히, 위팔근막 위에서 어깨세모근의 견인에 의해서 형성되는 콜라겐섬유로 이어진다.

이 나선의 경로는 어깨세모근의 뒤쪽-가쪽부분에서부터 아래로 이어진다:

1. 등세모근과 가시위근의 섬유. 이 섬유는 위팔뼈와 어깨뼈의 협동작용으로서 폄과 벌림의 운동(어깨뼈-뒤쪽-가쪽)을 일으킨다.
2. 어깨세모근-가슴근 근막의 전부섬유. 이 섬유는 대항근으로서 위팔뼈에 대해서 어깨뼈를 움직인다.

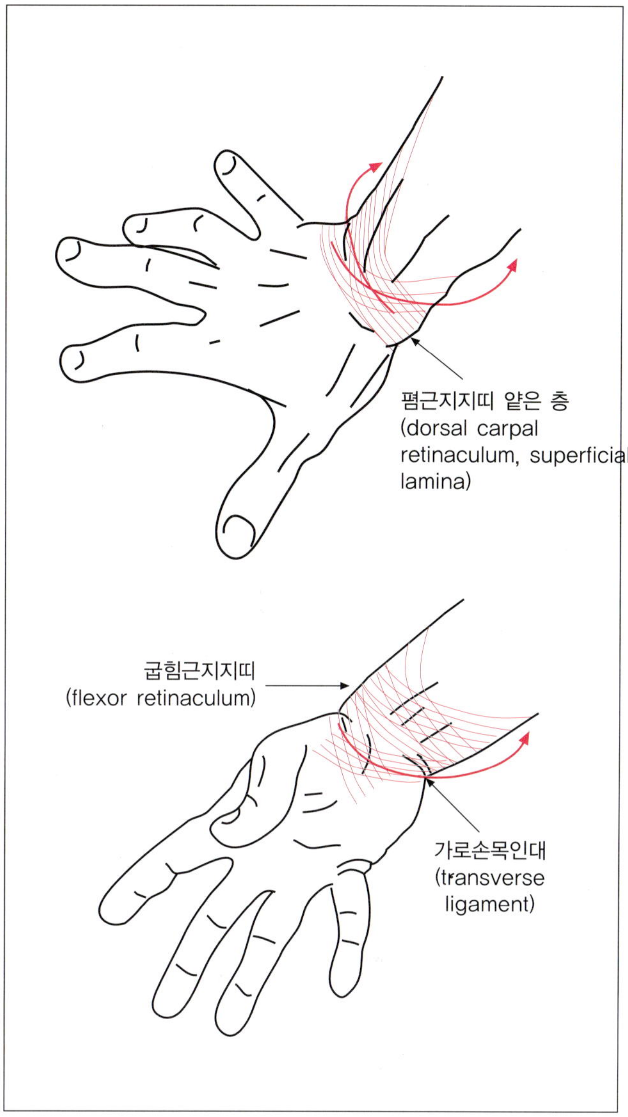

그림 146 손목의 지지띠의 견인.

329 가로손목인대는 폭 2.5~3㎝이다. 그 몸쪽과 먼쪽의 길이는 거의 같다. 2층으로 갈린 가쪽에는 노쪽손목굽힘근힘줄을 함유한다. 그 손바닥 표면에서 긴손바닥근과 자쪽손목굽힘근힘줄의 일부분이 닿는다. 먼쪽에서는 엄지두덩근과 새끼두덩근의 일부도 닿는다(Gray H, 1993).

330 아래팔 근막에 관계하고 있는 2개의 섬유계통은 실제로는 모두가 세로방향으로 지향한다. 이것들에 아래팔의 전체 길이를 따라서 원형의 섬유성 띠(이것은 하나의 힘살의 신축기전에 의해서 일어나는 근육성 띠라 생각된다)가 추가된다. 이것들의 섬유는 자뼈 뒤모서리의 양쪽에 부착하고 손목관절의 가까이에서 최대한으로 두꺼워지며 여기서 이것들은 문자 그대로 인대(노뼈손목관절의 앞 및 뒤쪽의 인대)가 된다. 손상 또는 염증과정에서 형성된 흉터는 하나의 근육군의 가동범위 제한의 결과로서의 근막과 피부 사이의 유착이 원인이다. 따라서, 아래팔, 손목관절, 손의 기능 제한이 일어난다. 아래팔의 작은 흉터 조차 명백한 손의 제한을 가져올 수 있다(Lang J, 1991).

엄지손가락-앞쪽-안쪽나선의 근막단위

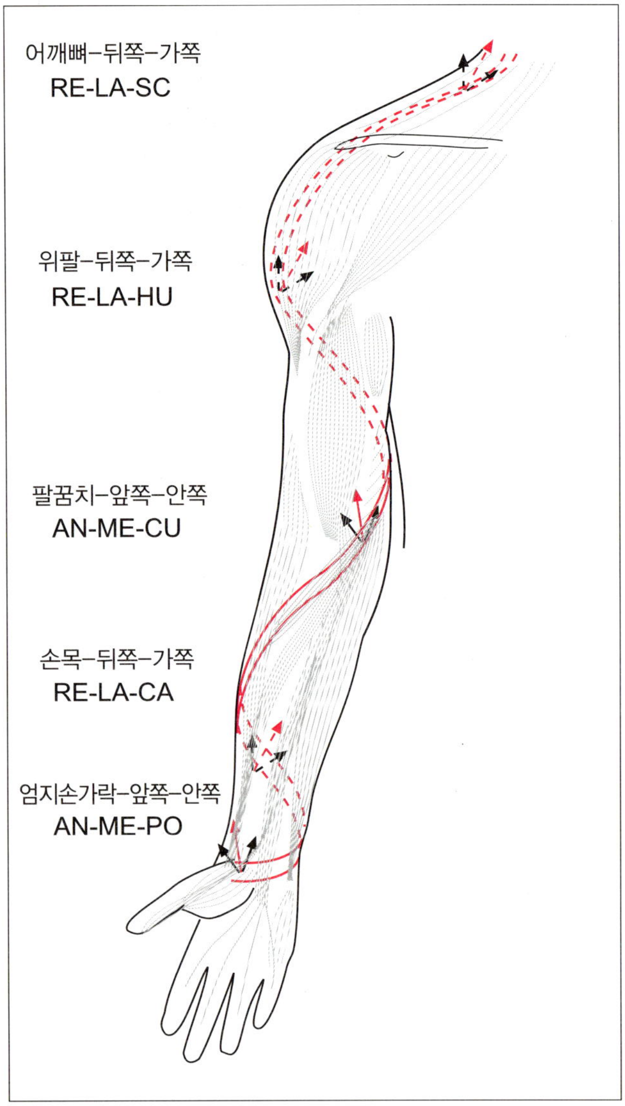

그림 147 엄지손가락-앞쪽-안쪽나선의 융합협동중심.

엄지손가락-앞쪽-안쪽의 융합협동중심

- 이 점은 손목관절의 손바닥 표면 위의 가쪽 주름 가까이에 위치한다. 짧은엄지굽힘근(앞쪽)과 엄지맞섬근(안쪽)의 견인은 여기서 수렴한다(그림 147, 표 35).
- 협동중심은 경혈 LU 9(태연[太淵])에 대응한다. 이 점은 LI 6(편력[偏歷])이 횡단하는 락맥을 받고 있으며 정력적인 맥의 8개의 교차점의 부분이기도 한다. 이것은 또한 긴엄지굽힘근의 힘줄윤활막염(건활막염)의 치료를 위해 Cyriax가 제시한 치료구역에 대응한다.

손목-뒤쪽-가쪽의 융합협동중심

- 이 점은 노쪽손목폄근(뒤쪽)과 긴엄지벌림근(가쪽) 사이의 고랑에 있다.
- 협동중심은 경혈 TE 5(외관[外關]) (양맥의 핵심점)에 대응한다.

팔꿈치-앞쪽-안쪽의 융합협동중심

- 이 점은 원엎침근(안쪽회전근), 자쪽손목굽힘근(안쪽), 손가락굽힘근(앞쪽)이 수렴하는 팔의 안쪽부분에 위치한다.
- 협동중심은 경혈 HT 3(소해[少海])과 안쪽위관절융기염 또는 골퍼 팔꿈치(golfer' s elbow)[331]의 치료를 위해 Cyriax가 제시한 치료구역에 대응한다.

위팔-뒤쪽-가쪽의 융합협동중심

- 이 점은 위팔의 폄(뒤쪽)과 가쪽운동의 힘이 수렴하는 어깨세모근 닿는곳의 뒤쪽 동시에 몸쪽에 있다.
- 협동중심은 경혈 TE 13(노회[臑會]) (기경[奇經])의 양유맥[陽維脈]에 의한 교차점)과 어깨세모근 뒤모서리의 통증유발점에 대응한다[332].

어깨뼈-뒤쪽-가쪽의 융합협동중심

- 이 점은 등세모근과 어깨올림근이 동시에 어깨뼈의 올림과 뒤쪽 이동에 작용하는 가시위오목의 안쪽부분에 위치한다.
- 협동중심은 경혈 GB 21(견정[肩井]) (손의 양명대장경[陽明大腸經], 손의 소양삼초경[少陽三焦經],

---

331 근육힘줄의 병변은 안쪽위관절융기의 먼쪽 약 1㎝의 곳에 있다. 활발한 마찰법이 필요하고 많은 통증이 야기되지만, 최저 4세션에서부터 최고 8세션의 치료로 치유된다. 이 마사지는 피로해지고 통증도 동반하지만 그 밖에 어떠한 선택지도 없다. (Cyriax J. 1997)

332 어깨세모근 빗장부분 및 어깨뼈가시부분은 하나의 닿는곳에서부터 다른 곳으로 뻗는 섬유의 긴 다발로 구성된다. 어깨세모근 봉우리부분은 날개모양 형상을 갖는다. 어깨세모근 빗장뼈부분은 부리위팔근, 큰가슴근의 빗장뼈부분과 "근육촉각단위(myotactile unit)"를 형성한다. 어깨세모근 어깨뼈가시부분은 위팔두갈래근긴갈래, 넓은등근, 큰원근과 "근육촉각단위"를 형성한다 (Travell JG. 1998).

발의 양명위경[陽明胃經]이 교차점)과 Maigne가 언급한 C4–C5 척추사이 기능장애의 점에 대응한다[333].

손가락-앞쪽-뒤쪽나선

손가락–앞쪽–가쪽나선은 가로손목인대의 자뼈부분에서부터 시작된다. 손가락–앞쪽–가쪽과 엄지손가락–앞쪽–안쪽의 운동방식은 동시에 손의 파지작용을 야기한다. 가로손목인대[334]는 이 운동방식의 2개의 근막단위를 동기화시킨다. 그리고 이들의 운동을 일으키는 많은 근육도 이 인대로부터 시작한다.

손가락–앞쪽–가쪽나선은 새끼두덩근이 가로손목인대 위에서 발휘하는 견인 때문에 손목관절의 노쪽 방향으로 진행하여 굽힘근지지띠(또는 가로손목인대의 얕은 층 부분[335])와 접속한다. 이것은 자유로이 활주하여 폄근지지띠에 연결하는 것이 가능한 참으로 유일한 구조이다[336]. 나선은 손목의 폄–모음 자극에 의해서 형성되는 콜라겐섬유 위로 진행한다. 그리고 아래팔 몸쪽 1/3의 안쪽모서리에 도달하기 위해 자쪽손목폄근 위를 통과한다. 여기서부터 위팔두갈래근 널힘줄의 견인에 의해서 배치되는 콜라겐과 접속하여(그림 89, 그림 148) 팔꿉관절의 앞 가쪽부분으로 이동한다. 그 다음에 나선은 위팔두갈래근은 상행하여 어깨세모근 어깨뼈가시부분의 폄근부분의 견인을 받는 어깨세모근 닿는곳으로 이어진다[337]. 근섬유의 경로는 가시아래오목과 어깨뼈의 안쪽모서리로 나선을 유도한다.

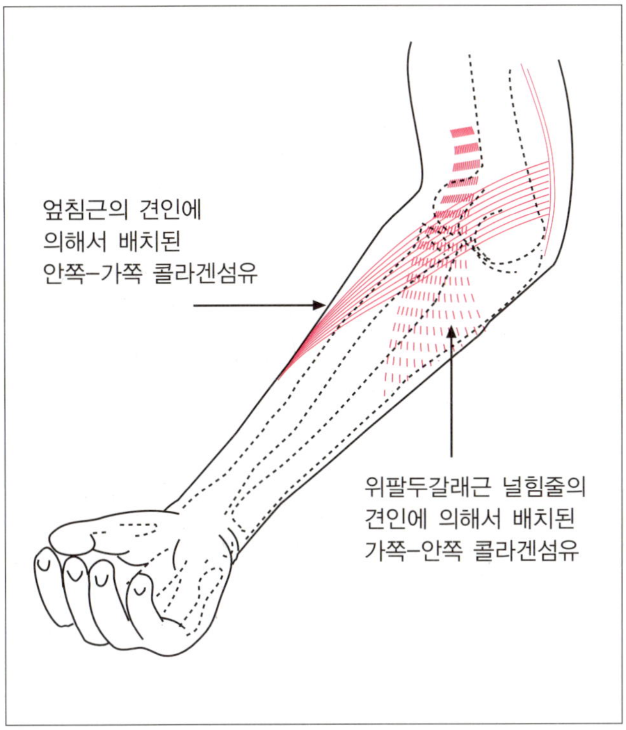

그림 148 견인에 일치하여 배치된 근막 내 섬유.

여기서 나선은 아래의 것과 접속한다:

1. 등세모근 중부섬유. 이 섬유는 위팔뼈를 어깨뼈와 같은 방향으로 움직인다(어깨뼈–뒤쪽–안쪽).
2. 등세모근 하부섬유. 이 섬유는 넓은등근에 연결함으로써 반대쪽의 다리(엉덩관절–뒤쪽–가쪽)에도 연결한다.

---

333 우리들의 경험으로부터 어깨 힘줄의 태반(70%)의 통증은 목에 유래한다. 검사에서 하나 이상의 힘줄(가시위근, 가시아래근…)의 고통이 두드러지며 목의 검사에서는 척추사이 기능이상의 징후가 적은 경우...(Maigne R, 1979).

334 아래팔근막의 먼쪽 끝은 손까지 이어지는 3개의 두꺼운 띠가 된다. 바닥쪽손목인대, 가로손목인대, 등쪽손목인대(폄근지지띠)이다. 바닥쪽손목인대는 사변형의 형상을 가진다. 이것은 아래쪽에서 가로손목인대와 연속하고 노뼈손목관절 위에 위치한다. 가로손목인대는 손목뼈의 공간을 유지하도록 뼈 사이 융기를 잡아당긴다. 새끼두덩과 엄지두덩 일부의 근육은 그 앞면에서부터 시작하고 긴손바닥근힘줄과 밀접하게 연관성을 갖는다. 그 아래모서리는 바닥쪽 널힘줄과 연속한다. (Baldoni CG, 1993)

335 가로손목인대의 얕은 층 부분. 콩알뼈에서부터 가쪽으로 뻗는 아래팔근막의 두꺼운 띠. 이 표층의 층판은 가로손목인대와는 완전히 별개이다.(Gray H, 1993)

336 하나의 힘줄은 강력한 가로손목인대(굽힘근지지띠)에 의해서 적절하게 유지된다. 그리고 가로손목인대(굽힘근지지띠)는 큰마름뼈와 갈고리뼈 사이를 잡아당긴다. 이것은 가로섬유다발과 원형섬유다발에 의해서 표면적으로 2배가 된다. 아래팔근막의 연장은 바닥쪽손목인대를 형성한다. (Fazzari I, 1972)

337 어깨관절의 관절주머니는 관절주머니 자체와 서로 얽히는 인대(위쪽의 관절위팔인대와 아래쪽의 관절위팔인대)에 의해서 강화된다. 중간의 관절위팔인대는 관절주머니 앞면에 위치하고 있다. 부리위팔인대는 이 그룹에 추가된다. 이것들의 인대와 마찬가지로 관절주머니의 가까이에서 위팔뼈 위에 부착하는 근육의 힘줄도 강화한다. 위팔두갈래근긴갈래, 위팔세갈래근긴갈래, 어깨밑근, 가시위근, 가시아래근, 작은원근이다. 작은가슴근의 일부가 부리위팔인대를 두껍게 할 수 있다는 것에도 주의해야 한다(Fazzari I, 1972).

손가락-앞쪽-가쪽나선의 근막단위

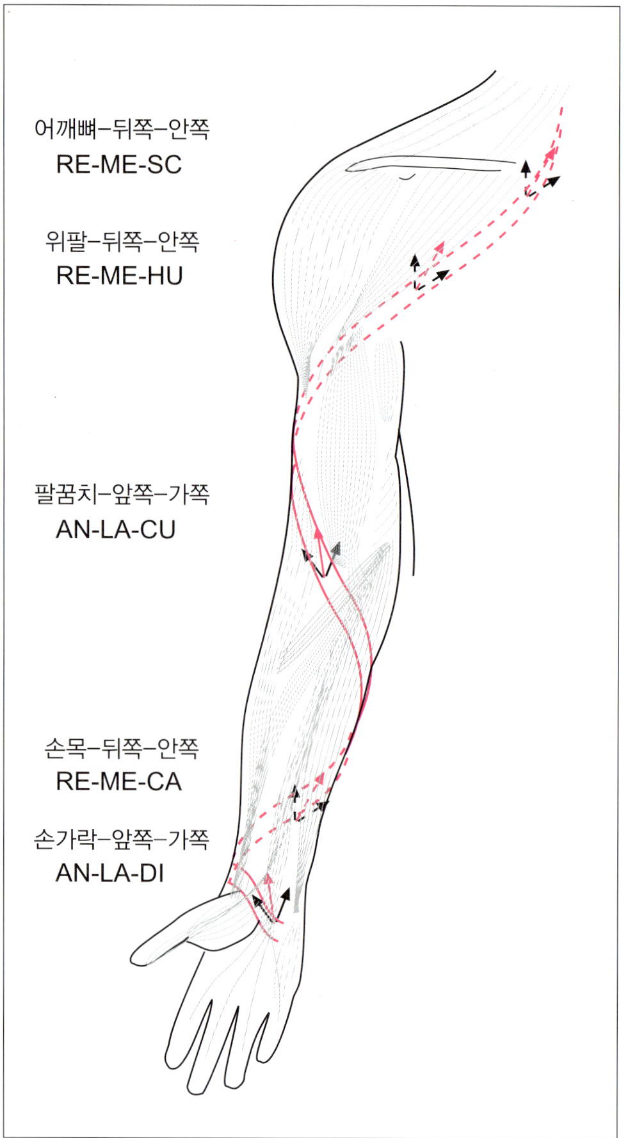

그림 149 손가락–앞쪽–가쪽나선의 융합협동중심.

손가락-앞쪽-가쪽의 융합협동중심

- 이 점은 얕은손가락굽힘근과 깊은손가락굽힘근힘줄이 통과하는 손목주름 위에 위치한다. 이러한 근육은 약간의 노쪽편위(가쪽)와 손가락의 굽힘(앞쪽)에 작용한다(그림 149, 표 34). 이 협동중심은 경혈 PC 7(대능[大陵]) (손의 소양삼초경에서부터 횡단하는 락맥을 받는다)에 대응한다. 이것은 자쪽손목굽힘근(콩알뼈의 가까이에서)과 손가락굽힘근의 힘줄염(건염)의 치료를 위해 Cyriax가 제시한 부위에 대응한다.

손목-뒤쪽-안쪽의 융합협동중심

- 이 점은 폄근지지띠의 몸쪽부분에서 손가락폄근힘줄 위에 위치한다. 손가락폄근(뒤쪽과 자쪽손목폄근(안쪽)의 견인은 여기서 수렴한다.
- 협동중심은 경혈 TE 7(회종[會宗])과 집게폄근의 통증유발점에 대응한다. 이 점은 손목관절 폄근힘줄의 미소–다–외상(micro–poly–traumatism)의 치료를 위해 Cyriax가 제시한 부위에 대응한다[338].

팔꿈치-앞쪽-가쪽의 융합협동중심

- 이 점은 팔꿉관절 주름의 가쪽부분에 위치한다. 팔꿉관절을 안정시키는 위팔노근(가쪽), 위팔두갈래근(앞쪽), 위팔근(앞쪽), 원엎침근(안쪽회전)은 여기서 모두가 수렴한다.
- 협동중심은 경혈 LI 12(주요[肘髎])와 LU 5(척택[尺澤]) (손목관절의 태음폐경에서부터 발의 소음신경까지 기(氣)를 통해서 전달하는 점). 그리고 위팔근과 위팔두갈래근의 가쪽 통증유발점에 대응한다.

위팔-뒤쪽-안쪽의 융합협동중심

- 이 점은 위팔뼈의 폄근, 모음근, 회전근의 벡터의 힘이 수렴하는 가시아래오목에 위치한다.
- 협동중심은 경혈 SI 11(천종[天宗])과 가시아래근의 제3 통증유발점에 대응한다.

어깨뼈-뒤쪽-안쪽의 융합협동중심

- 이 점은 작은마름근(뒤쪽)의 어깨뼈 닿는곳 위와 등세모근 중부섬유의 어깨뼈 닿는곳 위에 위치한다. 이것들은 어깨뼈의 모음운동을 일으킨다.
- 협동중심은 경혈 SI 13(기호[氣戸]) (손의 양명대장경, 손의 소양삼초경, 발의 소양담경의 교차점)과 Maigne가 제시한 어깨뼈 영역에서의 힘줄모양의 통증의 위치에 대응한다.

---

338 손목관절과 손의 힘줄구조는 일괄하여 폴리마이크로 외상(Poly–microtraumatisms)으로서 알려진 많은 기능장애의 원인이 된다. 손목관절 폄에 대한 저항으로 통증이 발생하였을 때는 폄근힘줄이 원인이라 간주된다. 마사지 또는 주사가 효과적일 것이다(Cyriax J, 1997).

339 어깨뼈 영역의 다수의 힘줄모양 통증은 "척추사이 기능장애"에 기인하는 척수신경의 자극과 연관성이 있다. 따라서 "벌집힘줄근육통 말초신경압박증후군(cellolo–tendino–myalgic nerve compression syndrome)의 일부라고도 할 수 있다.

제 19 장
몸통의 근막나선

몸통에서 팔다리의 그것과 유사한 교차성 콜라겐섬유의 패턴이 있다. 팔다리의 나선이 손발에서부터 시작되는 것처럼 몸통의 나선은 몸통을 위한 운동 가이드로서 작용하도록 머리부터 시작된다.

얼굴 양쪽의 광대뼈 앞쪽부분에서부터 시작되는 나선(머리–앞쪽–가쪽)과 머리의 관자영역에서부터 시작되는 나선(머리–뒤쪽–가쪽)이 있다(그림 150). 앞쪽나선은 붓아래턱인대(경돌하악인대)를 경유하여 뒤목근육군위를 통과한다. 뒤쪽나선은 목빗근의 꼭지돌기 닿는곳을 경유하여 목의 앞부분을 통과한다.

일단 나선은 2개로 갈려서 각각이 목에 도달한다. 2개의 앞쪽나선(목–앞쪽–가쪽과 목–앞쪽–안쪽)과 2개의 뒤쪽나선(목–뒤쪽–가쪽과 목–뒤쪽–안쪽)은 완전히 독립하여 있지 않고 주요 나선에 포함된 경로이다.

목–뒤쪽–가쪽나선과 목–뒤쪽–안쪽나선은 서로 병렬한 2개의 경로로 이어진다. 이것들의 경로는 한쪽 널판근의 근막, 반대쪽 마름근과 앞톱니근의 근막에 의해서 형성되는 주요 나선에 포함된다. 목–앞쪽–가쪽나선과 목–앞쪽–안쪽나선은 병렬의 경로가 있다. 이것들의 경로는 한쪽 목빗근, 반대쪽 큰가슴근과 넓은등근 근막구조 또는 경로에 포함된다. 따라서 몸통에서는 양쪽에서 서로 교차하는 4개의 나선(4 + 4)이 있다. 각 팔다리의 4개의 나선은 몸통의 한쪽에 있는 같은 방향의 4개의 나선과 연속적이다

오른쪽 앞쪽–가쪽나선과 앞쪽–안쪽나선의 2개의 나선은 왼쪽 앞쪽–가쪽나선과 앞쪽–안쪽나선의 2개의 나선과 함께 작용할 수 없다. 왜냐하면, 운동을 서로 완전히 방해하기 때문이다. 이것은 사람의 신체의 2개의 앞

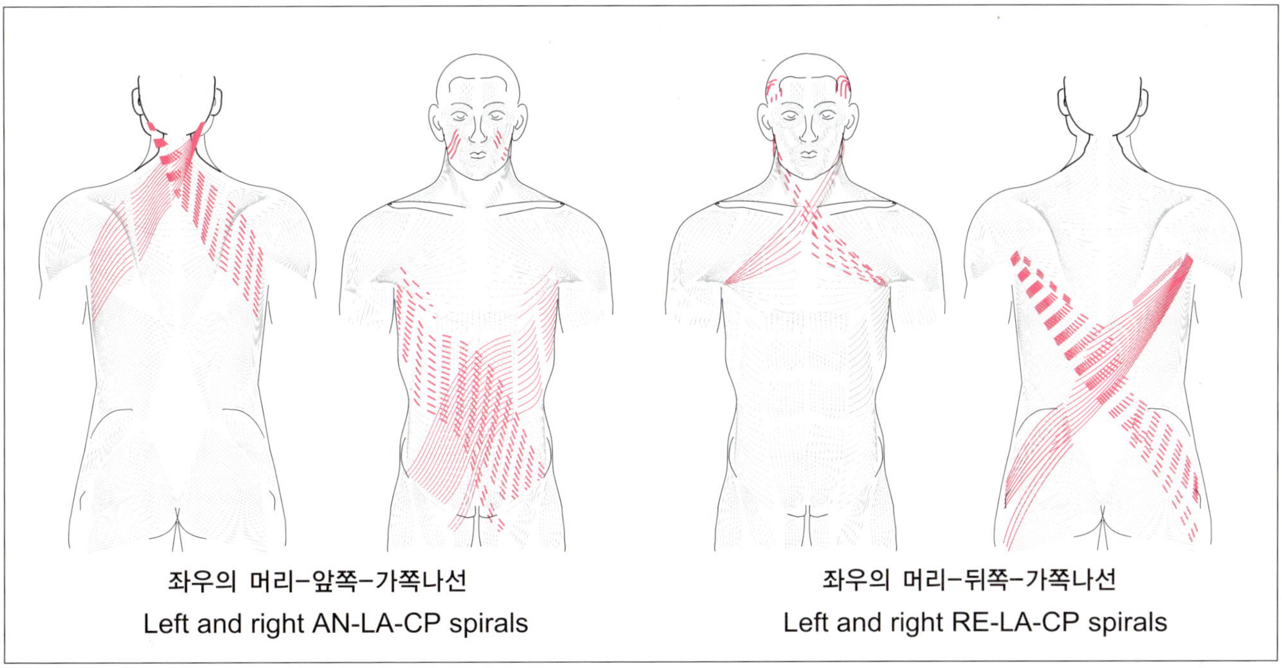

그림 150 몸통나선의 종합적 개관.

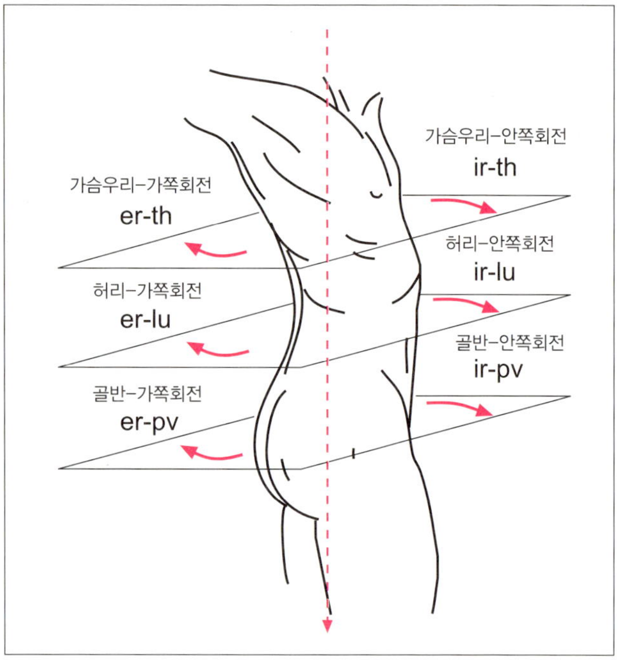

그림 151 안쪽회전과 가쪽회전 사이의 협동작용은 수평면에서 분절을 움직인다.

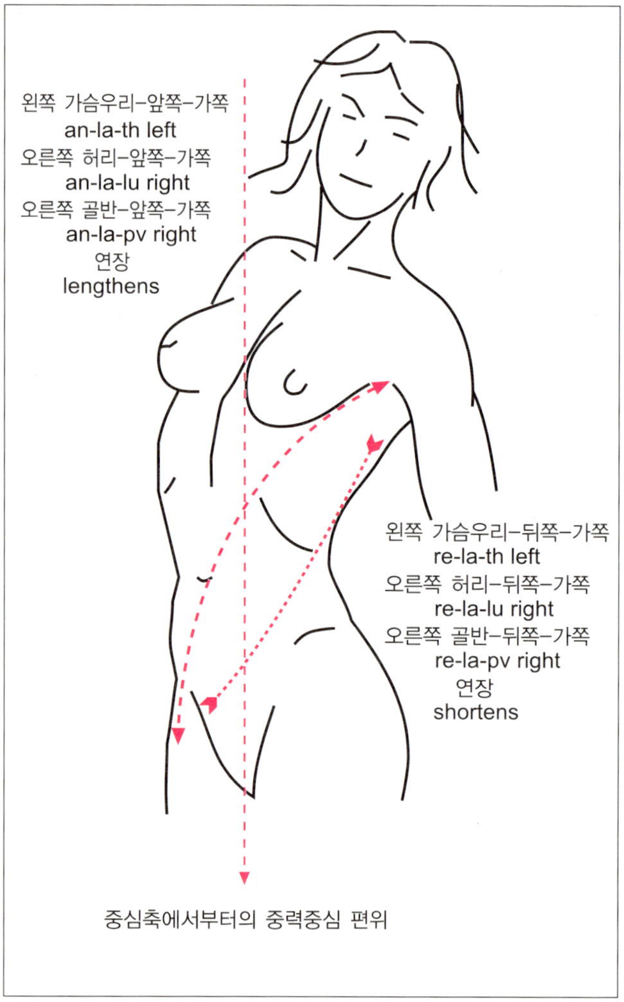

그림 152 하나의 나선이 단축하면 대항근 나선은 길어진다.

쪽나선 경로를 따라서 점착 종이테이프를 붙임으로써 검증할 수 있다. 결과적으로 사람은 동체를 움직일 수 없음을 인지하게 된다.

게다가 이러한 짝힘이 수평면에서의 회전을 일으키기 때문에 오른쪽의 앞쪽-가쪽나선은 왼쪽의 뒤쪽-가쪽나선과 같은 힘으로 동시에 개입할 수는 없다. 그러나 사람이 몸통을 완전히 일직선으로 유지하고 있는 상태에서 가슴우리와 허리를 회전시키는 경우에는 짝힘(가쪽회전, 안쪽회전)이 형성되는 2개의 배열이 개입한다(그림 151).

사람이 동시에 가쪽운동 성분과 뒤쪽운동 성분으로 목, 가슴우리, 허리를 회전시키는 경우(그림 152) 운동시에 작용근 나선은 단축하고 대항근 나선은 길어진다. 나선운동은 다수의 분절을 따라서 일어나고 항상 운동의 복수의 면을 포함한다.

뒤쪽-가쪽나선이 작용근인 경우에는 비록 그 역할이 모든 대항근 근력과 마찬가지로 완전히 수동적이 아닐지라도, 대항근의 앞쪽-가쪽나선은 운동 시 길어져야 한다.

몸통의 융합협동중심

운동기관의 진화과정에서 몸통의 회전근이 운동방식의 점진성 지배와 동시에 발전해왔다는 것이 알려져 있다. 따라서 몸통의 회전근과 나선활동에 할당된 회전근과의 구별은 명확하지 않다. 게다가 분절성 협동중심의 위치는 많은 경우에 융합협동중심의 위치에 가까움에도 불구하고, 회전할 때와 난선활동을 할 때에 발휘하는 근막 장력의 차이에 의해서 이것들은 서로 중첩되지 않는다. 나선이 표층의 콜라겐섬유(나선)를 사용하는 것에 반해서 안쪽회전과 가쪽회전의 배열은 깊은 부분에서의 연속성을 갖는다. 그리고 이것은 몸통의 3개의 근막층의 융합점에 의해서 깊은 근육군과 연결한다(그림 155) 근막에는 융합협동중심을 형성하여 통합하는 점이 있다. 이것은 배곧은근집 가쪽(골반 · 허리 · 가슴우리 앞쪽-가쪽), 척주세움근집 가쪽(골반 · 허리 · 가슴우리 뒤쪽-가쪽), 백색선의 바로 옆(골반 · 허리 · 가슴우리 앞쪽-안쪽), 가시끝인대의 바로 옆(골반 · 허리 · 가슴우리 뒤쪽-안쪽)

이다. 몸통의 관절각도에 따라서 근막의 신장은 다수의 근방추를 촉진하여 다수의 골지힘줄기관의 코일 자체를 휘감는다. 표층의 피하근막이 근육활동에 영향을 줄 수 없는 것에 반해서 어떤 특정의 근방추에 연결되어 있는 깊은 근막에 그 조정 작용이 있다[340].

나선사이의 연속성을 보증하는 근육군

팔다리의 배열은 3개의 공간평면에서의 신체 평행을 조정하기 위해 몸통의 배열과 연결한다. 마찬가지로 팔다리의 나선은 복잡한 운동 활성(예: 걷는, 점프하는 등)을 동기화시키기 위해 몸통의 나선에 연결된다[341]. 아래의 리스트는 근육의 어떤 특정 부분과 어떤 특정 운동궤적 사이의 연결을 강조한 것이다(그림 153).

앞쪽-위쪽:

- 큰가슴근의 오름부분 : 목과 어깨뼈의 협동운동에 의해서 위팔-앞쪽-가쪽의 운동과 연결한다.
- 큰가슴근의 가로부분 : 반대쪽의 목과 어깨뼈의 협동운동에 의해서 위팔-앞쪽-안쪽의 운동과 연결한다.
- 큰가슴근의 내림부분 : 빗근막을 경유하여 반대쪽 엉덩관절의 협동운동에 의해서 위팔-앞쪽-안쪽의 운동과 연결한다.

뒤쪽-위쪽:

- 등세모근의 오름부분 ; 목과 어깨뼈의 협동운동에 의해서 위팔-뒤쪽-가쪽의 운동과 연결한다.
- 등세모근의 가로부분 : 반대쪽의 목과 어깨뼈의 협동운동에 의해서 위팔-뒤쪽-안쪽의 운동과 연결한다.
- 등세모근의 내림부분 : 등허리근막을 거쳐 반대쪽 엉덩관절의 협동운동에 의해서 위팔-뒤쪽-안쪽의 운동과 연결한다.

앞쪽-아래쪽:

- 배바깥빗근의 안쪽부분 : 다리사이 섬유를 거쳐 골반의 협동운동에 의해서 엉덩관절-앞쪽-안쪽의 운동과 연결한다.
- 배바깥빗근의 가쪽부분 : 넙다리빗근집을 경유하여 골반의 협동운동에 의해서 엉덩관절-앞쪽-가쪽의 운동과 연결한다.

뒤쪽-아래쪽:

- 큰볼기근과 넓은등근의 가쪽부분 : 엉덩관절-뒤쪽-가쪽의 협동중심과 같은 쪽 골반과 허리의 같은 융합협동중심 사이의 연결.
- 큰볼기근과 넓은등근의 안쪽부분 : 엉덩관절-뒤쪽-안쪽의 협동중심과 같은 쪽 골반과 허리의 같은 융합협동중심 사이의 연결.

머리-앞쪽-가쪽나선

복잡한 운동 활성의 비율은 각각 대뇌겉질과 근막(반사적)에 의한 비율에 의해서 조절된다. 수의적인 측면이 우선하는 경우, 운동은 더 정확하고 개별적이지만 반사적 활동이 우선하는 경우, 이것은 항상 같고 단순하며 에너지 소비가 적다. 몸통의 체계에 근막이 반사활동의 비율로서 어떻게 정확히 개입하는가에 대해서 여기서 검토한다. 이미 언급한 것처럼 몸통나선의 장력은 머리에서부터 시작되고 팔은 손에서부터, 그리고 다리는 발에서부터 시작된다.

자기의 어깨너머로 볼 때에는 얼굴은 흉벽 뒤쪽으로 향하게 된다. 이 운동에 따른 벡터는 같은 쪽의 머리가장긴근과 머리널판근에 대응한다(그림 154). 두 근육 모두 꼭지돌기 영역에서부터 시작되고 하부목뼈와 상부등뼈의 가시돌기와 가시사이인대에 닿는다. 이 근육들의 수축은 척추와 뒤통수뼈 양쪽에서 같은 장력을 발휘한다. 따라서 머리를 회전시킬 때에 척추를 머리 방향으로 회전시키지 않도록 반대쪽 근육이 척추를 고정시켜야 한다.

---

340 등허리근막 위에 가시사이인대의 콜라겐섬유가 닿는곳은 등허리근막의 장력을 가시사이인대에 전달시킬 뿐만 아니라, 이 인대를 확실하게 척주에 고정한다. 예컨대, 추를 들어 올리고 있을 때 복근의 수축은 결과적으로 등허리근막과 가시사이인대를 잡아당긴다. 척주세음근에 의한 척주의 안정화는 이와 같이 하여 동기화한다(Stecco C. 2002).

341 가시사이인대 뒷부분은 가시끝인대와 같이 연부조직 위에 들어가고 운동조정에 관여한다. 이것은 척주옆근육군에 의해서 발생되는 장력, 또는 등허리근막에서부터 가시끝인대에 전달되는 장력을 지각한다. 실질적으로 이 영역에서 여러 가지 구조로부터의 이는곳을 가진 섬유(가시끝 및 가시사이인대의 섬유, 등허리근막의 섬유, 척주옆근육군의 섬유)는 각각을 교차시킨다(Stecco C. 2002).

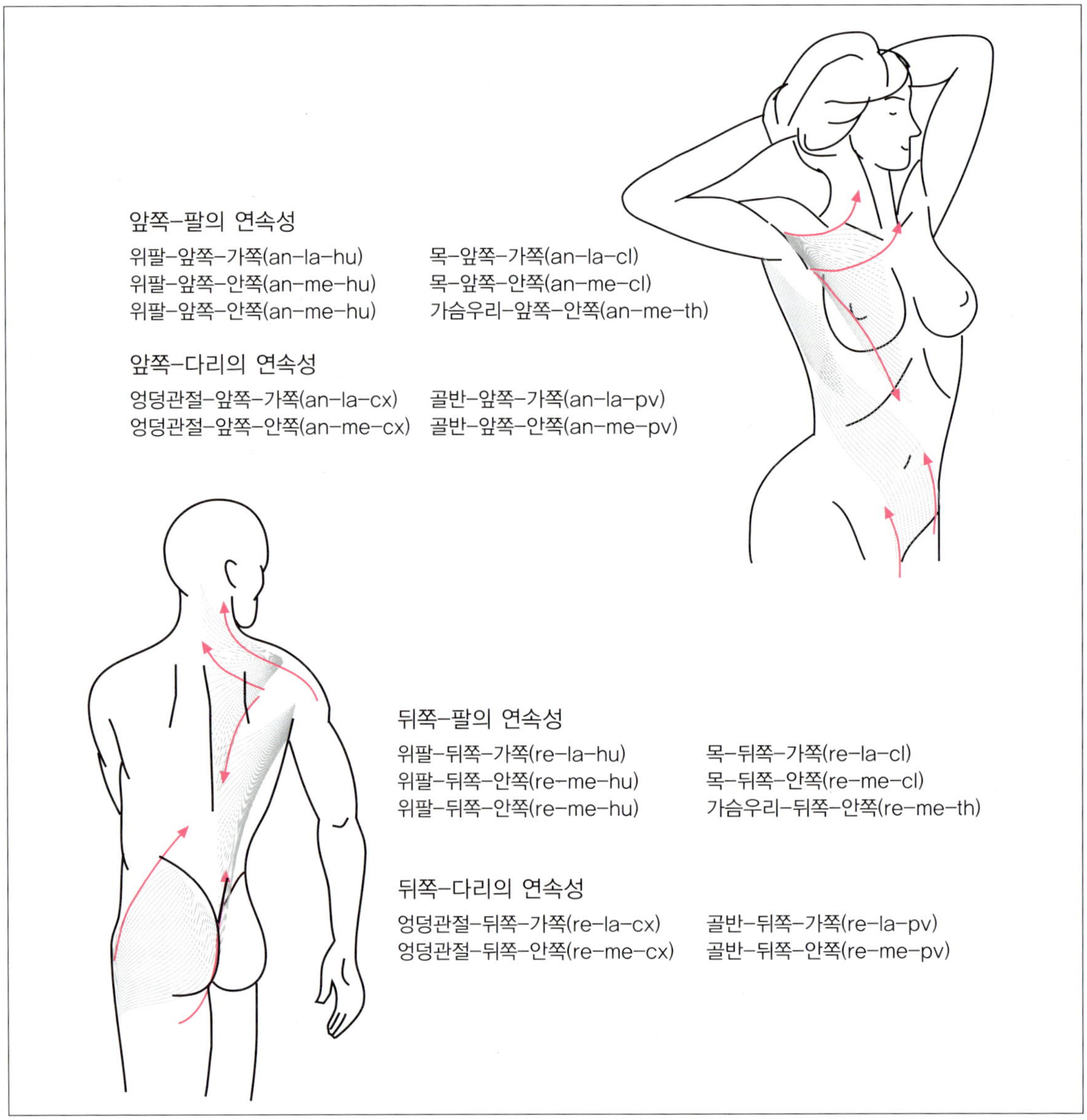

그림 153 팔다리 나선과 몸통나선 사이의 연속성.

같은 가시돌기에서 시작하는 반대쪽 위뒤톱니근은 반대쪽 갈비뼈에 그 자체를 고정시킨다. 이것에 의해서 회전운동을 발휘하는 앞에서 언급한 근육군의 고정원천으로서 작용한다.

큰마름근과 작은마름근도 같은 가시돌기에서부터 시작하고 어깨뼈 안쪽모서리 위에 닿는다. 마름근의 후부 근막[342]은 가시아래근막으로 이어지고 팔과 목을 연결한다.

마름근의 앞 근막은 앞톱니근의 근막과 연속하여 있다[343]. 위뒤톱니근의 근막은 속갈비사이근의 근막과 연속하여 있다.

342 목의 근막은 특히, 교감신경과 교차하는 부분이 침해수용부위인 경우도 있다. 이것에 하나의 논쟁이 있다. 근육근막증후군으로부터의 섬유근육통증후군의 구별에 대한 것이다. 양자에는 압박에 의한 압통이 있는 작은 결절과 점프징후(jump sign)가 있다(Calliet R. 1991).

343 어깨뼈 닿는곳에서 작은마름근은 등쪽 및 배쪽 층을 갖는다. 배쪽 층판은 튼튼하고 앞톱니근의 근막과 융합한다. 큰마름근은 배쪽의 근막 위에 광범위하게 닿고 앞톱니근을 덮는다. 근막사이의 이 융합은 마름근의 전체 길이를 따라서 수직으로 뻗는다(Gray H. 1993).

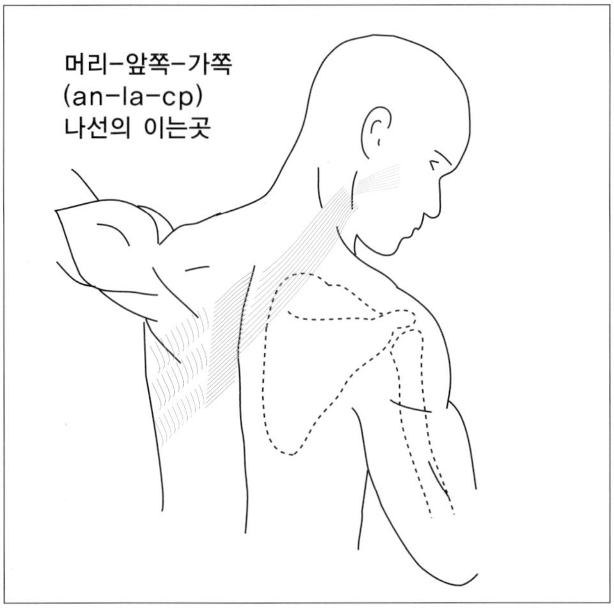

그림 154 오른쪽 널판근과 왼쪽 위뒤톱니근 사이의 연속성.

근막의 양쪽 모두 같은 쪽 배바깥빗근의 근막으로 이어진다. 몸통의 회전운동을 강조하기 위해서는 배바깥빗근의 허리부분과 배속빗근의 반대쪽 골반부분의 동시수축을 증가시켜야 한다[344]. 근막의 경로는 광대뼈에서부터 시작되고, 반대쪽 뒤가슴우리로 옮겨가서 같은 쪽 골반에서 끝나는 나선을 형성한다. 그림 155에서 한쪽 상부몸통에서부터 반대쪽 하부몸통으로 옮겨가는 근막 내 콜라겐섬유(S자 모양의 섬유)를 분명히 관찰할 수 있다. 섬유의 같은 배열은 반대쪽에서도 명백하며 복부의 근막은 광범위한 지지띠로 바뀐다.

머리-앞쪽-가쪽나선의 근막단위

머리-앞쪽-가쪽의 융합협동중심

협동중심은 깨물근의 광대뼈 닿는곳 위에 위치한다. 이것은 경혈 SI 18(관요[顴髎])에 대응한다(그림 156).

목-뒤쪽-가쪽의 융합협동중심

협동중심은 널판근의 꼭지힘줄 위에 위치한다. 이것은 경혈 TE 17(예풍[翳風])과 뒤통수밑근군의 통증유발점에 대응한다[345].

목-뒤쪽-안쪽의 융합협동중심

협동중심은 목의 중간점에서 목덜미인대의 옆쪽에 위치한다. 이것은 경혈 BL 10(천주[天柱])과 Cyriax가 제시한 중심성 탈구의 징후에 대응한다.

가슴우리-앞쪽-가쪽의 융합협동중심

협동중심은 앞톱니근과 배바깥빗근 사이의 통로에 위치한다. 이것은 경혈 ST 17(유중[乳中])과 Cyriax가 제시한 등뼈 척추원반 탈구에 대응한다[346].

가슴우리-앞쪽-안쪽의 융합협동중심

협동중심은 복장뼈 쪽의 제5갈비사이공간에 위치한다. 이것은 경혈 KI 22(보랑[步廊])과 Maigne가 제시한 갈비연골 염좌에 대응한다[347].

허리-앞쪽-가쪽의 융합협동중심

협동중심은 배곧은근 가쪽 가슴우리의 꼬리 쪽에 위치한다. 이것은 경혈 SP 16(복애[腹哀])과 배빗근의 통증유발점에 대응한다.

허리-앞쪽-안쪽의 융합협동중심

협동중심은 배꼽의 옆쪽에 위치한다. 이것은 경혈 KI 16(황유[肓俞])과 배곧은근의 통증유발점에 대응한다.

344 배바깥빗근의 주요 부분은 2층이다. 얕은 층은 반대쪽에서부터의 깊은 근막의 연속이고 신장된 S자 형상과 유사한 구조의 평행섬유계통으로 구성되며, 아래쪽, 가쪽으로 뻗는다. 배바깥빗근의 근육 및 널힘줄부분은 더 발달한 얕은 근막층과 깊은 근막층을 갖는다(Gray H. 1993).

345 뒤통수밑근군의 통증유발점에 의해서 야기되는 통증은 많은 경우, 반가시근으로부터의 연관통증과 혼동된다. 뒤통수밑근군은 다른 뒤쪽 목근육군을 포함함이 없이 매우 드물게 통증유발점을 나타낸다(Travell JG, 1996).

346 뒤 가쪽탈구는 제6피부분절과 앞쪽으로 연관된 신경뿌리통증(radicular pain)을 일으킨다(Cyriax J, 1997).

347 일반적으로 외상 후의 앞갈비연골 염좌를 발견할 수 있다. 이따금 뜬갈비뼈의 염좌는 등뼈의 척추사이 기능장애와 연관성을 갖는다(Maigne R, 1979).

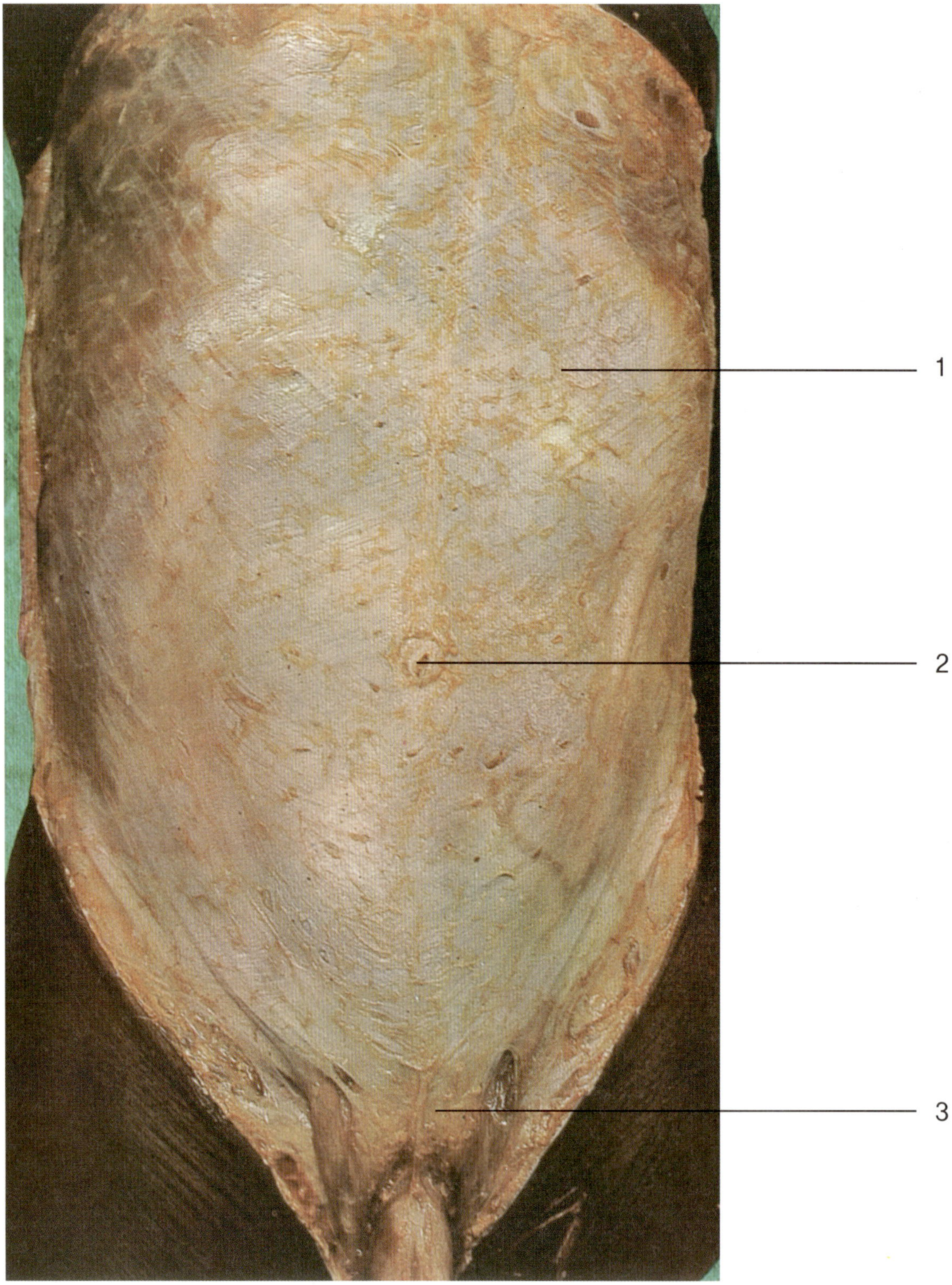

그림 155 앞복벽의 근막면(Francesco Vallardi : Fumagalli-colour photographic atlas of macroscopic human anatomy. Piccin Nuova Libraria에서).

1. 배바깥빗근의 근막 일부는 배곧은근집에 부착하고 일부는 그것을 넘어서 원활하게 진행하여 반대쪽으로부터의 콜라겐섬유와 교차한다.
2. 배꼽과 백색선. 얕은 근막은 전체 복부근육계의 협동을 촉진하기 위해 배속빗근과 배가로근의 근막-널힘줄과 연결한다.
3. 상반되는 팔다리운동을 동기화시키기 위해 한쪽 팔과 반대쪽 다리를 연결하는 근막 내 콜라겐섬유.

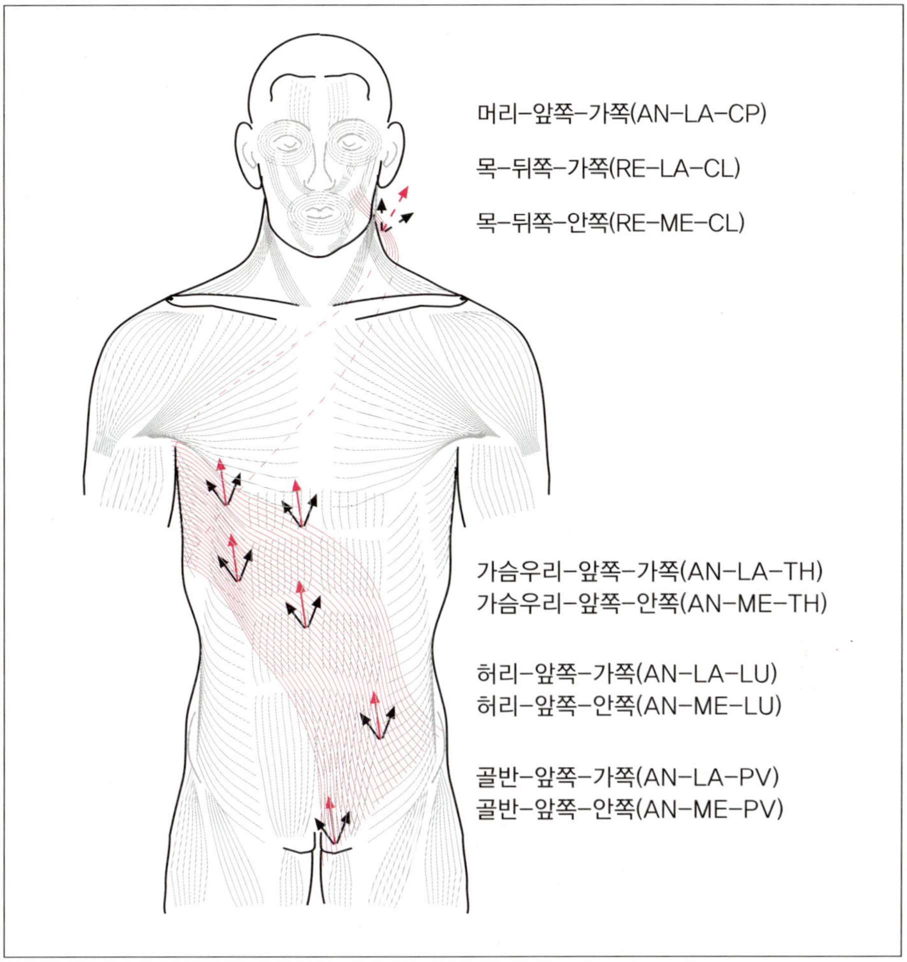

그림 156 머리-앞쪽-가쪽나선의 융합협동중심.

골반-앞쪽-가쪽의 융합협동중심

협동중심은 두덩뼈와 배꼽 사이의 중간에서 배곧은근집의 가쪽에 위치한다. 이것은 경혈 ST 28(수도[水道])과 Maigne가 제시한 "엉덩뼈능선의 요통"에 대응한다[348].

골반-앞쪽-안쪽의 융합협동중심

협동중심은 배곧은근의 두덩뼈 닿는곳보다 위쪽에 위치한다. 이것은 경혈 KI 11(횡골[橫骨])과 Maigne가 제시한 거짓 내장통증에 대응한다[349].

348 샅고랑부분 통증이 거짓 복부통증과 함께 더 일반적인 것에 반해서 L1의 자발통증은 매우 드물다(Maigne R. 1979).

349 앞쪽 벌집염(봉소염)은 같은 신경의 앞가지 영역에서 발생하는 경우가 있으며 이따금 거짓 복부통증 또는 부인과 통증(gynaecological pain)을 일으킨다. 이 통증은 내장유래로서 지각된다(Maigne R. 1979).

머리-뒤쪽-가쪽나선

이 나선은 관자근의 힘살 중심에서부터 시작되고 꼭지돌기의 방향으로 하행하여 귀의 뒤쪽을 돌아서 통과한다. 그 다음에 목빗근집으로 이어지고 나선은 목의 앞부분에서 목-앞쪽-가쪽과 목-앞쪽-안쪽의 2개로 갈린다. 목빗근[350]은 복장뼈 닿는곳 부근에서 반대쪽 큰가슴근의 이는곳 방향으로 다수의 힘줄섬유를 뻗는다. 여기서는 팔다리의 나선을 언급하지 않지만, 어깨뼈(팔)의 융합협동중심이 몸통의 나선과 많은 경우, 협동작용을 한다는 것은 말할 것도 없다.

350 목빗근의 복장뼈 닿는곳의 섬유는 근막의 깊은 층에 있다. 원뿔형의 힘줄을 거쳐 복장뼈자루에 부착하고 그 중간선에서 반대쪽으로부터 섬유와 부분적으로 교차한다(Testut L, 1987).

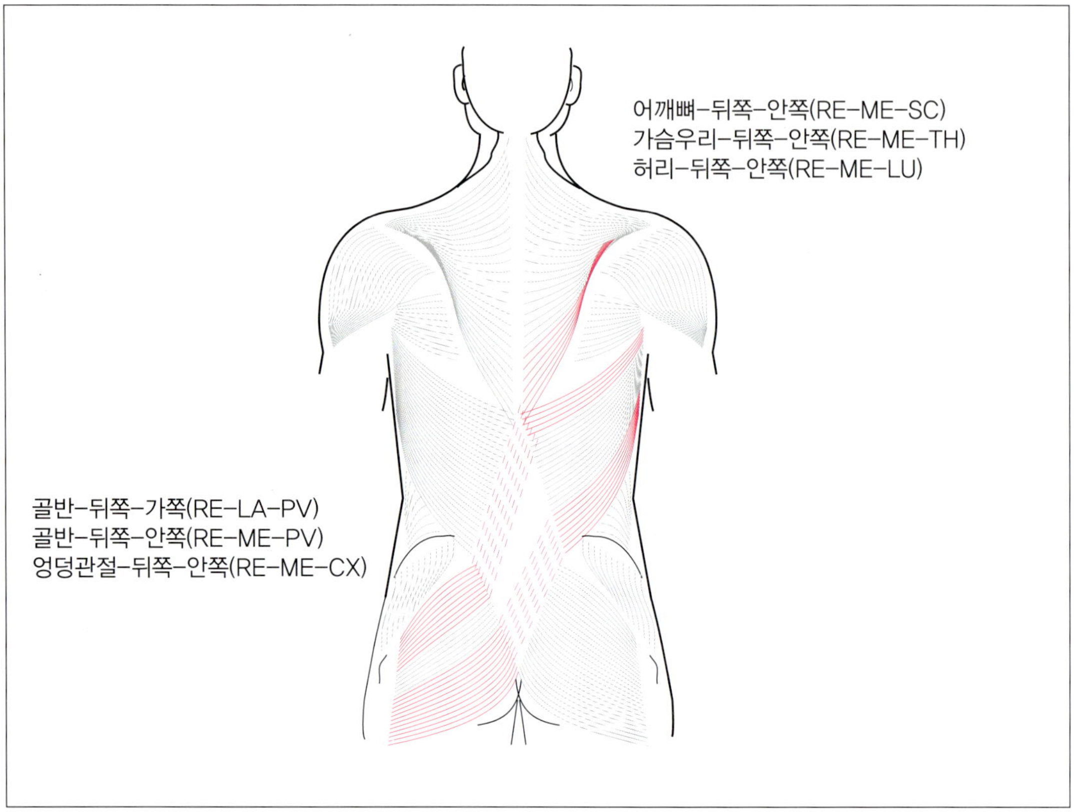

그림 157 등허리근막의 콜라겐섬유의 교차.

겨드랑이에서 큰가슴근은 겨드랑이근막 위에의 일반적인 닿는곳을 거쳐 그 장력을 넓은등근에 전달시킨다. 2개의 근육을 연결하는 많은 근섬유가 많은 경우에 이 영역에서 발견된다. 그리고 힘의 전달을 확실하게 한다[351]. 넓은등근의 상부는 제12등뼈로 하행하는 등세모근이 닿는곳의 하층에서 제7등뼈에 부착한다(그림 157). 이 섬유의 겹침은 힘의 십자로(cross road)이기도 하다. 어깨뼈의 견인이 등세모근 하부섬유(어깨뼈-뒤쪽-가쪽)에 의해서 이곳을 통과하고 근막 내 콜라겐섬유가 여기서부터 반대쪽의 볼기근 쪽으로 하행한다. 등세모근의 견인을 영속시키는 등허리근막섬유는 해부학적 사진에서 관찰할 수 있도록 이것들 자체의 독립된 층을 형성하고 있다.

351 겨드랑이 아치(axillary arch)라 불리는 근육의 띠(길이 7~10 ㎝, 폭 5~15㎝)가 경우에 따라서는 넓은등근의 위모서리에서부터 갈려 겨드랑이신경의 앞을 가로질러 큰가슴근힘줄과 결합한다(Gray H. 1993).

넓은등근의 하부는 등허리근박 위로 들어가서 허리영역에 도달한다[352]. 등허리근막의 이 근육의 견인의 효과는 근막 내 콜라겐섬유가 같은 근육의 방향을 따라서 정렬하는 형상을 나타낸다. 가시사이인대에서 다수의 콜라겐섬유가 중간선을 가로질러 반대쪽의 큰볼기근 닿는곳과 결합한다[353].

몸통 주변에서 위에서 언급한 얕은 층 근육의 닿는곳에 이어짐으로써 특정 나선-형태구조를 나타낸다. 이 근막들의 닿는곳이 존재하는 이유는 이것들의 상반되는 협동 활동과의 명백한 연관성이 있다.

352 넓은등근은 등허리근막과 연속하는 몇 개의 두꺼운 비스듬한 하행성 다발을 나타낸다. 중간선에 도달한 후에 일부의 널힘줄섬유는 반대쪽에서의 등허리힘줄막을 강화하기 위해 중간선을 넘어 교차한다(Testut L, 1987).

353 큰볼기근은 엉덩뼈의 뒤볼기근선, 엉치가시근(천극근)의 널힘줄, 중간볼기근을 덮는 근막에서부터 시작한다. (Gray H. 1993)

머리-뒤쪽-가쪽나선의 근막단위

머리-뒤쪽-가쪽의 융합협동중심

협동중심은 관자근의 중심에 위치한다. 이것은 경혈 GB 13(본신[本神])에 대응한다(그림 158).

목-앞쪽-가쪽의 융합협동중심

협동중심은 턱뼈각(angle of the mandible)과 목빗근 사이에 위치한다. 이것은 경혈 SI 17(천용[天容])에 대응한다.

목-앞쪽-안쪽의 융합협동중심

협동중심은 목빗근의 복장뼈힘줄 위에 위치한다. 이것은 경혈 ST 10(수돌[水突])과 Maigne가 제시한 앞목 부분의 경보점(alarm point)에 대응한다[354].

가슴우리-뒤쪽-가쪽의 융합협동중심

협동중심은 제7등뼈 높이의 등세모근 아래모서리에 위치한다. 이것은 경혈 BL 44(신당[神堂])에 대응한다.

가슴우리-뒤쪽-안쪽의 융합협동중심

협동중심은 제7~9등뼈 가시돌기와 척주세움근군과의 사이에 위치한다. 그리고 기혈(奇穴) EX 66 또는 경혈 BL 18(간유[肝俞])에 대응한다.

허리-뒤쪽-가쪽의 융합협동중심

협동중심은 제12 뜬갈비의 척주세움근의 옆쪽에 위치한다. 이것은 경혈 BL 50(위창[胃倉])에 대응한다. 나선

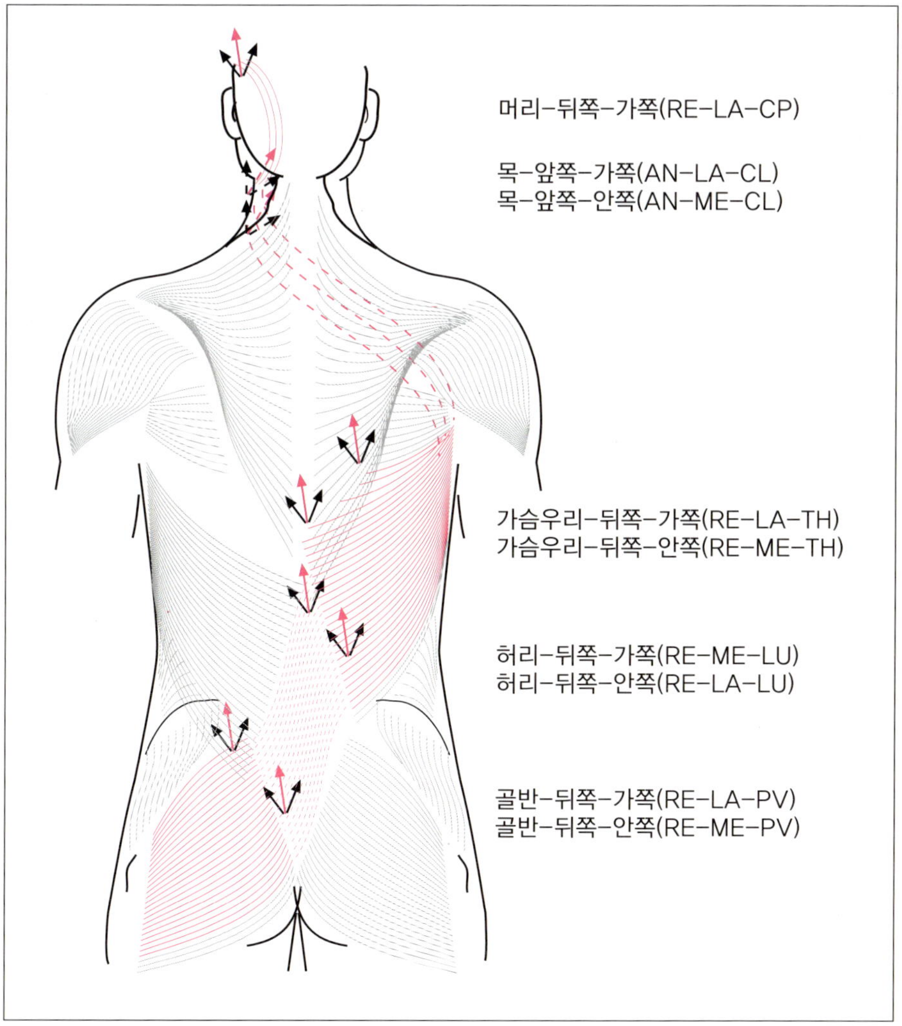

그림 158 머리-뒤쪽-가쪽나선의 융합협동중심.

의 경로는 Maigne가 제시한 신경뿌리 통증과 같은 볼기부분 통증을 포함한다[355].

허리-뒤쪽-안쪽의 융합협동중심

협동중심은 제12등뼈 가시돌기와 척주세움근군과의 사이에 위치한다. 이것은 경혈 BL 23(신유[腎俞])에 대응한다.

골반-뒤쪽-가쪽의 융합협동중심

협동중심은 위뒤엉덩뼈가시의 가쪽에 위치한다. 이것은 경혈 BL 53(포황[胞肓])에 대응한다. 이 점의 치료는 "궁둥신경통"의 증상을 해소할 수 있다[356].

354 하위목뼈의 앞 가쪽부분으로의 압박은 등쪽 통증을 일으킨다. 이 경우, 연관통증의 직접적인 통로는 병인론적 해석의 비평을 받아들인 Travell에 의해서 언급된 것처럼 몇몇 통증유발점 위에서 발생하는 새로운 신호일 수 있다(Maigne R. 1979).

골반-뒤쪽-안쪽의 융합협동중심

협동중심은 제3~4 엉치뼈구멍의 위쪽에 위치한다. 이것은 경혈 BL 33(중요[中髎])에 대응한다.

몸통의 2개의 기본적인 나선에는 다수의 변위가 있을 수 있다. 예컨대, 허리-뒤쪽-가쪽에서부터, 나선은 배바깥빗근의 섬유를 거쳐 골반-앞쪽-가쪽까지 이어질 수 있다.

355 볼기부분 위 절반의 피부의 신경지배에서 신경지배가 T10에 있었던 증상사례를 찾아냈다. 따라서 신경지배 수준은 고전적으로 언급되어 있었던 것보다 높다. L1과 T12의 뒷가지 사이의 문합에 자주 주목하였다(Maigne R. 1979).

356 외과수술 후에 반복되는 궁둥신경통이나 요통의 증상사례는 매우 일반적이다. 도수치료는 즉시 효과적으로 그러한 증상을 해소할 수 있다(Maigne R. 1979).

제 20 장
다리의 근막나선

지금까지 근막의 구조는 너무나도 복잡하기 때문에 근육을 감싸는 것이 유일한 역할이라고 가볍게 여겨왔다.

세심한 분석에 의해서 근막의 어떤 부분에서는 몇 개의 층으로 형성되고 다른 부분에서는 단일 층으로 형성되었다는 것이 밝혀졌다. 어떤 영역에서는 깊은 근막은 얕은 근막의 아래를 자유로이 활주할 수 있으나 반면에 손바닥이나 발바닥과 같은 다른 영역에서는 2개의 층은 통합되어 있다. 어떤 부분에서는 깊은 근막은 근외막 위를 자유로이 활주하지만, 때로는 2개의 구조가 결합하여 있다. 이러한 것으로부터 아래와 같은 것을 생각할 수 있다. 근막이 근육과 완전히 분리되어 있다면 근막은 근육에 의해서 신장되지 않을 것이다; 근막이 근육과 완전히 결합되어 있다면, 근막은 다양한 근막단위를 연결할 수 없을 것이다; 근막이 뼈 위에 부착하여 있지 않으면 근막은 관절각도 변이(variation)를 감지할 수 없거나, 이것들의 변이를 관절에 연속적으로 전달할 수 없을 것이다.

같은 유형의 구성은 근막의 다양한 층에서 인지된다. 점차 깊은 층에서부터 얕은 층으로 이어지므로 근막은 아래에 가로놓인 구조의 위를 계속해서 활주할 수 있다는 것을 알 수 있다. 이리하여 근막의 뼈에 닿는곳에서부터 다양한 근막단위를 나누는 중격으로 지나가고 전신의 다양한 관절을 결부시켜 나선형 콜라겐섬유까지 도달한다.

근육의 생리학 즉, 근방추나 골지힘줄기관의 신장에 영향을 미치기 위해 근막나선은 어떠한 방법으로 근섬유와 함께 연결되어 있어야 한다. 이러한 이유 때문에 근막나선은 관절 주위에서 이러한 섬유를 나선형 패턴에 의해서 배열하는 근육의 근방추나 골지힘줄기관에 결부시킨다. 뼈몸통(diaphysis)을 따라서 이러한 나선이 얕은 근막의 성긴 결합조직의 범위 안에서 발견될 수도 있다(그림 159). 이것들의 나선은 큰 부하를 받는 영역에서 이러한 장력에 의해서 근육과 함께 근육집 자체를 정렬 배치하게 되었다. 생물이 차츰 진화하고 생물이 새로운 운동 전략을 달성하려고 함으로써 새로운 근막구조와 새로운 신경연결이 동시에 모델화되었다.

인간의 두발보행(bipedal locomotion)은 엉덩관절, 무릎관절, 발목관절의 비동기성 운동을 필요로 한다. 엉덩관절을 앞쪽으로 움직일(앞쪽운동) 때에 무릎관절은 굽힘(뒤쪽운동)을 하고 발목관절은 등쪽굽힘(앞쪽운동)을 한다. 세로방향의 배열은 같은 방향에서 다양한 분절의

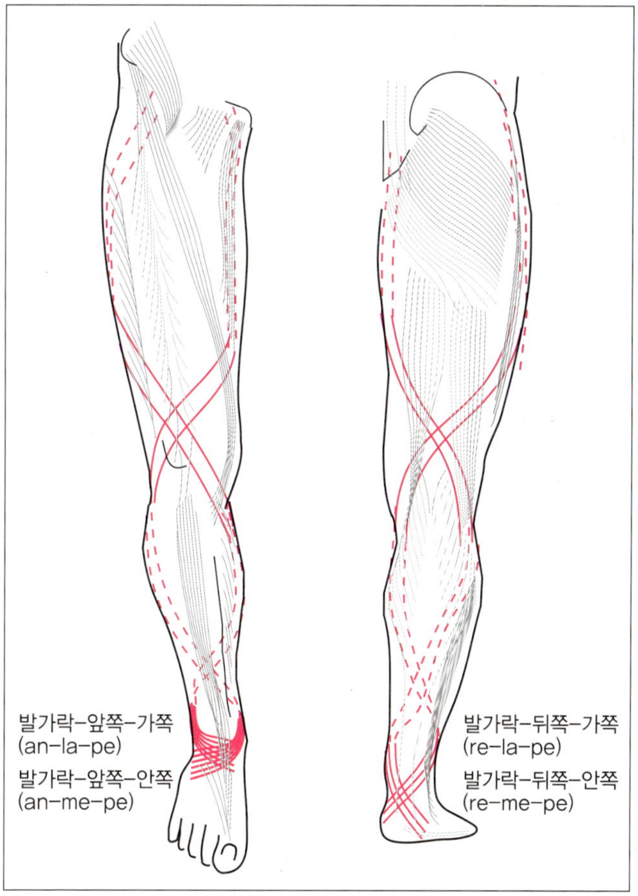

그림 159 다리의 나선의 종합적 개관.

운동을 동기화시키기 때문에 세로방향의 배열에서는 이 작업을 실행 수 없다. 근막나선만이 두발보행과 유사한 비동기성 운동을 유도할 수 있다. 결과적으로 엉덩관절-앞쪽-가쪽과 엉덩관절-앞쪽-안쪽의 2개의 나선은 뒤쪽 운동을 동기화시키기 위해 무릎 뒷부분을 지나고 등쪽굽힘(앞쪽운동)과 동기화시키기 위해 발목관절의 앞부분을 통과한다.

보행의 입각기 동안에 무릎이 무너지지 않도록 하는 것은 반드시 필요하다. 따라서 넘어짐을 방지하기 위해 다른 2개의 나선(무릎관절-앞쪽-가쪽과 무릎관절-앞쪽-안쪽)이 무릎의 안정성을 보증하고, 동시에 엉덩관절(엉덩관절-뒤쪽-가쪽과 엉덩관절-뒤쪽-안쪽)과 목말뼈의 뒤쪽근육군을 자극한다.

발가락-뒤쪽-가쪽나선

뒤쪽-가쪽운동나선은 발의 위·아래 종아리지지띠(바깥고리인대) 위에서부터 시작한다. 이 지지띠는 종아리근막의 깊은 층과 연속적이다[357].

이러한 섬유가 아킬레스힘줄의 배쪽을 지나고 나선은 발목관절의 가쪽부분에서부터 안쪽부분에 도달한다. 정강뼈의 안쪽모서리에서부터 위폄근지지띠[358]의 콜라겐섬유로 이어지고 나선은 폄근 구획의 위쪽을 통과한다.

나선은 종아리 뒷부분의 장딴지근 가쪽갈래 위를 통과한다. 오금지지띠[359]는 여기서 시작하고 모음근집 방향으로 장딴지근 가쪽갈래에서부터 상행하는 콜라겐섬유로 구성된다. 이러한 콜라겐섬유의 경로는 기본적으로 장딴지근 가쪽갈래의 근막 닿는곳에서부터 시작하고 있는 장력선(line of tension)의 연속이다[360].

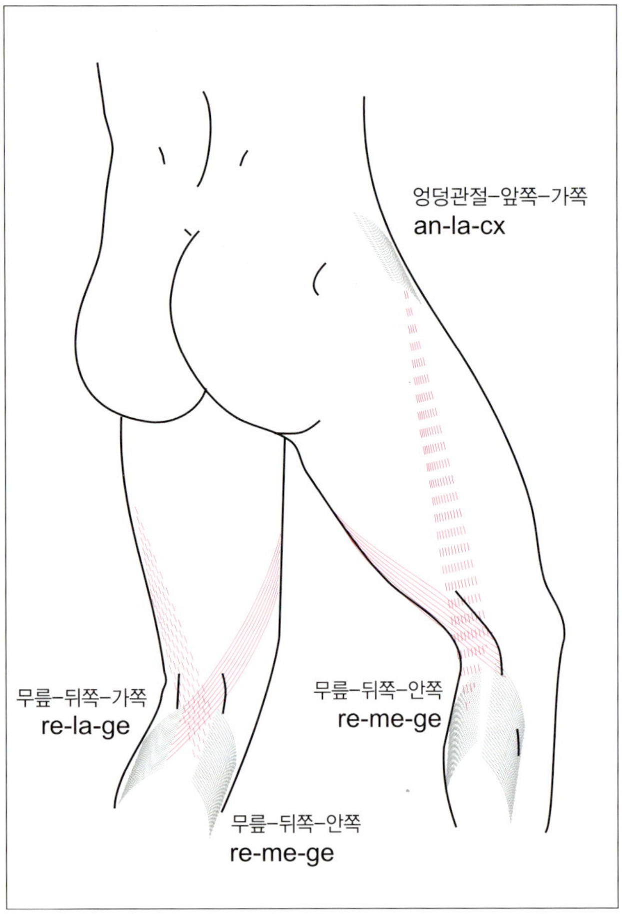

그림 160 오금지지띠.

오금근막은 그물모양 구조에서 서로 교차하는 다량의 섬유를 가진 지지띠이다. 반대방향으로부터의 섬유는 장딴지근 안쪽갈래의 견인의 연속이다. 이것들은 엉덩정강근막띠(장경인대)로 이어진다(그림160). 그리고 위로 올라감에 따라 2개의 층으로 2배가 된다. 한쪽은 샅고랑인대보다 위쪽의 Gimbernat인대(갈고리인대)로 상행하여 같은 쪽의 배바깥빗근의 근막과 접속한다. 다른 쪽은 남성의 정삭 또는 여성의 자궁원인대의 뒤쪽을 상행하여 Collesi의 반전인대를 형성한다. 그 다음에 반대쪽의 배바깥빗근의 널힘줄-근막으로 이어진다[361].

357 종아리의 깊은가로근막은 오금근을 덮는 근막과 연속적이며 반막모양근힘줄에 결합된다. 하부는 굽힘근지지띠(laciniate ligament)와 위종아리근지지띠와 연속적이다(Gray H. 1993).

358 위폄근지지띠의 정강뼈 닿는곳은 매우 다양하다. 많은 경우 위폄근지지띠는 정강뼈 안쪽모서리에 닿는다. 이 경우에는 인대는 결합조직의 층에 의해서 정강뼈에서부터 분리된다. 또한 어떤 때는 정강뼈에는 거의 완전히 닿지 않는다. 이 경우에는 인대는 종아리의 뒤근막으로 이어진다(Testut L, 1987).
정강뼈의 안쪽 면의 섬유의 일부는 뼈막을 통과하여 폄근군의 얕은 층으로 진행하고, 그 다음에 종아리근 구획의 위쪽을 통과한다(Lang J. 1991).

359 오금근막(이것은 피하결합조직을 근육군에서부터 분리한다)은 각각의 위를 교차하는 2층의 콜라겐섬유로 구성된다. 얕은 층 섬유는 대략 가로방향으로 배치되고 이것들은 안쪽방향으로 깊은 층에 연속한다(Lang J. 1991).

360 오금근막을 아래에 가로놓인 힘줄로부터 분리하는 것은 어렵다. 여기서의 부착의 정도는 다수의 섬유성 다발이 힘줄로부터 근막으로 통과한다는 사실에 유래한다. 그리고 이러한 것에 의해서 오금근막을 강화한다. 이것들의 널힘줄은 근막의 긴장근군으로서 알려져 있는 근육군에 속한다(Testut L, 1987).

361 배바깥빗근의 부착부 널힘줄은 아래쪽 샅고랑인대로 두꺼워진다. 두덩뼈결절과 두덩결합 사이에서 근육의 널힘줄 섬유는 피하 샅굴구멍(inguinal ring)을 형성하기 위해 넓어지고 아치형 섬유에 의해서 위쪽을 에워싼다. 이 때문에 널힘줄은 2개의 띠로서 두덩뼈에 고정된다. 하나는 가쪽부분에서, 또 하나는 반대쪽의 널힘줄에서부터 발생하는 안쪽부분이다(Gazzari I, 1972).

발가락-뒤쪽-가쪽나선의 근막단위

발가락-뒤쪽-가쪽나선의 근막단위

- 이 점은 가쪽복사의 등쪽에 위치한다. 이것은 가쪽복사 아래를 지나는 반원(위종아리근지지띠부터 아래 종아리근지지띠 위로 이어진다)이 된다(그림 161).
- 이 협동중심은 경혈 BL 61(복삼[僕參]) (King 점)에 대응한다. BL 61이라는 불과 1점을 언급하였으나 기경(奇經)의 양교맥(陽蹻脈)과의 교차점인 BL 60(곤륜[崑崙])과 BL 62(신맥[申脈])이 종아리근지지띠에 위치한다. 많은 경우 가까이의 점은 혼란을 피하기 위해 언급되지 않는다. 그러나 임상진료에서 치료사는 주요 점 위의 촉진을 시작하고, 그 다음에 주위의 콜라겐 조직에 촉진을 확대함으로써 가장 감수성이 높은 고밀도 점에 도달한다.

Cyriax[362]와 Troisier[363]가 제시한 치료부위도 이 영역에 위치한다.

목말뼈-앞쪽-안쪽의 융합협동중심

- 이 점은 앞정강근의 근육힘줄사이결합 위에 위치한다. 앞정강근은 목발뼈의 앞쪽운동과 안쪽운동에 관여한다.
- 협동중심은 경혈 ST 39(하거허[下巨虛]) (12경맥의 해양혈[海洋穴])에 대응한다.

무릎관절-뒤쪽-가쪽의 융합협동중심

- 이 점은 장딴지근 가쪽갈래의 몸쪽부분에 있다. 장딴지근 가쪽갈래는 무릎의 뒤쪽운동과 무릎의 가쪽 안정성에 관여한다.
- 협동중심은 경혈 GB 33(슬양관[膝陽關])에 대응한다.

엉덩관절-앞쪽-안쪽의 융합협동중심

- 이 점은 넙다리 삼각에서 두덩뼈의 활꼴선(arcuate line) 가쪽모서리에 위치한다.

362 인대 염좌의 초기단계에서는 초음파와 레이저는 치유를 촉진한다. 그러나 마찰마사지(frictional massage)는 섬유성 고착형성을 방지하기 위해서는 반드시 필요하다. 종아리근힘줄염은 많은 경우 섬유성 고착과 혼동되어 쓸데없는 도수치료가 실행된다(Cyriax J. 1997).

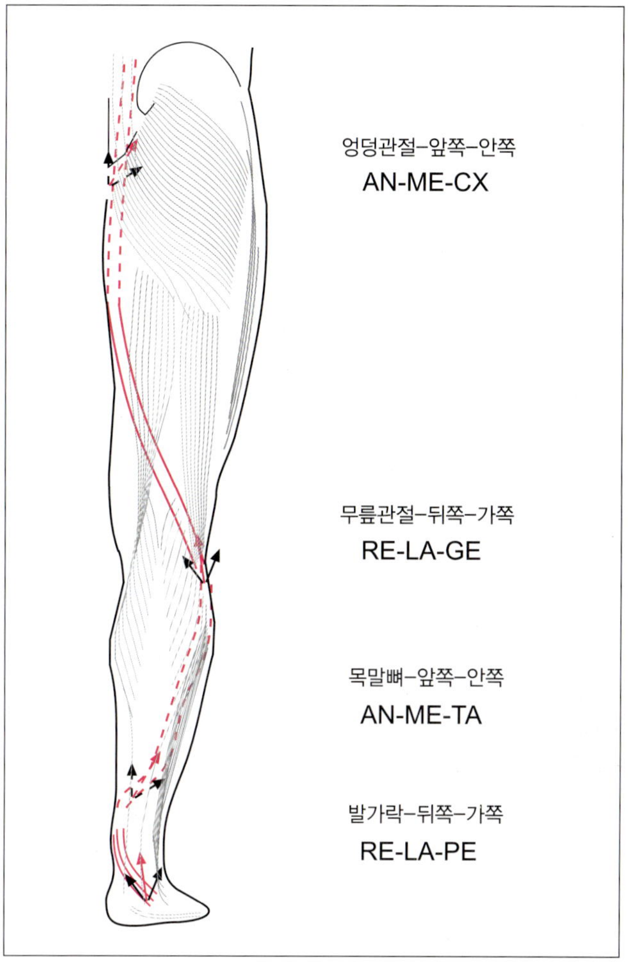

그림 161 발가락-뒤쪽-가쪽나선의 융합협동중심.

- 협동중심은 경혈 LR 12(급맥[急脈])에 대응한다.

Maigne는 통증이 두덩결합에 관찰될 때에 엉치엉덩관절의 치료를 시사하였다[364]. 다리이음뼈의 어떤 신장은 더 딱딱한 근막에 대한 큰 효과와 함께 당연히 근막의 모두를 포함한다. 근막 도수치료는 고밀도화한 협동중심에 직접 작용한다.

363 발목관절의 통증성 디스트로피(algodystrophy)는 그렇게 드물지 않다. 처음에는 통증은 야간에도 지속적이고 보행 또는 바로 누운 자세에서도 악화한다(Troisier O, 1991).

364 일부 사람들은 엉치엉덩관절 염좌의 존재를 지지하고 있으며 엉치엉덩관절의 도수치료 후 두덩결합 감수성의 즉시 소멸을 제외하고는 다른 아무것도 받아들일 수 없을 것이다. 도수기법의 주요 부분(뼈병증 용어에 의한 "앞엉치뼈"를 수정한다고 주장하는 그들의 대부분은)은 상부허리뼈에 작용한다(Maigne R, 1979).

발가락-뒤쪽-안쪽나선

뒤쪽-안쪽운동의 나선은 발의 파열인대(laciniate ligament) (또는 안쪽지지띠) 위에서 시작한다(그림 162). 이 인대는 안쪽근막의 일부이고 발목관절의 안쪽부분에서부터 가쪽부분으로 가로중격을 뻗고[365] 아킬레스힘줄의 깊은 부분을 지난다. 종아리뼈 먼쪽 1/3에서 종아리의 위폄근지지띠의 전부섬유와 연결한다[366]. 일부의 해부학교과서에서는 이 인대(가로다리[transversus cruris]로서 알려져 있다)는 가쪽에서부터 안쪽으로 비스듬히 상행하도록 배치된 섬유를 갖는다고 기술되어 있으나, 다른 교과서에서는 같은 지지띠의 섬유가 안쪽에서부터 가쪽으로 반대방향으로 배치되어 있다.

양쪽의 예시 모두가 이 콜라겐섬유의 하나의 층만을 재현할 수 있다는 것을 고려하면 올바르다고 생각된다. 실질적으로는 마치 십자형의 인대와 마찬가지로 여기서는 섬유의 교차배열도 있다. 이것이 장딴지근 안쪽갈래 위를 통과할 때까지 나선은 정강뼈의 안쪽부분에서 안쪽 종아리근막으로 이어진다. 오금에서는 근막 내 콜라겐섬유의 교차가 있고, 그것은 오금 안쪽에서부터 가쪽 넙다리근육사이 중격 쪽으로 뻗는다[367].

엉덩정강근막띠의 확대부분은 가쪽 넙다리근육사이 중격에서부터 시작한다[368]. 나선은 넙다리근막긴장근의 몸쪽부분에서 엉덩두덩근막, 넙다리근막긴장근, 큰볼기근의 확대부분이 발견된다[369]. 따라서 이 나선은 엉덩관절-앞쪽-가쪽의 협동중심에 끝나는 것만이 아니라, 엉덩관절-앞쪽-안쪽과 골반-뒤쪽-가쪽의 협동중심과도 연결한다[370].

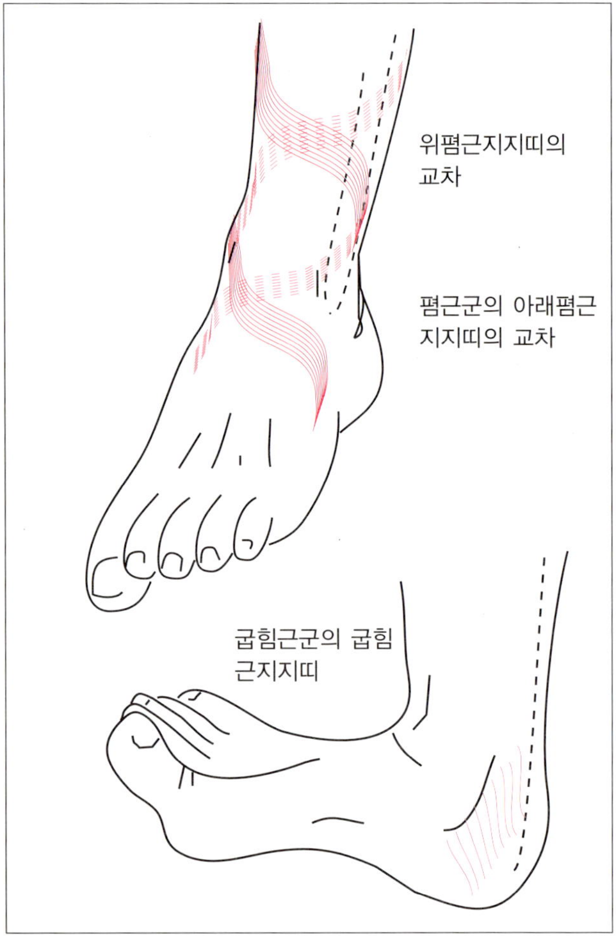

그림 162 콜라겐섬유의 지지띠 또는 교차.

365 아킬레스힘줄의 꼬리 쪽에서 2개의 섬유성 중격이 관찰된다. 한쪽 얕은 근막에서부터 가쪽복사 뒷부분에 다다른다. 다른 쪽은 더 크고 종아리근막 깊은 층의 연속이며 안쪽복사에서부터 가쪽복사로 가로방향으로 다다른다. 그 안쪽부분에서 그것이 안쪽 고리인대와 긴밀하게 융합한다는 것을 알게 된다(Testut L. 1987).

366 종아리의 먼쪽 1/3의 높이에서 뒤종아리근사이 중격은 기본적으로 종아리근막의 깊은 층판에서부터의 섬유로 구성된다. 앞종아리근사이 중격의 섬유는 종아리뼈에서부터 먼쪽 및 표층 방향으로 뻗는다. 한편, 다른 얇은 띠는 종아리 주위를 에워싼다. 이러한 섬유가 방향을 바꿔서 대부분은 폄근 구획을 덮는 근막부분으로 깊숙이 들어간다(Lang J, 1991).

367 몸쪽 면은 넙다리의 오금근막으로 구성되고 이것은 섬유성 근육사이 중격의 딱딱한 구조에 의해서 확대된다. 가쪽넙다리근육사이 중격은 특히 딱딱하고, 그 앞모서리에서부터 가쪽넓은근은 그 섬유의 일부와 함께 분리한다. 이 가쪽넙다리근육사이 중격을 거쳐 엉덩두덩근막 또는 띠가 그 섬유의 일부와 함께 가쪽선(lateral lip)으로 들어간다(Lang J, 1991).

368 넓다리근막긴장근과 큰볼기근은 엉덩정강근막띠와 그 깊은 층의 튼튼한 가쪽넙다리근육사이 중격을 거쳐 넙다리뼈에 부착한다(Gray H. 1993).

369 가쪽넓은근은 큰돌기(대전자) 먼쪽, 넙다리 가쪽, 큰볼기근 힘줄, 가쪽넙다리근육사이 중격에서부터 시작한다(Testut L. 1987).

370 넙다리근막은 넙다리의 몸쪽 및 가쪽부분에서 두껍다. 이것은 엉치뼈와 꼬리뼈의 등면, 엉덩뼈능선, 샅고랑인대, 두덩뼈위가지, 엉치결절인대의 아래모서리에 닿는다(Gray H. 1993).

발가락-뒤쪽-안쪽나선의 근막단위

발가락-뒤쪽-안쪽의 융합협동중심

- 이 점은 안쪽복사와 아킬레스힘줄 사이에 위치하고 이것은 반원으로 뻗는다(그림 163).
- 협동중심은 경혈 KI 4(대종[大鍾]) (경맥의 락혈; 여기서부터 세로방향의 맥락과 횡단하는 락맥이 발의 태양방광경의 방향으로 갈린다)에 대응한다. Cyriaxs는 이 영역에서 "뒤정강근집"을 위한 3개의 치료부위를 찾아냈다[371].

목말뼈-앞쪽-가쪽의 융합협동중심

- 이 점은 가쪽복사의 위쪽 동시에 종아리뼈의 앞쪽에서 제3종아리근의 이는곳에 위치한다.
- 협동중심은 경혈 GB 38(양보[陽輔]) (경맥 락혈: 여기서부터 세로방향의 맥락과 횡단하는 락맥이 발의 궐음간경의 방향으로 갈린다)에 대응한다. 이것은 아래정강종아리관절의 가동화(mobilization)를 위해 Maigne가 제시한 점에 대응한다[372].

무릎관절-뒤쪽-안쪽의 융합중심

- 이 점은 장딴지근 안쪽갈래의 상부 안쪽모서리에 위치한다.
- 협동중심은 경혈 BL 55(합양[合陽])에 대응한다. 이 점의 치료는 거짓무릎 손상에 기인하는 통증의 치료에 도움이 된다는 것이 판명되고 자주 무릎관절의 즉시회복을 가능케 하였다. 이와 유사한 경험은 다른 기법이나 학파에서 찾아볼 수도 있다[373].

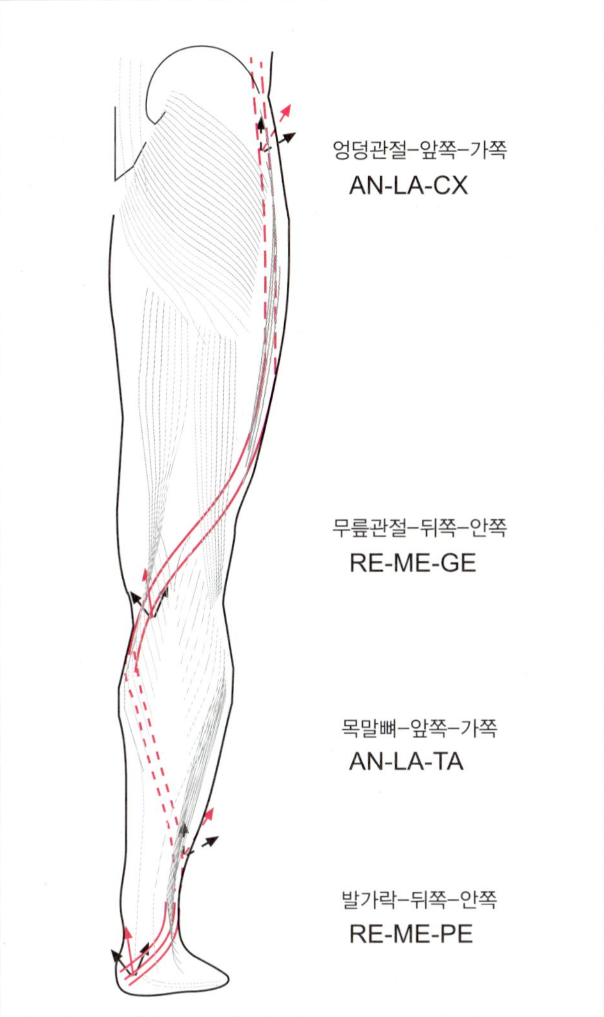

그림 163 발가락-뒤쪽-안쪽나선의 융합협동중심.

엉덩관절-앞쪽-가쪽의 융합협동중심

- 이 점은 넙다리근막긴장근힘줄(엉덩관절-앞쪽)과 작은볼기근힘줄(엉덩관절-가쪽) 사이에서 위앞엉덩뼈가시의 꼬리 쪽에 위치한다.
- 이 협동중심은 경혈 GB 28(유도[維道]) (기경[奇經]의 대맥[帶脈]을 따라서 위치하는 점)과 넙다리 앞부분의 치료를 위해 Cyriax가 제시한 영역에 대응한다[374]. 앞부분의 치료점의 치료에 의해서 관절 뒷면

371 모음에 대한 저항으로 통증을 동반하지만, 등쪽굽힘에 대한 저항에서는 통증이 없을 때에는 통증은 뒤정강근에 기인하고 있다고 할 수 있다. 초심자는 이 상태를 아킬레스힘줄의 병변으로 오해할 수 있다(Cyriax J. 1997).

372 아래정강종아리관절 및 위정강종아리관절에는 목말종아리관절의 굽힘과 폄 운동에서의 중요한 역할이 있다(Maigne R, 1979).

373 반달 고정(meniscus blockage)은 많은 경우 도수치료에 의해서 완전히 제거할 수 있어 환자를 즉각 구제할 수 있다. 자주 명백한 반달 병변이 X선 촬영으로 나타난 경우일지라도, 이와 같이 치료된 환자에서는 재발하는 일이 없었다(Maigne R, 1979).

374 운동선수는 넙다리네갈래근(넓은근이 개별적으로 손상을 받을 수도 있으나 대개는 넙다리곧은근힘줄)의 좌상으로 고통을 받고 심부마찰법(deep friction)을 필요로 하는 일이 있다. 무릎의 폄은 가장 통증을 동반하는 운동이다. 그러나 최대 굽힘 또는 최대 회전도 조직을 죄거나 신장시킬 수 있다(Cyriax J. 1997).

의 통증을 동반하여 방해를 받고 있었던 무릎의 폄이 회복되는 것은 근막나선의 내인적 구조로 설명이 가능하다.

발가락-앞쪽-가쪽나선

발가락-앞쪽-가쪽나선은 제4발허리뼈바닥에서부터 시작하여 정강뼈의 안쪽부분으로 상행하고 폄근지지띠의 상행섬유로 이어진다. 이러한 콜라겐섬유는 정강뼈의 뼈막 위쪽을 뻗고 뒤쪽 종아리근막으로 뻗는다[375]. 근막은 뒤안쪽종아리근막에서부터 몸쪽의 가쪽방향으로 상행하고, 종아리세갈래근의 힘살에 휘감기고 8자 모양으로 배치되는 섬유로 이어진다[376]. 나선은 장딴지의 중간지점에서 정강뼈 안쪽관절융기에서부터 시작하는 8자 모양의 섬유의 또 다른 분기 위를 교차한다. 그리고 발가락-앞쪽-가쪽나선은 종아리뼈머리 방향으로 상행하고 그 앞쪽을 통과하여 넙다리네갈래근의 확대부에 의해서 끌어당겨진다[377]. 특히 이러한 섬유는 안쪽넓은근에 연결되는 무릎지지띠의 부분에 의해서 발생하는 견인력에 영향을 받는다(그림 164). 안쪽넓은근의 다수의 섬유는 큰모음근과 마찬가지로 막에서부터 시작한다[378]. 나선은 큰모음근 특히, 궁둥뼈결절에 부착하는 큰모음근섬유로 이어진다. 일단 이것이 궁둥뼈결절에 도달하면 나선은 부분적으로 큰볼기근섬유로 이어지고, 또한 부분적으로 엉덩관절의 관절주머니에 연결된다. 엉덩관절에서는 어깨관절과 마찬가지로 깊은 근막의 연속성만이 아니라 얕은 근막의 연속성을 찾아낼 수 있다. 이 경우 그곳에 부착하는 다양한 힘 사이의 결합점으로써 작용하는 것은 관절주머니이다[379].

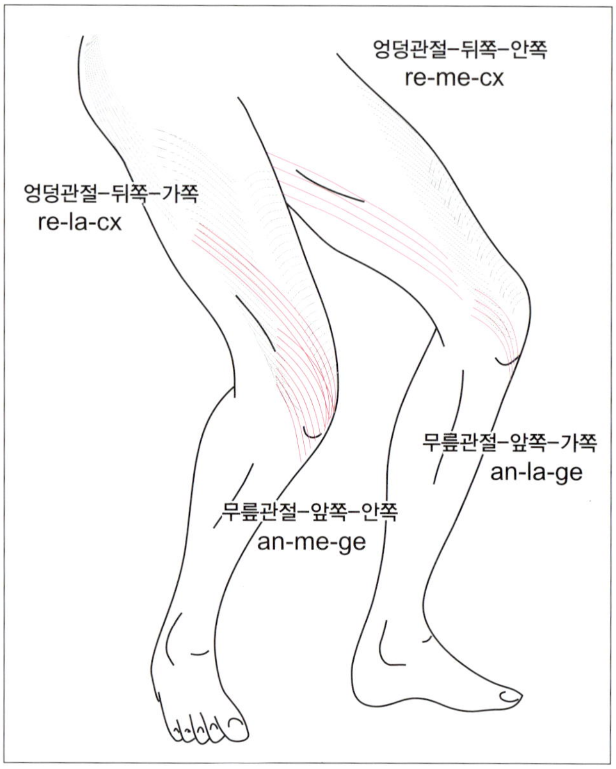

그림 164 무릎지지띠의 콜라겐섬유의 교차.

375 앞정강근힘줄의 높이에서 폄근지지띠의 몸쪽 띠는 2중으로 되어있다. 일부는 힘줄의 뒤쪽에 걸치고, 일부는 발목관절의 뒤쪽 섬유로 이어진다(Testut L, 1987).

376 종아리뼈머리와 정강뼈 안쪽관절융기에서부터 시작하는 콜라겐섬유는 종아리세갈래근에 휘감기고 등쪽 먼쪽 방향으로 부채꼴로 넓어진다. 중간의 영역에서 이러한 근막 부채꼴의 것은 얕은 층이 깊은 층으로 되고, 깊은 층이 얕은 층으로 된다는 것처럼 각각을 교차시킨다. 안쪽 등쪽부분에서 각각을 교차시킨 후에 이것들은 정강뼈 안쪽 면의 뼈막으로 깊숙이 들어간다. 섬유의 일부는 뼈막을 통과하여 폄근을 덮는 층판으로 향한다. 이러한 섬유의 전체 경로는 그 위 절반에서 열려 있고, 처음에는 뒤쪽으로, 그 다음에 앞으로 정강뼈에 휘감기는 가지에 의해서 8자 모양에 비유할 수 있다(Lang J, 1991).

377 무릎뼈 크기의 범위 내에서 넙다리네갈래근힘줄은 넙다리뼈 안쪽관절융기와 가쪽관절융기, 그리고 무릎뼈의 가쪽지지띠와 안쪽지지띠 각각에 붙는 섬유성 확대부(수직방향)를 보낸다. 안쪽넓은근과 가쪽넓은근의 머리부분의 힘줄에서부터 파생하는 다른 섬유성 확대부(수평방향)는 무릎뼈의 각각의 날개인대를 강화하는 것에 추가된다(Fazzari I, 1972).

378 큰모음근의 근육부분에서부터 널힘줄형의 힘줄섬유가 분리하여 안쪽넓은근의 힘줄로 이어진다. 이것들은 넓은근모음근막이라 불리고 있다(Platzer W, 1979).

379 무릎관절의 관절주머니는 관절연골에서부터 약간 떨어진 넙다리뼈 목부분에 부착한다. 이것은 문자 그대로 3개의 인대에 의해서 보강된다. 1. 엉덩넙다리인대: 아래앞엉덩뼈가시에서부터 아래쪽으로 뻗고 즉각 그 자체를 2개의 띠로 나눈다. 그리고 하나는 큰 돌기에 붙고, 또 하나는 작은 돌기에 붙는다. 2. 궁둥넙다리인대: 궁둥뼈에서부터 넙다리뼈 목부분에 도달한다. 3. 두덩넙다리인대: 엉덩두덩융기에서부터 작은 돌기에 도달한다 (Fazzari I, 1972).

발가락-앞쪽-가쪽나선의 근막단위

발가락-앞쪽-가쪽의 융합협동중심

- 이 점은 제4발허리뼈바닥 주변에서 아래폄근지지띠의 더 먼쪽부분에 위치한다(그림 165).
- 이 협동중심은 경혈 GB 41(족임읍[足臨泣]) (LR 1[대돈(大敦)]의 결맥관(collateral vessel)이 여기서부터 갈린다)과 Cyriax가 제시한 발목뼈사이인대 염좌의 치료영역에 대응한다[380].

목말뼈-뒤쪽-안쪽의 융합협동중심

- 이 점은 정강뼈와 아킬레스힘줄 사이에 있는 움푹 팬 곳의 안쪽에 위치한다. 종아리세갈래근과 발가락굽힘근과 긴엄지굽힘근에 의해서 형성된다. 목말뼈 뒤쪽운동과 안쪽운동의 벡터는 여기서 수렴한다. 혈액순환에 어떤 문제가 있는 경우, 이 점은 주의해서 치료해야 한다.
- 이 협동중심은 경혈 SP 6(삼음교[三陰交]) (3개의 음경맥[陰經脈]의 교차점)과 긴발가락굽힘근[381]과 긴엄지굽힘근의 통증유발점, 또한 Maigne가 척추 기능장애에 연관된 특정 근육통 띠로서 나타낸 부위에 대응한다. 근막 도수치료에서 허리부분은 신경뿌리보다도 오히려 나선경로를 따라서 치료될 수 있다.

무릎관절-앞쪽-가쪽의 융합협동중심

- 이 점은 종아리뼈머리의 앞쪽에 위치한다.
- 협동중심은 경혈 ST 36(족삼리[足三里])과 대응한다. 또한 무릎뼈 불완전탈구나 무릎지지띠의 장애에 의한 거짓 무릎차단으로서 Maigne가 제시한 치료부위에 대응한다[382].

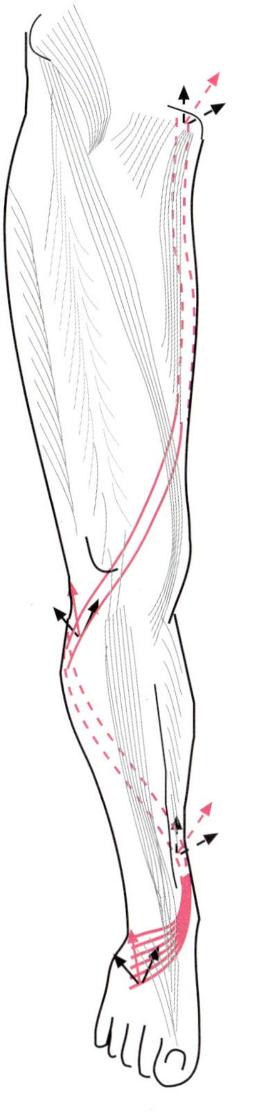

그림 165 발가락-앞쪽-가쪽나선의 융합협동중심.

엉덩관절-뒤쪽-안쪽의 융합협동중심

- 이 점은 엉치꼬리인대(천미인대)의 옆쪽에 위치한다.
- 협동중심은 경혈 BL 35(회양[會陽])와 Cyriax[383]가 제시한 뒤넙다리근의 치료에 대응한다.

380 발목뼈사이인대의 운동제한은 몇 개월의 석고붕대 고정에 의한 인대구축에 유래할 수 있다. 발등의 발목뼈사이인대가 끌어넣어져 감각과민이 되고, 가동술(mobilization)은 효과적이지 않다. (Cyriax J, 1997)

381 발가락굽힘근의 통증유발점을 촉진하기 위해 환자는 환부쪽을 아래로 한 옆으로 누운 자세가 되고, 의사는 종아리 안쪽에서 정강뼈와 가자미근/장딴지근 사이에 손가락으로 압력을 가하여 촉진한다. (Travell JG, 1997)

382 경미한 무릎뼈 불완전탈구로 괴로워하는 운동선수의 고통을 동반하는 "무릎의 무너짐(giving way)" 증상이 반달 병변에 기인하여 일어난다고 하는 것은 때로는 잘못이라는 것을 알게 된다. 일반적으로 로킹(locking)은 무릎뼈 불완전탈구에서는 일어나지 않는다. 그러나 곁인대 또는 무릎지지띠의 손상을 동반하는 경우, 무릎관절 굽힘의 최종단계에서 심한 통증을 동반할 수 있다. (Maigne R, 1979)

383 뒤넙다리근은 궁둥뼈 이는곳 또는 힘살 위에서 손상될 수 있다. 직접적인 외상 또는 갑작스런 신장이 원인이 될 수 있으며 통증은 24시간 이내에 심해진다. 치료에서는 횡단 마사지를 실행하지만, 매우 지칠 수 있기 때문에 조수가 치료사의 손목관절을 고정하면 피로경감에 도움이 될 것이다. (Cyriax J, 1997)

발가락-앞쪽-안쪽나선

발가락-앞쪽-안쪽나선은 앞정강근 닿는곳 몸쪽의 발 안쪽부분(그림 166)과 십자형의 아래폄근지지띠의 먼쪽 띠 위에서 시작한다[384]. 그 명칭이 시사하는 것처럼 그 지지띠는 발목관절을 에워싸는 2개의 가지에 의한 십자형으로 되어있다. 이 나선은 종아리의 뒤 가쪽부분에 이어지기 때문에 가쪽복사로 이행하는 섬유에 연결된다[385](그림 167). 나선은 종아리근집[386]에서부터 위종아리근막의 8자 모양 섬유로 이어지고 정강뼈 안쪽관절융기 쪽으로 상행한다. 그 다음에 이러한 섬유는 무릎의 지지띠[387] 특히, 가쪽넓은근으로부터의 견인으로 이어진다. 활꼴의 넙다리근막 경로의 콜라겐섬유는 가쪽넓은근과 같은 힘의 선에 의해서 배치된다. 구조의 양쪽 모두 큰볼기근 하부섬유와 연속적이다. 특히 가쪽넓은근의 몸쪽 섬유는 큰볼기근 널힘줄에서부터 시작한다. 이 근막들의 견인에 의해서 형성되는 나선으로 이어짐으로써 나선은 볼기주름(gluteal fold) (불기부분의 지지띠 또는 섬유의 "코굴레(cavesson) 또는 고삐계통(halter system)"이 발견되는 곳[388])으로 이어진다. 큰볼기근의 하부에 휘감기는 콜라겐섬유는 비뇨생식기근막[389]으로서 안쪽에, 넙다리근막 긴장근으로서 가쪽에 이 나선을 연결한다. 골반은 엉덩관절과 같은 방향(골반-뒤쪽-가쪽)의 나선 경향이었다 해도 다리의 나선은 어깨뼈와 같이 몸통 나선의 어느 것에도 이어질 수 있다.

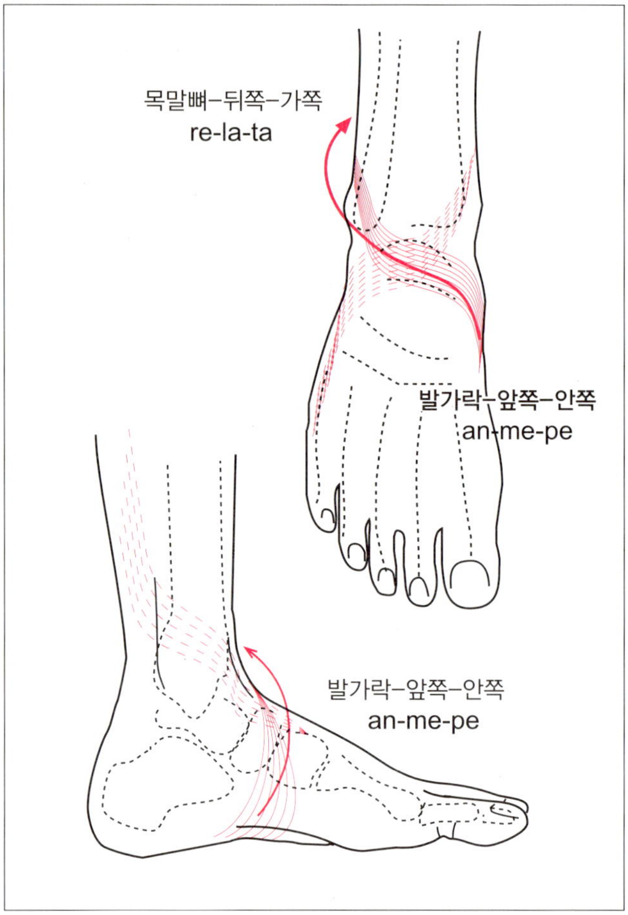

그림 166 십자형 또는 아래폄근지지띠의 2개의 가지 사이의 장력분포.

384 비스듬히 하행하는 폄근지지띠의 먼쪽 띠는 가파른 각도의 뻗음을 통해서 안쪽발바닥 널힘줄로 이어지는 발의 안쪽모서리에서 끝난다(Testut L, 1987).

385 십자인대(아래폄근지지띠)는 발꿈치뼈의 가쪽 정면에서부터 시작하여 몸쪽과 먼쪽의 가지로 갈리는 Y자형을 한 띠이다. 분기점에서부터 3개째의 가지가 가쪽복사 쪽으로 넓어진다(Fumagalli Z, 1972).

386 따라서 섬유는 처음에는 얕은 층의 경로를 갖고 그 다음에 깊은 층의 종아리세갈래근 위를 뻗는다. 연속된 부분에서 이들은 종아리근의 구획과 교차하여 폄근군의 구획을 덮은 층판으로 이어진다(Lang J, 1991).

387 날개인대 또는 무릎지지띠는 가쪽과 안쪽으로 나뉜다. 가쪽무릎지지띠는 가쪽넓은근과 넙다리곧은근의 띠에서부터 시작하고, 안쪽곁인대와도 합류한다. 안쪽무릎지지띠는 안쪽넓은근에서부터 시작하고, 뒤 아래쪽을 지나서 가쪽곁인대에 합류한다(Gray H, 1993).

388 "코굴레(cavesson) 또는 고삐계통(halter system)". 궁둥뼈결절에서부터 큰돌기 끝으로 연결되는 선의 먼쪽에서 넙다리근막의 가로띠는 피부와 가로놓인 근골격면의 방향으로 넓어진다. "지지띠"의 고정계(rigid system)의 존재 때문에 일종의 코굴레로서 큰볼기근의 먼쪽 모서리를 덮는다(Lang J, 1991).

389 남녀의 회음부의 근육과 근막은 항문과 비뇨생식기의 2개의 그룹으로 나뉜다. 항문 부분의 깊은 근막은 아래골반격막근막과 폐쇄근막부분을 포함한다. 비뇨생식기격막근막은 아래비뇨생식기격막근막(회음막)과 위 비뇨생식기격막근막을 포함하고 폐쇄근막과 연속적이다(Gray H, 1993).

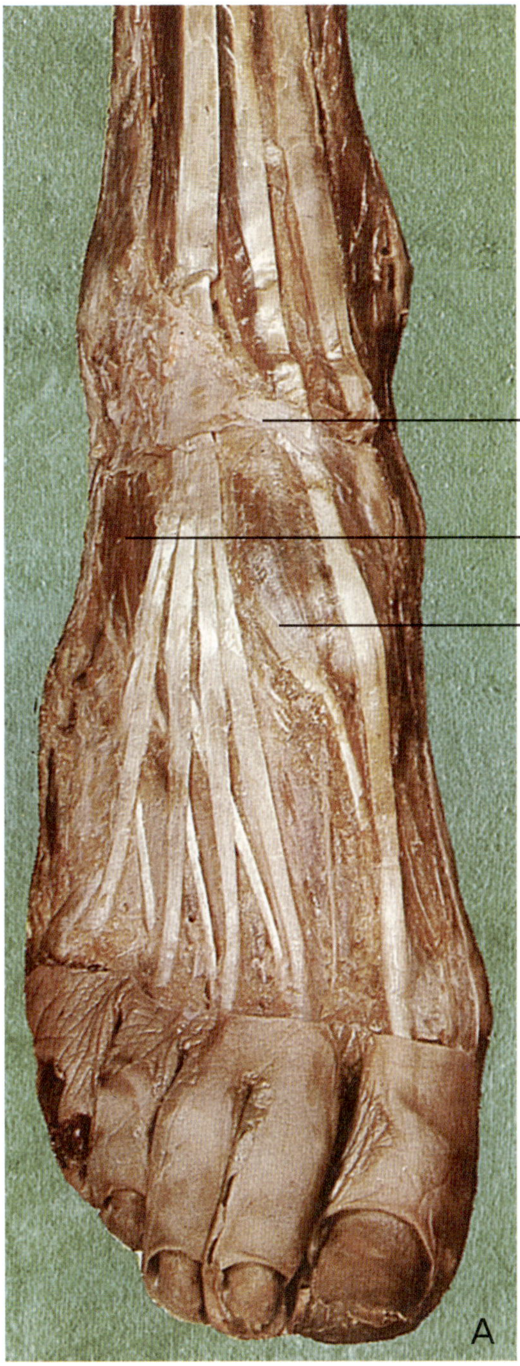

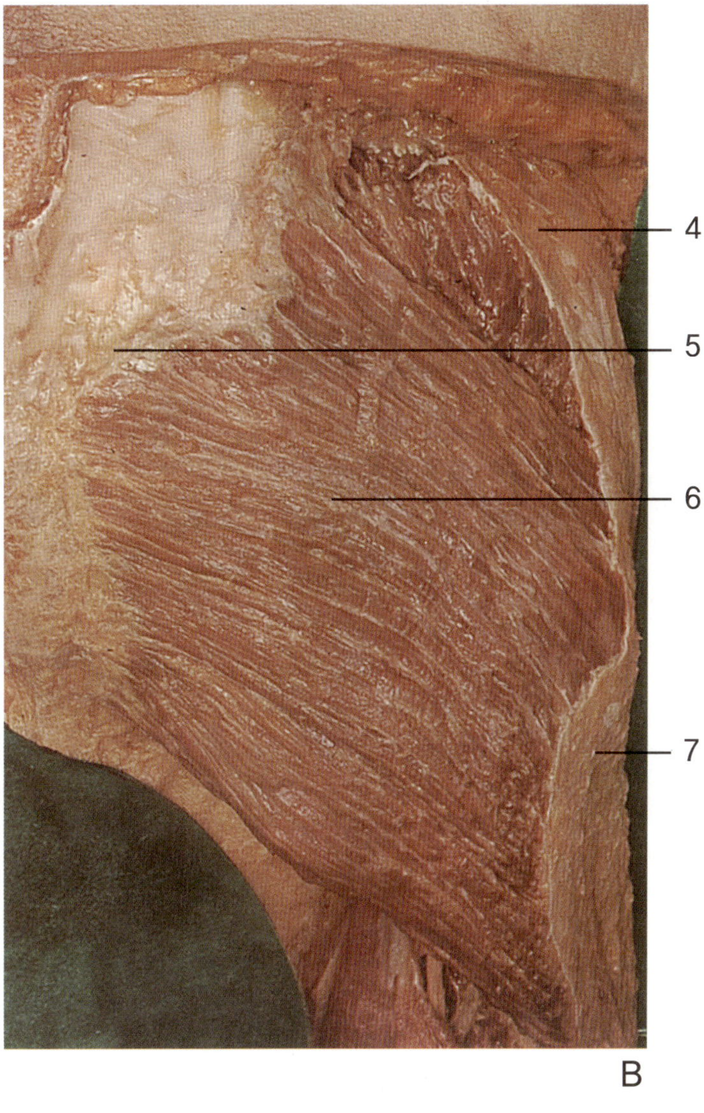

그림 157 A : 발등의 해부, B : 볼기부분의 해부(Francesco Vallardi : Fumagalli-Colour photographic atlas of macroscopic human anatomy. Piccin Nuova Libraris에서).

1. 아래폄근지지띠. 여기서 해부학자는 증거로서 발가락-앞쪽-안쪽나선(발가락-앞쪽-안쪽에서부터 목말뼈-뒤쪽-가쪽의 융합협동중심 방향으로 가는 부분)에 대응하는 콜라겐섬유를 나타내어 보이고 있다.
2. 종아리근지지띠에 연결하고 가쪽회전 배열에 관여하고 있는 짧은발가락폄근.
3. 짧은엄지폄근의 근막은 긴엄지폄근과 손가락폄근(앞쪽 배열) 사이에 포함된다.
4. 넙다리근막은 중간볼기근의 근외막과 융합한다. 근섬유는 그곳에 들어간다.
5. 많은 큰볼기근섬유가 들어가는 등허리근막의 얕은 층.
6. 큰볼기근섬유. 근육다발 사이의 근주위막에 의해서 형성되는 백색 띠가 그곳에서 보인다. 근주위막은 근내막과 근방추의 견인을 완화하고 근주위막이 들어가는 근외막에 전달한다. 근육의 아래모서리에서 해부학자는 큰볼기근의 하부(엉덩관절-뒤쪽-가쪽의 융합협동중심)에 휘감기는 "고삐" 구조 또는 콜라겐섬유를 제거하였다.
7. 많은 큰볼기근섬유가 들어가는 넙다리근막. 이러한 섬유의 견인은 엉덩정강근막띠를 형성하는 넙다리근막의 일부가 된다. 이 경로에 이어짐으로써 일단 그것이 무릎을 지나면 나선은 발목관절의 뒤쪽-가쪽영역으로 뻗고, 앞에서 언급한 십자인대 또는 아래폄근지지띠와 연결한다.

발가락-앞쪽-안쪽나선의 근막단위

발가락-앞쪽-안쪽의 융합협동중심

- 이 점은 앞정강근 닿는곳의 안쪽모서리에 있다(그림 168).
- 협동중심은 경혈 SP 4 (공손[公孫])와 Cyriax가 제시한 안쪽인대의 앞정강목말부분의 병변에 대응한다[390].

목말뼈-뒤쪽-가쪽의 융합협동중심

- 이 점은 종아리근의 힘줄 위에서 가쪽복사 등쪽에 위치한다.
- 협동중심은 경혈 GB 39(현종[懸鍾]) (다리의 3개의 양경맥[陽經脈]의 경혈)에 대응한다. 이 점의 고밀도화는 발목관절의 딱딱함을 발생시킬 수 있다. Maigne는 이것을 신속한 견인기법으로 감소시킬 수 있다는 것을 시사하였다[391].

무릎관절-앞쪽-안쪽의 융합협동중심

- 이 점은 정강뼈 안쪽면 상부에 들어가는 힘줄 위에서 정강뼈 관절융기의 꼬리 쪽에 위치한다. 넓은근의 앞쪽운동 벡터와 두덩정강근의 안쪽운동 벡터가 여기서 수렴한다.
- 협동중심은 경혈 SP 9(음능천[陰陵泉]와 L3–4 피부지각띠에 일치하여 형성되는 벌집염 플라크(봉소염 플라크)에 대응한다(Maigne)[392].

엉덩관절-뒤쪽-가쪽의 융합협동중심

- 이 점은 궁둥뼈결절의 가쪽부분과 큰돌기 사이에 위치한다.
- 협동중심은 경혈 BL 36(승부[承扶])에 대응한다. 융합협동중심의 치료로서 Cyriax는 아래볼기 윤활낭염(bursitis)을 주사로 경감시킬 수 있는 가능성을 보여주었다. 또한 Maigne[393]는 수동적 스트레칭으로 넙다리돌기 윤활낭염(trochanteric bursitis)을 경감시킬 수 있는 가능성을 보여주었다. 이들의 기법은 의심할 것도 없이 양호한 결과를 제공한다. 그러나 이것은 염증을 겨냥한 치료이다. 그리고 그 염증은 자주 완전히 별개의 영역에서부터 일어나고 있는 불균형의 결과이다. 보상이 일어나는 부위가 실제로 볼기부분 영역 자체라면 섬유성결합조직 위에의 직접적인 도수치료로 개입할 수 있다.

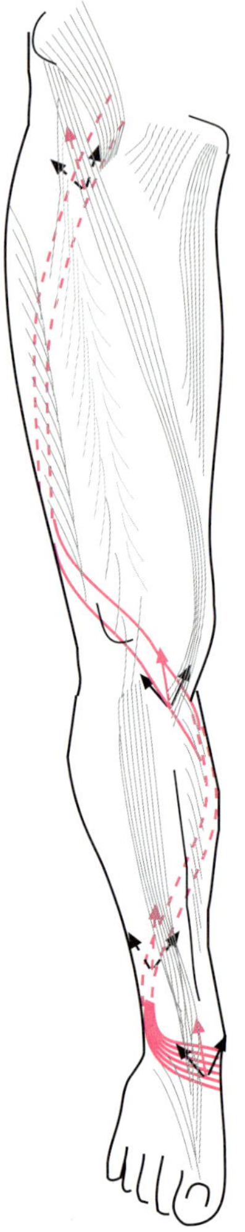

그림 168 발가락–앞쪽–안쪽나선의 융합협종중심.

---

390 이 부위의 염좌는 단순한 발목관절 바닥쪽굽힘 신장에서의 드문 결과이다. 통증은 오랜 세월 지속할지도 모르지만, 결코 심하지는 않다. 증상은 최대 바닥쪽굽힘에서 발목관절 앞부분에 느껴진다. 마사지는 선택해야 할 치료이다(Cyriax J. 1997).

391 도수치료로 양호한 결과를 거두는 미세 관절장애에 흔히 있는 것처럼 발에 통증이 있는 관절은 일반적으로 X선 사진에서는 병변을 나타내어 보여주지 않는다. 환자가 심호흡을 하여 이완하였을 때에 치료사는 목말종아리관절에 갑작스런 견인을 실시한다(Maigne R. 1979).

392 이러한 환자는 무릎의 내부에 통증을 나타낸다. 그리고 젖힘(과신전)과 과다굽힘에 의해서 대부분 악화한다. 검사에서 안쪽넓은근섬유의 일부에 통증을 동반하는 경화가 있고 L3과 L4의 가시돌기에 압통이 관찰된다(Maigne R. 1979).

393 넙다리돌기 윤활낭염과 힘줄염(건염)은 단독으로 또는 변형성엉덩관절증에 연관하여 관찰되는 일이 있다. 만성형에서는 넙다리뼈를 모음방향으로 움직이는 것 같은 신장은 벌림근에 존재하는 경화된 근육통 띠를 완화하는 데에 도움이 된다(Maigne R. 1979).

제 21 장
근막나선의 도수치료

근막조직은 전신 도처에 뻗는다. 이 사실에 기초하면, 근막의 어떤 부분에 가해지는 자극은 당연히 신체의 다른 부분에 영향을 준다. 자극이 적절한 점에 가해진 경우에만[394], 문제가 명확히 해소될 것이다. 유감스럽게도 반드시 통증이 명백한 부위에 이 점은 위치하지 않는다. 이 점을 발견하기 위해서 3개의 방법이 있다.

- 하나의 관절에 문제가 존재하는 경우, 통증부위(인지중심)에서부터 근막단위의 협동중심을 발견하는 것이 가능하다(그림 182).
- 통증이 다수의 분절에 분포하고 그것이 하나의 면의 운동에 의해서 악화하는 경우, 그 면의 배열을 선택한다.
- 불균형이 다수의 부위에 있고 많은 운동이나 하나 이상의 개입에 의해서 악화하는 경우, 나선을 가정할 수 있다.

분절의 통증은 통증영역의 가까이에 그 기원을 갖는다. 하나의 면 위의 통증은 통증영역에 배치된 다수의 점에 그 기원을 갖는다. 나선관련 통증은 복수의 면에 분포하는 다수의 점에 자주 그 기원을 갖는다.

모든 단일 치료는 목적 또는 의도에 기초하여 실행된다. 분절의 치료목적은 다양한 근막구조(근내막, 근주위막, 근외막) 사이의 활주성분을 회복하는 것에 있다. 나선의 치료목적은 콜라겐섬유의 하나의 다발이 자유로이 활주할 수 있도록 기질에 유동성을 회복시키는 것에 있다. 그 목적 또는 의도는 압력과 치료의 방향을 결정하여 적응시키는 것에 있다. "Manus sapiens potens est"(라틴어, "지식이 있는 손만이 능력이 있다").

394 목의 통증과 운동제한이 인지되어도 직접 관여하는 협동중심을 고려하지 않으면, 결과는 달성되지 않는다. 예컨대, 목의 회전에 의해서 일어나는 통증의 경우, 가쪽운동의 협동중심이 치료되어도 개선이 이루어지지 않는다. 그 대신에 목-가쪽회전의 협동중심을 치료하면 즉시 효과를 얻을 수 있다(Stecco L. 1999).

데이터

전신적인 평가 차트를 편집할 때, 항상 신체 전체를 고려해야 한다. 신체가 하나의 단위임에도 불구하고 각 분절이 전체의 일부라는 것을 자주 잊어버리는 많은 의학 전문가가 있다. 특히 근막은 운동기관 구조를 모두 동시에 연결하는 요소이다.

- 근막은 근막단위의 일방향성 운동단위를 결부시킨다.
- 근막은 근막배열의 일방향성 근막단위를 결부시킨다.
- 근막은 다양한 분절의 운동방식을 나선으로 동시에 결부시킨다.
- 근막은 중추신경계 틀(대뇌낫, 경질막)을 형성한다.
- 근막은 발육 중인 배아에서 신경지배를 유도하고 신경집(nerve sheaths)을 형성한다.
- 근막은 배열을 통하여 구심성 신경에 방향적인 의미를 부여한다.
- 근막은 근외막과 힘줄바깥막(건상막)을 통해 근육에 딱딱함을 제공하고 활주성분을 공급한다.
- 근막은 관절주머니를 보강하여 인대와 연결한다.
- 근막은 뼈막을 통하여 뼈의 장애나 골절을 알린다.
- 근막은 맥관에 의해서 정맥과 동맥, 그리고 신경집을 에워싼다.
- 근막은 염증, 수복, 대사활성을 일으키는 부위이다.
- 근막은 외부 온도를 내부의 온도에 연관시키는 조직이다.

표 21 운동기관의 구조

운동기관의 성분	*구조*	*기능장애*
근막	근막단위 근막배열 근막나선	국부통(local pain) 자세 광범위성 통증
신경근육	중추신경계 말초신경계 구심성 신경계	하반신마비 신경염 감각이상
근골격	근육 관절 뼈	근육좌상 인대염좌 골절
자율신경	순환 대사 체온조절	부종 영양실조 발한

근막은 운동기관의 구조의 모두에 연결되어 있기 때문에 근막의 고밀도화는 이 같은 기관에 발생한 많은 기능장애를 좌우할 수 있다(표 21의 근골격). 근막 도수치료는 이러한 종류의 기능장애를 해소하기 위해 효과적이다.

어떻게 근막 도수치료가 힘줄낭종(tendinous cyst) 또는 방아쇠손가락(trigger finger)을 치료할 수 있는 것일까?

힘줄낭종은 신체가 비정상적인 근육의 견인을 피하기 위해 만들어내는 보상의 형태이다. 이 경우 근육은 힘줄 위에서 생리적 신장을 발휘할 수 없다. 왜냐하면 그 근막이 그 힘줄에 작용하는 근섬유의 모두를 완전히 조정할 수 없기 때문이다. 이 협동불능은 반복성 일방향성의 사용(과다사용증후군)에 기인하는 근막의 고밀도화에 따른다. 현 단계에서 낭종(결과)에 대한 어떤 압력보다는 오히려 원인(관계하는 근막단위 협동중심의 고밀도화)에 작용하는 치료법이 필요하다.

일단 도수치료에 의해서 근막(이것은 그 힘줄에 작용하고 있는 운동단위를 조정한다)의 기질의 유동성을 회복하면 치유과정은 활성화된다. 낭종(또는 실제로는 유사한 과정의 방아쇠손가락)은 즉각 소실하지는 않지만 15~20일 동안에 재흡수될 것이다.

근막 도수치료의 임상적응

제7장에서 근막단위의 도수치료에 대해서 검토할 때에 일반적인 분절의 통증부위를 설명하였다(표 7~9). 이 중에서 힘줄염(건염), 관절주위염, 윤활주머니염, 많은 다른 관절밖 류마티스성 질환과 같은 기능장애를 열거하였다. 분절의 치료에서는 연부조직의 기능장애만이 아니라, 변형성관절증에 기인하는 관절통증도 치유한다. 근막의 성분을 포함하는 병리는 드물게 하나의 분절에만 존재하는 일이 있으나, 많은 경우는 신체 중에 광범위하게 걸치는 분포를 갖는다. 통증은 명확한 위팔통증(팔의 배열), 궁둥신경형 통증(다리의 배열), 등의 통증(몸통의 배열)을 가질지도 모른다. 또한 섬유근육통증이나 이른바 성장통증과 같이 명확하지 않은 통증을 가질지도 모른다.

운동기관의 신경계 성분은 근막이 대뇌겉질에 고유수용정보를 제공하도록 조직화되어 있다는 사실에 의해서 근막 도수치료의 혜택을 받을 수 있다. 신경 재활에서 근막 도수치료는 근막배열의 경로를 따름으로써 신경수용체를 자극한다.

근골격계 성분은 골절 후 장애, 탈구, 염좌, 좌상 등의 증상사례에서 근막 도수치료에 의해서 특히 혜택을 받는다. 많은 경우, 외상 후 부동(post-trauma immobilization)은 근막의 다양한 고밀도화를 일으킨다. 치료가 관절 자체보다도 오히려 근막에 실행되는 경우, 관절의 가동성과 운동 활성은 더 빨리 회복된다는 것을 알게 된다. 일단 운동이 근막제한에 의한 통증에 의해서도 더 이상 방해받지 않게 되면, 환자는 일상생활 활동 중에 능동적 및 수동적인 가동화를 달성한다.

이 설명은 주로 운동기관에 관한 것이지만, 이 계통은 내부 장기나 정신과 떼어놓을 수 없다. 얼굴근육은 근막의 장력과 사람의 성격 사이에 연관성을 나타내는 예이다(표 22). 신체분절의 작용근 또는 대항근의 유병(prevalence)에 따라서 사람은 상승상태가 되거나 하강상태를 나타내고, 각 얼굴근육의 수축은 마음의 특정 상태를 나타낼 수 있다. 근막배열 사이의 긴장의 조화가 방해되면 언제나 형태학적인 유병이 초래된다.

- 시상면 : 과다 긴장한 이마근(전두근)과 눈꺼풀올림근(상안검거근)을 가진 사람은 위압적인 외관을 나타낸다. 그 대신에 입꼬리와 눈꺼풀을 내리는 근육이 더 능동적인 경우는 내성적으로 되는 경향이 있고 순종적인 외관을 갖는다.
- 이마면 : 얼굴의 폭을 증가시키는 근육(입꼬리당김

표 22 근막근육군과 공간평면 사이의 관계

협동중심	근막근군	특징 · 표출
	시상면	
뒤쪽-인지중심 1 뒤쪽-인지중심 2	눈꺼풀올림근 뒤통수이마근(올리다)	놀라움 관심 *우월성*
앞쪽-인지중심 1 앞쪽-인지중심 2	눈살근(비근근) 아랫입술내림근(하순하제근)	사로잡힘 내향성 *순종적*
	이마면	
가쪽-인지중심 1 가쪽-인지중심 3	큰광대근 입꼬리당김근(깨물근에서부터 시작)	쾌활함 미소 *개방적*
안쪽-인지중심 1 안쪽-인지중심 2	눈썹주름근(추미근) 눈둘레근 입둘레근	눈물 슬픔 *무뚝뚝함*
	수평면	
가쪽회전-인지중심 1 가쪽회전-인지중심 2	눈꺼풀올림근 귓바퀴근육(귀를 움직이다)	욕망 각성 *주의를 기울임*
안쪽회전-인지중심 1 안쪽회전-인지중심 2	작은광대근 위앞니근 화가 나서 드러낸 치아	경멸 비웃다 *산만하다*

근)이 우위인 경우, 사람은 즐거워 보이고 개방적인 인상을 나타낸다. 그 대신에 눈둘레근이나 입둘레근이 과다긴장을 한 경우, 사람은 무뚝뚝해지는 경향이 있고 얼굴은 폐쇄적인(안쪽운동) 외관을 가질 것이다.

- 수평면 : 동물에서 귀 주위의 근육에는 소리가 나는 방향으로 귓바퀴를 향하는 기능이 있으나, 사람에서는 이 근육들은 각성상태(state of alertness)를 자극한다. 광대근과 위앞니근은 노여움의 순간에 활성화된다.

근막은 근육의 스트레스에 기인해서만이 아니라, 정신정서적인 긴장(정신신체 배열)에 의해서도 그 콜라겐섬유의 네트워크를 수정한다. 근막의 이 가소성은 다행히도 가역적이고, 이것은 도수치료(신체정신 배열)를 통해서 재구축될 수 있다.

자율신경계(교감신경계 및 부교감신경)와 내부 장기의 어떤 기능장애는 운동을 감소시킬 수 있다. 왜냐하면 이러한 구조를 에워싸는 근막이 근막배열에 연결되기 때문이다. 이러한 연결은 향후의 연구에서 검토된다. 그러나 현재로서는 요통으로 고생하는 환자가 충수절제술(appendectomy) 후의 흉터에 적용한 치료에 의해서 즉각 통증이 제거되었다는 것을 알게 될 가능성은 충분히 있다. 이 경우에는 골반-앞쪽의 근육면 사이의 유착이 대항근 단위의 골반-뒤쪽의 동작을 방해하고 있을 가능성이 있다. 치료사는 불균형의 원인을 찾을 수 있도록 데이터 수집의 과정에서 더 많은 근막사이의 연결과 더 도움이 되는 유용한 요소를 이해할 필요가 있다.

근막 도수치료의 금기

이 기술은 과학적으로 이해한 다음에 실행하면 금기는 없다. 특히 그 근막 도수치료 자체가 때로는 신체온도의 상승을 좌우할 수 있다는 것을 생각하면, 어떤 숨겨진 염증성 반응에 대해서 발열이 있는 사람은 대상으로 하지 않는 것이 현명하다. 의심이 되는 골절에 대해서는 표층에 대한 근막 도수치료를 실시할 수 있다. 왜냐하면 외상부위 자체가 아니라 그 위쪽이나 아래쪽에 실시하기 때문이다. 통증이 완전히 치유한 경우, 방사선 검사는 필요가 없을지도 모른다. 종양의 경우, 근막 도수치료는 금기는 아니다(조직의 마사지에 의한 전이는 증명되어 있지 않다). 그리고 환자의 가족이 환자에 대한 치료가 일종의 정신적인 지원으로 계속될 것을 요구하는 일도 있다.

가설

매우 많은 경우, 광범위한 통증의 경우에는 검사 시에 가장 통증을 동반하는 부분은 다른 불균형을 보상하기 위해 가장 적응해야 하였던 분절이다. 즉, 환자를 가장 괴롭히고 있는 부위가 실제로는 건강한 분절일 수 있다.

가설을 정밀하게 하기 위하여 데이터는 아래의 기준에 따라서 분류되어야 한다(표 23):

- 우월성에 따라서 : 출현하고 있는 통증 중에서 어느 통증이 이 불균형에서 중요한가?
- 연대순에 따라서 : 출현하고 있는 통증 중에서 어느 통증이 최초의 불균형을 일으켰는가?
- 보상경로에 따라서 : 통증은 하나의 면 위에 또는 잠복 중인 통증부위가 있는지 아닌지도 질문해야 한다.

근막 도수치료는 환자에게 유익한 치료이기 때문에 수립한 가설은 환자의 예상과도 통합되어야 한다(표 24). 치료계획을 수립할 때는 제1 세션의 목적과 그 이후의 치료 세션에서 계획을 완료하는 방법을 명백히 할 필요가 있다.

- 예컨대, 환자가 무릎에 통증을 호소하는 경우에 치료적 분석에서는 최초의 원인을 추적하여 요통이 발견된다면, 요통을 치료함으로써 최종적으로 무릎 통증이 해소된다.
- 근막치료사는 통증을 동반하는 모든 협동중심을 치료할 필요가 있다는 것은 아니며 이 책에서 제시하는 적응에 따라서 어느 협동중심을 치료해야 할지에 대해서 선택하여야 한다. 자세의 불균형을 원래의 균형으로 되돌리기 위해서는 하나의 면 위의 협동중심이 선택된다. 운동 활동 또는 행위를 조화시키기 위해서 또는 원래의 균형으로 되돌리기 위해서는 하나의 나선의 융합협동중심이 선택되어야 한다.
- 급성 등의 통증(back pain)인 경우, 통증이 가장 심하여 할 수 없는 운동에 대한 융합협동중심(예컨대, 가슴우리–뒤쪽–안쪽)의 치료를 제1 세션으로 하여 계획한다. 그리고 제2 세션에서는 치료사는 근막장력의 균형을 회복하기 위한 적절한 계속적 치료계획으로 발전시킨다.

표 23 치료부위(점)의 가설

우월성	최대 통증 동반성 통증
연대순	이전의 통증 최초의 외상, 수술
보상	분명한 보상 무증후성 보상

검증

분절성 운동을 평가할 때는 수동적 운동, 능동적 운동, 저항운동을 검토한다.

면의 운동을 평가할 때는 정적 자세(보상)를 검토한다.

나선의 운동을 평가할 때는 동적 운동(중화전략, 왼쪽과 오른쪽 운동의 차이)을 검토한다. 가장 통증을 동반하는 운동의 징후는 복잡한 운동 활성으로부터 추측하는 것은 곤란하다. 이전의 단원에서 사용한 표에 의한 요약

표 24 치료목적 또는 치료계획의 가설

환자는 무엇을 예상(기대)하는가?	통증을 소실시키기 위하여. 자기 자신의 정상적인 활동으로 되돌아가기 위하여.
그것은 어떻게 달성되는가?	협동중심의 해소. 협동중심의 바른 조합
세션은 어떻게 하여 계획되는가?	제 1 세션 제 2 세션 제 3 세션

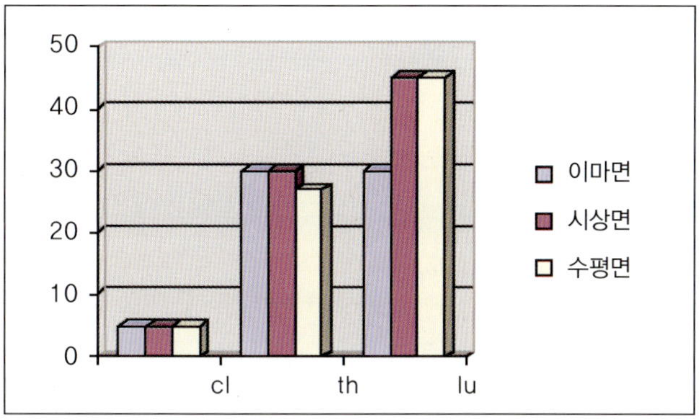

그림 169 3개의 공간평면에서의 운동에 의해서 일어나는 통증의 백분율.

에서는 별표가 모든 운동방향에 붙여지게 된다. 그래프로 나타내는 경우에도 목, 가슴우리, 허리의 분절의 통증이 3개 면의 운동의 모두에서 같은 세기로 나타내어질 것이다.

그림 169의 배열을 비교하면 통증은 전체 방향(나선)에서 강조되어 있으나, 그림 119에서는 통증이 이마면 위에서 특히 강조되어 있음을 알 수 있다.

운동평가로부터 이끌어낸 징후에 의해서 어느 나선을 치료해야 할지가 판명되지 않아도 그것은 치료 후의 평가 때 비교로서 항상 도움이 된다.

근막나선의 치료에서 특히, 분절의 융합협동중심의 촉진을 비교하는 것은 발전시켜온 다양한 가설의 선택에 도움이 된다.

- 나선을 선택하는 방법 : 일단 기능장애가 나선형이라는 가설이 수립되면, 어느 나선을 검사해야 할지를 결정하는 것이 필요하다. 분절의 4개의 융합협동중심 사이의 촉진(palpation)의 비교는 이 작업(증상을 나타내고 있는 협동중심인지, 원인의 협동중심인지를 검토)을 돕게 된다.
- 나선의 어느 협동중심인지를 선택하는 방법 : 일단 치료할 나선을 선택하였으면 이 나선을 따라서 어느 융합협동중심을 치료해야 할지를 선택하는 것이 필요하다. 통증의 부위로부터 약간 떨어진 곳에 위치하는 협동중심을 치료하는 것은 자주 유용하다. 많은 경우, 환자는 이 협동중심이 관계하고 있다고는 인지하지 못하기 때문에 이 협동중심은 촉진의 비교에 의해서만 선택할 수 있다.
- 팔다리와 몸통의 나선을 조합시키는 방법 : 기능장애의 분포와 촉진에 의한 확인만이 어느 경로가 팔다리와 몸통의 나선 사이에 초래되었는지에 대해서 시사될 수 있다. 해부학에서 다리이음뼈 및 팔이음뼈가 모든 조합을 가능케 한다는 것을 알게 된다. 불확실한 경우에는 치료는 같은 방향(엉덩관절-앞쪽-가쪽, 골반-앞쪽-가쪽)의 나선으로 연장되어야 한다.

치료

나선은 단독으로 또는 또 하나의 나선과 동시에 치료될 수 있다.

몸통에 있어서 2개의 반대의 나선이 자주 동시에 포함된다. 예컨대, 한쪽의 목-앞쪽-가쪽과 반대쪽의 목-뒤쪽-가쪽이다.

팔에서 손을 벌리는 동작이 엄지손가락-뒤쪽-가쪽과 손가락-뒤쪽-안쪽의 합력인 것에 반해서 파지동작은 엄지손가락-앞쪽-안쪽과 손가락-앞쪽-가쪽의 합력이다. 협동운동의 반복은 기능장애가 발생할 때에 관련된 조합을 만들어낸다.

나선의 융합협동중심의 도수치료는 분절성 협동중심의 치료와는 많은 차이가 있다(표 25).

- 나선의 치료는 동시에 전체 나선을 따라서 장력을 감소시키기 위해 다수의 점을 조합함으로써 실행된다. 많은 경우, 열쇠가 되는 점의 해소는 다른 융합협동중심의 모든 감수성을 감소시킨다. 융합협동중심의 하나의 분절 치료의 주위에서 동시에 2개의 분절성 협동중심의 치료를 조합할 수 있다(예: 위팔-앞쪽-가쪽에 대해서 위팔-앞쪽 + 위팔-가쪽).
- 융합협동중심은 분절성 협동중심보다 더 얕은 층에 있고 지지띠의 기질의 유동성과 연관성이 있다. 분절성 협동중심은 근내막, 근주위막, 근외막의 유동성과 연관성이 있다[395].

---

395 콜로이드모양 겔은 결합조직의 기질을 형성한다. 외상, 폐용(disuse), 순환부전에 의한 운동부족, 반복운동, 장기간에 걸친 불량자세 등은 콜라겐다발의 비틀림에 의해서 최종적으로 탈수를 일으켜 결과적으로 수축하여 딱딱해지는 겔(기질)의 원인이 된다. 이것은 힘줄, 근육, 근막의 단축과 기능장애를 야기한다. 또한 독소와 대사노폐물이 결합조직 특히 밀도가 높아진 영역에 축적된다...(Scientific American, January 1998).

표 25 분절성 협동중심과 융합협동중심 사이의 비교

	분절성 협동중심	*융합협동중심*
통증부위	통증은 국부적 또는 일정하다. 예: 무릎관절-안쪽	통증은 이동한다. 예: 무릎관절-안쪽, 앞쪽, 안쪽회전
통증을 동반하는 운동	하나의 운동만 통증을 동반. 예: 안쪽	다수의 운동에서 통증을 동반한다. 예: 앞쪽, 가쪽
동반성 통증	통증은 하나의 면에 분포	통증은 나선을 따라서 분포
촉진평가	힘살 내 또는 힘살 위에 위치하는 고밀도화 6개의 운동을 비교	지지띠의 고밀도화 4개의 대각선을 비교
치료	근주위막과 근외막에 유동성을 회복, 깊은 층에 작용	세망콜라겐섬유를 풀다. 더 얕은 층에 작용.
결과	염증이 초기에 증가	운동 해방의 감각

- 작지만 일정한 압력이 융합협동중심을 치료하는 동안에 요구된다. 그림 170은 일정한 압력의 적용이 시간의 경과와 함께 통증의 갑작스런 감소와 동시에 치료되고 있는 분절의 인지의 증가를 어떻게 만들어 내고 있는지를 설명하고 있다.
- 도수치료를 하고 있는 동안에 치료사는 치료사의 손을 환자의 신체의 요구(needs)에 의해서 유도되는 것 같은 방법으로 문제점에 "맞춘다". 이것을 달성하기 위해 환자의 감각 또는 증상의 경감에 관해서 도수치료를 하면서 환자에게 질문하는 것이 필요하다.
- 지지띠를 따라서 통증을 발산하는 딱딱한 섬유를 찾아내어 누르는 것이 좋다. 눌러서 하는 앞뒤의 왕복운동은 문제로 되어있는 융합 근막단위와 연관성이 있는 힘줄 구조의 범위 내로 국한시킨다.

환자로부터의 질문

근막 도수치료는 많은 경우에 우수한 결과를 제공하지만, 그것이 환자가 생각하고 있는 의문의 모두에 답하는 것은 아니다(표 26). 때로는 질문이 반복되는 경우가 있으나 논의를 위해 약간의 시간을 소비하는 것은 항상 가치가 있다. 관련되는 요인의 명백한 설명은 어떠한 설명도 없이 완전히 근막을 해방하는 것보다 많은 경우에 더 안심감을 줄 수 있다.

많은 경우, 환자는 그들의 장애 원인을 앎으로써 장래의 재발을 회피할 수 있다고 납득할 수 있다. 따라서 아래와 같은 유형의 질문이 많다:

– "무엇이 통증을 일으켰는가?"

적절한 회답은 아래와 같이 표현할 수 있다. 심부 마사지 또는 도수치료를 가한 부위는 근막이 뻣뻣해져 있었다. 이러한 것이 신체의 정상적인 활동을 방해하고 있었다. 근막은 미세한 외상, 좌상, 한랭, 대사장애 등의 다양한 동반 요인 때문에 딱딱해진다. 각 환자에서 정도의 차이는 있으나 이 요인은 어떤 기능장애에 관여한다(그림 171).

– "이 도수치료는 실제로 어떻게 작용하였는가?"

도수치료는 마찰법에 의해서 열을 만들어내고 근막 기질의 뻣뻣함을 수정하였다. 환자의 교육수준에 따라서 이 개념은 다른 비유를 사용해서 명확히 설명할 수도 있다(예: 냉각하여 진해진 스프를 덥히면 엷어진다, 등)

– "왜 통증이 소멸하였는가?"

근막이 뻣뻣했을 때는 자유 신경종말을 과도하게 잡아당기고 있었다. 그러나 지금은 근막 내 콜라겐섬유가 침해수용기 또는 통증수용기를 포함함이 없이 각각의 위를 자유로이 활주할 수 있게 되었다. 이전에 느끼고 있었던 통증은 신체의 긴장과 자세의 불균형을

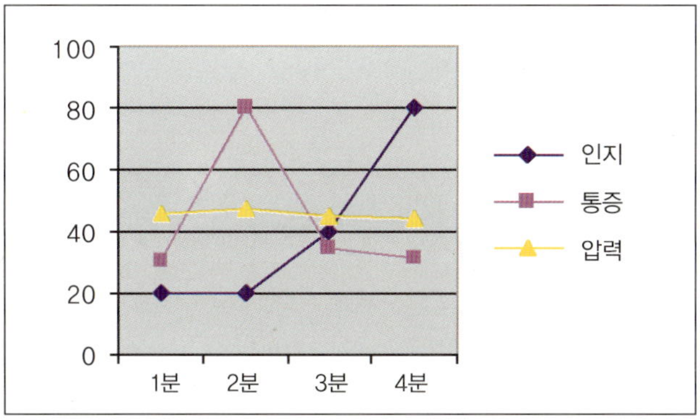

그림 170 일정한 압력은 통증의 감소와 신체의 인지의 점진성 증가를 가져온다.

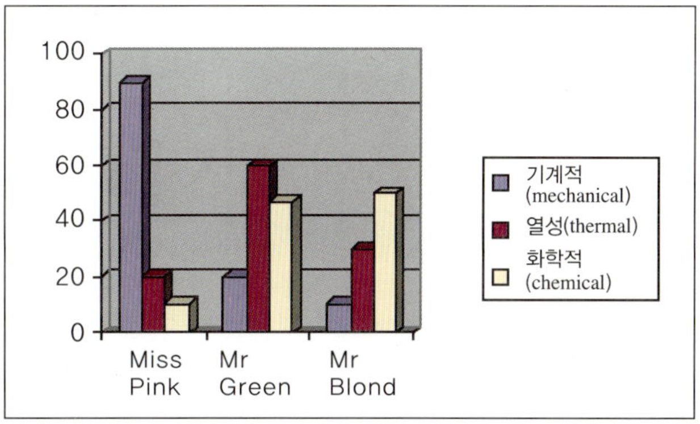

그림 171 각 환자에서 역학적 및 열, 화학인자는 어떤 기능장애에 다양한 정도로 관여한다.

알리고 있었으나 지금의 행복감은 정상으로 되돌아갔다는 것을 나타내어 보여주고 있다.

– "다른 검사나 X선 검사 등을 받아야 하는가?"

도수치료 후에 어떤 장애나 통증이 전혀 출현하지 않으면 더 이상의 검사는 필요가 없다. 그러나 도수치료로 효과가 나타나지 않으면 더 검사를 고려하는 것이 일반적이다.

– "나는 약물을 복용하거나 다른 치료를 받아야 하나?"

도수치료 후에 염증성 반응이 너무나도 심하면 소염제는 금기가 아니다. 그러나 가능하다면 약물은 치료결과 및 진행 중인 치료계획에 혼동을 줄 가능성이 있기 때문에 피하는 편이 좋을 것이다.

– "나는 예방적인 치료를 받아야 하나?"

근막이 다시 밀도를 높일 시기를 예측할 수 없기 때문에 그 치료는 필요가 없다. 어떤 환자는 6개월 후에, 또한 어떤 환자는 6년 후에 재발할 수 있다. 원인과 상태는 얼핏 보기에 같을 것 같지만, 대사장애가 있는 환자에서는 다른 환자보다도 빨리 근막의 고밀도화가 일어난다.

– "이 치료 후에 나는 자택에서 무엇을 해야 하나?"

치료 후의 처음 5일간은 격렬한 활동을 피하는 것이 바람직하다. 도수치료는 근막의 특정 방해점을 제거하기 때문에 신체는 그 전신적인 평형 안에 새로운 패턴을 통합하기 위해 기간이 필요하다.

– "일이나 스포츠에 관해서 무엇을 해야 하나?"

1주일 후에 신체가 균형이 잡혀 있다면 그러한 활동을 제한할 이유는 없다. 그리고 특정 부분의 사용을 피한다는 예방책을 취할 필요도 없다. 정비사가 자동차를 적절하게 수리하면, 저속 기어(low gear)로 자동차를 운전할 필요는 없다. 움직이는 것도 마음 놓고 가장 편안한 자세를 취해도 괜찮다.

– "나의 상황을 어떻게 개선할 수 있는가?"

신체요구에 대한 의식을 향상시킴으로써 가능하다: 의식을 개선함으로써 자기의 생활양식은 신체의 생리적 요구에 적응한다. 이것은 사람에 따라서 다르고 미리 정해진 리듬이나 제언에 의해서 강요되지 않는다. 이 것은 신체가 스트레스가 많은 상황에 적응하는 용량을 웃돌고 있어 회복의 시간 때문에 휴식이 필요하다는 것을 알게 된다는 것을 의미한다.

임상 증상사례

근막나선은 마치 일방향성의 배열처럼 신체 전체를 통해서 연속적이다. 많은 복잡한 운동 활성에서 방향성분과 분절사이의 동적 교대(dynamic alternation)의 양쪽이 존재하기 때문에 2개의 근막구조는 많은 경우 동시에 작동한다.

보행기능장애에서는 많은 경우에 처음에 나선의 긴장을 조정하고, 이어서 배열을 정상화하는 것이 필요하다.

표 26 환자가 질문 또는 질문하고 싶은 일반적인 문제

설명하다	무엇이 통증을 일으켰는가? 도수치료가 어떻게 작용하였는가? 왜 통증이 소멸하였는가?
안심시키다	나는 다른 검사를 받아야 하나? 나는 다른 치료도 받아야 하는가? 나는 예방적인 치료도 받아야 하는가?
조언하다	가정에서 무엇을 해야 하고 무엇을 하여서는 안 되는가? 일은 어떻게 하면 되는가? 재발을 피하려면 어떻게 하면 되는가?

나선 불균형

여성 운동선수(오리엔티어링 챔피언)는 8개월 동안 달릴 때마다 몇 분후에 나타나는 오른쪽 무릎 뒤쪽의 통증에 의해서 스포츠 활동을 중지하지 않을 수 없었다. 좌골신경통의 진단이 내려졌으나 다양한 검사에서 아무런 이상도 발견되지 않았다[396].

환자는 통증이 무릎 뒤쪽에 국부적이라고 주장하였다(표 27). 그리고 그녀는 그 밖에 통증은 없고 기왕력도 없었다. 그녀의 통증을 악화시킨 일상생활 활동은 하나도 없었으며 경련 또는 감각이상도 없었다.

이 밖에 아무것도 호소하지 않았기 때문에 동반성 통증은 기록하지 않았다(표 27). 통증을 동반하는 운동은 어떤 면 또는 방향에서 분명하지 않았다. 실제로 기록 데이터의 부족 때문에 가설을 수립할 수 없었다.

표 27 나선 기능장애의 평가

통증부위	무릎 뒤쪽 오른쪽 8개월*
통증을 동반하는 운동	달리기
이전의 통증	
감각이상	
내장	
치료	목말뼈-뒤쪽-안쪽, 무릎관절-앞쪽-가쪽, ++

좌 · 우 무릎의 운동평가는 동등한 관절의 움직임과 세기를 나타냈다. 유일한 차이는 오른쪽 무릎의 뒤쪽운동에서의 경미한 통증이었다. 엉덩관절도 검사하였으나 통증은 없었기 때문에 가능성이 있는 배열의 관여 또는 몸쪽 또는 먼쪽의 관절통증의 존재는 제외되었다.

다음의 단계에서는 무릎의 6개의 분절협동중심과 4개의 나선융합현동중심을 촉진하였다. 이 단계에서 주의할 것은 고려해야 할 다수의 변수가 그러한 거동을 유도할 수 있었다 해도, 감수성이 높은 분절의 협동중심을 치료하는 것을 중단하는 것은 피해야 하는 것이다.

통증이 달리기(동적 운동)로 악화하였다는 사실로부터 나선 불균형의 가설이 수립되었다.

협동불능이 입각기 또는 유각기 동안에 일어났는지 아닌지를 확인하기 위해 무릎관절-앞쪽-가쪽과 무릎관절-뒤쪽-가쪽의 협동중심의 촉진평가가 실행되었다. 앞에서 언급한 분절성 협동중심을 제외하고, 무릎-앞쪽-가쪽의 협동중심이 무릎-뒤쪽-가쪽의 협동중심보다도 매우 감수성이 높았다. 이러한 것으로부터 융합협동중심(발가락-앞쪽-가쪽나선)을 포함하는 나선을 치료하는 것이 결정되었다.

목말뼈-뒤쪽-안쪽의 협동중심도 무릎관절-앞쪽-가쪽의 협동중심처럼 감수성이 높고 밀도가 높아져 있었다(그림 172). 치료 후의 운동평가에서 이러한 협동중심이 해소되고 그녀가 몇 개월 느끼고 있었던 것보다 종아리가 더 자유롭고 가벼워졌다고 말하였다.

20일 후에 그녀의 트레이너는 운동선수가 양호한 결과를 계속 유지하고 있음을 확인하였다.

396 도수치료를 시도하기 전에 좌골신경통의 유무에 관계없이 등의 통증이 있는 환자에게 X선 검사를 지시해도 요소적으로는 불충분하다(Britannic clinical standards advisory group, London, 1994).

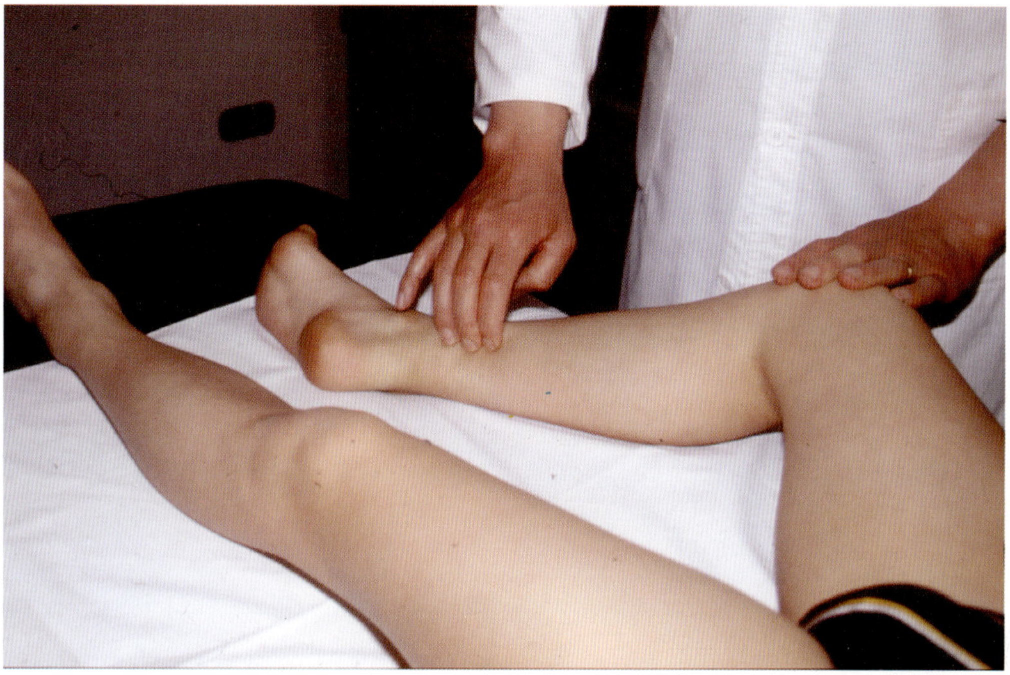

그림 172 손가락을 사용한 촉진과 도수치료.
촉진평가와 팔다리(머리, 발목관절~발가락, 손목관절~손가락)의 협동중심의 치료는 중앙의 3개의 손가락(집게손가락, 가운데손가락, 반지손가락)에서 실행된다. 손가락은 팔꿉관절보다 적은 압력이지만, 조직의 층 사이에 정확히 예리하게 침투할 수 있다. 이 사진은 목말뼈-뒤쪽-안쪽의 융합협동중심의 치료이다.

전체적인 불균형

40세의 영국인 여성은 오른쪽 어깨뼈와 목 사이에 3개월간에 걸쳐 지속되는 통증을 나타내고 있었다. 반복되는 과다손상 또는 과다사용증후군의 진단이 내려졌다. 그녀는 목의 뒤쪽운동과 왼쪽으로의 가쪽운동에서 통증이 심해진다고 호소하였다. 그녀는 이제까지 어떠한 근골격 통증으로 고통을 받고 있지 않았다. 또한 왼쪽 눈꺼풀의 떨림(tremor)을 호소하였다.

그녀는 어떤 내부질환에 대해서는 부정하였다. 그러나 더 질문을 하면 오른쪽 하부갈비뼈 영역(간 위)에 때때로 쑤시는 통증(shooting pain)이 있다는 것을 인정하였다(표 28).

오른쪽 하부갈비뼈 영역의 통증이 이 3년간 관찰되었기 때문에 오른쪽의 어깨뼈 사이의 통증(이것은 3개월간 존재할 뿐이었다)은 목-뒤쪽-가쪽나선을 따라가는 보상의 결과라 가정되었다.

목의 운동평가에서는 가쪽운동의 통증이 없는 범위에서의 제한, 관절제한이 없는 뒤쪽운동에 관한 경미한 통증, 그리고 왼쪽으로의 가쪽회전에서의 경미한 통증을 나타냈다.

목과 어깨뼈의 융합협동중심의 촉진평가에서는 왼쪽의 목-뒤쪽-가쪽과 목-뒤쪽-안쪽의 나선의 관여가 인지되었다(그림 173).

왼쪽 목-뒤쪽-가쪽과 오른쪽 허리, 가슴우리-앞쪽-가쪽의 융합협동중심의 치료가 실행되었다. 그리고 치료 후의 평가에서 어깨뼈 사이 영역의 통증 경감과 앞가슴

표 28 전체적인 불균형의 평가

통증부위	어깨뼈 가쪽회전 오른쪽 3개월*
통증을 동반하는 운동	왼쪽 목 뒤쪽, 가쪽
이전의 통증	
감각이상	왼쪽 눈꺼풀의 떨림
내장	쑤시는 통증, 간(liver), 3년
치료	왼쪽 목-뒤쪽-가쪽, 왼쪽허리 · 가슴우리-앞쪽-가쪽, ++

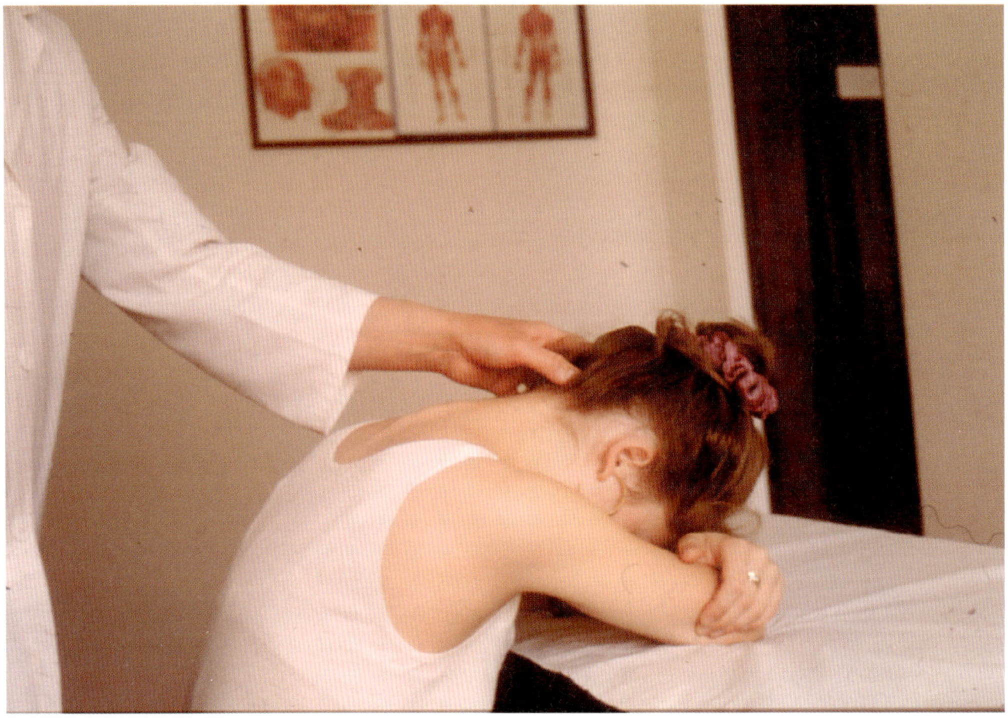

그림 173 **엄지손가락을 사용한 촉진과 도수치료.**
엄지손가락은 촉진평가와 실제의 도수치료의 양쪽에서 팔다리에 대해서 사용된다. 환자의 체격이나 환자의 통증 내성에 따라서 손가락(엄지손가락 포함) 또는 주먹결절(knuckle)이나 팔꿉관절을 사용할 수 있다. 이 사진은 목-뒤쪽-안쪽의 융합협동중심의 치료이다.

영역에서의 가벼움의 감각(sensation of lightness)을 드러내 보였다.

1주일 후 이 결과는 유지되어 있고(마찬가지로 ++) 오른쪽의 하부갈비뼈 영역의 쑤시는 통증도 전혀 느끼지 않게 되었다. 그래서 치료의 종료를 선택하였다. 그리고 증상이 재발하였을 때에 두 번째의 세션을 예약하도록 환자에게 권고하였다.

이러한 예는 단지 실제의 증상사례 뿐에 대한 사고방법이기 때문에 유사한 증상사례의 치료 모델로서는 채택되지 않는다. 각 증상사례는 그 개개의 성분에 의해서 검토되고 치료되어야 한다.

결론

일부의 독자는 이 책이 각 유형의 기능장애 치료에 사용되는 어떤 치료점에 대해서 명확한 적용을 제공하지 않는다는 것에 실망할지도 모른다. 또 다른 독자는 이 방법을 적용하기 위한 특정의 치료법이 포함되지 않았다는 것에 실망할지도 모른다. 그럼에도 불구하고, 이 책의 내용으로부터 어떤 기능장애가 다양한 점 사이의 긴장된 불균형의 결과이며 점의 조합이 증상사례마다 다르다는 것이 추측 가능하다. 강사로부터 직접 배우는 것만이 촉진기술(어디를 촉진하는가, 무엇에 압력을 가하는지가 요구되고 치료 중인 자기 자신의 위치잡기를 어떻게 하는지 등)의 이해를 가능케 한다. 이 방법을 적절하게 적용하는 방법을 학습하기 위해서는 치료사는 근막 도수치료의 과정에 참여해야 한다.

각각의 실행은 높은 감수성으로 연부조직 사이에 들어가고 이해하고 이것들의 요구에 적용시키기 위한 자기의 능력을 개선시킬 것이다. 실제로 환자의 신체 자체는 치료사의 힘이 아니라, 감수성으로 치유되는 것이다. 이 기술은 세션의 처음부터 끝까지 치료사에 의한 완전한 개입이 필요하다. 데이터(관찰 가능한 점의 해소, 다양한 고밀도화의 탐색, 근막 자체에 대한 작용의 완료, 마지막으로 가설과 결과의 검증)가 기록되어야 한다. 대부분의 경우, 치료종료 후에 자기 일의 즉시 평가를 항상 실행하기 때문에 이 방법을 사용하려고 하는 사람은 누구라도 가설과 결과의 검증에서 과제를 야기한다. 플러스의 결과만이 일을 바르게 실행되었다는 것을 의미하기 때문에 치료사에게는 문제해결에 대해서 전적인 책임을 질 필요가 있다. 각 증상사례가 미지수이고 전체 증상사례를 해소시키는 매뉴얼은 없기 때문에 근막 도수치료는 용기가 필요한 기법의 하나이다. 기법 그 자체가 사람에게 계속해서 불쾌감을 주거나 처음에는 아무 효과도 느끼지 못하였다고 환자로부터 비평을 듣게 됨에 따라 그 치료점이 환자에게는 거의 중요성을 갖지 않았다는 것을 알 수 있다.

기법에 견디어야 하는 환자와 그 기법을 적용하지 않으면 안 되는 치료사에게는 이 방법은 번거롭다. 그러나 최종적으로는 환자와 치료사는 만족한다. 첫째로 문제의 해결방법이 발견되기 때문이고, 둘째로 고통을 받는 사람들에 대한 서비스로서 도수가 강력한 도구라는 것을 알게 되기 때문이다.

이 책은 이 치료의 가능성을 다른 사람과 공유하기 위한 기동력으로서 저술한 것이다. 그리고 근막의 고밀도화를 나타내는 조직 검체와 이 방법의 타당성을 증명하는 통계학적 연구도 기술하였다. 그러나 이러한 측면의 몇 가지는 장래의 독자의 독창력에 맡긴다.

이 작업은 여기서 끝나지 않고 시작하였을 뿐이다. 모두에 거부반응을 나타내고 이 방법을 사용하지 않을 것이 아니라, 바라건대 이 방법을 개선시키는 공동연구에 대한 의욕이 있는 치료사가 나타나서 이 책에서 전달한 어떤 최종적인 오류를 정정하기 바란다.

일단 치료사가 이 책에 나타내어 있는 방법을 효과적으로 시도한다면 다른 사람과 그 정보를 공유하고, 그것을 혼자서 독점하지 않는다는 어떠한 의무가 있다.

부록

Appendix

요약표

표 29 팔의 분절성 협동중심과 통증유발점

협동중심	경혈	단관절근 통증유발점
어깨뼈-앞쪽	LU 1 (중부[中府])	작은가슴근
위팔-앞쪽	LU 3 (운문[雲門])	어깨세모근
팔꿈치-앞쪽	LU 4 (협백[俠白])	위팔근, 위팔두갈래근
손목-앞쪽	LU 6 (공최[孔最])	노쪽손목굽힘근
엄지손가락-앞쪽	LU 10 (어제[魚際])	짧은엄지굽힘근
어깨뼈-뒤쪽	SI 14 (견외유[肩外俞])	마름근
위팔-뒤쪽	SI 9 (견정[肩貞])	큰원근
팔꿈치-뒤쪽	TE 12 (소락[消濼])	위팔세갈래근가쪽갈래
손목-뒤쪽	SI 7 (지정[支正])	자쪽손목폄근
엄지손가락-뒤쪽	SI 4 (완골[腕骨])	새끼벌림근
어깨뼈-안쪽	SP 21 (대포[大包])	앞톱니근
위팔-안쪽	HT 1 (극천[極泉])	부리위팔근
팔꿈치-안쪽	HT 2 (청령[靑靈])	자쪽손목굽힘근 몸쪽
손목-안쪽	HT 4 (영도[靈道])	자쪽손목굽힘근 먼쪽
엄지손가락-안쪽	HT 8 (소부[少府])	짧은새끼굽힘근
어깨뼈-가쪽	LI 17 (천정[天鼎])	어깨목뿔근
위팔-가쪽	LI 15 (견우[肩髃])	어깨세모근
팔꿈치-가쪽	LI 11 (곡지[曲池])	위팔노근
손목-가쪽	LI 9 (상렴[上廉])	긴 · 짧은노쪽손목폄근
엄지손가락-가쪽	LI 4 (합곡[合谷])	제1등쪽뼈사이근
어깨뼈-안쪽회전	ST 13 (기호[氣戶])	빗장밑근
위팔-안쪽회전	PC 2 (천천[天泉])	어깨밑근
팔꿈치-안쪽회전	PC 3 (곡택[曲澤])	원엎침근
손목-안쪽회전	PC 4 (극문[郄門])	네모엎침근
엄지손가락-안쪽회전	PC 8 (노궁[勞宮])	벌레근
어깨뼈-가쪽회전	TE 15 (천요[天髎])	앞톱니근 하부섬유
위팔-가쪽회전	TE 14 (견요[肩髎])	가시아래근
팔꿈치-가쪽회전	TE 10 (천정[天井])	뒤침근
손목-가쪽회전	TE 8 (삼양락[三陽絡])	손가락폄근
엄지손가락-가쪽회전	TE 3 (중저[중저[中渚])	벌레근

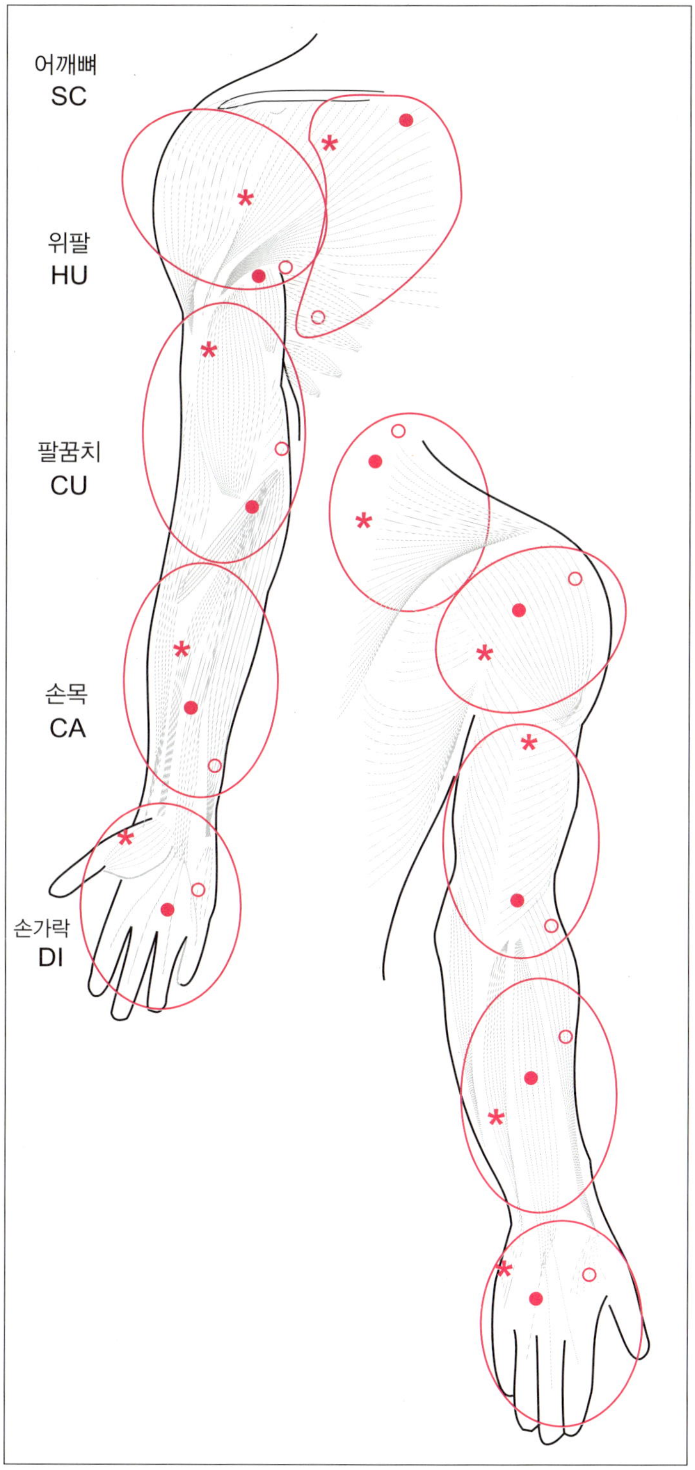

그림 174 팔의 분절성 협동중심.

적색의 원은 손가락(DI), 손목(CA), 팔꿈치(CU), 위팔(HU), 어깨뼈(SC)의 분절의 기능단위(근육, 근막, 관절)을 에워싼다. 어깨뼈(SC)의 단위는 앞쪽에 복장빗장관절, 뒤쪽에 어깨뼈 가슴우리 연결을 포함한다.

앞부분의 기호
- ○ 안쪽운동의 협동중심
- * 앞쪽운동의 협동중심
- ● 안쪽회전의 협동중심

뒷부분의 기호
- ○ 가쪽운동의 협동중심
- * 뒤쪽운동의 협동중심
- ● 가쪽회전의 협동중심

표 30 몸통의 분절성 협동중심과 통증유발점

협동중심	경혈	단관절근 통증유발점
머리-앞쪽 1	ST 1 (승읍[承泣])	눈의 아래곧은근
머리-앞쪽 2	ST 3 (거요[巨髎])	광대근
머리-앞쪽 3	ST 5 (대영[大迎])	두힘살근 앞힘살
목-앞쪽	ST 9 (인영[人迎])	긴목근
가슴우리-앞쪽	ST 19 (불용[不容])	복장근
허리-앞쪽	ST 25 (천추[天樞])	배곧은근
골반-앞쪽	SP 14 (복결[腹結])	엉덩근
머리-뒤쪽 1	BL 2 (찬죽[攢竹])	눈의 위곧은근
머리-뒤쪽 2	BL 4 (곡차[曲差])	이마근
머리-뒤쪽 3	BL 9 (옥침[玉枕])	뒤통수근육
목-뒤쪽	SI 16 (천창[天窓])	목가장긴근
가슴우리-뒤쪽	BL 14 (궐음유[厥陰俞])	등가장긴근
허리-뒤쪽	BL 22 (삼초유[三焦俞])	허리의 엉치가시근
골반-뒤쪽	BL 26 (관원유[關元俞])	허리네모근
머리-안쪽 1	BL 1 (청명[晴明])	눈의 안쪽곧은근
머리-안쪽 2	CV 23 (염천[廉泉])	턱목뿔근 솔기
머리-안쪽 3	GV 16 (풍부[風府])	목덜미인대
배쪽 목-안쪽	CV 22 (천돌[天突])	목패임 위
배쪽 가슴우리-안쪽	CV 16 (중정[中庭])	복장뼈 위
배쪽 허리-안쪽	CV 9 (수분[水分])	배꼽과 칼돌기 사이의 백색선
배쪽 골반-안쪽	CV 3 (중극[中極])	좌우의 배세모근이 사이
등쪽 목-안쪽	GV 14 (대추[大椎])	제7목뼈 가시사이인대
등쪽 가슴우리-안쪽	GV 12 (신주[身柱])	제4등뼈 가시사이인대
등쪽 허리-안쪽	GV 4 (명문[命門])	제2허리뼈 가시사이인대
등쪽 골반-안쪽	GV 2 (요유[腰俞])	뒤엉치꼬리인대
머리-가쪽 1	GB 1 (동자요[瞳子髎])	눈의 가쪽곧은근
머리-가쪽 2	ST 8 (두유[頭維])	관자근
머리-가쪽 3	ST 6 (협차[頰車])	깨물근
목-가쪽	LI 18 (부돌[扶突])	중간목갈비근
가슴우리-가쪽	BL 46 (격관[膈關])	등엉덩갈비근
허리-가쪽	BL 52 (지실[志室])	허리네모근
골반-가쪽	BL 54 (질변[秩辺])	중간볼기근
머리-안쪽회전 1	TE 23 (사죽공[糸竹空])	눈의 아래빗근
머리-안쪽회전 2	TE 21 (이문[耳門])	가쪽날개근
머리-안쪽회전 3	GB 2 (청회[聽會])	안쪽날개근
목-안쪽회전	ST 11 (기사[氣舍])	앞목갈비근
가슴우리-안쪽회전	LR 14 (기문[期門])	갈비사이근
허리-안쪽회전	LR 13 (장문[章門])	배빗근
골반-안쪽회전	GB 27 (오추[五樞])	넙다리빗근 몸쪽
머리-가쪽회전 1	GB 14 (양백[陽白])	눈의 위빗근
머리-가쪽회전 2	GB 8 (솔곡[率谷])	위귓바퀴근
머리-가쪽회전 3	GB 12 (완골[完骨])	뒤귓바퀴근
목-가쪽회전	TE 16 (천유[天牖])	어깨올림근
가슴우리-가쪽회전	BL 42 (백호[魄戸])	위뒤톱니근
허리-가쪽회전	GB 25 (경문[京門])	아래뒤톱니근
골반-가쪽회전	GB 29 (거요[居髎])	중간볼기근

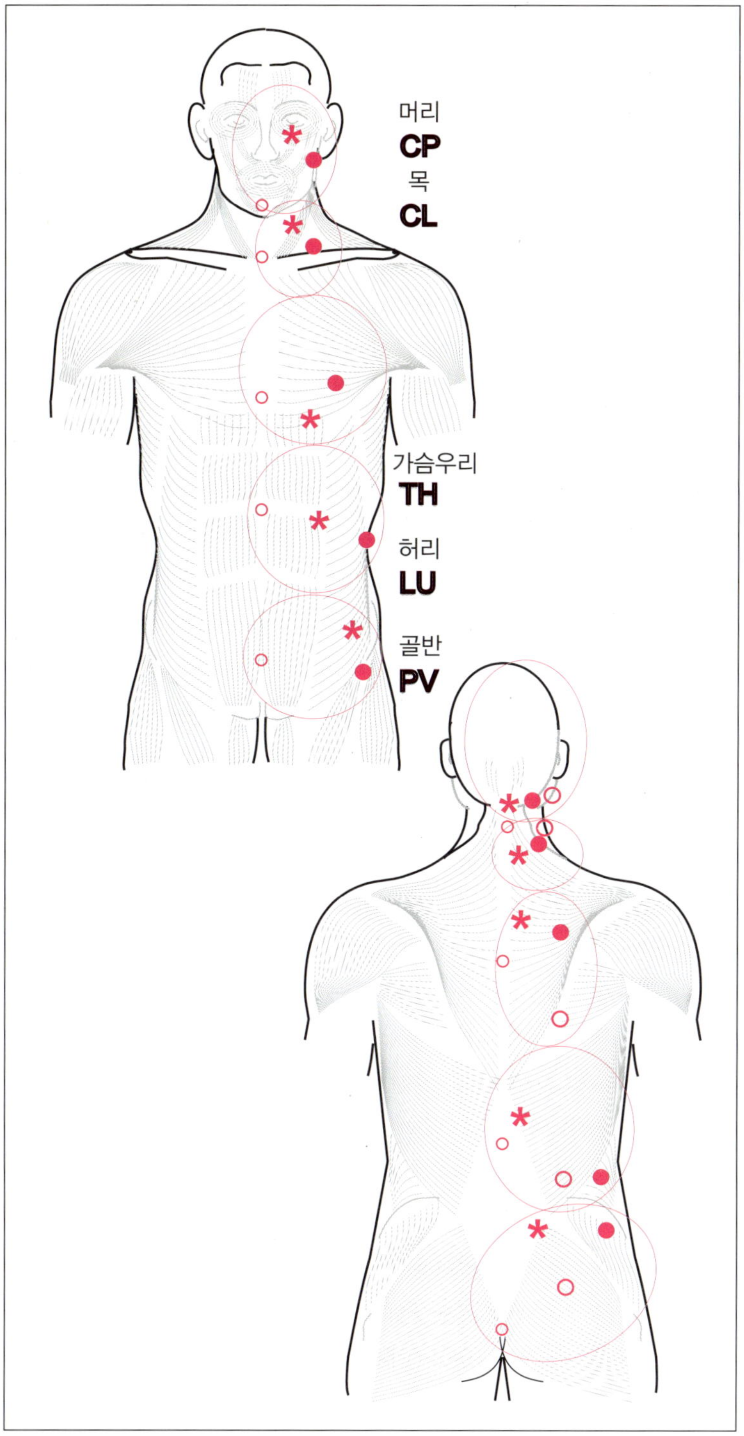

그림 175 몸통의 분절성 협동중심.

앞벽에 관한 기호

- ○ 배쪽 안쪽운동의 협동중심
- * 앞쪽운동의 협동중심
- ● 안쪽회전운동의 협동중심

뒷벽에 관한 기호

- ○ 등쪽 안쪽운동의 협동중심
- * 뒤쪽운동의 협동중심
- ● 가쪽회전운동의 협동중심

표 31 다리의 분절성 협동중심과 통증유발점

협동중심	경혈	단관절근 통증유발점
엉덩관절-앞쪽	SP 12 (충문[衝門])	두덩근, 넙다리빗근 몸쪽
무릎관절-앞쪽	ST32 (복토[伏兎])	넙다리네갈래근의 중간넓은근
목말뼈-앞쪽	ST37 (상거허[上巨虛])	앞정강근
발가락-앞쪽	LR 3 (태충[太衝])	짧은엄지 폄근
엉덩관절-뒤쪽	BL 30 (백환유[白環兪])	큰볼기근의 엉치결절섬유
무릎관절-뒤쪽	BL 37 (은문[殷門])	넙다리 중앙부분의 넙다리두갈래근의 안쪽
목말뼈-뒤쪽	BL 58 (비양[飛揚])	가자미근
발가락-뒤쪽	BL 64 (경골[京骨])	새끼벌림근
엉덩관절-안쪽	LR 10 (족오리[足五里])	두덩정강근 몸쪽, 모음근
무릎관절-안쪽	SP 11 (기문[箕門])	두덩정강근 먼쪽
목말뼈-안쪽	KI 9 (축빈[築賓])	가자미근 안쪽
발가락-안쪽	KI 2 (연곡[然谷])	짧은엄지굽힘근
엉덩관절-가쪽	ST 31 (비관[髀關])	넙다리근막긴장근
무릎관절-가쪽	GB 31 (풍시[風市])	넙다리근막긴장근의 엉덩정강근막띠
목말뼈-가쪽	ST 40 (풍륭[豊隆])	제3종아리근 이는곳
발가락-가쪽	ST 43 (함곡[陷谷])	제3등쪽뼈사이근
엉덩관절-안쪽회전	LR 11 (음렴[陰廉])	큰모음근
무릎관절-안쪽회전	LR 9 (음포[陰包])	넙다리 안쪽의 넙다리빗근 먼쪽
목말뼈-안쪽회전	LR 5 (여구[蠡溝])	뒤정강근
발가락-안쪽회전	SP 3 태백[太白])	엄지벌림근
엉덩관절-가쪽회전	GB 30 (환도[環跳])	궁둥구멍근
무릎관절-가쪽회전	GB 32 (중독[中瀆])	넙다리두갈래근짧은갈래
목말뼈-가쪽회전	GB 35 (양교[陽交])	짧은종아리근
발가락-가쪽회전	GB 40 (구허[丘墟])	짧은발가락폄근

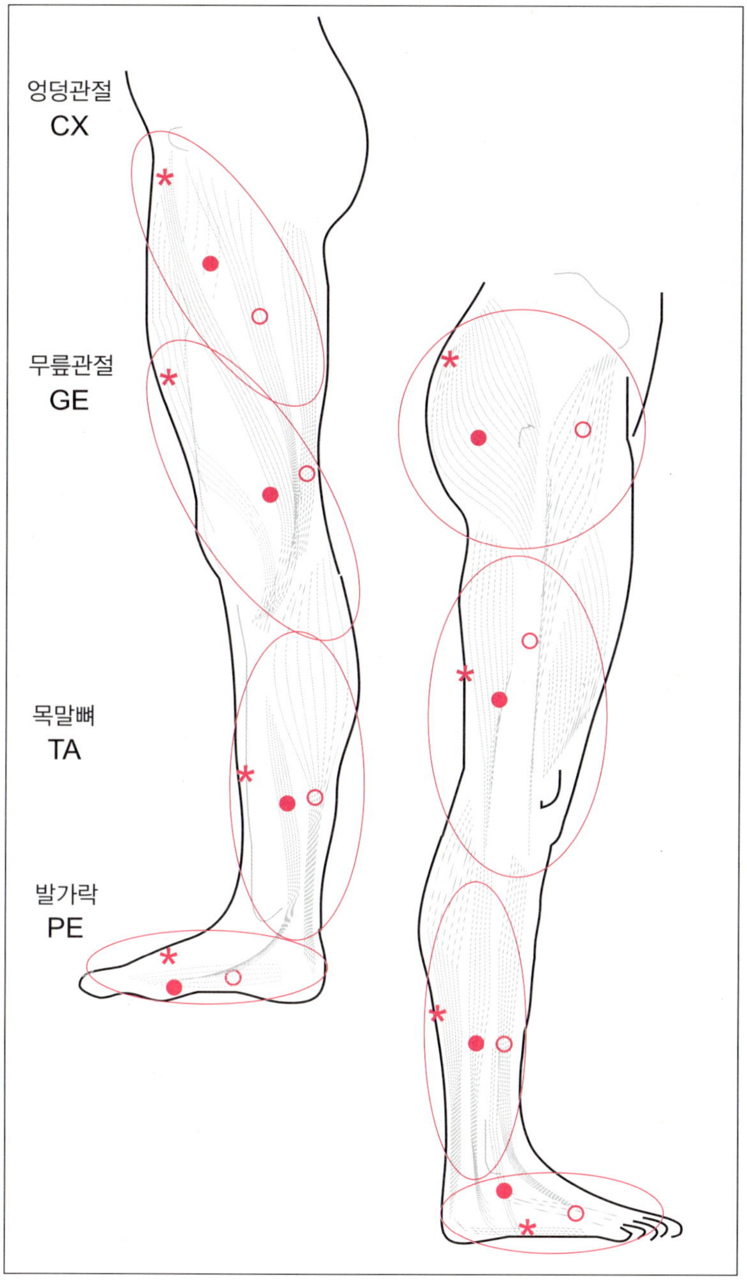

그림 176 다리의 분절성 협동중심.

각 분절 주위의 원은 운동방식에 관여하는 3개의 근막단위를 에워싼다. 즉, 다리 안쪽의 엉덩관절, 무릎관절, 목말뼈, 발가락의 원은 앞쪽–안쪽–안쪽회전운동이고, 다리 가쪽의 원은 뒤쪽–가쪽–가쪽회전운동이다. 융합협동중심은 운동방식을 조정한다.

기호

○ 안쪽운동의 협동중심,
가쪽운동의 협동중심

* 앞쪽운동의 협동중심,
뒤쪽운동의 협동중심

● 안쪽회전운동의 협동중심,
가쪽회전운동의 협동중심

작용근과 대항근 협동중심 사이의 완전한 좌우 대칭성에 주목해야 한다. 예컨대, 무릎관절–앞쪽의 협동중심은 넙다리네갈래근 위에 있고, 무릎관절–뒤쪽의 협동중심은 정반대의 뒤넙다리근 위에 발견된다. 마찬가지로 무릎관절–가쪽의...

뒤쪽 대각선

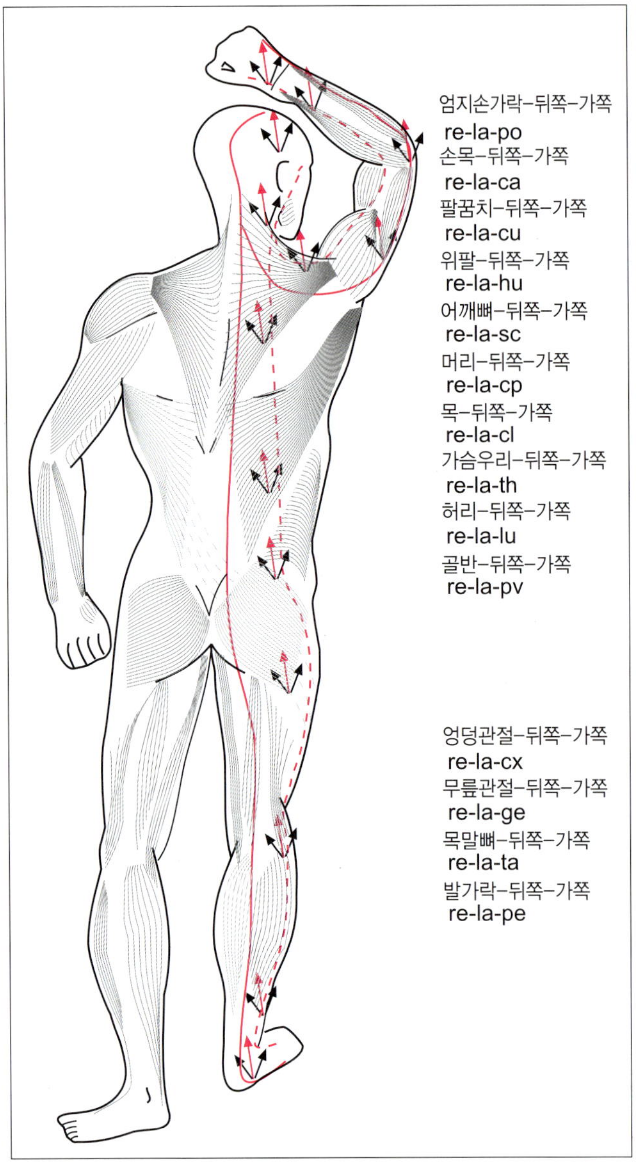

그림 177 뒤쪽-가쪽 대각선의 융합협동중심.

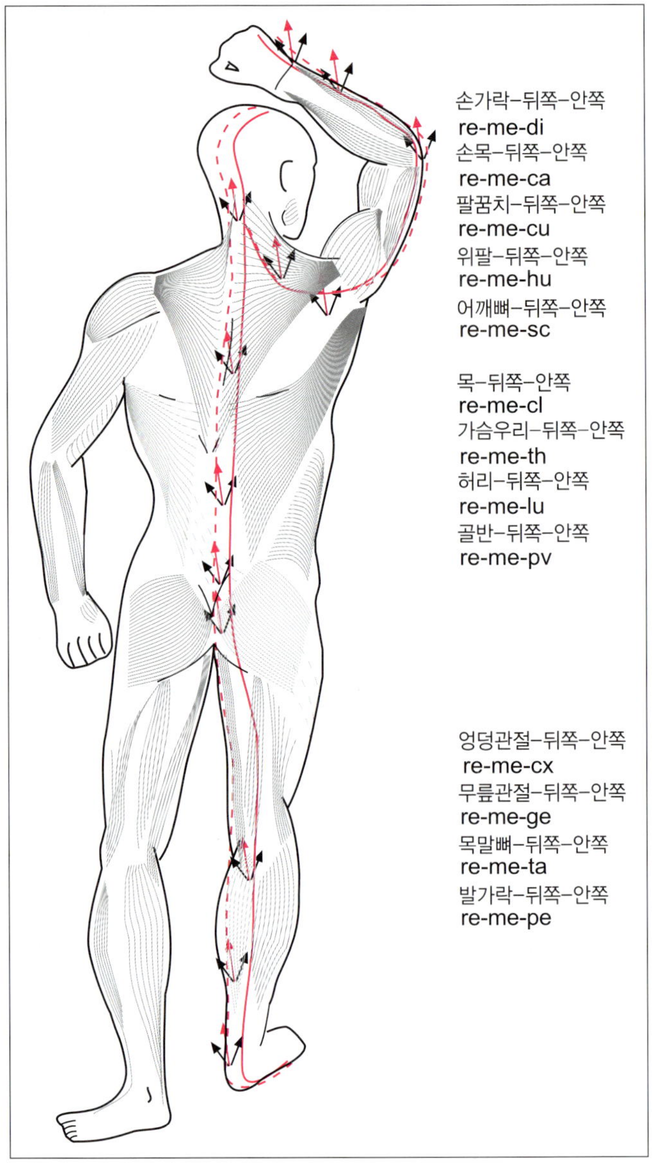

그림 178 뒤쪽-안쪽 대각선의 융합협동중심.

표 32 뒤쪽-가쪽의 융합협동중심과 경혈

	골반-뒤쪽-가쪽 BL 53 (포황[胞肓])	어깨뼈-뒤쪽-가쪽 GB 21 (견정[肩井])
엉덩관절-뒤쪽-가쪽 BL 36 (승부[承扶])	허리-뒤쪽-가쪽 BL 50 (위창[胃倉])	위팔-뒤쪽-가쪽 TE 13 (노회[臑會])
무릎관절-뒤쪽-가쪽 GB 33 (슬양관[膝陽關])	가슴우리-뒤쪽-가쪽 BL 44 (신당[神堂])	팔꿈치-뒤쪽-가쪽 TE 9 (사독[四瀆])
목말뼈-뒤쪽-가쪽 GB 39 (현종[懸鐘])	목-뒤쪽-가쪽 TE 17 (예풍[翳風])	손목-뒤쪽-가쪽 TE 5 (외관[外關])
발가락-뒤쪽-가쪽 BL 61 (복삼[僕參])	머리-뒤쪽-가쪽 GB 13 (본신[本神])	엄지손가락-뒤쪽-가쪽 LI 5 (양계[陽溪])

표 33 뒤쪽-안쪽의 융합협동중심과 경혈

	골반-뒤쪽-안쪽 BL 33 (중요[中髎])	어깨뼈-뒤쪽-안쪽 SI 13 (기호[氣戶])
엉덩관절-뒤쪽-안쪽 BL 35 (회양[會陽])	허리-뒤쪽-안쪽 BL 23 (신유[腎俞])	위팔-뒤쪽-안쪽 SI 11 (천종[天宗])
무릎관절-뒤쪽-안쪽 BL 55 (합양[合陽])	가슴우리-뒤쪽-안쪽 BL 18(EX 66) (간유[肝俞])	팔꿈치-뒤쪽-안쪽 SI 8 (소해[小海])
목말뼈-뒤쪽-안쪽 SP 6 (삼음교[三陰交])	목-뒤쪽-안쪽 BL 10 (천주[天柱])	손목-뒤쪽-안쪽 TE 7 (회종[會宗])
발가락-뒤쪽-안쪽 KI 4 (대종[大鐘])		손가락-뒤쪽-안쪽 SI 5 (양곡[陽谷])

앞쪽 대각선

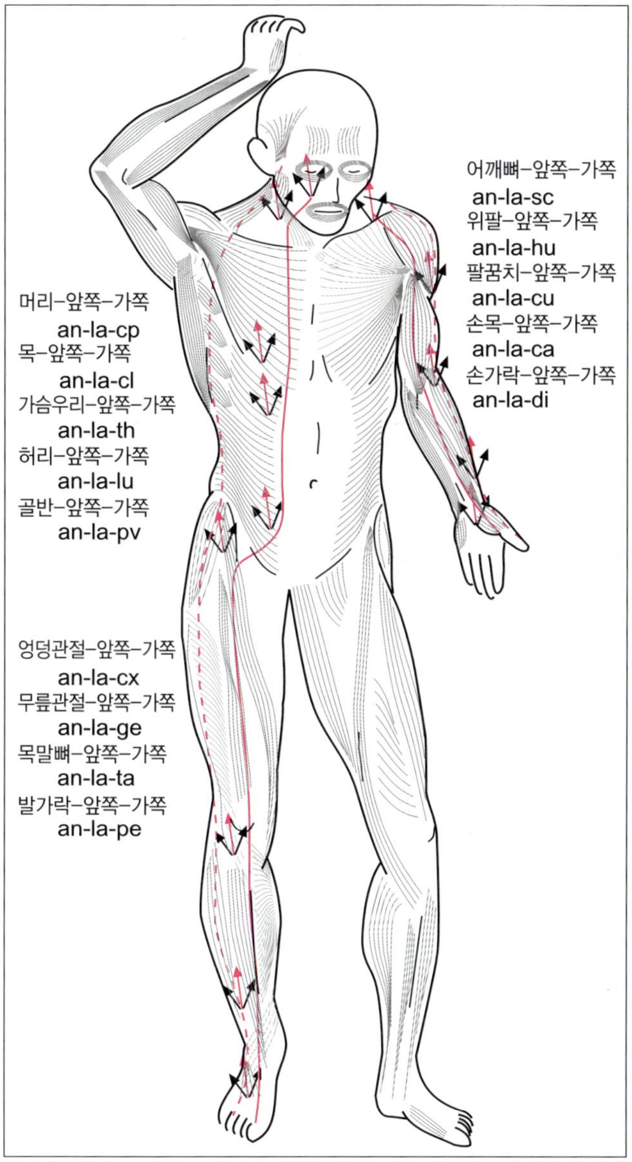

그림 179 앞쪽–가쪽 대각선의 융합협동중심.

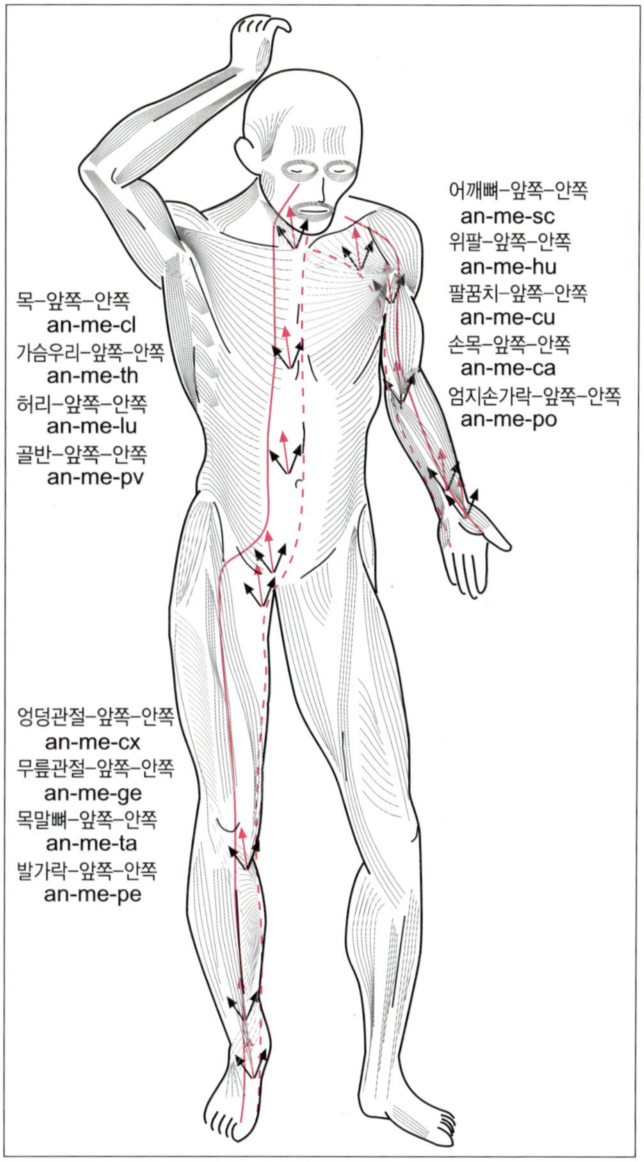

그림 180 앞쪽–안쪽 대각선의 융합협동중심.

표 34 앞쪽-가쪽의 융합협동중심과 경혈

	골반–앞쪽–가쪽 ST 28 (수도[水道])	어깨뼈–앞쪽–가쪽 ST 12 (결분[缺盆])
엉덩관절–앞쪽–가쪽 GB 28 (유도[維道])	허리–앞쪽–가쪽 SP 16 (복애[腹哀])	위팔–앞쪽–가쪽 LI 14 (비노[臂臑])
무릎관절–앞쪽–가쪽 ST 36 (족삼리[足三里])	가슴우리–앞쪽–가쪽 ST 17 (유중[乳中])	팔꿈치–앞쪽–가쪽 LU 5 (척택[尺澤])
목말뼈–앞쪽–가쪽 GB 38 (양보[陽輔])	목–앞쪽–가쪽 SI 17 (천용[天容])	손목–앞쪽–가쪽 LU 7 (열결[列缺])
발가락–앞쪽–가쪽 GB 41 (족임읍[足臨泣])	머리–앞쪽–가쪽 SI 18 (관요[顴髎])	손가락–앞쪽–가쪽 PC 7 (대능[大陵])

표 35 앞쪽-안쪽의 융합협동중심과 경혈

	골반–앞쪽–안쪽 KI 11 (횡골[橫骨])	어깨뼈–앞쪽–안쪽 ST 15 (옥예[屋翳])
엉덩관절–앞쪽–안쪽 LR 12 (급맥[急脈])	허리–앞쪽–안쪽 KI 16 (황유[肓兪])	위팔–앞쪽–안쪽 GB 22 (연액[淵腋])
무릎관절–앞쪽–안쪽 SP 9 (陰陵泉[음능천])	가슴우리–앞쪽–안쪽 KI 22 (보랑[步廊])	팔꿈치–앞쪽–안쪽 HT 3 (소해[少海])
목말뼈–앞쪽–안쪽 ST 39 (하거허[下巨虛])	목–앞쪽–안쪽 ST 10 (수돌[水突])	손목–앞쪽–안쪽 PC 5 (간사[間使])
발가락–앞쪽–안쪽 SP 4 (공손[公孫])		엄지손가락–앞쪽–안쪽 LU 9 (태연[太淵])

근막의 관계

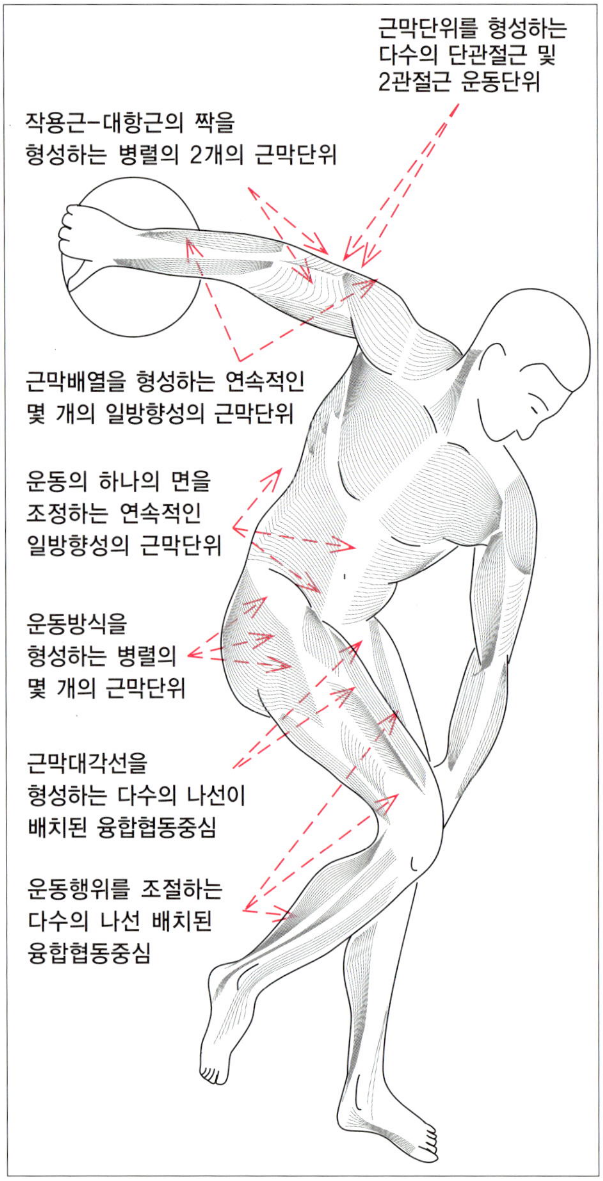

그림 181 근막과 운동기관의 구조.

표 36 근막과 운동기관의 구조

근막단위의 운동단위를 연합하는 근내막과 근주위막	위팔–뒤쪽
대항근 근막단위를 분리하는 근육사이 중격	위팔–뒤쪽 위팔–앞쪽
일방향성 근막단위를 연결하는 근막구획 : 배열	어깨뼈 · 위팔 · 팔꿈치 · 손목–뒤쪽
나선방식의 근막단위를 연결하는 고리 인대와 지지띠	엉덩관절–뒤쪽–가쪽
운동방식을 연합하는 S자 모양 섬유, 8자 모양 섬유, 십자모양 섬유 등 : 나선	엉덩관절–뒤쪽–가쪽 무릎관절–앞쪽–안쪽

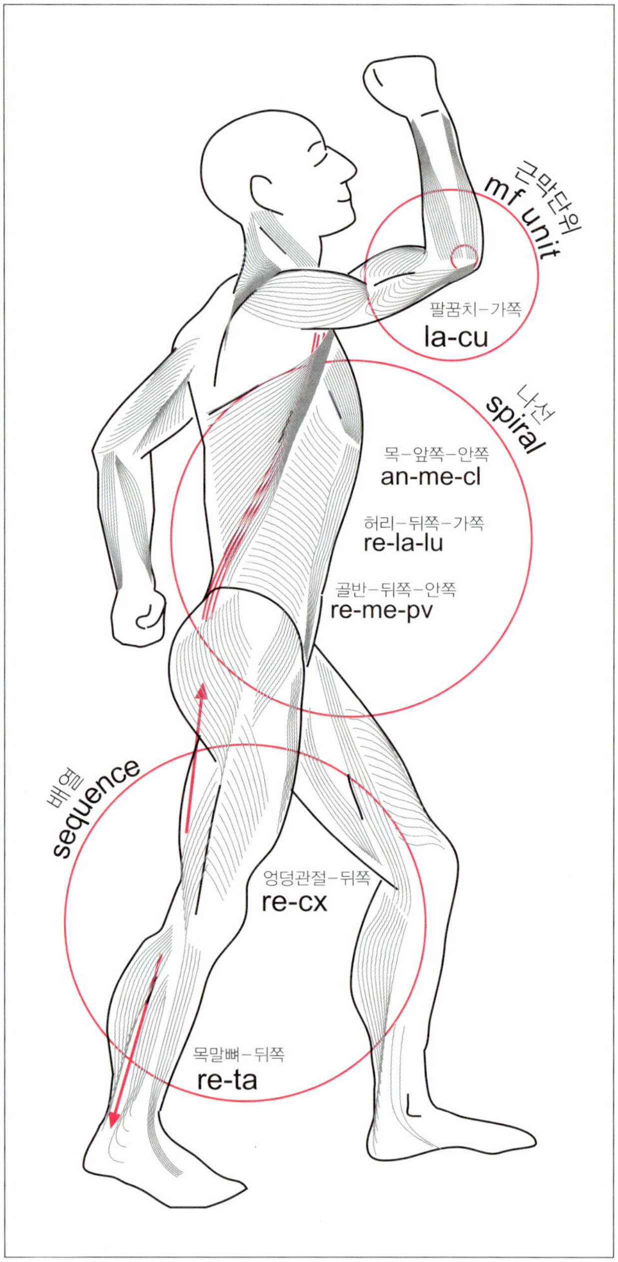

그림 182 근막 도수치료의 종류.

표 37 근막 도수치료의 종류

팔	*분절성 기능장애 : 상과염(위관절융기염)* 일방향 그리고 하나의 분절성 협동중심 + 대항근의 협동중심
몸통	*나선기능장애 :* 광범위 등 통증 (diffuse back pain) 좌–우와 앞쪽–뒤쪽의 융합협동중심
다리	*배열기능장애 :* 좌골신경통 하나의 면 그리고 다수의 분절성 협동중심

경혈과 협동중심사이의 유사성

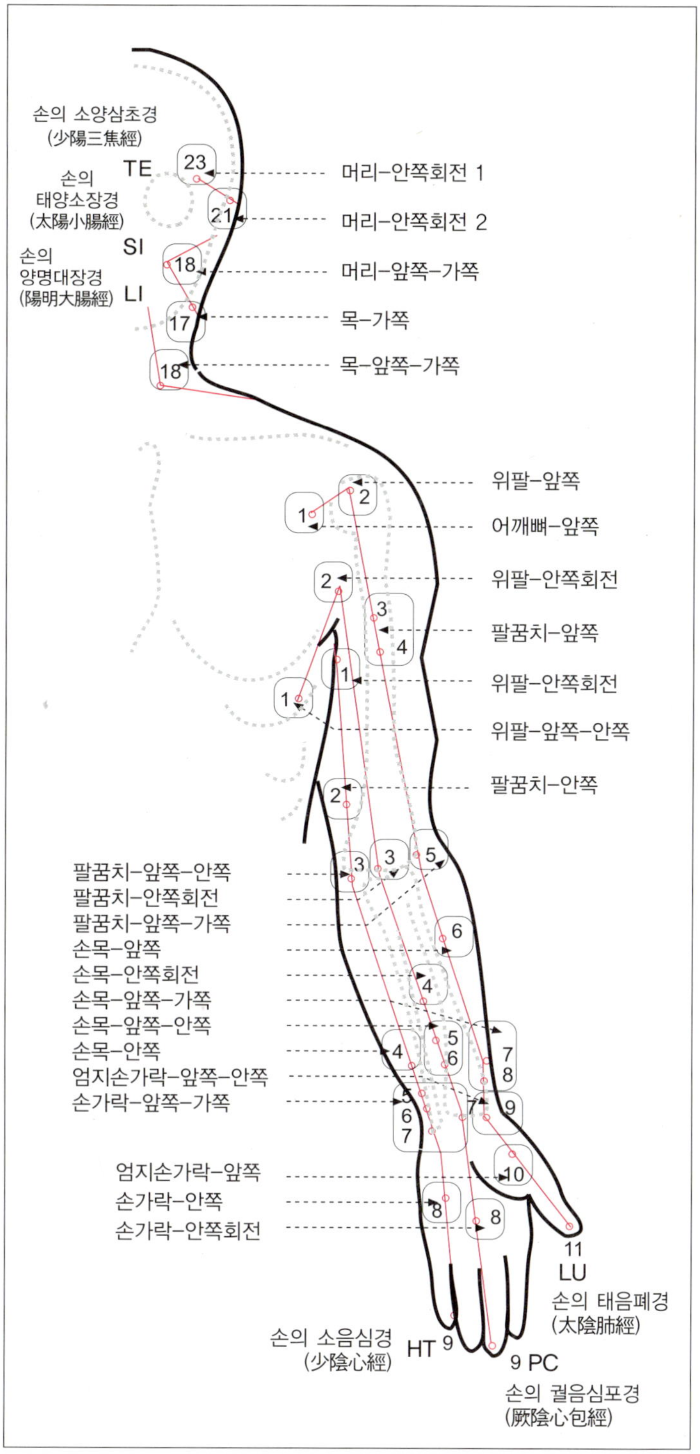

그림 183 팔의 음경맥(陰經脈) : 손의 태음폐경(LU), 손의 궐음심포경(PC), 손의 소음심경(HT).

손의 소양삼초경		손의 태양소장경	
23	사죽공(糸竹空)	18	관요(顴髎)
21	이문(耳門)	17	천용(天容)
손의 양명대장경		손의 소음심경	
18	부돌(扶突)	1	극천(極泉)
		2	청령(靑靈)
		3	소해(少海)
		4	영도(靈道)
		5	통리(通里)
		6	음극(陰郄)
		7	신문(神門)
		8	소부(少府)
		9	소충(少衝)
순의 궐음심포경		손의 태음폐경	
1	천지(天池)	1	중부(中府)
2	천천(天泉)	2	운문(雲門)
3	곡택(曲澤)	3	천부(天府)
4	극문(郄門)	4	협백(俠白)
5	간사(間使)	5	척택(尺澤)
6	내관(內關)	6	공최(孔最)
7	대능(大陵)	7	열결(列缺)
8	노궁(勞宮)	8	경거(經渠)
9	중충(中衝)	9	태연(太淵)
		10	어제(魚際)

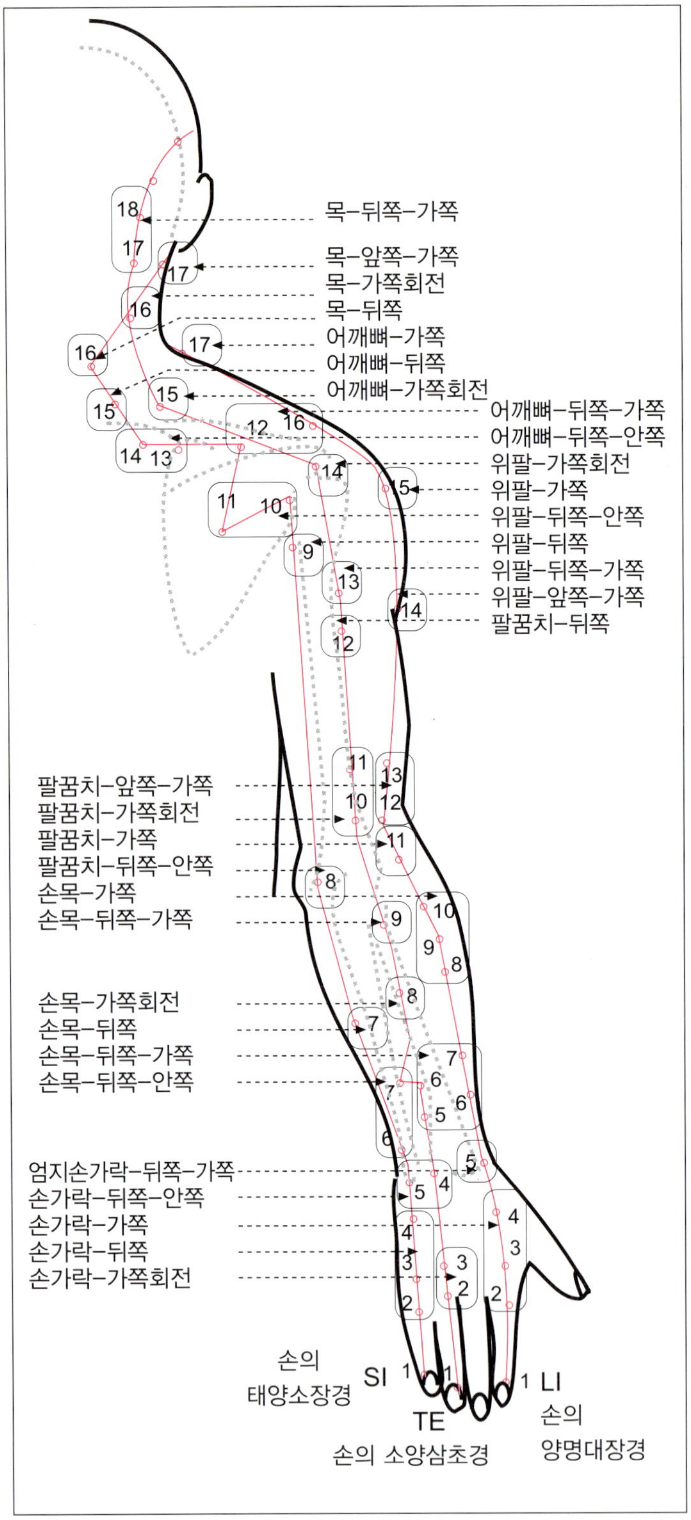

그림 184 팔의 양경맥(陽經脈) : 손의 양명대장경(LI), 손의 소양초삼경(TE), 손의 태양소장경(SI).

손의 태양소장경		손의 소양삼초경		손의 양명대장경	
1	소택(少澤)	1	관충(關衝)	1	상양(商陽)
2	전곡(前谷)	2	액문(液門)	2	이간(二間)
3	후계(後溪)	3	중저(中渚)	3	삼간(三間)
4	완골(腕骨)	4	양지(陽池)	4	합곡(合谷)
5	양곡(陽谷)	5	외관(外關)	5	양계(陽溪)
6	양노(養老)	6	지구(支溝)	6	편력(偏歷)
7	지정(支正)	7	회종(會宗)	7	온류(溫溜)
8	소해(小海)	8	삼양락(三陽絡)	8	하렴(下廉)
9	견정(肩貞)	9	사독(四瀆)	9	상렴(上廉)
10	노유(臑俞)	10	천정(天井)	10	수삼리(手三里)
11	천종(天宗)	11	청냉연(淸冷淵)	11	곡지(曲池)
12	병풍(秉風)	12	소락(消濼)	12	주요(肘髎)
13	곡원(曲垣)	13	노회(臑會)	13	수오리(手五里)
14	견외유(肩外俞)	14	견요(肩髎)	14	비노(臂臑)
15	견중유(肩中俞)	15	천요(天髎)	15	견우(肩髃)
16	천창(天窓)	16	천유(天牖)	16	거골(巨骨)
17	천용(天容)	17	예풍(翳風)	17	천정(天鼎)
		18	계맥(瘈脈)		

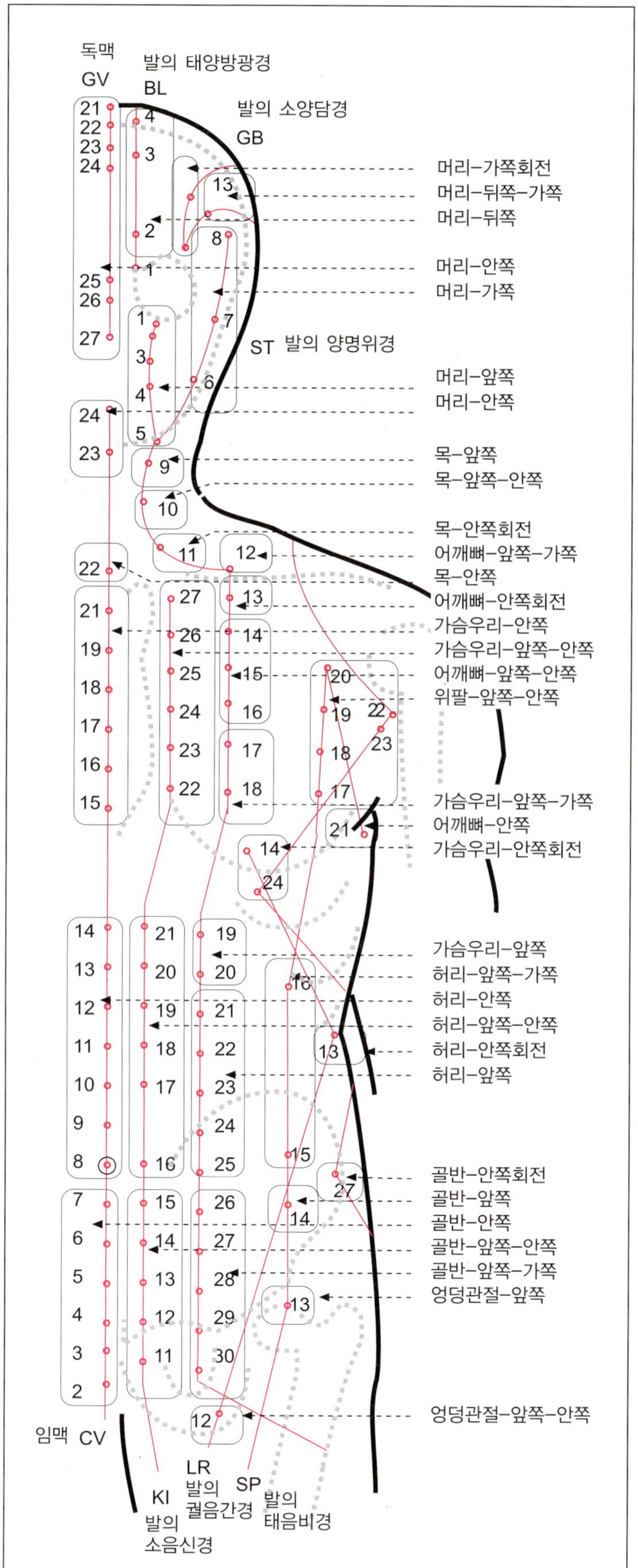

그림 185 몸통 앞면의 경맥 : 임맥(CV), 발의 소양신경(KI), 발의 양명위경(ST), 발의 태음비경(SP), 발의 궐음간경(LR)

독맥		발의 양명위경			
21	전정(前頂)	1	승읍(承泣)	17	유중(乳中)
22	신회(顖會)	3	거요(巨髎)	18	유근(乳根)
23	상성(上星)	4	지창(地倉)	19	불용(不容)
24	신정(神庭)	5	대영(大迎)	20	승만(承滿)
25	소요(素髎)	6	협차(頰車)	21	양문(梁門)
26	수구(水溝)	7	하관(下關)	22	관문(關門)
27	태단(兌端)	8	두유(頭維)	23	태을(太乙)
발의 태양방광경		9	인영(人迎)	24	활육문(滑肉門)
1	청명(睛明)	10	수돌(水突)	25	천추(天樞)
2	찬죽(攢竹)	11	기사(氣舍)	26	외능(外陵)
3	미충(眉衝)	12	결분(缺盆)	27	대거(大巨)
4	곡차(曲差)	13	기호(氣戶)	28	수도(水道)
발의 소양담경		14	고방(庫房)	29	귀래(歸來)
13	본신(本神)	15	옥예(屋翳)	30	기충(氣衝)
22	연액(淵腋)	16	응창(膺窓)		
23	첩근(輒筋)				
24	일월(日月)				
27	오추(五樞)				
임맥		발의 소음신경		발의 태음비경	
2	곡골(曲骨)	11	횡골(橫骨)	13	부사(府舍)
3	중극(中極)	12	대혁(大赫)	14	복결(腹結)
4	관원(關元)	13	기혈(氣穴)	15	대횡(大橫)
5	석문(石門)	14	사만(四滿)	16	복애(腹哀)
6	기해(氣海)	15	중주(中注)	17	식두(食竇)
7	음교(陰交)	16	황유(肓俞)	18	천계(天溪)
8	신궐(神闕)	17	상곡(商曲)	19	흉향(胸鄉)
9	수분(水分)	18	석관(石關)	20	주영(周榮)
10	하완(下脘)	19	음도(陰都)	21	대포(大包)
11	건리(建里)	20	복통곡(腹通谷)		
12	중완(中脘)	21	유문(幽門)		
13	상완(上脘)	22	보랑(步廊)		
14	거궐(巨闕)	23	신봉(神封)		
15	구미(鳩尾)	24	영허(靈墟)		
16	중정(中庭)	25	신장(神藏)		
17	단중(膻中)	26	욱중(彧中)		
18	옥당(玉堂)	27	유부(俞府)		
19	자궁(紫宮)	발의 궐음간경			
20	화개(華蓋)	2	급맥(急脈)		
21	선기(璇璣)	13	장문(章門)		
22	천돌(天突)	14	기문(期門)		
23	염천(廉泉)				
24	승장(承漿)				

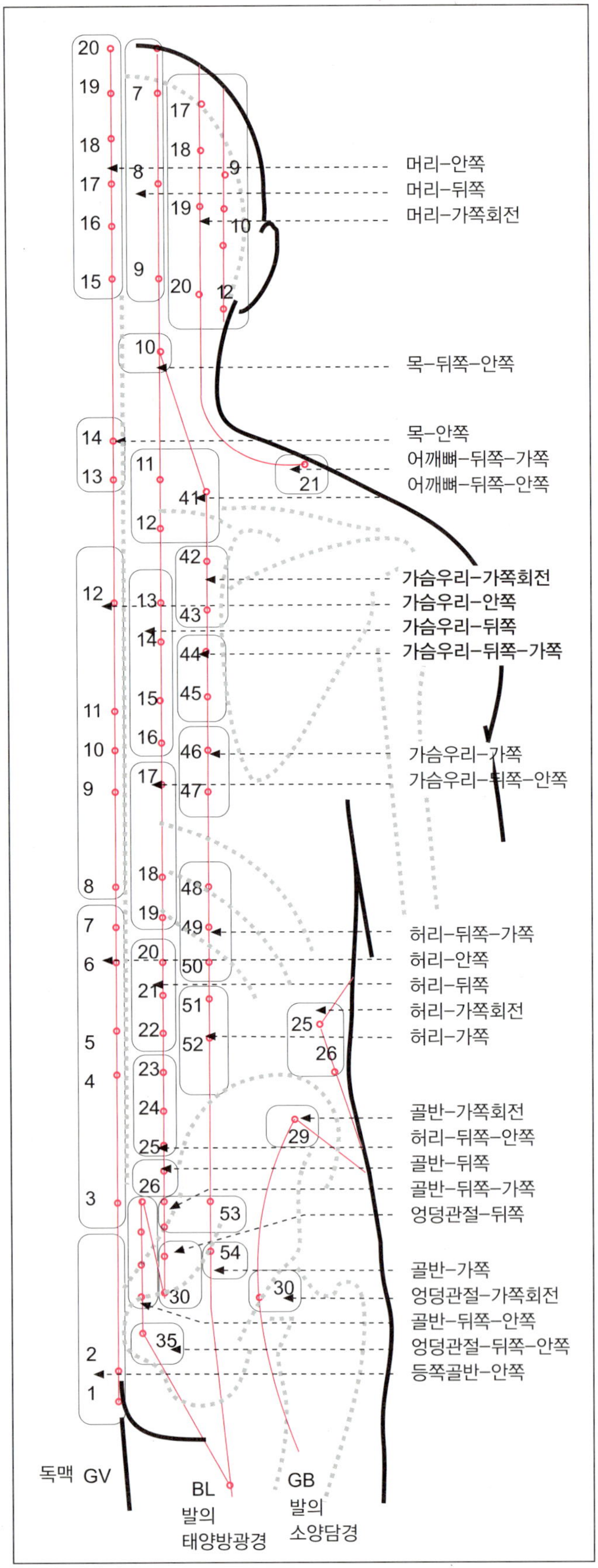

그림 186 몸통 뒷면의 경맥 : 독맥(GV), 발의 태양방광경(BL), 발의 소양담경(GB)

독맥		발의 태양방광경	
1	장강(長强)	8	락각(絡却)
2	요유(腰俞)	9	옥침(玉枕)
3	요양관(腰陽關)	10	천주(天柱)
4	명문(命門)	11	대저(大杼)
5	현추(懸樞)	12	풍문(風門)
6	척중(脊中)	13	폐유(肺俞)
7	중추(中樞)	14	궐음유(厥陰俞)
8	근축(筋縮)	15	심유(心俞)
9	지양(至陽)	16	독유(督俞)
10	영대(靈臺)	17	격유(膈俞)
11	신도(神道)	18	간유(肝俞)
12	신주(身柱)	19	담유(膽俞)
13	도도(陶道)	20	비유(脾俞)
14	대추(大椎)	21	위유(胃俞)
15	아문(瘂門)	22	삼초유(三焦俞)
16	풍부(風府)	23	신유(腎俞)
17	뇌호(腦戶)	24	기해유(氣海俞)
18	강간(强間)	25	대장유(大腸俞)
19	후정(後頂)	26	관원유(關元俞)
20	백회(百會)	30	백환유(白環俞)
		35	회양(會陽)
발의 소양담경		41	부분(附分)
9	천충(天衝)	42	백호(魄戶)
10	부백(浮白)	43	고황(膏肓)
12	완골(完骨)	44	신당(神堂)
17	정영(正營)	45	의희(譩譆)
18	승령(承靈)	46	격관(膈關)
19	뇌공(腦空)	47	혼문(魂門)
20	풍지(風池)	48	양강(陽綱)
21	견정(肩井)	49	의사(意舍)
25	경문(京門)	50	위창(胃倉)
26	대맥(帶脈)	51	황문(肓門)
29	거요(居髎)	52	지실(志室)
30	환도(環跳)	53	포황(胞肓)
		54	질변(秩辺)

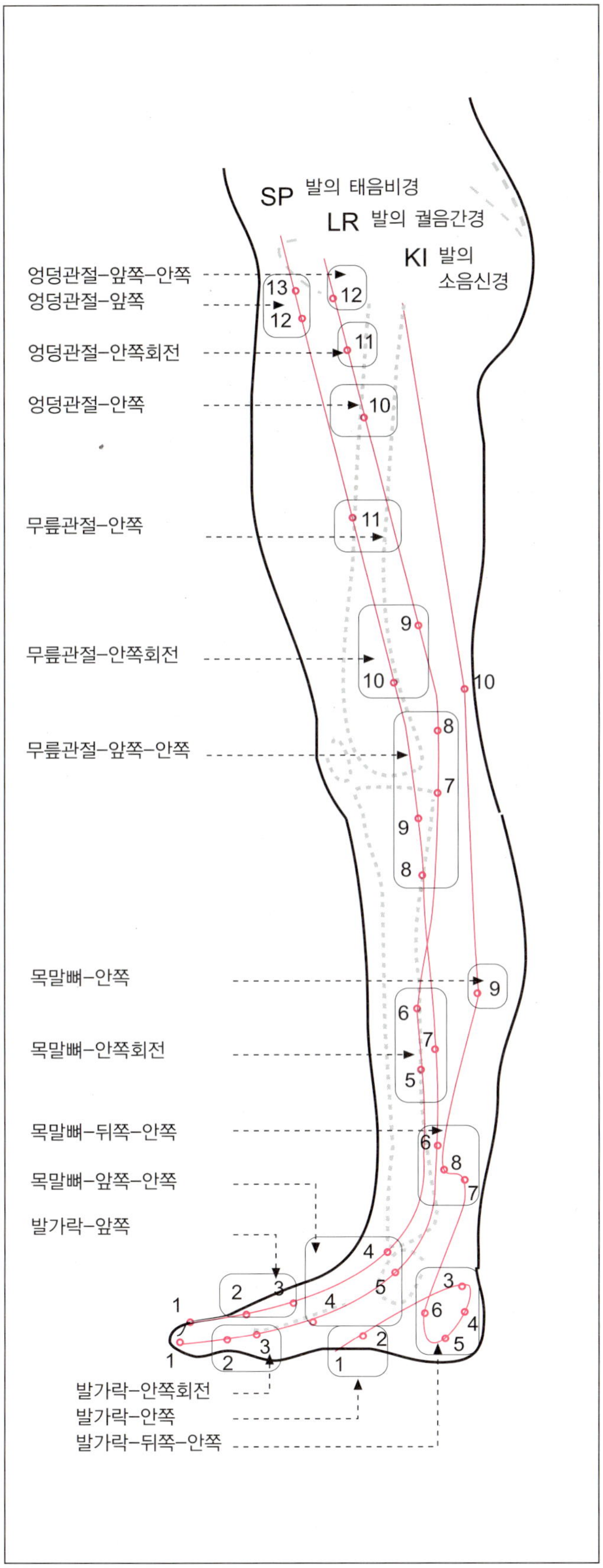

그림 187 다리의 음경맥 : 발의 태양비경(SP), 발의 궐음간경(LR), 발의 소음신경(KI).

발의 태음비경		발의 궐음간경	
1	은백(隱白)	1	대돈(大敦)
2	대도(大都)	2	행간(行間)
3	태맥(太白)	3	태충(太衝)
4	공손(公孫)	4	중봉(中封)
5	상구(商丘)	5	여구(蠡溝)
6	삼음교(三陰交)	6	중도(中都)
7	누곡(漏谷)	7	슬관(膝關)
8	지기(地機)	8	곡천(曲泉)
9	음능천(陰陵泉)	9	음포(陰包)
10	혈해(血海)	10	족오리(足五里)
11	기문(箕門)	11	음렴(陰廉)
12	충문(衝門)	12	급맥(急脈)
13	부사(府舍)		
발의 소음신경			
1	용천(涌泉)		
2	연곡(然谷)		
3	태계(太溪)		
4	대종(大鍾)		
5	수천(水泉)		
6	조해(照海)		
7	복류(復溜)		
8	교신(交信)		
9	축빈(築賓)		
10	음곡(陰谷)		

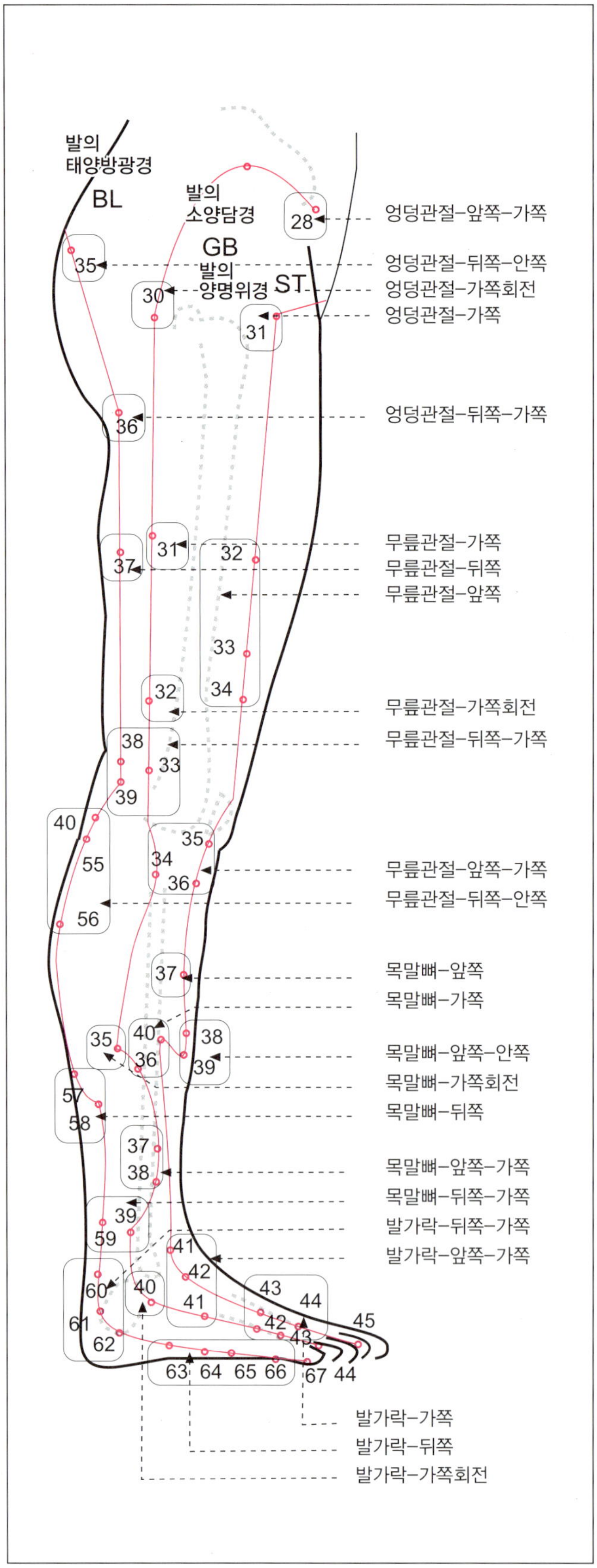

그림 188 다리의 양경맥 : 발의 양명위경(ST), 발의 소양담경(GB), 발의 태양방광경(BL).

발의 태양방광경		발의 소양담경	
36	승부(承扶)	28	유도(維道)
37	은문(殷門)	30	환도(環跳)
38	부극(浮郄)	31	풍시(風市)
39	위양(委陽)	32	중독(中瀆)
40	위중(委中)	33	슬양관(膝陽關)
55	합양(合陽)	34	양능천(陽陵泉)
56	승근(承筋)	35	양교(陽交)
57	승산(承山)	36	외구(外丘)
58	비양(飛揚)	37	광명(光明)
59	부양(跗陽)	38	양보(陽輔)
60	곤륜(崑崙)	39	현종(懸鍾)
61	복삼(僕參)	40	구허(丘墟)
62	신맥(申脈)	41	족임읍(足臨泣)
63	금문(金門)	42	지오회(地五會)
64	경골(京骨)	43	협계(俠溪)
65	속골(束骨)	44	족규음(足竅陰)
66	족통곡(足通谷)		
67	지음(至陰)		
발의 양명위경			
31	비관(髀關)		
32	복토(伏兎)		
33	음시(陰市)		
34	양구(梁丘)		
35	독비(犢鼻)		
36	족삼리(足三里)		
37	상거허(上巨虛)		
38	조구(條口)		
39	하거허(下巨虛)		
40	풍륭(豊隆)		
41	해계(解溪)		
42	충양(衝陽)		
43	함곡(陷谷)		
44	내정(內庭)		
45	여태厲兌)		

근막 도수치료의 평가 차트

이름

주소

생년월일

직업

스포츠

전화번호

증상

현재의 통증 :
이전의 통증 :
초기의 통증 :

운동기관 기왕력

외상 :
골절 :
수술 :

감각이상

머리 :
손가락 ;
발가락 :

내부장애

의학적 진단

통증부위

1.
2.
3.

치료

1.
2.
3.

근막 도수치료의 평가 차트

이름

홍길동

주소

서울시 강남구 삼성동 69-1

생년월일

19○○년 월 일

직업

연금수급자

스포츠

트레킹, 테니스

전화번호

02-○○○-○○○○

증상

현재의 통증 : 관절주위염
이전의 통증 : 없음
초기의 통증 : 경부통

운동기관 기왕력

외상 : 5년 전에 편타손상
골절 : 10년 전에 위팔뼈
수술 : 8년 전에 오른쪽 무릎 반달

감각이상

머리 : 오른쪽 턱관절에 클릭음
손가락 ; 오른쪽 둘째손가락에 저림
발가락 : 오른쪽 넷째발가락에 저림

내부장애

위염, 20년 전에 충수 절제

의학적 진단 관절주위염

통증부위

1. 위팔, 가쪽, 오른쪽, 3개월간**
   야간, 목, 뒤쪽-가쪽, 양쪽 3년간
2. 위팔, 뒤쪽-가쪽, 뒤쪽**
3.

치료

1. 오른쪽 위팔-가쪽+, 양쪽 목부분 뒤쪽-가쪽+,
   목과 위팔 같은 정도
2. 위팔-뒤쪽-가족, 오른쪽 어깨뼈++, 오른쪽 팔꿈치-앞쪽-안쪽
3.

그림 189 평가 차트.

참고문헌

1. Akeson W, Amiel D, Woo S: Immobility effects on synovial joint: The pathomechanics of joint contracture. Biorheology 17:95-110, 1980
2. Albe-Fessard D. Les douleurs maladies et les structures nerveuses mises en jeu. Ann. Kinésithér. T. 28, n° 2, pp. 65-87, 2001
3. Alberts B, Biologia molecolare della -cellula. Zanichelli, Bologna, 1996
4. Amonoo-Kuofi HS, The density of muscle spindles in the medial, intermediate and lateral columns of human intrinsic postvertebral muscles. J. Anat, 136, 3, 509-519, 1983
5. Aube-Fessard D. Giamberardino MA. Il Dolore, Masson ed. Mi, 1997
6. Baldissera F et al. Fisiologia e biofisica medica, Poletto ed. Milano 1996
7. Baldoni C. G e coll. Anatomia Umana, edi.ermes, Milano 1993
8. Basmajian J.V., Anatomia regionale del Grant, ed. Liviana, Padova 1984
9. Basmajian JV. Nyberg R. Rational manual Therapies. Williams&Wilkins Baltimore 1993
10. Bauer J. Heine H. Akupunkturpundte and Fibromyalgie. Biologische Medezin, 6, 1998
11. Bellon JM, Bajo A et all. Fibroblasts from the transversalis Fascia of young patients wth direct inguinal hernias show constitutive MMP-2 overrexpression. Ann Surg Feb; 233 (2) 287.91, 2001
12. Benninghoff G, Trattato di anatomia umana, Piccin ed, Padova 1972
13. Bernard SG, Biology of Collagen, Academic Press, 1968
14. Bernier J. N. Perrin D, Effect of Coordination Training on Proprioception of the Functionally Unstable Ankle. JOSPT, Vol. 27, 264-275, 1998
15. Bogduk N, Macintosh J, The anatomy of the thoracolumbar fascia, J Anat, n° 139, 1984
16. Bronek MB. Boszczyk A. Putz R. Comparative and Functional Anatomy of the Mammalian Lumbar spine. Anat. Rec. 264: 157-168, 2001
17. Brourman S. Walk Yourself well. Hyperion, NewYork, 1998
18. Cailliet R. Neck and arm pain. F.A. D. Company, Philadelphia, 1991
19. Chiarugi G., Bucciante L. Istituzioni di Anatomia dell'uomo. Vallardi-Piccin: Padova 1975
20. Chusid JG. McDonald JJ. Neuroanatomia Correlazionistica e neurologia funzionale, Piccin ed. Padova, 1993
21. Cinnamon Y, Kahane N, Kalcheim C Characterization of the early development of specific hypaxial muscles from the ventrolateral myotome. Development. Oct;126 (19):4305-15 1999
22. Clarkson H.M. Gilewich G. B. Valutazione cinesiologica, edi Ermes, Milano 1996
23. Conte G. Marcacci M. Spinelli M. Girolami N. Caporali R. Rossi A. Meccanorecettori nel ligmaneto collaterale mediale del ginocchio umano. Ital. J. Sports Traumatol. 1984, 1, 63-72
24. Cossu M, Sias N. Colombo I, Problemi riabilitativi nel musicista, La Riabilitazione, 33, n°4, pp 151-155, 2000
25. Cromer AH, Fisica, Piccin editore, Padova, 1980
26. Cyriax J. Medicina Ortopedica, Piccin ed. Padova, 1997
27. Darwin J. Prockop N. Collagen Dieseases and the Biosynthesis of Collagen, Hospital Practice, 12 (2), 1977
28. Di Concetto G, Sotte L, Muccioli M, Trattato di agopuntura e di medicina cinese, UTET Scienze Mediche, 1992
29. Ebner M, Connective Tissue Manipulations, Robert E. Krig. Publishing, Florida 1985
30 Esnault M, Stretching et prépatation musculaire à l'effort, Ann Kinés, t. 15, 49-62, 1988
31. Fazzari I, Anatomia Umana Sistematica, UTET, Torino, 1972
32. Ferrari S. Pillastrini P. Vanti C. Riabilitazione integrata delle lombalgie, Masson ed. Milano, 1998
33. Fetcho JR. A review of the organization and evolution of motoneurons innervating the axial musculature of vertebrates. Brain Res, Jul; 434(3):243-80. 1987
34. Fulkerson JP, Gossling HR, Anatomy of the knee joint lateral retinaculum.Clin Orthop, Nov-Dec;(153):183-8, 1980
35. Fumagalli Z, Marinozzi G, Nesci E, Agatino S, Atlante fotografico a colori di Anatomia macroscopica dell'uomo. Vallardi-Piccin nl, Milano, 1994

36. Gagey, PM. Weber B. Entrées du système postural fin. Masson, Paris, 1995
37. Gerwin RD, Baillieres Clin Rheumatol Neurobiology of the myofascial trigger point. Nov;8(4):747-62, 1994
38. Gray H., Anatomia, Ed. Zanichelli, Bologna 1993
39. Grimaldi L. Marri P. Lippi P. Fantozzi M. Catelani G. Ecocazione di componenti motorie assenti nelle lesioni del sistema nervoso centrale. Giardini ed. Pisa, 1984
40. Hammer W, Genitofemoral entrapment using intergrative fascial release. Chiropr Tech, Vol 10, n° 4, Novem, 1998
41. Hasler E.M., J. Denoth, A. Stacoff, W. Herzog, Influence of hip and knee joint angles on exitation of knee extensor muscles, Electromyogr. Clin. Neurophys. 34: 355-361;1994
42. Hayes W. C., Nachemson A. L., Forces in the Lumbar Spine. The Lumbar Spine, M. Camins and P. O'Leary. Raven Press, New York, 1987
43. Heine H, Struttura anatomica dei punti d'agopuntura, Minerva refless. pp. 93-98, 1988
44. Helmuth H, Biomechanics, evolution and upright stature, Anthropol Anz , Mar;43(1):1-9. 1985
45. Heylings D. J. Supraspinous and interspinous ligaments in dog, cat and baboon. J. Anat. 130, pp. 223-228, 1980
46. Hodges P, Richardson C: Inefficient muscular stabilisation of the lumbar spine associated with low back pain: A motor control evaluation of transversus abdominis. Spine 21 (22): 2540-2650, 1996
47. Houk J.C. Rymer W.Z. Neural control of muscle length and tension. Handbook of Physiology, Section 1, VB Brooks ed. Bethesda, 1981
48. Imatani J, Ogura T, Morito Y, Hashizume H, Inoue H, Anatomic and histologic studies of lateral collateral ligament complex of the elbow joint. J Shoulder Elbow Surg Nov-Dec;8(6):625-7, 1999
49. Jiang H. Moreau M. Greidanus N. Russel G. Bilo J. The spatiotemporal development of innervation in spinal ligaments of chickens. J. Anat. 189, pp. 57-64, 1996
50. Kandel E.R. Schwartz J. H. Jessell T. M. Principi di Neuroscienze, 2° edizione, ed. Ambrosiana, Milano 1994
51. Kapandji I.A: Fisiologia Articolare, Marrapese ed. Roma 1983
52. Karnath HO, Shendel P, Fiscer B. Trunk orientation as the determining factor of the "controlateral" deficit in the neglect syndrome and as physical anchor of the internal representation of the body orientation in space. Brain; 114: 1997-201, 1991
53. Kavounoudias A. Gilhodes JC. Roll R. Roll JP. From balance regulation to body orientation: two goals for muscle proprioceptive information processing? Exp. Brain Rec. 124: 80-88, 1999
54. Kavounoudias A. Roll R. JP. The plantar sole is a 'dinamometric map' for human balance control. NeuroReport 9, 3247-3252. Williams & Wilkins. 1998
55. Kelly RE, J Theor Biol, Tripedal knuckle-walking: a proposal for the evolution of human locomotion and handedness. Dec 7;213(3):333-58, 2001
56. Kent C G. Anatomia comparata dei vertebrali. Ed. Piccin, Padova 1997
57. Klein DM, et al. Histology of the extensor retinaculum of the wrist and the ankle. J. Hand Surg. Jul; 24, 799-2, 1999
58. Kozma EM, Olczyk K, Glowacki A, Dermatan sulfates of normal and scarred fascia.Comp Biochem Physiol Biochem Mol Biol, Feb; 128 (2):221-32, 2001
59. Kromberg M. et al. Characterization of Human Deltoid Muscole in Patients with Impingement Syndrome. J. of Orthop. Resaerch, 1997, 15, 727-733
60. Lang J. Clinical Anatomy, Thieme Medical Pub. 1991
61. Lebarbier A. Principes élémentaires d'acupuncture. Maisonneuve éd., 1980
62 Licht S. L'esercizio Terapeutico, Longanesi, Milano, 1971
63. Light HG, Hernia of the inferior lumbar space. A cause of back pain. Arch Surg, Sep; 118 (9), 1077-80, 1983
64. Lockart R.D. Hamilton G.F. Fyfe F. Anatomia del corpo umano. Ed Ambrosiana, Milano 1978
65. Maeda N, Miyoshi S, Toh Hmar, First observation of a muscle spindle in fish.3;302 (5903) pag 61-2 , Nature 1983
66. Maigne R. La terapia manuale in patologia vertebrale e articolare. Ed. Cortina, Torino 1979.
67. Mann F. Riscoprire l'agopuntura, Marrapese ed. Roma, 1995
68. Marcelli S. Agopuntura in tasca. Nuova Ipsa ed. Palermo, 1996
69. Mazzocchi G, Nussdorfer G, Anatomia funzionale del sistema nervoso, Ed Cortina, Padova 1996
70. McCombe D, Brown T, Slavin J, Morrison WA, The histochemical structure of the deep fascia and its structural response to surgery. J Hand Surg [Br] Apr;26(2):89-97, 2001
71. McQuade KJ. Smidt GL. Dynamic Scapulohumeral Rhythm: the effects of external resistance during elevation of the arm in the scapular plane. JOSPT, 27, n°2, 1998
72. Mense S. Peripheral Mechanisms of Muscle nociception and Local Muscle Pain. J of Mus. Pain, Vol. 1, 133-170, 1993
73. Mesure S. Organisation des stratégies sensori-motri-

ces, ontogenèse et apprentissage. Ann. Kinésithér. N 1, 1996 pp 28-37,

74. Monesi V, Istologia, Piccin, Padova, 1997
75. Nakao T, An electron microscopic study of the neuromuscular junction in the myotomes of larval lamprey, Lampetra japonica. Jan 1;165(1):1-15 J Comp Neurol, 1976
76. Niemiz C, Kinematics and ontogeny of locomotion in monkeys and human babies, S Morphol Anthropol, n°83, 383-400, 2002
77. Nitatori T, The fine structure of human Golgi tendon organs as studied by three-dimensional reconstruction. J Neurocytol Feb;17 (1):27-41, 1988
78. Pans A, Albert A, Lapiere CM, Nusgens B, Biochemical study of collagen in adult groin hernias, J Surg Res Feb;95 (2):107-13, 2001
79. Pernkopf E. Atlante di anatomia umana, Piccin ed. Padova, 1986
80. Petty N.J. Moore A. P. Esame clinico e valutazione neuromuscoloscheletrica. Ed. Masson, Milano 2000
81. Piazza SJ, Delp SL, The influence of muscles on knee flexion during the swing phase of gait. J Biomech, Jun;29(6):723-33, 1996
82. Pirola V, Cinesiologia, Edi-ermes, Milano, 1998
83. Platzer, W.: Apparato locomotore. Ambrosiana ed. Milano, 1979
84. Proske U, Gregory JE, Neurosci. The discharge rate: tension relation of Golgi tendon organs. Lett Mar;16(3):287-90, 1980
85. Raunest J, Sager M, Burgener E, Proprioception of the cruciate ligaments: receptor mapping in an animal model. Arch Orthop Trauma Surg;118(3):159-63, 1998
86. Reimann R, Variable extensor apparatus of the small toe. Opposing muscle groups in competition for extensor function of the fifth involutional metacarpal ray of the lower extremity. Gegenbaurs Morphol Jahrb;127(2):188-209 1981
87. Reynolds MD, Myofascial trigger point syndromes in the practice of rheumatology. Arch Phys Med Rehabil Mar; 62(3):111-4, 1981
88. Rohen J.W. Yokochi C. Atlante fotografico di anatomia descrittiva e topografica. Piccin ed. Padova, 1997
89. Romer P. Anatomia Comparata dei Vertebrati. Edi. Medicina-Salute, 1996.
90. Rubin E. Farber JL. Pathology, Lippincott Co. Philadelphia, 1993
91. Schultz R.L. Feitis R. The Endless Web, North Atl Books, Berkeley, 1996
92. Sherrington C.S. Selected Writings (di Denny Brown) New York, 1940
93. Soulié de Morant G. Agopuntura cinese. IPSA ed. Palermo 1988
94. Staubesand J. Li Y. Zum Feinbau der Fascia cruris mit besonderer intrafaszialer nerven, Manuelle Medizin, Pringer Verlag, 34: 196-200, 1996
95. Stecco C. Studio anatomico dei legamenti interspinosi lombari dell'uomo. Tesi di laurea, Padova 2002
96. Stecco L, B.Brigo, M.Michaux, La manipulation du fascia dans le traitement des douleurs situées dans la région du cou Annales de Kinésithérapie; 26: 322, 1999
97. Stecco L, Il dolore e le sequenze neuro-mio-fasciali, Palermo, IPSA, 1991
98. Stecco L, La manipolazione neuroconnettivale. Marrapese ed. Roma 1996
99. Stecco L, La riabilitazione neuro-connettivale nelle lombalgie; La Riabilitazione, 1994, T.27, n°1, pp 15-25
100. Stecco L, Neuro-myo-fascial Unit, Ist, International Symposium on Myofascail Pain, Minneapolis, 1989
101. Stecco L, Riabilitare secondo le sequenze nmf. La Riabilitazione, 1991, T.24, n°2, pp.113-120
102. Stecco L, Séquences neuro-myo-fasciales, An. Kinésithér., 1991, T.18, n° 5, pp. 270-272
103. Stecco L. Neuro-Myo-Fascial Pain, Scandin. J. of Rheumat., N°94 Sup. 61. 1992
104. Stecco L. Neuro-myo-fascial Sequences and acupunc. meridians; II World Conference on Acup. Mox. Paris, Dec. 1990
105. Stedman's Medical Dictionary, 26th ed. Williams &W. Baltimore, 1995
106. Stefanelli A. Anatomia comparata. Ed dell'ateneo, Roma 1968
107. Stover SA et al. Augmented soft tissue mobilization in the treatment of chronic achilles tendinitis. A case study. JOSPT, 27, N° 1, pp. 80, 1998
108. Testut L. Jacob O. Trattato di anatomia topografica. UTET, Firenze 1987
109. Teyssandier MJ, Brugnoni G, Quelques aspects de l'ostéopathie moderne aux Etats-Unis d'Amerique. La Riabilitazione 33 (4): 141-150, 2000
110. Thesh DE, Evans J, The strucure and function of the thoracolumbar fascia. Presented at the Meeting "Society for Back Pain" Bournemouth, 1985
111. Todesco S, Gambari PF, Malattie Reumatiche, McGraw-Hill, Mi, 1998
112. Travell JG, Simons DG, Dolore muscolare, Ghedini ed, Milano 1998
113. Troisier O. Diagnostic Clinique en Pathologie ostéo-articulaire. Masson ed. Paris, 1991
114. Turvey M.T. Fitch H. L. Tuller B. The Bernstein Perspective: The problems of degrees of freedom and context- conditioned variability. Lawrence Erlbaum Associates. 1982
115. Viel E. JG Garros. Reprogrammation neuromotrice après lésion des ligaments croisés du genu. Ann.

Kinésithér 1991; 18 : n° 10, 513,5
116. Viel E. Une Profession rénovée, à lâge de l'Information, Ann.Kinésithér. t.28, 2001
117. Westergaard GC, Kuhn HE, Suomi SJ, J Comp Psychol, Bipedal posture and hand preference in humans and other primates. Mar;112(1):55-64, 1998
118. Wheater PR. Istologia e anatomia microscopica, Ed. Ambrosiana, Milano, 1994
119. Wirhed R. Abilità atletica e anatomia del movimento. Edi.ermes, Milano, 1992
120. Yahia et al. Collagen Structure in Human Anterior Cruciate Ligment and Patellar Tendon. J. of Materials Sci. 23, 2750-3755, 1988

용어집

앞쪽(Ante) : 팔다리 또는 몸통 분절의 앞쪽으로의 운동(굽힘, 앞쪽운동).

앞쪽-안쪽(Ante-medio) : 나선 또는 대각선의 융합협동중심에 의해서 조정되는 운동방식을 형성하는 운동의 조합.

평가차트(Assessment Chart) : 평가를 통해서 가설과 계획에 기초하는 치료인지 아닌지에 대해서 데이터를 기록하는 방식. 도수치료를 실행하는 협동중심과 치료효과의 정확한 기록.

기저장력(Basal tension) : 정지하여 있는 근막의 장력(긴장). 근막 위에 긴장근의 부착에 의해서 유지된다.

머리(Caput) : 머리의 다양한 근막단위로 구성되는 얼굴 및 머리뼈근막 및 각각의 근육을 가진 눈확(orbit), 고실, 턱관절. 약호 : CP

손목(Carpus) : 손목관절 운동을 동시에 일으키는 뼈, 관절, 인대, 근막, 근육의 조합. 약호 : CA.

융합협동중심(CC of fusion) : 운동방식의 범위 내에서 분절을 움직이는 근막단위의 협동중심.

인지중심(Center of Perception) : 근막단위(관절 구심성 신경의 원천)의 인지중심. 일반적으로 구심성 신경은 기능장애의 경우에는 통증 구심성 신경이 된다. 약호: CP

목(Collum) : 7개의 목뼈와 근육과 근막에 의해서 머리를 몸통에 연결하는 신체분절. 약호 : CL

동반성 통증(Concomitant pain) : 우위의 통증(predominance pain)과 동시에 출현하는 통증이고, 많은 경우는 환자가 자발적으로 호소하지 않는 통증이다. 이것은 하나의 면 또는 나선을 따라가는 보상을 나타낼 수 있다. 약호 : PaConc.

촉진비교(Comparative palpation) : 가장 통증이 심한 곳을 선택하기 위한 6개의 일방향성 협동중심과 4개의 융합협동중심의 촉진.

엉덩관절(Coxa) : 엉덩관절을 움직이는 근육과 근막으로 구성되는 엉덩관절을 포함하는 신체의 분절. 약호 : CX.

팔꿈치(Cubitus) : 팔꿉관절 운동을 동시에 일으키는 뼈(자뼈, 노뼈, 위팔뼈), 인대, 근막, 근육의 조합. 약호 : CU

데이터(Data) : 환자의 최초의 주관적 검사에서부터 밝혀지는 요소. 이것은 최대 통증, 동반성 통증, 가장 통증을 동반하는 운동 또는 활동, 만성정도, 통증을 일으키는 움직임을 포함한다.

고밀도화(Densification) : 기질의 밀도와 근막 내 콜라겐섬유의 배열의 변성. 때로는 육아조직의 형상을 촉진할 수 있다.

진단적 협동중심(Diagnostic CC) : 어떤 나선이 장력의 불균형을 포함하는가에 대해서 가리킬 가능성이 있는 융합협동중심. 이것은 촉진 비교에 의해서 선택된다.

손가락(Digit) : 손바닥이 끝나는 4개의 부속물(appendages)(제2~5손가락, 또는 집게손가락, 가운데손가락, 반지손가락, 새끼손가락). 약호 : DI

근외막(Epimsial fascia) : 근육을 에워싸는 깊은 근막의 일부분.

가쪽회전(Extra) : 신체의 뒤쪽-가쪽으로 회전(가쪽회전, 외반)하는 팔다리의 분절 또는 몸통. 약어 : ER

근막(Fascia) : 근막구획으로 근육을 에워싸고 근육사이중격으로 그것들을 분리하며 배열로 이것들을 연결하고 지지띠에 의해서 이것들을 동기화시키는 섬유성 결합조직막.

근막보상(Fascial compensation) : 신체가 통증을 배제하는 것을 시도하는 방법. 이것은 배열과 나선의 양쪽 또는 한쪽으로 따라가는 탄성을 추구하여 1점의 근막의 장력을 감소시킨다.

근막 도수치료(Fascial Manipulation) : 기질에 정상적인 유동성을 회복하고 근막의 순응성을 활용함으로써 콜라겐섬유 사이의 유착을 제거하는 것을 목적으로 한 도수치료. 약호 : FM

섬유증(Fibrosis) : 운동의 뻣뻣해짐(stiffness)과 감소를 일으키는 근막의 섬유조직의 통증을 동반하는 염증이라 생각되고 있다.

겔이 솔이 되는 점(Gel to sol point) : 근막의 밀도가 높아진 기질이 도수치료의 마찰법에 의해서 일어나는 온도의 상승에 의해서 겔 상태에서부터 솔 상태로 이동하는 시점.

무릎(Genu) : 무릎관절과 그것을 움직이는 근막단위로 구성되는 다리의 분절. 약호 : GE

위팔(Humerus) : 어깨의 먼쪽 부분의 운동을 일으키는 어깨관절, 인대, 근막, 근육. 약호 : HU

가설(Hypothesis) : 각 환자마다 개개의 치료계획을 세우는 것을 돕는 데이터의 분석결과.

안쪽회전(Intra) : 신체의 앞쪽-안쪽으로 회전(안쪽회전, 내번)하는 팔다리의 분절 또는 몸통. 약호 : IR

근육사이 중격(Intermuscular septum) : 2개의 근막단위의 사이에 삽입되는 근막형성. 이것은 서로 대항근인 많은 근섬유에 부착한다.

가쪽(Latero) : 팔다리의 분절 또는 몸통의 정중선에서부터 떨어지는 운동(옆굽힘, 가쪽운동, 벌림). 약호 : LA

허리(Lumbi) : 가슴우리와 엉치뼈 사이에 위치한 분절이고 그 분절을 움직이는 등근육군 및 배근육군을 포함한다. 약호 : LU

안쪽(Medio) : 팔다리의 분절 또는 몸통이 정중선으로 되돌아오는 운동(안쪽운동, 모음). 약호 : ME

근막배열(Mf sequence) : 위에 가로놓인 근막에 의해서 결합되고 2관절근섬유에 의해서 장력이 가해지는 일방향성의 근막단위의 연쇄.

근막나선(Mf Spiral) : 그 자체의 위에서 결코 교차하는 일이 없고, 팔다리 또는 몸통에 휘감기는 근막섬유의 연속적 나선형상의 선. 이것은 융합협동중심을 결부시킨다.

근막단위(Mf unit) : 하나의 어떤 특정 방향으로 분절을 움직이는 한 그룹의 운동단위. 이것은 이것들을 에워싸는 같은 근막에 위치하고 있는 협동중심에 의해서 조정된다.

운동평가(Movement assessment) : 자기의 최초의 가설의 타당성을 확인하는 검사. 나선의 치료에서 운동평가는 귀결의 타당성을 확인하기 위해 사용된다.

신경결합부 도수치료(Neuroconnective Manipulation) : 같은 근막의 고밀도화에 의해서 차단되어 있는 자유신경종말을 분리할 의도에 의한 결합조직 도수치료.

통증을 동반하는 운동(Painful movement) : 특히 환자가 통증을 악화시킨다고 호소하는 운동. 이것은 통증의 부위로서 마찬가지로 기록한다(예 : 가쪽). 약호 : PaMo

촉진평가(Palpation assessment) : 운동평가에서부터 끌어낸 추론을 확인하는 검사.

골반(Pelvis) : 앞쪽에서는 두덩뼈와, 뒤쪽에서는 엉치뼈와 꼬리뼈에 의해서 연결되어 있는 2개의 볼기뼈(hip bone). 관련되는 근육과 근막과 이들의 뼈는 함께 다리이음뼈를 형성한다. 약호 : PV

발가락(Pes) : 5개의 발가락, 발등, 발바닥, 발바닥활(plantar arch), 발의 가쪽 모서리로 구성되는 다리의 분절. 약호 : PE

치료 후 평가(Post treatment assessment) : 치료 전에 통증을 동반하였던 같은 운동의 평가.

자세보상(Postural compensation) : 정적인 자세(선 자세) 또는 동적 활동(운동행위)에서 통증을 회피하기 위해 신체에 의해서 채택되는 장력의 조정.

이전의 통증(Previous pain) : 신체에서 이미 느끼고 있지 않은 통증은 그것을 보상하는 것이 가능하였던 통증이다. 그러나 이것은 현재의 불균형의 기왕력을 밝히는 것을 도울 가능성이 있다. 약호 : PaPrev

엄지손가락(Pollex) : 손의 엄지손가락이고 엄지손가락은 다른 손가락에 관해서 독립된 그 자체의 근막단위가 배정되어 있다. 약호 : PO

지지띠(Retinaculum) : 오른쪽에서부터 왼쪽으로, 위에서부터 아래쪽으로, 그리고 그 반대로 장력을 전달시키는 콜라겐섬유가 교차하는 네트워크에 의해서 형성되는 근막구조.

뒤쪽(Retro) : 팔다리 또는 몸통의 분절의 뒤쪽으로의 운동(폄, 뒤쪽운동).

어깨뼈(Scapula) : 어깨의 몸쪽부분의 운동을 일으키는 어깨가슴우리 연결(+복장빗장관절), 근막, 근육.

분절성 협동중심(Segmentary CC) : 하나의 면의 하나의 방향으로 분절을 움직이는 근막단위의 협동중심.

무증후성 협동중심(Silent CC) : 기능장애의 징후는 나타내지 않지만, 근막 틀의 불균형의 상태를 유지하는 것에 관여하고 있는 근막단위의 협동중심.

통증부위(Site of the pain) : 신체의 통증이 있는 영역은 환자에 의해서 제시된다. 이것은 통증부위(예 : 가쪽, LA)와 함께 분절의 약어(예 : 엉덩관절, CX)에 의해서 정의된다.

목말뼈(Talus) : 발목관절의 운동과 동시에 일으키는 뼈(목말종아리, 목말뼈), 종아리의 근육, 근막. 약어 : TA

가슴우리(Thorax) : 12개의 등뼈와 이 분절의 운동을 일으키는 6개의 근막단위로 구성된다. 제7목뼈와 제1허리뼈 사이에 위치하는 분절. 약어 : TH

치료(Treatment) : 그 생리적 탄성을 회복하기 위해 고밀도화한 협동중심의 도수치료를 하는 행위.

벡터 중심(Vectorial centre) : 분절의 근막단위의 근섬유와 융합의 근막단위에 의해서 형성되는 벡터(힘 또는 견인)가 수렴하는 근막의 점.

찾아보기

ㅊ

ㅋ

ㅌ

ㅍ

ㅎ